The Thoracic Surgery Volume

Interpretation
of Clinical Pathway
2022年版

临 床 路 径 释 义
INTERPRETATION OF CLINICAL PATHWAY
胸外科分册

主 编 李单青 刘洪生

中国协和医科大学出版社
北 京

图书在版编目（CIP）数据

临床路径释义·胸外科分册 / 李单青，刘洪生主编 . —北京：中国协和医科大学出版社，2022.5
ISBN 978-7-5679-1954-9

Ⅰ.①临… Ⅱ.①李… ②刘… Ⅲ.①临床医学-技术操作规程 ②胸腔外科学-诊疗-技术操作规程 Ⅳ.①R4-65

中国版本图书馆 CIP 数据核字（2022）第 044238 号

临床路径释义·胸外科分册

主　　　编：李单青　　刘洪生
责 任 编 辑：许进力　　王朝霞
丛书总策划：张晶晶　　冯佳佳
本 书 策 划：边林娜　　张晶晶

出版发行：中国协和医科大学出版社
（北京市东城区东单三条 9 号　邮编 100730　电话 010-65260431）
网　　址：www.pumcp.com
经　　销：新华书店总店北京发行所
印　　刷：北京虎彩文化传播有限公司

开　　本：787mm×1092mm　　1/16
印　　张：26.75
字　　数：700 千字
版　　次：2022 年 5 月第 1 版
印　　次：2022 年 5 月第 1 次印刷
定　　价：120.00 元

ISBN 978-7-5679-1954-9

编 委 会

杨　跃　北京大学肿瘤医院

李单青　中国医学科学院北京协和医院

李建业　首都医科大学附属北京同仁医院

李　辉　首都医科大学附属北京朝阳医院

吴韫宏　广西医科大学第二附属医院

佟宏峰　北京医院

宋　磊　北京积水潭医院

初向阳　中国人民解放军总医院第一医学中心

张诗杰　北京大学第一医院

张　强　北京积水潭医院

张　毅　首都医科大学宣武医院

张杰石　中国医学科学院北京协和医院

张诗杰　北京大学第一医院

张真榕　中日友好医院

陈　伟　中国医学科学院北京协和医院

陈　倩　中国医学科学院北京协和医院

陈俊健　广西医科大学第二附属医院

陈野野　中国医学科学院北京协和医院

陈　斌　杭州市第一人民医院

赵　珩　上海交通大学附属胸科医院

姚　颖　华中科技大学附属同济医院

秦安京　首都医科大学附属复兴医院

秦应之　中国医学科学院北京协和医院

都　菁　中国医学科学院北京协和医院

贾增丽　南京市鼓楼医院

高树庚　中国医学科学院肿瘤医院

郭　超　中国医学科学院北京协和医院

龚　珉　首都医科大学附属北京友谊医院

常　青　中国医学科学院北京协和医院

梁海龙　北京大学第三医院

梁陶媛　北京积水潭医院

喻风雷　中南大学湘雅二医院

曾　骐　首都医科大学附属北京儿童医院

序 言

　　临床路径作为临床医疗管理的工具之一，主要核心是将某种疾病或需要外科处理的某种疾病，其辅助检查、药物应用、手术施行和护理安排等围绕诊疗的各项活动进行标准化、规范化和系统化，从而确保患者获得最优良的诊疗服务。因此，临床路径在规范医疗行为，保证医疗安全，提高诊疗质量，控制医疗费用诸方面具有重要的作用。临床路径将医院管理精细化，深入到单病种管理，既包含了循证医学理念，又融入了"以患者为中心"的现代医疗管理模式，它更贴近临床，更贴近患者，也更贴近医护人员，因此，在解决现阶段"人们日益增长的美好生活需要与不平衡和不充分的发展之间的矛盾"方面，它也存在一定的价值。

　　胸外科是研究人体胸部除心脏以外，所有脏器和组织疾病的病因、发病机制、诊断和治疗为主要领域的三级临床学科，也是一门古老的学科。早在 Hippocrates 时代，就已经出现以治疗为目的的胸部外科手术，第一次世界大战期间，人们开始认识到气胸、血胸和脓胸是引起战时死亡的重要原因，第二次世界大战中，人们对于胸部外伤的治疗更加生理化。20 世纪胸部外科开始建立并日臻完善，其包括胸外伤、肺外科、食管外科、纵隔疾病和胸壁畸形。近数十年来，肺癌发病率明显升高，促使人们更早期发现和处理肺癌。食管癌的吻合技术日趋完善，并发症和死亡率明显降低。近 20 年来迅速崛起的腔镜微创外科技术，以及快速康复理念，将胸外科医教研推向了史无前例的新的高度，提出了更高的要求。2009 年起，我国将临床路径作为深化医改和推进公立医院工作改革的重要任务，在 100 家医院开展试点，先后下发了 1212 个病种的临床路径，其中包括胸外科病种 25 个。受国家卫生计生委的委托，13 年来北京协和医院胸外科组织专家对 2009 年下发的 21 个临床路径进行编写，先后出版了 3 版临床路径胸外科分册，获得了胸外科同行的好评。随着科学的迅猛发展，技术不断更新，新的事物层出不穷，推动着临床路径的制订修订更加科学化、合理化、精细化，在推广和管理方面也在不断稳步前进。2021 年按上级领导要求，在上一版的基础上再增加 4 个胸外科路径病种进行重新释义解析，这就是本次修订后的第四版《临床路径释义·胸外科分册》。

　　临床研究与实践证明，临床路径对整合优化医疗资源，节约医疗成本，避免过度检查和不必要手术，合理用药，建立较好医疗组合，密切医患关系沟通，减少人为疏漏和提高医疗服务质量具有重要作用。《临床路径释义》的编写工作是推广临床路径的措施之一，是对已发布的临床路径较完整的总结和解读。

　　本次修订临床路径释义的编者都是胸外科临床经验丰富的专家，因此，解读的临床路径更具有可操作性，释义更接近临床实际。此外，本书稿又经过了国内权威专家审读，保障了科学性、专业性和准确性。本修订稿既反映了胸外科诊疗实践的进展，也在循证医学评价基础上提出了更有价值的指导意见，从而更有利于胸外科医护人员合理运用临床路径，惠及更多患者。

　　我们邀请的修订稿编者都是工作在临床一线的医护人员，他们利用业余时间参加编写，由于时间所限，百密一疏，难免存在不当之处，恳请各位同仁和读者提出批评指正，我们不胜感激。

原北京协和医院胸外科主任
原中华胸心血管外科学会常委
原中国胸外科医师协会副会长
原北京胸心血管外科学会副主任委员

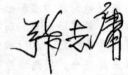

前 言

开展临床路径工作是我国医药卫生改革的重要举措。临床路径在医疗机构中的实施为医院医疗质量管理提供标准和依据，是医院管理的抓手，是实实在在的医院内涵建设的基础，是一场重要的医院管理革命。

为更好地贯彻国务院深化医药卫生体制改革的有关精神，帮助各级医疗机构开展临床路径管理，保证临床路径工作顺利进行，自 2011 年起，受国家卫生健康管理部门委托，中国医学科学院承担了组织编写《临床路径释义》的工作。

在医院管理实践中，提高医疗质量、降低医疗费用、防止过度医疗是世界各国都在努力解决的问题。其重点在于规范医疗行为，控制成本过快增长与有效利用资源。研究与实践证实，临床路径管理是解决上述问题的有效途径，尤其在优化资源利用、节省成本、避免不必要检查与药物应用、建立较好医疗组合、提高患者满意度、减少文书作业、减少人为疏失等诸多方面优势明显。因此，临床路径管理在医改中扮演着重要角色。2016 年 11 月，中共中央办公厅、国务院办公厅转发《国务院深化医药卫生体制改革领导小组关于进一步推广深化医药卫生体制改革经验的若干意见》，提出加强公立医院精细化管理，将推进临床路径管理作为一项重要的经验和任务予以强调。国家卫生健康管理部门也提出了临床路径管理"四个结合"的要求，即临床路径管理与医疗质量控制和绩效考核相结合、与医疗服务费用调整相结合、与支付方式改革相结合、与医疗机构信息化建设相结合。2021 年 1 月，国家卫健委、医保局、财政部等 8 部委联合下发《关于进一步规范医疗行为促进合理医疗检查的指导意见》，明确要求国家卫健委组织制定国家临床诊疗指南、临床技术操作规范、合理用药指导原则、临床路径等；并要求截至 2022 年底前，三级医院 50% 出院患者、二级医院 70% 出院患者要按照临床路径管理。

临床路径管理工作中遇到的问题，既有临床方面的问题，也有管理方面的问题，最主要是对临床路径的理解一致性问题。这就需要统一思想，在实践中探索解决问题的最佳方案。《临床路径释义》是对临床路径的答疑解惑及补充说明，通过解读每一个具体操作流程，提高医疗机构管理人员和医务人员对临床路径管理工作的认识，帮助相关人员准确地理解、把握和正确运用临床路径，合理配置医疗资源，规范医疗行为，提高医疗质量，保证医疗安全。

本书由李单青教授、刘洪生教授等数位知名专家亲自编写审定。编写前，各位专家认真研讨了临床路径在实施过程中各级医院遇到的普遍性问题，在专业与管理两个层面，从医师、药师、护士、患者多个角度进行了释义和补充，供临床路径管理者和实践者参考。

对于每个病种，我们在临床路径原文基础上补充了"医疗质量控制指标""疾病编码"和"检索方法""国家医疗保障疾病诊断相关分组"四个项目，将临床路径表单细化为"医师表单""护士表单"和"患者表单"，并对临床路径及释义中涉及的"给药方案"进行了详细的解读，即细化为"给药流程图""用药选择""药学提示""注意事项"，同时补充了"护理规范""营养治疗规范""患者健康宣教"等内容。在本书最后，为帮助实现临床路径病案质量的全程监控，我们在附录中增设"病案质量监控表单"，作为医务人员书写病案时的参考，同时作为病案质控人员在监控及评估时评定标准的指导。

"疾病编码"可以看作适用对象的释义，兼具标准化意义，使全国各医疗机构能够有统一标准，明确进入临床路径的范围。对于临床路径公布时个别不准确的编码我们也给予了修正和补充。增加"检索方法"是为了使医院运用信息化工具管理临床路径时，可以全面考虑所有因素，避免漏检、误检数据。这样医院检索获取的数据才能更完整，也有助于卫生行政部门的统计和考核。增加"国家医疗保障疾病诊断相关分组"是将临床路径与 DRG 有机结合起来，临床路径的实施可为 DRG 支付方式的实施提供医疗质量与安全保障，弥补其对临床诊疗过程监管的不足。随着更多病例进入临床路径，也有助于 DRG 支付方式的科学管理，临床路径与 DRG 支付方式具有协同互促的效应。

依国际惯例，临床路径表单细化为"医师表单""护士表单"和"患者表单"，责权分明，便于使用。这些仅为专家的建议方案，具体施行起来，各医疗机构还需根据实际情况修改。

实施临床路径管理意义重大，但同时也艰巨而复杂。在组织编写这套释义的过程中，我们对此深有体会。本书附录对制定/修订《临床路径释义》的基本方法与程序进行了详细的描述，因时间和条件限制，书中不足之处难免，欢迎同行诸君批评指正。

编 者
2022 年 2 月

目 录

第一章

气管恶性肿瘤临床路径释义

【医疗质量控制指标】

指标一、术前胸部增强 CT+气道三维重建率。

指标二、术前支气管镜检查+活检病理分析率。

指标三、术前全身转移评估率。

指标四、术前麻醉科会诊率。

指标五、术前 30 分钟预防性抗菌药物使用率。

指标六、气管肿瘤切除+气管重建术完成率。

指标七、内镜下治疗完成率。

指标八、胸腔镜微创手术完成率。

指标九、围术期输血量。

指标十、术后气管吻合口瘘率。

指标十一、术后肺部感染率。

指标十二、平均住院时间。

一、气管恶性肿瘤编码

疾病名称及编码：气管恶性肿瘤（ICD-10：C33）

手术操作名称及编码：气管肿瘤切除术（ICD-9-CM-3：31.5）

二、临床路径检索方法

C33 伴 31.5

三、国家医疗保障疾病诊断相关分组（CHS-DRG）

MDCE 呼吸系统疾病及功能障碍

ER1 呼吸系统肿瘤

EB1 胸部大手术

四、气管恶性肿瘤临床路径标准住院流程

（一）适用对象

第一诊断为气管恶性肿瘤（ICD-10：C33）

行气管肿瘤切除术（ICD-9-CM-3：31.5）。

> 释义

> ■ 适用对象编码参见第一部分。

> ■ 气管恶性肿瘤，即气管的原发恶性肿瘤，大多是鳞状上皮细胞癌和腺样囊性癌（adenoid cystic carcinoma，ACC），好发于成年人。原发性气管恶性肿瘤大多生长于软骨环与膜部交界处。鳞状上皮细胞癌可呈现为突入气管腔的肿块或破溃形成溃疡，有时癌肿可浸润长段气管。晚期病例常有纵隔淋巴结转移或扩散入肺组织，并可

直接侵犯食管、喉返神经和喉部。腺样囊性癌一般生长较为缓慢，较晚发生转移，有时呈现长段黏膜下浸润或向纵隔内生长。有的肿瘤呈哑铃状，小部分突入气管腔，大部分位于纵隔内，晚期病例可侵入纵隔和支气管。

■气管肿瘤根据肿瘤的部位、性质、大小和范围可采取不同术式的气管切除，包括气管纵行切开肿瘤切除术、气管窗型切除术和气管袖式切除术。

（二）诊断依据

根据《临床诊疗指南·胸外科分册》（中华医学会编著，人民卫生出版社，2009年）。

1. 临床症状：常见症状包括刺激性咳嗽，痰中带血或咯血，气短和呼吸困难，声音嘶哑，以及呼吸道感染症状等。其他症状包括气管肿瘤压迫食管引起吞咽困难、颈部肿块等。

2. 辅助检查：胸部X线平片，胸部增强CT、支气管镜检查及活检。

> **释义**
>
> ■气管肿瘤的临床症状按肿瘤的部位、大小和性质而异。常见的早期症状为刺激性咳嗽、痰少或无痰，有时可带有血丝。肿瘤长大逐渐阻塞气管腔50%以上时，则出现气短、呼吸困难、喘鸣等，常被误诊为支气管哮喘而延误治疗。气管恶性肿瘤晚期病例可呈现声音嘶哑，吞咽困难，气管食管瘘，纵隔器官组织受压迫，颈部淋巴结转移和肺部化脓性感染等症状。
>
> ■胸部X线平片可显示肿瘤的位置、范围和气管腔狭窄的程度；胸部增强CT可进一步明确肿瘤的大小，侵及范围，以及与周围脏器食管、血管的毗邻关系等，是行气管肿瘤切除术之前的必要检查，必要时可加做气管的CT三维重建，对直观了解肿瘤的形态、部位、大小、制定手术方案有较大帮助；纤维支气管镜检查可直接看到肿瘤，了解肿瘤的部位、大小、表面形态和活动度，并可采取组织做病理切片检查确定肿瘤的性质和类型。

（三）选择治疗方案的依据

根据《临床诊疗指南·胸外科分册》（中华医学会编著，人民卫生出版社，2009年），行气管肿瘤切除+气管重建术。

> **释义**
>
> ■气管恶性肿瘤的治疗原则包括：①治疗气管肿瘤要求彻底切除肿瘤。防止复发和消除气管梗阻。晚期病例肿瘤已不可能彻底切除者，亦应减轻或解除气道梗阻，改善通气功能。②体积小的气管良性肿瘤，特别是根部有细蒂者，可在内镜下做电灼切除。或施行切开气管切除肿瘤，或切除肿瘤时连同切除一部分气管壁，再缝合气管缺损。③气管恶性肿瘤或较大的良性肿瘤，则需要切除病变段气管和行气管重建术。④晚期恶性气管肿瘤未能切除或切除不彻底者，可按病理类型进行局部放疗或化疗。⑤对合并感染者应抗感染治疗。⑥对症支持治疗。

■ 气管肿瘤切除+气管重建术最常用的术式就是气管袖式切除，是指将肿瘤所在的气管段切除，然后行对端吻合。此术式可以保留远侧端健康肺组织，特别适宜于老年、心肺功能较差的患者。一般认为气管切除的安全长度是4cm，若术中并用气管游离，喉、肺门松解，以及术后保持颈屈曲位，气管切除的长度几乎可接近全长的一半（8~10个软骨环）。

■ 高位气管肿瘤，可采用经颈部或半/全劈胸骨的手术入路。术式可有开窗成形、端-端袖式吻合术等。

■ 位于胸腔内的气管肿瘤，多采用经右胸腔手术入路。手术方式可有端-端袖式切除吻合、半隆突或全隆突切除隆突再造术等。

（四）标准住院日 ≤21 天

释义

■ 如果患者条件允许，住院时间可以低于上述住院天数。如果气管切除的长度过长，术后需要低头固定10~14天，3个月后才可抬头。

（五）进入路径标准

1. 第一诊断必须符合 ICD-10：C33 气管恶性肿瘤疾病编码。
2. 当患者同时具有其他疾病诊断，但在门诊治疗期间不需要特殊处理也不影响第一诊断的临床路径流程实施时，可以进入路径。

释义

■ 患者同时具有影响第一诊断的临床路径流程实施的其他疾病时均不适合进入临床路径。

■ 行内镜下气管肿瘤切除或气管局部切除的患者不适合进入临床路径。

（六）术前准备 ≤5 天

1. 必需的检查项目：
（1）血常规、尿常规、便常规+隐血试验。
（2）凝血功能、血型、肝功能测定、肾功能测定、电解质、感染性疾病筛查（乙型病毒性肝炎、丙型病毒性肝炎、艾滋病、梅毒等）、相关肿瘤标志物检查。
（3）动脉血气分析、心电图。
（4）支气管镜+活检（视患者耐受情况）。
（5）影像学检查：胸部 X 线片、胸部 CT 增强扫描、腹部超声或 CT。
2. 根据患者病情，可选择的项目：肺功能、超声心动图、CTPA、心肌核素扫描、动态心电图、24 小时动态血压监测、喉镜、头颈部 CT 扫描、食管镜（食管造影）等。
3. 请麻醉科会诊决定气管插管方式，是否需要行体外循环。

> **释义**
>
> ■ 部分检查可以在门诊完成。
> ■ 纤维支气管镜检查+活检是必须做的检查，只有确诊为气管恶性肿瘤，且准备行气管切除及重建术的患者才可进入临床路径。
> ■ 根据病情部分检查可以不进行。
> ■ 如果进行了胸部 CT 检查可以不进行胸部 X 线正侧位片。
> ■ 治疗前全身检查了解有无转移是必要的。

（七）预防性抗菌药物选择与使用时机

1. 按照《抗菌药物临床应用指导原则（2015 年版）》（国卫办医发〔2015〕43 号）执行，并根据患者的病情决定抗菌药物的选择与使用时间。如可疑感染，需做相应的微生物学检查，必要时做药敏试验。
2. 建议使用第一、第二代头孢菌素。预防性用抗菌药物，时间为术前 30 分钟。

> **释义**
>
> ■ 手术部位感染（SSI）是一种常见的院内感染，SSI 的存在增加了院内的死亡率、延长了住院时间。术前预防性使用抗菌药物作为一项降低 SSI 发生率的治疗策略目前已得到了普遍的认可，但对于术前何时预防性使用抗菌药物，即预防性抗菌药物使用的最佳时机还没有确切的界定。目前的观点认为，预防性抗菌药物使用的时间应在切开皮肤之前即术前 2 小时以内，且越靠近皮肤切开的时间使用其预防 SSI 的效果越佳，故此目前多在术前 30 分钟内预防性给药。

（八）手术日为入院日期 ≤6 天

1. 麻醉方式：全身麻醉，行气管插管或行体外循环。
2. 术中用药：抗菌药物。
3. 手术置入物：人工修复材料、止血材料。
4. 输血：视手术出血情况决定。输血前需行血型鉴定、抗体筛选和交叉合血。

> **释义**
>
> ■ 手术时麻醉为全身麻醉，多选择单腔气管插管，但需要备一套无菌的气管插管，常需要在台上行二次插管。麻醉插管时，务必小心不要插破肿瘤或推落瘤体，否则容易引起患者窒息等并发症。为预防此点的发生，可考虑在支气管镜下行气管插管。
> ■ 体外循环多在插管困难时，或在肿瘤外侵及附近的心脏大血管时，或因肺功能差术中难以维持氧合时考虑应用。
> ■ 气管手术为潜在污染性手术，属于 II 类切口，术中预防性应用抗菌药物是必要的。
> ■ 目前世界上还没有成熟的气管替代物，人工气管的研究尚在进行中。
> ■ 一般情况下不需要输血。对于手术时间较长的患者，术中需使用抗菌药物；必要时可选用止血药，如注射用尖吻蝮蛇血凝酶。

（九）术后住院恢复应≤15 天

1. 必须复查的检查项目：
（1）血常规、肝功能测定、肾功能测定、电解质。
（2）支气管镜、胸部 X 线。
2. 根据病情可选择胸部 CT 扫描。
3. 术后用药：抗菌药物使用按照《抗菌药物临床应用指导原则（2015 年版）》（国卫办医发〔2015〕43 号）执行，并根据患者的病情决定抗菌药物的选择与使用时间。建议使用第一、第二代头孢菌素。如可疑感染，需做相应的微生物学检查，必要时做药敏试验。

> **释义**
> ■ 术后纤维支气管镜检查酌情使用，过早或不当检查可能对吻合处带来损伤，胸部增强 CT 检查可在术后 1 个月后进行。
> ■ 术后常规应用抗菌药物预防感染。
> ■ 气管手术会对患者自主排痰造成困难，因此术后应用稀释痰液的药物、气道雾化治疗非常重要。
> ■ 如果气管切除的长度过长，术后需要低头固定 10~14 天，3 个月后才可抬头。

（十）出院标准

1. 患者病情稳定，体温正常，手术切口愈合良好，生命体征平稳。
2. 无需要住院处理的并发症和/或合并症。

> **释义**
> ■ 患者术后胸片示肺复张良好、体温基本正常、血液检查指标基本正常。
> ■ 患者可待拆线出院。若有颌下固定线，术后 14 天后拆除。
> ■ 如果出现并发症，如吻合口漏气、吻合口狭窄、喉返神经麻痹和肺部感染等，是否需要继续住院处理，由主管医师具体决定。

（十一）变异及原因分析

1. 有影响手术的合并症，术前需要进行相关的诊断和治疗。
2. 术后出现肺部感染、呼吸衰竭、心力衰竭、肝肾衰竭、吻合口瘘等并发症，需要延长治疗时间。

> **释义**
> ■ 微小变异：因为医院检验项目的及时性未保证，不能按照要求完成检查；因为节假日不能按照要求完成检查；患者不愿配合完成相应检查，短期不愿按照要求出院随诊。
> ■ 重大变异：因基础疾病需要进一步诊断和治疗；因各种原因需要其他治疗措施；患者要求离院或转院；不愿按照要求出院随诊而导致入院时间明显延长。

■ 气管切除术后的并发症主要包括：

（1）吻合口漏气：如不严重，仅表现为皮下气肿而不继续加重，可严密观察，多于数日后自愈。如果漏气量大，已形成明显的吻合口瘘，还在1周之内，可重新吻合。若时间较长，则先行胸腔引流，控制感染，以后根据情况再做瘘修补或肺切除术。

（2）吻合口狭窄：早期吻合口狭窄，如果由于吻合口水肿所致，可用皮质激素治疗，1周后会逐渐消退。若为吻合口对合不良、扭曲、成角或软骨断片突入管腔较多所致，则须要再次手术矫正。晚期多由于瘢痕狭窄、肿瘤复发或纵隔肿大的淋巴结压迫引起狭窄。

（3）喉返神经麻痹：多因肿瘤侵犯或手术损伤所致。大部分为单侧声带麻痹，术后出现声音嘶哑、饮水呛咳等症状。一般需半年左右呛咳可逐渐消失，声音可恢复至近于正常。

（4）气管吻合口血管瘘：多由于吻合口瘘后感染腐蚀邻近血管所致，也有报道因为吻合口缝线磨破邻近血管引起。无论什么原因，一旦发生，多数来不及救治。

五、气管恶性肿瘤临床路径给药方案

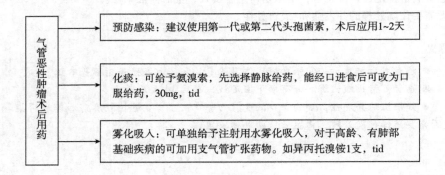

气管恶性肿瘤术后用药：

- 预防感染：建议使用第一代或第二代头孢菌素，术后应用1~2天
- 化痰：可给予氨溴索，先选择静脉给药，能经口进食后可改为口服给药，30mg，tid
- 雾化吸入：可单独给予注射用水雾化吸入，对于高龄、有肺部基础疾病的可加用支气管扩张药物。如异丙托溴铵1支，tid

（一）用药选择

气管手术为Ⅱ类切口手术，需要预防性应用抗菌药物，建议使用第一代或第二代头孢菌素，用药时限一般不超过24小时。对于术中出现痰液较多的患者可适当延长用药时间，或升级抗菌药物。

（二）药学提示

1. 应用头孢菌素类药物前应做皮试，对于有青霉素或头孢类过敏史的患者应慎用，警惕过敏。

2. 对于头孢类药物皮试阳性或过敏的患者，可选用喹诺酮类等药物作为治疗用药。

（三）注意事项

建议围术期给予雾化吸入时要适量，尤其是气管切除长度较长的患者，过度的胸部物理治疗使得吻合口张力过大，影响愈合。

六、气管恶性肿瘤患者护理规范

1. 病情观察：严密监测患者心率、血压、呼吸及神志变化；注意观察患者的呼吸频率、幅度，有无呼吸困难、发绀等征象，发现异常及时通知医师；床旁备气切包。

2. 维持有效呼吸，根据病情给予吸氧；鼓励患者通过有效咳嗽、咳痰、使用呼吸功能训练器等方式，促使肺膨胀，增加通气量；必要时纤维支气管镜吸痰。

3. 饮食护理：进食开始时先进水，了解有无喉返神经的损伤，注意小口慢咽，防止呛咳、误吸，以后根据情况和患者食欲，逐步过渡到正常饮食；加强营养，鼓励患者多进食高蛋白、高热量和富含维生素的食物；对不能主动补充足够能量的患者，应遵医嘱给予静脉输液。

4. 颈部体位锻炼：由于术后需要颈屈位固定，因此术前指导患者练习颈屈位咳嗽排痰。头部下方垫枕逐步增高，时间逐渐延长；使患者逐步适应颈部屈曲下能进行有效的咳嗽咯痰、饮水进食，为术后康复创造条件。

5. 体位护理：术后给予强制性的颈前屈曲位，能有效地减少气管吻合口的张力，有利于吻合口的愈合，减少吻合口漏的发生。颈前屈曲位是手术结束时医师用粗丝线将患者的下颌缝合于前胸壁4针，使颈部固定于前屈位15°～30°，以限制颈部的活动的体位。

6. 颈部切口护理：由于患者下颌固定于前胸，切口显露不佳，加之皮片引流，易导致颏下颈前区域内分泌物的积聚，引发细菌繁殖而感染。注意切口保护，避免唾液、食物等污染切口，及时更换敷料。

7. 疼痛护理：及时进行疼痛评估，必要时给予药物镇痛。

8. 用药护理：应严格按照医嘱服用抗生素、化痰及镇咳药物。

9. 心理护理：患者因呼吸困难，行动受阻，又担心手术是否成功，常产生焦虑、抑郁和情绪不稳定，要主动接触患者，与患者建立信任感，使其更好地配合医护人员的治疗护理，树立战胜疾病的信心。

七、气管恶性肿瘤患者营养治疗规范

1. 入院24～48小时进行NRS 2002营养风险筛查，有营养风险的患者需要制订营养治疗计划。

2. 营养治疗可遵循五阶梯模式：第一阶梯，饮食+营养教育；第二阶梯，饮食+口服营养补充（ONS）；第三阶梯，全肠内营养（TEN）；第四阶梯，肠内营养的基础上补充性增加肠外营养（PEN+PPN）；第五阶梯，全肠外营养（TPN）；当不能满足60%目标能量需求3～5天时，应该选择上一阶梯。

3. 对于消化道有功能的患者应首先选择肠内营养。

4. 采用经口营养补充或管饲输注，满足营养需求。

5. 当无法给予肠内营养时，应考虑肠外营养以满足营养支持需求。

6. 治疗期间，饮食宜清淡，忌食刺激性食物，如辣椒、咖喱、芥末、蒜等。减少高糖、高油、高盐分的食物。

7. 坚持营养平衡普食，每日不少于13种食物，包含谷薯类、蔬菜水果类、肉蛋奶及豆制品类以及适量的油脂类。保持优质蛋白质食物占总蛋白质50%以上。

8. 体液丢失过量时需要补充水分，每日至少>1700ml水，必要时根据体液电解质情况补充盐分。

八、气管恶性肿瘤患者健康宣教

1. 适当加强营养，注意保暖，预防呼吸道感染。

2. 出院后继续保持颈前屈曲位。对这种强迫体位，除了术前的训练适应，还需不断地鼓励患者坚持，在生理上和生活上给予全方面的支持。术后第3周拆除缝线后，仍需嘱患者在3个月内保持颈部的前屈，避免抬头、伸颈等剧烈活动，第4个月后逐步恢复颈部的正常活动度。

3. 按期复诊，遵医嘱做好后继的放化疗治疗。

九、推荐表单

(一) 医师表单

气管恶性肿瘤临床路径医师表单

适用对象：第一诊断为气管恶性肿瘤（ICD-10：C33）
　　　　　行气管肿瘤切除术（ICD-9-CM-3：31.5）

患者姓名：	性别：　年龄：　门诊号：	住院号：
住院日期：　　年　月　日	出院日期：　　年　月　日	标准住院日：≤21 天

时间	住院第 1 天	住院第 2~5 天	住院第 1~6 天（手术日）
主要诊疗工作	□ 询问病史及体格检查 □ 完成病历书写 □ 开化验单及检查申请单 □ 上级医师查访与术前评估 □ 初步确定手术方式和日期	□ 上级医师查房 □ 术前准备与术前评估 □ 行术前讨论，确定手术方案（切口选择） □ 完成相关科室会诊（麻醉） □ 住院医师完成术前小结、上级医师查房记录等病历书写 □ 签署手术知情同意书、自费用品协议书、输血同意书、授权同意书 □ 向患者及家属交代围术期注意事项	□ 手术 □ 术者完成手术记录 □ 住院医师完成术后病程 □ 上级医师查房 □ 向患者及家属交代病情及术后注意事项
重点医嘱	**长期医嘱：** □ 一级/二级护理（根据病情需要） □ 普通饮食 □ 吸氧：血氧饱和度监测 □ 告病重 □ 其他医嘱 **临时医嘱：** □ 血常规、尿常规、便常规+隐血试验 □ 凝血功能、血型、肝功能、肾功能、电解质、感染性疾病筛查 □ 动脉血气分析、心电图 □ 胸部正侧位平片、胸部 CT 扫描、腹部超声（肝、胆、脾、胰、肾上腺）或 CT □ 可选择：纤维支气管镜检查+活检（视患者情况能否耐受）、喉镜、头颈部 CT 扫描，食管镜（食管造影） □ 其他医嘱	**长期医嘱：** □ 应用抗菌药物 □ 其他医嘱 **临时医嘱：** □ 拟明日全身麻醉下行气管肿瘤切除术 □ 术前禁食、禁水 □ 备血 □ 术前麻醉用药 □ 备术中抗菌药物 □ 其他医嘱	**长期医嘱：** □ 胸外科术后常规护理 □ 一级或特级护理 □ 禁饮食 □ 半卧位，颈部屈曲位 □ 吸氧 □ 心电、血压、手指氧饱和度监护 □ 胸管或纵隔引流计量 □ 持续导尿，记 24 小时出入量 □ 雾化 □ 静脉应用抗菌药物 □ 解痉、祛痰药物（酌情） □ 其他医嘱 **临时医嘱：** □ 其他医嘱
病情变异记录	□ 无　□ 有，原因： 1. 2.	□ 无　□ 有，原因： 1. 2.	□ 无　□ 有，原因： 1. 2.
医师签名			

时间	住院第 2~7 天 （术后第 1 天）	住院第 3~20 天 （术后第 2~14 天）	住院第 12~21 天 （出院日）
主要诊疗工作	□ 上级医师查房，注意病情变化 □ 住院医师完成常规病历书写 □ 注意引流量及颜色，酌情处理 □ 注意生命体征及肺部呼吸音，皮下气肿 □ 协助患者咳痰 □ 必要时床边纤维支气管镜吸痰 □ 视情况拔尿管	□ 上级医师查房 □ 住院医师完成常规病历书写 □ 注意生命体征及肺部呼吸音 □ 必要时床边纤维支气管镜吸痰 □ 术后视病情复查血常规、肝功能、肾功能、电解质、血糖及 X 线胸片 □ 视情况拔除引流管（胸腔，纵隔） □ 根据术后病检确定术后治疗方案	□ 根据切口愈合情况拆线 □ 上级医师查房，根据症状、体温、肺部呼吸音、血常规、血生化、X 线胸片等了解余肺复张情况 □ 复查胸部 CT，纤维支气管镜检查，确定有无手术并发症，明确是否出院 □ 住院医师完成出院小结、病历首页等 □ 向患者及家属交代出院后的注意事项（近期避免颈部过度仰伸）
重点医嘱	**长期医嘱：** □ 胸外科一级护理 □ 普通饮食 □ 半卧位，颈部屈曲位 □ 视病情停记尿量、停吸氧、停心电监护 □ 静脉应用抗菌药物 □ 其他医嘱 **临时医嘱：** □ 拔尿管 □ 其他医嘱	**长期医嘱：** □ 半卧位，颈部屈曲位 □ 停胸腔（纵隔）闭式引流计量 □ 停雾化 □ 其他医嘱 □ 视病情抗菌药物减量 **临时医嘱：** □ 拔胸腔（纵隔）闭式引流管 □ 切口换药 □ X 线胸片、血常规、肝功能、肾功能、电解质、血糖 □ 其他医嘱	**长期医嘱：** □ 其他医嘱 **临时医嘱：** □ 血常规 □ 血生化 □ X 线胸片 □ 切口拆线 □ 切口换药 □ 其他医嘱
病情变异记录	□ 无 □ 有，原因： 1. 2.	□ 无 □ 有，原因： 1. 2.	□ 无 □ 有，原因： 1. 2.
医师签名			

（二）护士表单

气管恶性肿瘤临床路径护士表单

适用对象：第一诊断为气管恶性肿瘤（ICD-10：C33）

行气管肿瘤切除术（ICD-9-CM-3：31.5）

患者姓名：	性别： 年龄： 门诊号：	住院号：
住院日期： 年 月 日	出院日期： 年 月 日	标准住院日：≤21 天

时间	住院第 1 天	住院第 2~5 天	住院第 1~6 天（手术日）
健康宣教	□ 介绍主管医师、护士 □ 介绍环境、设施 □ 介绍住院注意事项 □ 向患者宣教戒烟、戒酒的重要性，及减少二手烟的吸入	□ 监督患者完善术前检查 □ 主管护士与患者沟通，了解并指导心理应对 □ 宣教疾病知识、用药知识及特殊检查操作过程 □ 告知检查及操作前后饮食、活动及探视注意事项及应对方式	□ 手术护理 □ 给陪护人员交代注意事项
护理处置	□ 核对患者，佩戴腕带 □ 建立入院护理病历 □ 卫生处置：剪指甲、沐浴、更换病号服	□ 随时观察患者病情变化 □ 遵医嘱正确使用抗菌药物 □ 协助医师完成各项检查化验 □ 术前准备 □ 禁食、禁水	□ 监测生命体征 □ 监测患者意识恢复情况 □ 监测引流
基础护理	□ 二级护理 □ 晨晚间护理 □ 患者安全管理	□ 二级护理 □ 晨晚间护理 □ 患者安全管理	□ 一级护理 □ 晨晚间护理 □ 患者安全管理
专科护理	□ 护理查体 □ 呼吸频率、血氧饱和度监测 □ 需要时填写跌倒及压疮防范表 □ 需要时请家属陪护 □ 心理护理	□ 遵医嘱完成相关检查 □ 心理护理 □ 遵医嘱正确给药 □ 遵医嘱行术前准备	□ 手术护理 □ 病情观察：评估患者生命体征，特别是呼吸频率及血氧饱和度 □ 心理护理
重点医嘱	□ 详见医嘱执行单	□ 详见医嘱执行单	□ 详见医嘱执行单
病情变异记录	□ 无 □ 有，原因： 1. 2.	□ 无 □ 有，原因： 1. 2.	□ 无 □ 有，原因： 1. 2.
护士签名			

时间	住院第 2~7 天 （术后第 1 天）	住院第 3~20 天 （术后第 2~14 天）	住院第 12~21 天 （出院日）
健康宣教	□ 手术护理 □ 给导护人员交代注意事项 □ 指导术后下床活动 □ 指导术后饮食	□ 注意生命体征及肺部呼吸音 □ 讲述床边纤维支气管镜吸痰的必要性 □ 协助化验单回访 □ 指导患者配合伤口换药	□ 康复与锻炼，定时复查 □ 出院带药服用方法 □ 饮食休息等注意事项指导 □ 讲解增强体质的方法，减少感染的机会
护理处置	□ 监测生命体征 □ 监测患者意识恢复情况 □ 监测引流 □ 拔除尿管 □ 停心电监护 □ 普食 □ 静脉输液	□ 半卧位、颈部屈曲位 □ 停胸腔（纵隔）闭式引流记量 □ 停雾化 □ 其他医嘱 □ 视病情抗菌药物减量 □ 拔胸腔（纵隔）闭式引流管 □ 切口换药 □ X 线胸片、血常规、肝肾功能、电解质、血糖	□ 办理出院手续 □ 书写出院小结
基础护理	□ 一级护理 □ 晨晚间护理 □ 患者安全管理	□ 二级护理 □ 晨晚间护理 □ 患者安全管理	□ 二级护理 □ 晨晚间护理 □ 患者安全管理
专科护理	□ 观察患者病情 □ 术后心理与生活护理 □ 雾化 □ 协助患者咳痰和肢体功能锻炼	□ 密切观察患者病情 □ 术后心理与生活护理 □ 协助患者咳痰和肢体功能	□ 指导患者办理出院手续
重点医嘱	□ 详见医嘱执行单	□ 详见医嘱执行单	□ 详见医嘱执行单
病情变异记录	□ 无　□ 有，原因： 1. 2.	□ 无　□ 有，原因： 1. 2.	□ 无　□ 有，原因： 1. 2.
护士签名			

（三）患者表单

气管恶性肿瘤临床路径患者表单

适用对象：第一诊断为气管恶性肿瘤（ICD-10：C33）

行气管肿瘤切除术（ICD-9-CM-3：31.5）

患者姓名：	性别：　　年龄：　　门诊号：	住院号：
住院日期：　　年　月　日	出院日期：　　年　月　日	标准住院日：≤21 天

时间	入院当日	住院第 2~5 天	住院第 1~6 天 （手术日）
医患配合	□ 配合询问病史、收集资料，请务必详细告知既往史、用药史、过敏史 □ 配合进行体格检查 □ 有任何不适告知医师	□ 配合完善相关检查、化验，如采血、留尿、心电图、X 线胸片等 □ 医师向患者及家属介绍病情，如有异常检查结果需进一步检查 □ 配合用药及治疗 □ 有任何不适告知医师	□ 配合麻醉 □ 配合手术
护患配合	□ 配合测量体温、脉搏、呼吸、血压、血氧饱和度、体重 □ 配合完成入院护理评估单（简单询问病史、过敏史、用药史） □ 接受入院宣教（环境介绍、病室规定、订餐制度、贵重物品保管等） □ 有任何不适告知护士	□ 配合测量体温、脉搏、呼吸，询问每日排便情况 □ 接受相关化验检查宣教，正确留取标本，配合检查 □ 有任何不适告知护士 □ 接受手术治疗 □ 注意活动安全，避免坠床或跌倒 □ 配合执行探视及陪护 □ 接受疾病及手术等相关知识指导	□ 配合手术当日禁饮食 □ 配合病房陪护制度 □ 配合手术
饮食	□ 普通饮食	□ 普通饮食	□ 手术当日禁饮食
排泄	□ 正常排尿便	□ 正常排尿便	□ 导尿，肠道排空
活动	□ 适量活动	□ 适量活动	□ 限制活动

时间	住院第 2~7 天 （术后第 1 天）	住院第 3~20 天 （术后第 2~14 天）	住院第 12~21 天 （出院日）
医患配合	□ 配合咳痰 □ 必要时配合床边纤维支气管镜吸痰 □ 练习憋尿，视情况拔尿管 □ 配合医师伤口换药	□ 必要时配合床边纤维支气管镜吸痰 □ 术后视病情配合复查血常规、肝功能、肾功能、电解质、血糖及 X 线胸片 □ 等待术后病检确定术后治疗方案 □ 配合伤口换药	□ 配合术后康复及锻炼 □ 接受出院前指导 □ 知道复查程序 □ 获取出院诊断书
护患配合	□ 半卧位，颈部屈曲位 □ 配合视病情停记尿量、停吸氧、停心电监护 □ 接受静脉应用抗菌药物 □ 配合护士协助伤口换药	□ 半卧位，颈部屈曲位 □ 停雾化 □ 配合拔除引流管 □ 配合换药	□ 接受出院宣教 □ 办理出院手续 □ 获取出院带药 □ 知道服药方法、作用、注意事项 □ 知道复印病历方法
饮食	□ 清淡饮食	□ 普通饮食	□ 普通饮食
排泄	□ 练习排尿，正常排便	□ 正常排尿便	□ 正常排尿便
活动	□ 床上活动	□ 适量活动	□ 适量活动

附：原表单（2019 年版）

气管恶性肿瘤临床路径表单

适用对象：第一诊断为气管恶性肿瘤（ICD-10：C33）
行气管肿瘤切除术（ICD-9-CM-3：31.5）

患者姓名：	性别：　　年龄：　　门诊号：	住院号：
住院日期：　　年　月　日	出院日期：　　年　月　日	标准住院日：≤21 天

时间	住院第 1 天	住院第 2~5 天	住院第 1~6 天（手术日）
主要诊疗工作	□ 询问病史及体格检查 □ 完成病历书写 □ 开化验单及检查申请单 □ 上级医师查访与术前评估 □ 初步确定手术方式和日期	□ 上级医师查房 □ 术前准备与术前评估 □ 行术前讨论，确定手术方案（切口选择） □ 完成相关科室会诊（麻醉） □ 住院医师完成术前小结、上级医师查房记录等病历书写 □ 签署手术知情同意书、自费用品协议书、输血同意书、授权同意书 □ 向患者及家属交代围术期注意事项	□ 手术 □ 术者完成手术记录 □ 住院医师完成术后病程 □ 上级医师查房 □ 向患者及家属交代病情及术后注意事项
重点医嘱	**长期医嘱：** □ 一级/二级护理（根据病情需要） □ 普通饮食 □ 吸氧：血氧饱和度监测 □ 告病重 □ 其他医嘱 **临时医嘱：** □ 血常规、尿常规、便常规+隐血试验 □ 凝血功能、血型、肝功能、肾功能、电解质、感染性疾病筛查 □ 动脉血气分析、心电图 □ 胸部正侧位平片、胸部 CT 扫描、腹部超声（肝、胆、脾、胰、肾上腺）或 CT □ 可选择：纤维支气管镜检查+活检（视患者情况能否耐受）、喉镜、头颈部 CT 扫描，食管镜（食管造影） □ 其他医嘱	**长期医嘱：** □ 应用抗菌药物 □ 其他医嘱 **临时医嘱：** □ 拟明日全身麻醉下行气管肿瘤切除术 □ 术前禁食、禁水 □ 备血 □ 术前麻醉用药 □ 备术中抗菌药物 □ 其他医嘱	**长期医嘱：** □ 胸外科术后常规护理 □ 一级或特级护理 □ 禁饮食 □ 半卧位，颈部屈曲位 □ 吸氧 □ 心电、血压、手指氧饱和度监护 □ 胸管或纵隔引流计量 □ 持续导尿，记 24 小时出入量 □ 雾化 □ 静脉应用抗菌药物 □ 解痉、祛痰药物（酌情） □ 其他医嘱 **临时医嘱：** □ 其他医嘱

续　表

时间	住院第 1 天	住院第 2~5 天	住院第 1~6 天（手术日）
主要护理工作	□ 介绍病房环境、设施和设备 □ 入院护理评估 □ 辅助戒烟	□ 宣教、备皮等术前准备 □ 提醒患者术前禁食、禁水 □ 咳嗽训练	□ 观察病情变化 □ 术后心理和生活护理 □ 保持呼吸道通畅
病情变异记录	□ 无　□ 有，原因： 1. 2.	□ 无　□ 有，原因： 1. 2.	□ 无　□ 有，原因： 1. 2.
护士签名			
医师签名			

时间	住院第 2~7 天 （术后第 1 天）	住院第 3~20 天 （术后第 2~14 天）	住院第 12~21 天 （出院日）
主要诊疗工作	□ 上级医师查房，注意病情变化 □ 住院医师完成常规病历书写 □ 注意引流量及颜色，酌情处理 □ 注意生命体征及肺部呼吸音，皮下气肿 □ 协助患者咳痰 □ 必要时床边纤维支气管镜吸痰 □ 视情况拔尿管	□ 上级医师查房 □ 住院医师完成常规病历书写 □ 注意生命体征及肺部呼吸音 □ 必要时床边纤维支气管镜吸痰 □ 术后视病情复查血常规、肝功能、肾功能、电解质、血糖及 X 线胸片 □ 视情况拔除引流管（胸腔，纵隔） □ 根据术后病检确定术后治疗方案	□ 根据切口愈合情况拆线 □ 上级医师查房，根据症状、体温、肺部呼吸音、血常规、血生化、X 线胸片等了解余肺复张情况 □ 复查胸部 CT，纤维支气管镜检查，确定有无手术并发症，明确是否出院 □ 住院医师完成出院小结、病历首页等 □ 向患者及家属交代出院后的注意事项（近期避免颈部过度仰伸）
重点医嘱	长期医嘱： □ 胸外科一级护理 □ 普通饮食 □ 半卧位，颈部屈曲位 □ 视病情停记尿量、停吸氧、停心电监护 □ 静脉应用抗菌药物 □ 其他医嘱 临时医嘱： □ 拔尿管 □ 其他医嘱	长期医嘱： □ 半卧位，颈部屈曲位 □ 停胸腔（纵隔）闭式引流计量 □ 停雾化 □ 其他医嘱 □ 视病情抗菌药物减量 临时医嘱： □ 拔胸腔（纵隔）闭式引流管 □ 切口换药 □ X 线胸片、血常规、肝功能、肾功能、电解质、血糖 □ 其他医嘱	长期医嘱： □ 其他医嘱 临时医嘱： □ 血常规 □ 血生化 □ X 线胸片 □ 切口拆线 □ 切口换药 □ 其他医嘱
主要护理工作	□ 观察患者病情 □ 术后心理与生活护理 □ 雾化 □ 协助患者咳痰和肢体功能锻炼	□ 密切观察患者病情 □ 术后心理与生活护理 □ 协助患者咳痰和肢体功能锻炼	□ 指导患者办理出院手续
病情变异记录	□ 无　□ 有，原因： 1. 2.	□ 无　□ 有，原因： 1. 2.	□ 无　□ 有，原因： 1. 2.
护士签名			
医师签名			

第二章

支气管肺癌临床路径释义

【医疗质量控制指标】

指标一、术前活检病理/痰细胞学送检率。

指标二、术前临床 TNM 分期评估率。

指标三、术前 30 分钟预防性抗菌药物使用率。

指标四、术中淋巴结清扫完成率（3 组及以上）。

指标五、术中腔镜中转开胸率。

指标六、围术期输血率。

指标七、术后肺部感染发生率。

指标八、术前术后诊断符合率。

指标九、平均住院时间。

一、支气管肺癌编码

1. 原编码：

疾病名称及编码：支气管肺癌（ICD-10：C34/D02.2）

手术操作名称及编码：肺局部切除/肺叶切除/全肺切除/开胸探查术（ICD-9-CM-3：32.29/32.3-32.5）

2. 修改编码：

疾病名称及编码：支气管肺癌（ICD-10：C34）

手术操作名称及编码：开胸探查术（ICD-9-CM-3：34.02）

肺局部切除（ICD-9-CM-3：32.28/32.29/32.3）

肺叶切除（ICD-9-CM-3：32.4）

全肺切除（ICD-9-CM-3：32.5）

二、临床路径检索方法

C34 伴（34.02/32.28/32.29/32.3/32.4/32.5）

三、国家医疗保障疾病诊断相关分组（CHS-DRG）

MDCE 呼吸系统疾病及功能障碍

ER1 呼吸系统肿瘤

EB1 胸部大手术

四、支气管肺癌临床路径标准住院流程

（一）适用对象

第一诊断为支气管肺癌（ICD-10：C34/D02.2）

行肺局部切除/肺叶切除/全肺切除/开胸探查术（ICD-9-CM-3：32.29/32.3-32.5）。

释义

　　■ 适用对象编码参见第一部分。

　　■ 支气管肺癌指肺及支气管的原发性恶性肿瘤，不包括肺转移性恶性肿瘤及主气管的恶性肿瘤。

　　■ 手术范围不仅局限于肺的切除，还包括气管的重建、淋巴结清扫等手术规范。

　　■ 若术中发现肿瘤播散转移或无法达到根治性切除的目的，或肿瘤累及多叶肺组织欲切净肿瘤而患者肺功能不能允许时，可行活检术、姑息性切除术或仅行探查术。

（二）诊断依据

根据《美国国家癌症综合网非小细胞肺癌治疗指南2009年（中国版）》《临床诊疗指南·胸外科分册》（中华医学会编著，人民卫生出版社，2009年）。

1. 高危因素：吸烟指数＞400，年龄＞45岁，环境与职业因素。
2. 临床症状：刺激性咳嗽、血痰或咯血、胸痛。
3. 临床体征：早期不显著。
4. 辅助检查：胸部影像学检查，纤维支气管镜，肺穿刺活检等提示。

释义

　　■ 肺癌的诊断包括临床诊断及最终的病理诊断，诊断依据可参照最新颁布的《卫生部原发性肺癌诊疗规范》。

　　■ 肺癌的发生与吸烟等呼吸道污染因素有明确相关性，因此吸烟是肺癌发生的高危险因素。

　　■ 肺癌以周围型为常见，因此多数早期肺癌的症状不明显或者没有特异性。

　　■ 随着我国肺癌发病率的上升，青年肺癌（年龄40岁以下）并不少见，应当提倡定期体检。

　　■ 应最大限度取得术前病理诊断及分期诊断。手段包括痰脱落细胞学检查、支气管镜检查及活检、正电子发射-计算机体层成像术（PET-CT）、纵隔镜、超声内镜引导下经消化道细针穿刺活检术（EUS-FNA）、超声支气管镜引导下经气管针吸活检术（EBUS-TBNA）、CT引导经皮肺穿刺等。依据病情和条件综合选择应用。

（三）治疗方案的选择

根据《美国国家癌症综合网非小细胞肺癌治疗指南2009年版（中国版）》，《临床诊疗指南·胸外科分册》（中华医学会编著，人民卫生出版社，2009年）。

1. 肺部分切除术（包括肺楔形切除和肺段切除）。
2. 肺叶切除术（包括复合肺叶切除和支气管、肺动脉袖式成形）。
3. 全肺切除术。
4. 上述术式均应行系统性淋巴结清扫。

释义

■ 肺癌的治疗遵循分期指导的治疗原则，可参照国家卫健委最新颁布的《原发性肺癌诊疗规范》，术前的分期诊断是必不可少的。

■ 解剖性肺叶切除术是目前肺癌治疗的标准术式。应当尽可能采取该术式。

■ 亚肺叶切除术仅限于肺功能严重不全或心肺功能障碍的患者，部分早期微小肺癌（如小于2cm）也可以尝试，目前没有定论。部分切除仍首选解剖性切除，如肺段切除。对于楔形切除应慎重，应保证足够切除范围，肿瘤距切缘大于2cm。

■ 淋巴结清扫的方式：系统性清扫是目前主流。部分医院仍然采用淋巴结采样清除，但应保证足够的个数和组数。

■ 手术方式的选择可为常规开胸手术、可视胸腔镜手术或机器人手术。

（四）标准住院日 12~21 天

释义

■ 肺癌以中老年患者居多，常伴有老年慢性病。加之手术对心肺影响大，因此需要3~5天的心肺功能准备。术后恢复慢，住院天数较其他病种长。

（五）进入路径标准

1. 第一诊断符合 ICD-10：C34/D02.2 支气管肺癌疾病编码。
2. 临床分期（UICC 2009）为I期、II期、IIIA 期及孤立性脑或肾上腺转移的非小细胞肺癌。
3. 临床分期（UICC 2009）为 $T_{1~2}$，N_0 的小细胞肺癌。
4. 心、肺、肝、肾等器官功能可以耐受全麻开胸手术。
5. 当患者同时具有其他疾病诊断，但住院期间不需要特殊处理也不影响第一诊断的临床路径流程实施时，可进入此路径。

释义

■ 术前分期应尽量达到病理分期。

■ UICC 2009 指中国版。

■ 对于新辅助化疗后降期达到手术标准的患者同样适应这一路径。

■ 孤立性转移是指单一脏器的单一转移灶。多脏器的单一转移灶或者单一脏器的多发转移灶均不符合要求。对于与原发灶不是同期出现的转移灶，手术时间间隔应在3~6个月或以上。

（六）术前准备（术前评估）

3~6天。
1. 必需的检查项目：
（1）血常规、尿常规、便常规。

（2）凝血功能、血型、肝肾功能、电解质、感染性疾病筛查（乙型病毒性肝炎、丙型病毒性肝炎、艾滋病、梅毒等）、肿瘤标志物检查。

（3）肺功能、动脉血气分析、心电图、超声心动图。

（4）痰细胞学检查、纤维支气管镜检查+活检。

（5）影像学检查：X线胸片正侧位、胸部CT（平扫+增强扫描）、腹部超声或CT、全身骨扫描、头颅MRI或CT。

> **释义**
>
> ■ 上述项目的检查应依据病情特点有一定选择性，应考虑到部分检查项目的重叠性和交叉性，如肺功能与动脉血气、胸片与CT、平扫与增强CT等。
> ■ 检查内容涉及身体状况评估、病情诊断及分期，必要时可加做上述范围外的检查。
> ■ 对于高风险手术人群，可进行运动心肺功能试验进一步评估手术风险。

2. 根据患者病情，可选择以下项目：

（1）纵隔镜。

（2）经皮肺穿刺活检。

（3）PET-CT（正电子发射-计算机体层成像术）或SPECT（单光子发射计算机体层成像术）。

（4）24小时动态心电图。

（5）心脑血管疾病相关检查。

> **释义**
>
> ■ 纵隔镜适用于纵隔淋巴结活检为肺癌诊断，准确分期尤其是排除N_3淋巴结转移。
> ■ 经皮肺穿刺活检：适用于非创伤检查无法确诊病例。
> ■ PET-CT可以用于除外转移灶及帮助诊断，但对于阳性结果，不能代替病理诊断。
> ■ Holter检查适用于心律失常患者。
> ■ 心脑血管疾病检查指相关症状较重的患者，可能需要的进一步检查，如头颅MRI增强扫描、冠脉造影或冠脉CTA检查、核素心肌显像、运动心肺功能试验等。

（七）预防性抗菌药物选择与使用时机

抗菌药物使用应按照《抗菌药物临床应用指导原则（2015年版）》（国卫办医发〔2015〕43号）执行。术前30分钟预防性使用抗菌药物。

> **释义**
>
> ■ 肺癌手术为潜在污染性手术，属于Ⅱ类切口。加之手术时间较长，创伤大，患者抵抗力下降，应常规使用抗菌药物预防感染。
> ■ 抗菌药物应选用第二代头孢菌素等。

■ 抗菌药物的使用时间不超过 3 天，出现感染迹象者（如发热、脓痰、白细胞数升高等）应根据情况选用广谱抗菌药物，如第三代头孢菌素或喹诺酮类等。

■ 根据患者情况预防性使用重组人粒细胞巨噬细胞集落刺激因子（rhGM-CSF），可增加体内巨噬细胞、中性粒细胞及树突状细胞数量并增强其活性，提高机体免疫抗感染能力，降低术后感染风险。

（八）手术日为入院第 4~7 天

1. 麻醉方式：双腔气管插管全麻。
2. 手术耗材：根据患者病情使用（闭合器、切割缝合器、血管夹等）。
3. 术中用药：抗菌药物、抗肿瘤药。
4. 输血：视术中出血情况而定。
5. 病理：冷冻+石蜡切片+免疫组化+基因检测。

释义

■ 手术耗材种类很多，包括替代传统剪切缝合的材料、止血类材料、减少漏气类的材料等。应依据术中情况选择使用。

■ 术中抗肿瘤药物的使用应结合肿瘤的外侵及转移情况，一般使用相对温和的单药，目前尚不统一。术后早期胸腔内注射（通过胸管）也起到相同的作用。

■ 输血与否取决于失血量、速度、患者的身体状况等。

■ 术前无法取得病理诊断的患者，术中应送快速冷冻病理诊断；术中也应常规对支气管切缘送快速冷冻病理检查。

（九）术后住院恢复 7~14 天

1. 必须复查的项目：
（1）血常规、肝肾功能、电解质。
（2）X 线胸片（拔胸腔闭式引流管之前和出院前各 1 次）。
2. 术后预防性使用抗菌药物　按照《抗菌药物临床应用指导原则（2015 年版）》（国卫办医发〔2015〕43 号）执行。
3. 视病情可延长抗菌药物用药时间及更换药物种类。

释义

■ 术后药物的使用，包括抗菌药物、改善气道功能、利于排痰药物，以及其他内科伴随病症的用药。可根据患者情况，术后维持使用重组人粒细胞巨噬细胞集落刺激因子（rhGM-CSF），增加体内巨噬细胞、中性粒细胞和树突状细胞数量及活性，提高机体抗感染、抗肿瘤的免疫能力，降低感染风险。

■ 术后的检查手段应包括支气管镜（多用于床旁吸痰），CT 检查（多用于复杂胸腔内情况判断）。

（十）出院标准

1. 切口愈合良好，或门诊可处理的愈合不良切口。
2. 体温正常，X线胸片提示无明显感染征象。

> **释义**
>
> ■ 还要综合考虑患者的血液检查结果、血氧指标、有无咯血等因素。
> ■ 如果出现因手术加重的其他系统的病情，应转入相应科室，纳入新的临床路径。

（十一）变异及原因分析

1. 有影响手术的合并症，术前需要进行相关的诊断和治疗。
2. 术后出现肺部感染、呼吸衰竭、心力衰竭、支气管胸膜瘘等并发症，需要延长治疗时间。

> **释义**
>
> ■ 严重影响手术安全的内科合并疾病，应先纳入内科相应路径治疗调整，待降低风险后再纳入本路径。简单的内科合并症如需要会诊或者药物调整，可在本路径内完成。
> ■ 肺癌术后影响康复的因素很多，如手术相关并发症，心脑血管意外，血栓栓塞疾病，内科术前合并症的恶化等，都需要延长治疗时间，可纳入相关疾病的临床路径。

五、支气管肺癌临床路径给药方案

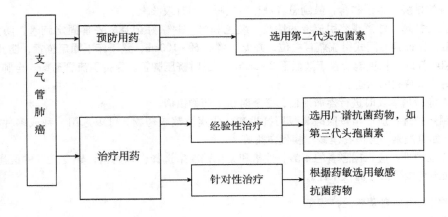

（一）用药选择

一般选用二代头孢菌素作为预防用药，术前0.5~2小时，或麻醉开始时首次给药；手术时间超过3小时或失血量大于1500ml，术中可给予第2剂。总预防用药时间一般不超过24小时，个别情况可延长至48小时。若患者出现体温、血象升高等感染迹象，需根据经验选用第三代头孢菌素+抗厌氧菌药物，并留取血培养、痰培养、引流物培养，待药敏回报后根据药敏调整用药。

（二）药学提示

1. 用药前应仔细询问有无对该药过敏史。

2. 用药前应注意药物对肝肾功能影响，及时调整剂量。如氨基糖苷类需要注意其肾毒性及耳毒性。肾功能不全者应用喹诺酮类应根据肌酐清除率减量或延长给药时间。

3. 应注意药物之间相互作用，如大环内酯类药物与甲泼尼龙、茶碱、卡马西平、华法林等药物有相互作用。

4. 应注意药物的使用剂量、时间及用药途径。

5. 应注意药物分别针对儿童、孕妇、老人的不同应用。

（三）注意事项

主要目标细菌耐药率超过 30% 的抗菌药物，提醒医务人员注意；主要目标细菌耐药率超过 40% 的抗菌药物，应当慎重经验用药；主要目标细菌耐药率超过 50% 的抗菌药物，应当参照药敏试验结果选用；主要目标细菌耐药率超过 75% 的抗菌药物，应当暂停针对此目标细菌的临床应用，根据追踪细菌耐药监测结果，再决定是否恢复临床应用。

六、支气管肺癌患者护理规范

1. 术前协助患者练习深呼吸、有效咳嗽、吹气球、使用呼吸训练仪或遵医嘱给予雾化吸入。

2. 休息与活动：术后取半坐卧位，床头抬高 30°~50°，以利呼吸及引流液引出。术后第 1 日，采用坐位、半坐卧位或不完全健侧卧位，避免术侧卧位。术后尽早下床活动，锻炼术侧肩关节。

3. 饮食护理：术后第 1 日晨，患者意识清醒且无恶心、呕吐，即可进食清淡流食或半流食，逐渐过渡到普食，禁食牛奶、豆浆等产气食物。应鼓励进食蔬菜水果，防止便秘；补充足够水分，防止气道干燥，利于痰液稀释，便于咳出。

4. 全肺切除术后患者应控制静脉输液量和速度，避免发生急性心力衰竭及肺水肿。输液滴速控制在 40 滴/分钟以内。术后第 1 个 24 小时的输液总量在 2000ml 左右。

5. 有效排痰：给予拍背，鼓励患者进行腹式呼吸、有效咳嗽。

6. 胸管护理：注意观察引流液的性质、颜色和量，并做好记录。妥善固定胸管，防止管路脱出，保证胸腔闭式引流瓶直立位，并低于胸部 60~100cm，置于床下固定位置，防止碰倒、踢翻或打碎。长玻璃管置于液面下 2~3cm。可适时挤压胸管，保持引流管通畅。全肺切除术后胸管保持夹闭状态。

7. 疼痛护理：及时进行疼痛评估，必要时给予药物镇痛。

8. 用药护理：应严格按照医嘱服用抗生素、化痰及镇咳药物。可以选用一种或多种祛痰药物，如氨溴索、异丙托溴铵、胰蛋白酶等。

9. 心理护理：应根据患者的年龄、性格和文化程度来选择告知病情，建立良好的医患关系，增加患者接受治疗的依从性。

七、支气管肺癌患者营养治疗规范

1. 入院 24~48 小时进行 NRS 2002 营养风险筛查，有营养风险的患者需要制订营养治疗计划。

2. 营养治疗可遵循五阶梯模式：第一阶梯，饮食+营养教育；第二阶梯，饮食+口服营养补充（ONS）；第三阶梯，全肠内营养（TEN）；第四阶梯，肠内营养的基础上补充性增加肠外营养（PEN+PPN）；第五阶梯，全肠外营养（TPN）；当不能满足 60% 目标能量需求 3~5 天时，应该选择上一阶梯。

3. 对于消化道有功能的患者应首先选择肠内营养。

4. 采用经口营养补充或管饲输注，满足营养需求。

5. 当无法给予肠内营养时，应考虑肠外营养以满足营养支持需求。

6. 治疗期间，饮食宜清淡，忌食刺激性食物，如辣椒、咖喱、芥末、蒜等。减少高糖、高油、高盐分的食物。

7. 坚持营养平衡普食，每日不少于13种食物，包含谷薯类、蔬菜水果类、肉蛋奶及豆制品类以及适量的油脂类。保持优质蛋白质食物占总蛋白质50%以上。

8. 体液丢失过量时需要补充水分，每日至少>1700ml水，必要时根据体液电解质情况补充盐分。

八、支气管肺癌患者健康宣教

1. 出现血氧饱和度下降、呼吸困难、胸片提示肺复张不良等症状，应考虑肺不张可能。鼓励患者咳嗽、咳痰，痰液黏稠者遵医嘱给予雾化吸入，必要时行鼻导管深部吸痰或协助医生行纤维支气管镜吸痰。

2. 若胸水呈乳白色混悬液，需警惕乳糜胸。遵医嘱予低脂饮食或禁食。

3. 个别患者在下床活动或大便后突发肺栓塞，典型症状为呼吸困难和胸痛。应及时给予高流量面罩吸氧、心电监护、建立静脉通路，确诊后酌情使用溶栓、抗凝药物治疗。

4. 如患者呼吸困难、发绀、咳粉红色泡沫样痰，提示患者出现肺水肿，应立即通知医生给予对症处理，注意保持呼吸道通畅。

5. 饮食宣教：合理膳食，饮食宜清淡、新鲜、富于营养、易于消化。不吃或少吃辛辣刺激的食物。

6. 日常生活：出院后每日坚持进行低强度的有氧锻炼，如散步、打太极等，多做深呼吸运动，锻炼心肺功能。保持乐观开朗的心态。

九、推荐表单

（一）医师表单

支气管肺癌临床路径医师表单

适用对象：第一诊断为支气管肺癌（ICD-10：C34）

行肺局部切除/肺叶切除/全肺切除+系统性淋巴结清扫、开胸探查术（ICD-9-CM-3：32.39/49/59）

患者姓名：	性别： 年龄： 门诊号：	住院号：
住院日期： 年 月 日	出院日期： 年 月 日	标准住院日：12~21 天

时间	住院第 1 天	住院第 2~6 天 （术前日）	住院第 4~7 天 （手术日）
主要诊疗工作	□ 询问病史及体格检查 □ 完成病历书写 □ 开化验单及检查申请单 □ 主管医师查房 □ 初步确定治疗方案	□ 上级医师查房 □ 术前准备 □ 临床分期与术前评估 □ 术前讨论，确定手术方案 □ 根据病情需要，完成相关科室会诊 □ 住院医师完成病程日志及术前小结、上级医师查房记录等病历书写 □ 签署手术知情同意书、自费用品协议书、输血同意书、授权委托同意书	□ 术前留置尿管 □ 手术 □ 术者完成手术记录 □ 住院医师完成术后病程 □ 上级医师查房 □ 观察生命体征 □ 向患者及家属交代病情及术后注意事项
重点医嘱	**长期医嘱：** □ 胸外科二级护理 □ 普食 **临时医嘱：** □ 血常规、尿常规、便常规 □ 凝血功能、血型、肝功能、肾功能、电解质、感染性疾病筛查、肿瘤标志物检查 □ 肺功能、动脉血气分析、心电图、超声心动图 □ 痰细胞学检查、纤维支气管镜检查+活检 □ 影像学检查：X 线正侧位胸片、胸部 CT、腹部超声或 CT、全身骨扫描、头颅 MRI 或 CT □ 必要时：PET-CT 或 SPECT、纵隔镜、24 小时动态心电图、经皮肺穿刺活检等	**长期医嘱：** □ 雾化吸入 **临时医嘱：** □ 明日全麻下拟行 ◎肺局部切除术 ◎肺叶切除术 ◎全肺切除术 ◎开胸探查术 □ 术前 6 小时禁食、禁水 □ 术前晚灌肠 □ 术前备皮 □ 备血 □ 术前镇静药物（酌情） □ 备术中抗菌药物 □ 其他特殊医嘱	**长期医嘱：** □ 胸外科术后护理常规 □ 特级或一级护理 □ 清醒后 6 小时进流食 □ 吸氧 □ 体温、心电、血压、呼吸、脉搏、血氧饱和度监测 □ 胸管引流记量 □ 持续导尿，记 24 小时出入量 □ 雾化吸入 □ 预防性应用抗菌药物 □ 镇痛药物 **临时医嘱：** □ 其他特殊医嘱
病情变异记录	□ 无 □ 有，原因： 1. 2.	□ 无 □ 有，原因： 1. 2.	□ 无 □ 有，原因： 1. 2.
医师签名			

时间	住院 5~8 天 （术后第 1 日）	住院 6~12 天 （术后第 2~7 日）	住院 13~21 天 （术后第 8~14 日，出院）
主要诊疗工作	□ 上级医师查房 □ 住院医师完成病程书写 □ 观察胸腔引流情况 □ 注意生命体征及肺部呼吸音 □ 鼓励并协助患者排痰 □ 必要时纤维支气管镜吸痰	□ 上级医师查房 □ 住院医师完成病程书写 □ 视病情复查血常规、血生化及 X 线胸片 □ 视胸腔引流及肺复张情况拔除胸腔引流管并切口换药 □ 必要时纤维支气管镜吸痰 □ 视情况停用或调整抗菌药物	□ 切口拆线 □ 上级医师查房，明确是否出院 □ 住院医师完成出院小结、病历首页等 □ 向患者及家属交代出院后注意事项 □ 根据术后病理确定术后治疗方案
重点医嘱	**长期医嘱：** □ 胸外科一级护理 □ 普通饮食 **临时医嘱：** □ 血常规、肝功能、肾功能、电解质 □ 胸片 □ 其他特殊医嘱	**长期医嘱：** □ 胸外科二级护理 □ 停胸腔闭式引流记量 □ 停记尿量、停吸氧、停心电监护 □ 停雾化 □ 停抗菌药物 **临时医嘱：** □ 拔胸腔闭式引流管 □ 拔除尿管 □ 切口换药 □ 复查 X 线胸片、血常规、肝功能、肾功能、电解质（酌情） □ 其他特殊医嘱	**临时医嘱：** □ 切口拆线 □ 切口换药 □ 通知出院 □ 出院带药 □ 定期复诊
病情变异记录	□ 无　□ 有，原因： 1. 2.	□ 无　□ 有，原因： 1. 2.	□ 无　□ 有，原因： 1. 2.
医师签名			

（二）护士表单

支气管肺癌临床路径护士表单

适用对象：第一诊断为支气管肺癌（ICD-10：C34）

行肺局部切除/肺叶切除/全肺切除+系统性淋巴结清扫、开胸探查术（ICD-9-CM-3：32.39/49/59）

患者姓名：	性别： 年龄： 门诊号：	住院号：
住院日期： 年 月 日	出院日期： 年 月 日	标准住院日：12~21 天

时间	住院第 1 天	住院第 2~6 天 （术前）	住院第 3~7 天 （手术当天）
健康宣教	□ 入院宣教 介绍主管医师、护士 介绍环境、设施 介绍住院注意事项	□ 术前宣教 宣教疾病知识、术前准备及手术过程 告知准备用物、沐浴 告知术后饮食、活动及探视注意事项 告知术后可能出现的情况及应对方式 主管护士与患者沟通，了解并指导心理应对 告知家属等候区位置	□ 术后当日宣教 告知监护设备、管路功能及注意事项 告知饮食、体位要求 告知疼痛注意事项 告知术后可能出现情况的应对方式 给予患者及家属心理支持 再次明确探视陪护须知
护理处置	□ 核对患者，佩戴腕带 □ 建立入院护理病历 □ 卫生处置：剪指（趾）甲、沐浴，更换病号服	□ 协助医师完成术前检查化验 □ 术前准备 配血 抗菌药物皮试 备皮 肠道准备 禁食、禁水	□ 送手术 摘除患者各种活动物品 核对患者资料及带药 填写手术交接单，签字确认 □ 接手术 核对患者及资料，签字确认
基础护理	□ 三级护理 晨晚间护理 患者安全管理	□ 三级护理 晨晚间护理 患者安全管理	□ 特级护理 卧位护理：半坐卧位 排泄护理 患者安全管理
专科护理	□ 护理查体 □ 辅助戒烟 □ 需要时，填写跌倒及压疮防范表 □ 需要时，请家属陪护 □ 心理护理	□ 呼吸功能锻炼 □ 遵医嘱完成相关检查 □ 心理护理	□ 病情观察，写特护记录 q2h 评估生命体征、意识、肢体活动、皮肤情况、伤口敷料、胸管情况、出入量 □ 遵医嘱予抗感染、雾化吸入、镇痛、呼吸功能锻炼 □ 心理护理
重点医嘱	□ 详见医嘱执行单	□ 详见医嘱执行单	□ 详见医嘱执行单
病情变异记录	□ 无 □ 有，原因： 1. 2.	□ 无 □ 有，原因： 1. 2.	□ 无 □ 有，原因： 1. 2.
护士签名			

时间	住院第4~12天 （术后第1~7天）	住院第13~21天 （术后第8~14天）
健康宣教	□ 术后宣教 药物作用及频率 饮食、活动指导 复查患者对术前宣教内容的掌握程度 呼吸功能锻炼的作用 疾病恢复期注意事项 拔尿管后注意事项 下床活动注意事项	□ 出院宣教 复查时间 服药方法 活动休息 指导饮食 指导办理出院手续
护理处置	□ 遵医嘱完成相关检查 □ 夹闭尿管，锻炼膀胱功能	□ 办理出院手续 □ 书写出院小结
基础护理	□ 一级或二级护理 （根据患者病情和生活自理能力确定护理级别） 晨晚间护理 协助进食、进水 协助坐起、床上活动，预防压疮 排泄护理 床上温水擦浴 协助更衣 患者安全管理	□ 三级护理 晨晚间护理 协助或指导进食、进水 协助或指导床旁活动 患者安全管理
专科护理	□ 病情观察，写特护记录 q2h评估生命体征、意识、胸管情况、肢体活动、皮肤情况、伤口敷料、出入量 □ 遵医嘱予抗感染、镇痛、静脉补液、雾化吸入、呼吸功能锻炼治疗 □ 需要时，联系主管医师给予相关治疗及用药 □ 心理护理	□ 病情观察 评估生命体征、意识、肢体活动、皮肤情况、伤口敷料 □ 心理护理
重点医嘱	□ 详见医嘱执行单	□ 详见医嘱执行单
病情变异记录	□ 无 □ 有，原因： 1. 2.	□ 无 □ 有，原因： 1. 2.
护士签名		

（三）患者表单

支气管肺癌临床路径患者表单

适用对象：第一诊断为支气管肺癌（ICD-10：C34）

行肺局部切除/肺叶切除/全肺切除+系统性淋巴结清扫、开胸探查术（ICD-9-CM-3：32.39/49/59）

| 患者姓名： | 性别： 年龄： 门诊号： | 住院号： |
| 住院日期： 年 月 日 | 出院日期： 年 月 日 | 标准住院日：12~21天 |

时间	入院	手术前	手术当天
医患配合	□ 配合询问病史、采集资料，请务必详细告知既往史、用药史、过敏史 □ 如服用抗凝药，请明确告知 □ 配合进行体格检查 □ 有任何不适请告知医师	□ 配合完善术前相关检查、化验，如采血、心电图、X线胸片、胸部CT、纤维支气管镜 □ 医师给患者及家属介绍病情及手术谈话、术前签字 □ 麻醉师对您进行术前访视	□ 配合评估手术效果 □ 配合检查意识、疼痛、胸管情况、肢体活动 □ 需要时，配合复查X线胸片 □ 有任何不适请告知医师
护患配合	□ 配合测量体温、脉搏、呼吸、血压、体重1次 □ 配合完成入院护理评估（简单询问病史、过敏史、用药史） □ 接受入院宣教（环境介绍、病室规定、订餐制度、贵重物品保管等） □ 有任何不适请告知护士	□ 配合测量体温、脉搏、呼吸、询问排便1次 □ 接受术前宣教 □ 接受配血，以备术中需要时用 □ 接受备皮 □ 接受肠道准备 □ 自行沐浴，加强腋窝清洁 □ 准备好必要用物，吸水管、纸巾等 □ 取下义齿、饰品等，贵重物品交家属保管	□ 清晨测量体温、脉搏、呼吸、血压1次 □ 送手术室前，协助完成核对，带齐影像资料，脱去衣物，上手术车 □ 返回病房后，协助完成核对，配合过病床 □ 配合检查意识、生命体征、胸管情况、肢体活动，询问出入量 □ 配合术后吸氧、监护仪监测、输液、排尿用尿管、胸部有引流管 □ 遵医嘱采取正确体位 □ 配合缓解疼痛 □ 有任何不适请告知护士
饮食	□ 正常饮食	□ 术前12小时禁食、禁水	□ 术后6小时内禁食、禁水 □ 术后6小时后，根据医嘱试饮水，无恶心呕吐进少量流质饮食或半流质饮食
排泄	□ 正常排尿便	□ 正常排尿便	□ 保留尿管
活动	□ 正常活动	□ 正常活动	□ 根据医嘱半坐卧位 □ 卧床休息，保护管路 □ 双下肢活动

时间	手术后	出院
医患配合	□ 配合检查意识、生命体征、胸管情况、伤口、肢体活动 □ 需要时配合伤口换药 □ 配合拔除引流管、尿管 □ 配合伤口拆线护士行晨晚间护理孔的观察	□ 接受出院前指导 □ 知道复查程序 □ 获得出院诊断书 □ 医师观察伤口愈合情况
护患配合	□ 配合定时测量生命体征、每日询问排便 □ 配合检查意识、生命体征、疼痛、胸管情况、伤口、肢体活动，询问出入量 □ 接受输液、服药等治疗 □ 配合夹闭尿管，锻炼膀胱功能 □ 接受进食、进水、排便等生活护理 □ 配合活动，预防皮肤压力伤 □ 注意活动安全，避免坠床或跌倒 □ 配合执行探视及陪护 □ 接受呼吸功能锻炼	□ 接受出院宣教 □ 办理出院手续 □ 获取出院带药 □ 知道服药方法、作用、注意事项 □ 知道护理伤口方法 □ 知道复印病历方法 □ 二级或三级护理 □ 普通饮食
饮食	□ 根据医嘱，由流质饮食逐渐过渡到普通饮食	□ 根据医嘱，普通饮食
排泄	□ 保留尿管，正常排尿便 □ 避免便秘	□ 正常排尿便 □ 避免便秘
活动	□ 根据医嘱，半坐位或下床活动 □ 保护管路，勿牵拉、脱出、打折等	□ 正常适度活动，避免疲劳

附：原表单（2009 年版）

支气管肺癌临床路径表单

适用对象：第一诊断为支气管肺癌（ICD-10：C34/D02.2）
行肺局部切除/肺叶切除/全肺切除+系统性淋巴结清扫、开胸探查术（ICD-9-CM-3：32.29/32.3~32.5）

患者姓名：		性别：	年龄：	门诊号：		住院号：
住院日期：	年 月 日	出院日期：		年 月 日		标准住院日：12~21 天

时间	住院第 1 天	住院第 2~6 天 （术前日）	住院第 4~7 天 （手术日）
主要诊疗工作	□ 询问病史及体格检查 □ 完成病历书写 □ 开化验单及检查申请单 □ 主管医师查房 □ 初步确定治疗方案	□ 上级医师查房 □ 术前准备 □ 临床分期与术前评估 □ 术前讨论，确定手术方案 □ 根据病情需要，完成相关科室会诊 □ 住院医师完成病程日志及术前小结、上级医师查房记录等病历书写 □ 签署手术知情同意书、自费用品协议书、输血同意书、授权委托同意书	□ 术前留置尿管 □ 手术 □ 术者完成手术记录 □ 住院医师完成术后病程 □ 上级医师查房 □ 观察生命体征 □ 向患者及家属交代病情及术后注意事项
重点医嘱	长期医嘱： □ 胸外科二级护理 □ 普通饮食 临时医嘱： □ 血常规、尿常规、便常规 □ 凝血功能、血型、肝功能、肾功能、电解质、感染性疾病筛查、肿瘤标志物检查 □ 肺功能、动脉血气分析、心电图、超声心动图 □ 痰细胞学检查、纤维支气管镜检查+活检 □ 影像学检查：X 线正侧位胸片、胸部 CT、腹部超声或 CT、全身骨扫描、头颅 MRI 或 CT □ 必要时：PET-CT 或 SPECT、纵隔镜、24 小时动态心电图、经皮肺穿刺活检等	长期医嘱： □ 雾化吸入 临时医嘱： □ 明日全麻下拟行 ◎肺局部切除术 ◎肺叶切除术 ◎全肺切除术 ◎开胸探查术 □ 术前 6 小时禁食、禁水 □ 术前晚灌肠 □ 术前备皮 □ 备血 □ 术前镇静药物（酌情） □ 备术中抗菌药物 □ 其他特殊医嘱	长期医嘱： □ 胸外科术后护理常规 □ 特级或一级护理 □ 清醒后 6 小时进流食 □ 吸氧 □ 体温、心电、血压、呼吸、脉搏、血氧饱和度监测 □ 胸管引流，记量 □ 持续导尿，记 24 小时出入量 □ 雾化吸入 □ 预防性应用抗菌药物 □ 镇痛药物 临时医嘱： □ 其他特殊医嘱
主要护理工作	□ 介绍病房环境、设施和设备 □ 入院护理评估 □ 辅助戒烟	□ 宣教、备皮等术前准备 □ 提醒患者术前禁食、禁水 □ 呼吸功能锻炼	□ 观察病情变化 □ 术后心理和生活护理 □ 保持呼吸道通畅

时间	住院第 1 天	住院第 2~6 天 （术前日）	住院第 4~7 天 （手术日）
病情 变异 记录	□ 无　□ 有，原因： 1. 2.	□ 无　□ 有，原因： 1. 2.	□ 无　□ 有，原因： 1. 2.
护士 签名			
医师 签名			

时间	住院 5~8 天 （术后第 1 日）	住院 6~12 天 （术后第 2~7 日）	住院 13~21 天 （术后第 8~14 日，出院）
主要诊疗工作	□ 上级医师查房 □ 住院医师完成病程书写 □ 观察胸腔引流情况 □ 注意生命体征及肺部呼吸音 □ 鼓励并协助患者排痰 □ 必要时纤维支气管镜吸痰	□ 上级医师查房 □ 住院医师完成病程书写 □ 视病情复查血常规、血生化及 X 线胸片 □ 视胸腔引流及肺复张情况拔除胸腔引流管并切口换药 □ 必要时纤维支气管镜吸痰 □ 视情况停用或调整抗菌药物	□ 切口拆线 □ 上级医师查房，明确是否出院 □ 住院医师完成出院小结、病历首页等 □ 向患者及家属交代出院后注意事项 □ 根据术后病理确定术后治疗方案
重点医嘱	长期医嘱： □ 胸外科一级护理 □ 普通饮食 临时医嘱： □ 血常规、肝功能、肾功能、电解质 □ X 线胸片 □ 其他特殊医嘱	长期医嘱： □ 胸外科二级护理 □ 停胸腔闭式引流记量 □ 停记尿量、停吸氧、停心电监护 □ 停雾化 □ 停抗菌药物 临时医嘱： □ 拔胸腔闭式引流管 □ 拔除尿管 □ 切口换药 □ 复查 X 线胸片、血常规、肝功能、肾功能、电解质（酌情） □ 其他特殊医嘱	临时医嘱： □ 切口拆线 □ 切口换药 □ 通知出院 □ 出院带药 □ 定期复诊
主要护理工作	□ 观察患者病情 □ 心理与生活护理 □ 协助患者咳痰	□ 观察患者病情 □ 心理与生活护理 □ 协助患者咳痰	□ 观察病情变化 □ 心理和生活护理 □ 术后康复指导
病情变异记录	□ 无 □ 有，原因： 1. 2.	□ 无 □ 有，原因： 1. 2.	□ 无 □ 有，原因： 1. 2.
护士签名			
医师签名			

第三章

支气管肺癌介入治疗临床路径释义

【医疗质量控制指标】

指标一、术前痰细胞学、经皮穿刺活检、纤维支气管镜检查活检等组织学率。

指标二、术前胸部增强 CT 完成率。

指标三、术前全身评估完成率。

指标四、治疗后气胸率。

指标五、术后肺部感染发生率。

指标六、平均住院时间。

一、支气管肺癌编码

1. 原编码:

疾病名称及编码:支气管肺癌（ICD-10：C34/D02.2）

手术操作名称及编码:支气管动脉造影化疗栓塞术

　　　　　　　　　　肺癌射频或微波消融术

　　　　　　　　　　^{131}I 放射性粒子植入术

2. 修改编码:

疾病名称及编码:支气管肺癌（ICD-10：C34）

手术操作名称及编码:支气管动脉造影化疗栓塞术（ICD-9-CM-3：88.4403+99.2501+
39.7902）

　　　　　　　　　　肺癌射频或微波消融术（ICD-9-CM-3：32.23-32.26）

　　　　　　　　　　^{131}I 放射性粒子植入术（ICD-9-CM-3：92.2706）

二、临床路径检索方法

C34 伴（88.4403+99.2501+39.7902/32.23-32.26/92.27）

三、国家医疗保障疾病诊断相关分组（CHS-DRG）

MDCR 骨髓增生疾病和功能障碍，低分化肿瘤

RC1 恶性增生性疾患放射治疗

RF1 恶性增生性疾患终末期治疗

四、支气管肺癌介入治疗临床路径标准住院流程

（一）适用对象

第一诊断为原发性支气管肺癌（ICD-10：C34/D02.2）:

1. 患者不愿接受外科治疗及不能耐受外科治疗的 I ~ Ⅲa 期非小细胞肺癌患者。

2. 无手术指征的Ⅲb、Ⅳ 期非小细胞肺癌患者。

3. 伴大咯血的肺癌患者。

释义

■各期肺癌患者在一定条件下均可行介入治疗，包括动脉栓塞、介入化疗、射频消融、微波消融、放射性粒子植入术、冷冻治疗等。非小细胞肺癌是手术适应证，而小细胞肺癌首选化疗，不是介入手术指征（大咯血患者除外）。大咯血患者可行动脉栓塞。

（二）诊断依据

根据国家卫生计生委《中国原发性肺癌诊疗规范（2015 年版）》，《临床诊疗指南·胸外科分册》（中华医学会编著，人民卫生出版社，2009 年）。

1. 高危因素：吸烟指数＞400 支/年，年龄＞45 岁，环境与职业因素。
2. 临床症状：刺激性咳嗽、血痰或咯血、胸痛。
3. 临床体征：早期不显著。
4. 辅助检查：胸部影像学检查、纤维支气管镜、肺穿刺活检等。

释义

■诊断包括流行病学证据、症状、体征等。辅助检查包括无创及有创两部分。有创活检病理结果是金标准。

（三）治疗方案的选择

根据国家卫生计生委《中国原发性肺癌诊疗规范（2015 年版）》，《临床诊疗指南·放射介入科分册》（中华医学会编著，人民卫生出版社）。

1. 支气管动脉造影化疗栓塞术。
2. 肺癌射频或微波消融术。
3. 放射性粒子植入术。
4. 消融术和粒子植入术可与支气管动脉造影化疗栓塞术相结合。

释义

■支气管动脉栓塞治疗大咯血；射频消融及微波消融多治疗周围型肺癌；粒子植入需操作者具备相应资质。操作途径可在 CT 或超声引导下进行。

（四）标准住院日≤12 天

释义

■术前准备≤4 天，在第≤5 天实施手术，术后恢复≤7 天。总住院时间不超过 12 天均符合路径要求。

（五）进入路径标准

1. 第一诊断符合 ICD-10：C34/D02.2 支气管肺癌疾病编码。

2. 临床分期（UICC 2009）为 Ⅰ 期、Ⅱ 期、和 Ⅲ 期及部分 Ⅳ 期非小细胞肺癌。

3. 心、肺、肝、肾等器官功能可以耐受介入治疗。

4. 当患者同时具有其他疾病诊断，但住院期间不需要特殊处理也不影响第一诊断的临床路径流程实施时，可进入此路径。

> 释义
>
> ■ 本路径适用对象为各分期非小细胞肺癌，PS 评分 0~2 分，术后根据情况需结合全身治疗（靶向治疗、化疗、免疫治疗及最佳支持治疗）。

（六）术前准备（术前评估）≤4 天

1. 常规检查项目：

（1）血常规、尿常规、便常规。

（2）凝血功能、血型、肝功能、肾功能、电解质、感染性疾病筛查（乙型肝炎、丙型肝炎、艾滋病、梅毒等）、肿瘤标志物检查。

（3）肺功能、心电图。

（4）痰细胞学检查、纤维支气管镜检查+活检。

（5）影像学检查：胸片正侧位、胸部 CT（平扫+增强扫描）、腹部超声或 CT、全身骨扫描、头颅 MRI 或 CT。

2. 根据患者病情，可选择以下项目：

（1）纵隔镜和/或超声支气管镜（EBUS）。

（2）经皮肺穿刺活检。

（3）PET-CT（正电子发射计算机断层成像术）或 SPECT（单光子发射计算机断层成像术）。

（4）24 小时动态心电图。

（5）心脑血管疾病相关检查。

（6）超声心动图。

（7）动脉血气分析。

> 释义
>
> ■ 术前完善常规检查，且需确诊非小细胞肺癌，方可行相关治疗（大咯血患者除外）。特殊患者临床诊断比较确切，且患者一般情况不佳，不能耐受多次穿刺者，可以在充分向家属交代病情的基础上，将穿刺活检和射频、微波治疗同时进行。

（七）手术日为入院第≤5 天

1. 麻醉方式：选择局麻或静脉镇静麻醉。

2. 手术耗材：根据患者病情使用（射频或微波消融针、^{131}I 粒子等）。

3. 术中用药：抗肿瘤药。

4. 输血：视术中出血情况而定。

5. 病理：冷冻+石蜡切片。

释义

■ 手术时机根据患者病情及检查结果综合决定，术中多不需全身麻醉及输血，绝大多数患者术前已明确诊断，常不需术中取病理活检。

（八）术后住院恢复≤10 天

1. 必须复查的项目：
（1）血常规。
（2）胸部 CT 或胸片（治疗前和出院前各 1 次）。
2. 视病情需要可应用抗菌药物。

释义

■ 术后复查 CT 或胸片，如有液、气胸可行胸穿或闭式引流。可有一过性体温升高，常低于 38.5℃，多不需要特殊处理，体温可自行恢复。无须常规预防使用抗菌药物，如有肺部感染证据（发热、听诊肺部湿啰音、咳黄脓痰、胸片或 CT 提示肺部浸润性改变），可酌情使用抗菌药物。

（九）出院标准

生命体征平稳，无需要住院治疗的并发症。

释义

■ 低热患者可出院休养，体温会自行恢复正常。胸片无明显液、气胸。生命体征平稳，无需要住院治疗的并发症。

（十）变异及原因分析

1. 有影响治疗的合并症，治疗前需要进行相关的诊断和治疗。
2. 治疗后出现肺部感染、呼吸衰竭、心力衰竭等并发症，需要延长治疗时间。
3. 化疗后出现骨髓抑制，需要对症处理，导致治疗时间延长、费用增加。
4. 其他患者方面的原因等。

释义

■ 微小变异：因为医院检验项目的及时性，不能按照要求完成检查；因为节假日不能按照要求完成检查；出现积液或气胸行胸腔闭式引流术，未延长住院时间。
■ 重大变异：出现感染性血胸、脓胸等需特殊处理；包裹性积液或迟发性血气胸再次行胸腔闭式引流术，明显延长住院时间；术中出现麻醉或手术意外，术后需入住 ICU 进一步治疗；术后出现肺部感染、呼吸衰竭、心力衰竭等并发症，需要延长治疗时间、增加治疗费用；发现其他系统损伤或疾病，需要其他治疗措施，影响路径实施。患者不愿配合完成相应检查；医院与患者或家属发生医疗纠纷，患者要求离院或转院；不愿按照要求出院随诊而导致入院时间明显延长。

　　■ 微小变异可不退出路径，重大变异退出路径。

五、支气管肺癌介入治疗临床路径给药方案

抗菌药物一般不必采取预防用药，治疗用药根据患者自身情况结合药物敏感试验选择。可选用第二、第三代头孢菌素或其他敏感药物。介入化疗药物根据患者身体情况、确诊细胞学类型及既往治疗情况选择。

（一）用药选择

1. 抗菌药物：若患者出现体温、血象升高等感染迹象，一般选用第二、第三代头孢菌素作为治疗用药，需要根据经验选用抗菌药物，并留取血培养、痰培养、引流物培养，待药敏试验回报后根据其结果调整用药。

2. 介入化疗药物根据患者身体情况、确诊细胞学类型及既往治疗情况选择。

（二）药学提示

1. 用药前应仔细询问有无对该药过敏史。

2. 用药前应注意药物对肝肾功能影响，及时调整剂量。如氨基糖苷类需注意其肾毒性及耳毒性。应用喹诺酮类药物时，对肾功能不全者应根据肌酐清除率减量或延长给药时间。

3. 应注意药物之间的相互作用及配伍禁忌。

4. 应注意药物的使用剂量、时间及用药途径。

5. 应注意药物分别针对儿童、孕妇、老人的不同应用。

六、支气管肺癌介入治疗患者护理规范

1. 病情观察：监测患者体温、心率、血压、呼吸变化。

2. 穿刺部位护理拔管后，用纱布压迫穿刺点部位 15～30 分钟，再用绷带加压包扎，并用沙袋压迫 8 小时，穿刺侧肢体平直制动，绝对卧床 12～24 小时。保持穿刺点部位的敷料清洁、干燥。重点观察穿刺侧肢体足背动脉搏动、皮肤的颜色和温度。如发现足背动脉不能扪及时，说明穿刺部位可能发生血肿，立即通知主管医生给予处理。

3. 疼痛护理：及时进行疼痛评估，必要时给予药物镇痛。

4. 警惕并发症的发生，如出现发热、出血、胃肠道反应等及时对症处理。

5. 心理护理：消除患者的恐惧心理，争取患者的积极配合提高介入治疗的成功率，减少并发症，减轻患者痛苦。

七、支气管肺癌介入治疗患者营养治疗规范

1. 入院首日进行 NRS 2002 营养风险筛查，有营养风险的患者需要制订营养治疗计划。

2. 营养治疗可遵循五阶梯模式：第一阶梯，饮食+营养教育；第二阶梯，饮食+口服营养补充（ONS）；第三阶梯，全肠内营养（TEN）；第四阶梯，肠内营养的基础上补充性增加肠外营养（PEN+PPN）；第五阶梯，全肠外营养（TPN）；当不能满足 60% 目标能量需求 3～5 天时，应该选择上一阶梯。

3. 对于消化道有功能的患者应首先选择肠内营养。采用经口营养补充或管饲输注，满足营养需求。在介入前后根据胃肠道功能恢复情况，尽早过渡至经口进食。

4. 饮食宜清淡,忌食刺激性食物,如辣椒、咖喱、芥末、蒜等。减少高糖、高油、高盐分的食物。坚持营养平衡普食,每日不少于 13 种食物,包含谷薯类、蔬菜水果类、肉蛋奶及豆制品类以及适量的油脂类。保持优质蛋白质食物占总蛋白质 50% 以上。

5. 体液丢失过量时需要补充水分,每日至少 > 1700ml 水,必要时根据体液电解质情况补充盐分。

6. 当无法给予肠内营养 5~7 天时,应考虑全合一肠外营养以满足营养支持需求。

八、支气管肺癌介入治疗患者健康宣教

1. 监测体温变化及有无呼吸困难,如有异常及时就诊。

2. 饮食宣教:合理膳食,饮食宜清淡、新鲜、富于营养、易于消化。不吃或少吃辛辣刺激的食物。

3. 日常生活:出院后每日坚持进行低强度的有氧锻炼,如散步、打太极等,多做深呼吸运动,锻炼心肺功能。保持乐观开朗的心态。

九、推荐表单

(一) 医师表单

支气管肺癌介入治疗临床路径医师表单

适用对象：第一诊断为支气管肺癌（ICD-10：C34；D02.2）
行支气管动脉造影化疗栓塞术/肺癌射频或微波消融术/^{131}I 放射性粒子植入术

患者姓名：		性别：　　年龄：　　门诊号：	住院号：
住院日期：　　年　月　日		出院日期：　　年　月　日	标准住院日：≤12 天

时间	住院第 1 天	住院第 1~4 天 （术前日）	住院第 2~5 天 （手术日）
主要诊疗工作	□ 询问病史及体格检查 □ 完成病历书写 □ 开化验单及检查申请单 □ 主管医师查房 □ 初步确定治疗方案	□ 上级医师查房 □ 术前准备 □ 临床分期与术前评估 □ 术前讨论，确定手术方案 □ 根据病情需要，完成相关科室会诊 □ 住院医师完成病程日志及术前小结、上级医师查房记录等病历书写 □ 签署手术知情同意书、自费用品协议书、输血同意书、授权委托同意书	□ 术前留置尿管（酌情） □ 手术 □ 术者完成手术记录 □ 住院医师完成术后病程 □ 上级医师查房 □ 观察生命体征 □ 向患者及家属交代病情及术后注意事项
重点医嘱	**长期医嘱：** □ 二级护理 □ 普通饮食 **临时医嘱：** □ 血常规、尿常规、便常规 □ 凝血功能、血型、肝功能、肾功能、电解质、感染性疾病筛查、肿瘤标志物检查 □ 心电图 □ 肺功能 □ 痰细胞学检查、纤维支气管镜检查+活检（必要时） □ 影像学检查：胸部 CT、腹部增强 CT、全身骨扫描、头颅增强 MRI 或 CT □ 必要时：PET-CT、纵隔镜、经支气管内镜超声（EBUS）、24 小时动态心电图、经皮肺穿刺活检、超声心动图等	**长期医嘱：** □ 雾化吸入（必要时） **临时医嘱：** □ 明日拟行 ◎支气管动脉造影化疗栓塞术 ◎射频/微波消融术 ◎^{131}I 放射性粒子植入术 □ 术前禁食、禁水 □ 术前备皮（必要时） □ 术前镇静药物（酌情） □ 其他特殊医嘱	**长期医嘱：** □ 治疗后护理常规 □ 一级护理 □ 吸氧 □ 体温、心电、血压、呼吸、脉搏、血氧饱和度监测 □ 雾化吸入 □ 镇痛药物 **临时医嘱：** □ 其他特殊医嘱
主要护理工作	□ 介绍病房环境、设施和设备 □ 入院护理评估 □ 宣教辅助戒烟	□ 宣教、备皮（必要时）等术前准备 □ 提醒患者术前禁食、禁水 □ 呼吸功能锻炼	□ 观察病情变化 □ 术后心理和生活护理 □ 保持呼吸道通畅
病情变异记录	□ 无　□ 有，原因： 1. 2.	□ 无　□ 有，原因： 1. 2.	□ 无　□ 有，原因： 1. 2.
医师签名			

时间	住院第 3~6 天 （术后第 1 日）	住院第 4~11 天 （术后第 2~6 日）	住院第 ≤12 天 （出院日）
主要诊疗工作	□ 上级医师查房 □ 住院医师完成病程书写 □ 观察咯血情况 □ 观察脊髓损伤情况 □ 注意生命体征及肺部呼吸音 □ 鼓励并协助患者排痰 □ 必要时给予止血治疗	□ 上级医师查房 □ 住院医师完成病程书写 □ 视病情复查血常规、血生化及胸片 □ 视情况应用抗菌药物	□ 上级医师查房，明确是否出院 □ 住院医师完成出院小结、病历首页等 □ 向患者及家属交代出院后注意事项 □ 根据术后病理确定术后治疗方案
重点医嘱	长期医嘱： □ 一级护理 □ 普通饮食 □ 既往基础用药 □ 抗菌药物（必要时） □ 补液治疗（水化、碱化） 临时医嘱： □ 血常规、肝功能、肾功能、电解质 □ 胸片 □ 其他特殊医嘱	长期医嘱： □ 二级护理 □ 停吸氧、停心电监护 □ 减少液体量，停止水化和碱化治疗 临时医嘱： □ 复查胸片、血常规、肝肾功能、电解质（酌情） □ 其他特殊医嘱	临时医嘱： □ 通知出院 □ 出院带药 □ 定期复诊
主要护理工作	□ 观察患者病情 □ 心理与生活护理 □ 协助患者咳痰	□ 观察患者病情 □ 心理与生活护理 □ 协助患者咳痰	□ 观察病情变化 □ 心理和生活护理 □ 术后康复指导
病情变异记录	□ 无　□ 有，原因： 1. 2.	□ 无　□ 有，原因： 1. 2.	□ 无　□ 有，原因： 1. 2.
医师签名			

（二）护士表单

支气管肺癌介入治疗临床路径护士表单

适用对象：第一诊断为支气管肺癌（ICD-10：C34；D02.2）

行支气管动脉造影化疗栓塞术/肺癌射频或微波消融术/^{131}I 放射性粒子植入术

患者姓名：		性别：　　年龄：　　门诊号：	住院号：
住院日期：　　年　月　日		出院日期：　　年　月　日	标准住院日：≤12 天

时间	住院第 1 天	住院第 1~4 天 （术前）	住院第 2~5 天 （手术日）
健康宣教	□ 入院宣教 　介绍主管医师、护士 　介绍环境、设施 　介绍住院注意事项	□ 术前宣教 　宣教疾病知识、术前准备及手术过程 　告知准备用物、沐浴 　告知术后饮食、活动及探视注意事项 　告知术后可能出现的情况及应对方式 □ 主管护士与患者沟通，了解并指导心理应对 □ 告知家属等候区位置	□ 术后当日宣教 　告知监护设备、管路功能及注意事项 　告知饮食、体位要求 　告知疼痛注意事项 　告知术后可能出现情况的应对方式 □ 给予患者及家属心理支持 □ 再次明确探视陪护须知
护理处置	□ 核对患者，佩戴腕带 □ 建立入院护理病历 □ 卫生处置：剪指（趾）甲、沐浴，更换病号服	□ 协助医师完成术前检查化验 □ 术前准备 　配血 　抗菌药物皮试 　备皮 　禁食、禁水	□ 送手术 　摘除患者各种活动物品 　核对患者资料及带药 　填写手术交接单，签字确认 □ 接手术 　核对患者及资料，签字确认
基础护理	□ 三级护理 　晨晚间护理 　患者安全管理	□ 三级护理 　晨晚间护理 　患者安全管理	□ 特级护理 　卧位护理：半坐卧位 　排泄护理 　患者安全管理
专科护理	□ 护理查体 □ 辅助戒烟 □ 需要时，填写跌倒及压疮防范表 □ 需要时，请家属陪护 □ 心理护理	□ 呼吸功能锻炼 □ 遵医嘱完成相关检查 □ 心理护理	□ 病情观察，写特护记录 　q2h 评估生命体征、意识、肢体活动、皮肤情况、伤口敷料、胸管情况、出入量 □ 遵医嘱予抗感染、雾化吸入、镇痛、呼吸功能锻炼 □ 心理护理
重点医嘱	□ 详见医嘱执行单	□ 详见医嘱执行单	□ 详见医嘱执行单
病情变异记录	□ 无　□ 有，原因： 1. 2.	□ 无　□ 有，原因： 1. 2.	□ 无　□ 有，原因： 1. 2.
护士签名			

时间	住院第 3~6 天 （术后第 1~3 天）	住院第 6~12 天 （术后第 3~10 天，包括出院日）
健康宣教	□ 术后宣教 药物作用及频率 饮食、活动指导 复查患者对术前宣教内容的掌握程度 呼吸功能锻炼的作用 疾病恢复期注意事项 拔尿管后注意事项 下床活动注意事项	□ 出院宣教 复查时间 服药方法 活动休息 指导饮食 指导办理出院手续
护理处置	□ 遵医嘱完成相关检查 □ 夹闭尿管，锻炼膀胱功能	□ 办理出院手续 □ 书写出院小结
基础护理	□ 一级或二级护理 （据患者病情和生活自理能力确定护理级别） 晨晚间护理 协助进食、进水 协助坐起、床上或床旁活动，预防压疮 排泄护理 床上温水擦浴 协助更衣 患者安全管理	□ 三级护理 晨晚间护理 协助或指导进食、进水 协助或指导床旁活动 患者安全管理
专科护理	□ 病情观察，写特护记录 q2h 评估生命体征、意识、胸管情况、肢体活动、皮肤情况、伤口敷料、出入量 □ 遵医嘱予抗感染、镇痛、雾化吸入、呼吸功能锻炼治疗 □ 需要时，联系主管医师给予相关治疗及用药 □ 心理护理	□ 病情观察 评估生命体征、意识、肢体活动、皮肤情况、伤口敷料 □ 心理护理
重点医嘱	□ 详见医嘱执行单	□ 详见医嘱执行单
病情变异记录	□ 无 □ 有，原因： 1. 2.	□ 无 □ 有，原因： 1. 2.
护士签名		

（三）患者表单

支气管肺癌介入治疗临床路径患者表单

适用对象：第一诊断为支气管肺癌（ICD-10：C34；D02.2）
行支气管动脉造影化疗栓塞术/肺癌射频或微波消融术/^{131}I 放射性粒子植入术

患者姓名：		性别： 年龄： 门诊号：		住院号：
住院日期： 年 月 日		出院日期： 年 月 日		标准住院日：≤12 天

时间	入院	手术前	手术当天
医患配合	□ 配合询问病史、采集资料，请务必详细告知既往史、用药史、过敏史 □ 如服用抗凝药，请明确告知 □ 配合进行体格检查 □ 有任何不适请告知医师或护士	□ 配合完善术前相关检查、化验，如采血、心电图、胸片、胸部 CT □ 医师给患者及家属介绍病情及手术谈话、术前签字 □ 麻醉师对患者进行术前访视	□ 配合评估手术效果 □ 配合检查意识、疼痛、胸管情况、肢体活动 □ 需要时，配合复查胸片 □ 有任何不适请告知医师
护患配合	□ 配合测量体温、脉搏、呼吸、血压、体重 1 次 □ 配合完成入院护理评估（简单询问病史、过敏史、用药史） □ 接受入院宣教（环境介绍、病室规定、订餐制度、贵重物品保管等） □ 有任何不适请告知护士 □ 重点诊疗 □ 三级护理 □ 既往基础用药	□ 配合测量体温、脉搏、呼吸、询问大便 1 次 □ 接受术前宣教 □ 自行沐浴 □ 准备好必要用物，吸水管、纸巾等 □ 取下义齿、饰品等，贵重物品交家属保管 □ 重点诊疗 □ 术前签字	□ 清晨测量体温、脉搏、呼吸、血压 1 次 □ 送手术室前，协助完成核对，带齐影像资料，脱去衣物，上手术车 □ 返回病房后，协助完成核对，配合过病床 □ 配合检查意识、生命体征、胸管情况、肢体活动，询问出入量 □ 配合术后吸氧、监护仪监测、输液 □ 遵医嘱采取正确体位 □ 配合缓解疼痛 □ 有任何不适请告知护士
饮食	□ 正常饮食	□ 术前 6 小时禁食、禁水	□ 术后 6 小时禁食、禁水 □ 术后 4 小时后，根据医嘱试饮水，无恶心呕吐进少量流食或半流食流
排泄	□ 正常排尿便	□ 正常排尿便	□ 双下肢活动
活动	□ 正常活动	□ 正常活动	□ 根据医嘱半坐卧位 □ 卧床休息，保护管路 □ 双下肢活动

时间	手术后	出院
医患配合	□ 配合检查意识、生命体征、呼吸情况、伤口、肢体活动 □ 需要时配合伤口换药，复查胸片 □ 配合拔除引流管	□ 接受出院前指导 □ 知道复查程序 □ 获得出院诊断书
护患配合	□ 配合定时测量生命体征、每日询问排便 □ 配合检查意识、生命体征、疼痛、胸管情况、伤口、肢体活动，询问出入量 □ 接受输液、服药等治疗 □ 接受进食、进水、排便等生活护理 □ 配合活动，预防皮肤压力伤 □ 注意活动安全，避免坠床或跌倒 □ 配合执行探视及陪护 □ 接受呼吸功能锻炼 □ 一级护理	□ 接受出院宣教 □ 办理出院手续 □ 获取出院带药 □ 知道服药方法、作用、注意事项 □ 知道复印病历方法 □ 二级或三级护理 □ 普通饮食
饮食	□ 根据医嘱，由流质饮食逐渐过渡到普通饮食 □ 根据病情由流质饮食逐渐过渡到普通饮食	□ 根据医嘱，普通饮食
排泄	□ 保留尿管，正常排尿便 □ 避免便秘	□ 正常排尿便 □ 避免便秘
活动	□ 根据医嘱，半坐位或下床活动 □ 保护管路，勿牵拉、脱出、打折等	□ 正常适度活动，避免疲劳

附：原表单（2016 年版）

支气管肺癌介入治疗临床路径表单

适用对象：第一诊断为支气管肺癌（ICD-10：C34；D02.2）
行支气管动脉造影化疗栓塞术/肺癌射频或微波消融术/^{131}I 放射性粒子植入术

患者姓名：	性别：	年龄：	门诊号：	住院号：
住院日期：　年　月　日	出院日期：　年　月　日			标准住院日：≤12 天

时间	住院第 1 天	住院第 1~4 天 （术前日）	住院第 2~5 天 （手术日）
主要诊疗工作	□ 询问病史及体格检查 □ 完成病历书写 □ 开化验单及检查申请单 □ 主管医师查房 □ 初步确定治疗方案	□ 上级医师查房 □ 术前准备 □ 临床分期与术前评估 □ 术前讨论，确定手术方案 □ 根据病情需要，完成相关科室会诊 □ 住院医师完成病程日志及术前小结、上级医师查房记录等病历书写 □ 签署手术知情同意书、自费用品协议书、输血同意书、授权委托同意书	□ 术前留置尿管（酌情） □ 手术 □ 术者完成手术记录 □ 住院医师完成术后病程 □ 上级医师查房 □ 观察生命体征 □ 向患者及家属交代病情及术后注意事项
重点医嘱	长期医嘱： □ 二级护理 □ 普通饮食 临时医嘱： □ 血常规、尿常规、大便常规 □ 凝血功能、血型、肝功能、肾功能、电解质、感染性疾病筛查、肿瘤标志物检查 □ 心电图 □ 痰细胞学检查、纤维支气管镜检查+活检 □ 影像学检查：胸片正侧位、胸部 CT、腹部超声或 CT、全身骨扫描、头颅 MRI 或 CT □ 必要时：PET-CT 或 SPECT、纵隔镜、24 小时动态心电图、经皮肺穿刺活检、超声心动图等	长期医嘱： □ 雾化吸入 临时医嘱： □ 明日拟行 ◎ 支气管动脉造影化疗栓塞术 ◎ 射频/微波消融术 ◎ ^{131}I 放射性粒子植入术 □ 术前禁食水 □ 术前备皮 □ 术前镇静药物（酌情） □ 其他特殊医嘱	长期医嘱： □ 治疗后护理常规 □ 一级护理 □ 吸氧 □ 体温、心电、血压、呼吸、脉搏、血氧饱和度监测 □ 雾化吸入 □ 镇痛药物 临时医嘱： □ 其他特殊医嘱

续　表

时间	住院第 1 天	住院第 1~4 天 （术前日）	住院第 2~5 天 （手术日）
主要 护理 工作	□ 介绍病房环境、设施 　和设备 □ 入院护理评估 □ 宣教辅助戒烟	□ 宣教、备皮等术前准备 □ 提醒患者术前禁食水 □ 呼吸功能锻炼	□ 观察病情变化 □ 术后心理和生活护理 □ 保持呼吸道通畅
病情 变异 记录	□ 无　□ 有，原因： 1. 2.	□ 无　□ 有，原因： 1. 2.	□ 无　□ 有，原因： 1. 2.
护士 签名			
医师 签名			

时间	住院第 3~6 天 （术后第 1 日）	住院第 4~11 天 （术后第 2~6 日）	住院第 ≤12 天 （出院日）
主要诊疗工作	□ 上级医师查房 □ 住院医师完成病程书写 □ 观察咯血情况 □ 观察脊髓损伤情况 □ 注意生命体征及肺部呼吸音 □ 鼓励并协助患者排痰 □ 必要时给予止血治疗	□ 上级医生查房 □ 住院医生完成病程书写 □ 视病情复查血常规、血生化及胸片 □ 视情况应用抗菌药物	□ 上级医师查房，明确是否出院 □ 住院医生完成出院小结、病历首页等 □ 向患者及家属交代出院后注意事项 □ 根据术后病理确定术后治疗方案
重点医嘱	长期医嘱： □ 一级护理 □ 普通饮食 □ 既往基础用药 □ 抗菌药物（必要时） □ 补液治疗（水化、碱化） 临时医嘱： □ 血常规、肝功能、肾功能、电解质 □ 胸片 □ 其他特殊医嘱	长期医嘱： □ 二级护理 □ 停吸氧、停心电监护 □ 减少液体量，停止水化和碱化治疗 临时医嘱： □ 复查胸片、血常规、肝功能、肾功能、电解质（酌情） □ 其他特殊医嘱	临时医嘱： □ 通知出院 □ 出院带药 □ 定期复诊
主要护理工作	□ 观察患者病情 □ 心理与生活护理 □ 协助患者咳痰	□ 观察患者病情 □ 心理与生活护理 □ 协助患者咳痰	□ 观察病情变化 □ 心理和生活护理 □ 术后康复指导
病情变异记录	□ 无　□ 有，原因： 1. 2.	□ 无　□ 有，原因： 1. 2.	□ 无　□ 有，原因： 1. 2.
护士签名			
医师签名			

第四章

支气管扩张症外科治疗临床路径释义

【医疗质量控制指标】

指标一、术前抗感染治疗完成率。

指标二、术前胸部高分辨 CT 完成率。

指标三、术前痰培养及药敏试验完成率。

指标四、术前 30 分钟预防性抗菌药物使用率。

指标五、微创手术完成率。

指标六、围术期输血率。

指标七、术后肺部感染发生率。

指标八、平均住院时间。

一、支气管扩张症编码

1. 原编码：

疾病名称及编码：支气管扩张症（ICD-10：J47）

手术操作名称及编码：肺段切除术/肺叶切除术/复合肺叶切除术/全肺切除术（ICD-9-CM-
3：32.39/32.49/32.59）

2. 修改编码：

疾病名称及编码：支气管扩张症（ICD-10：J47）

手术操作名称及编码：肺段切除术（ICD-9-CM-3：32.3）

肺叶切除术（ICD-9-CM-3：32.4）

复合肺叶切除术（ICD-9-CM-3：32.4）

全肺切除术（ICD-9-CM-3：32.5）

二、临床路径检索方法

J47 伴（32.3/32.4/32.5）

三、国家医疗保障疾病诊断相关分组（CHS-DRG）

MDCE 呼吸系统疾病及功能障碍

ET2 慢性气道阻塞病

EB1 胸部大手术

四、支气管扩张症外科治疗临床路径标准住院流程

（一）适用对象

第一诊断为支气管扩张症（ICD-10：J47）

行肺段切除术/肺叶切除术/复合肺叶切除术/全肺切除术（ICD-9-CM-3：32.3/32.4/32.5）。

释义

■ 适用对象编码参见第一部分。

■ 支气管扩张症（bronchiectasis）是指由于支气管及其周围肺组织慢性化脓性炎症和纤维化，使支气管壁的肌肉和弹性组织破坏，导致支气管的变形及持久扩张。

■ 如病变呈现双肺多发的特点，则不推荐手术治疗。

■ 对于出现大咯血危及生命，且内科治疗效果不佳时，推荐积极手术治疗。

（二）诊断依据

根据《临床诊疗指南·胸外科分册》（中华医学会编著，人民卫生出版社，2009年）。

1. 临床症状：反复咳嗽、咳脓痰、咯血，慢性感染或中毒症状。

2. 体征：肺部感染较重者或咯血时，可闻及哮鸣音或湿罗音。病变累及双肺时可有呼吸困难、发绀，病程较长者可见杵状指（趾）等慢性缺氧改变。

3. 辅助检查：影像学检查显示支气管扩张的异常改变。

释义

■ 幼年时有诱发支气管扩张的呼吸道感染史可协助诊断，如麻疹、百日咳，或流感后肺炎病史，或肺结核病史等。

■ 咳嗽是支气管扩张症最常见的症状，且多伴有咳痰，痰液可为黏液性、黏液脓性或脓性。合并感染时咳嗽和咳痰量明显增多，可呈黄绿色脓痰，重症患者痰量可达每日数百毫升。收集痰液并于玻璃瓶中静置后可出现分层现象：上层为泡沫，下悬脓性成分，中层为混浊黏液，最下层为坏死沉淀组织。部分患者伴有呼吸困难。半数患者可出现不同程度的咯血，多与感染相关。咯血可从痰中带血至大量咯血，咯血量与病情严重程度、病变范围并不完全一致。部分患者以反复咯血为唯一症状，临床上称为干性支气管扩张。约1/3的患者可出现非胸膜性胸痛。支气管扩张症患者常伴有焦虑、发热、乏力、食欲减退、消瘦、贫血及生活质量下降。

■ 听诊闻及湿性啰音是支气管扩张症的特征性表现，以肺底部最为多见，多自吸气早期开始，吸气中期最响亮，持续至吸气末。约1/3的患者可闻及哮鸣音或粗大的干性啰音。有些病例可见杵状指（趾）。部分患者可出现发绀。晚期合并肺心病的患者可出现右心衰竭的体征。

■ 血常规白细胞和中性粒细胞计数、红细胞沉降率（ESR）、C反应蛋白可反映疾病活动性及感染导致的急性加重，当细菌感染致急性加重时，白细胞计数和分类升高。

■ 疑诊支气管扩张症时应首先进行胸部X线检查。绝大多数支气管扩张症患者X线胸片异常，可表现为灶性肺炎、散在不规则高密度影、线性或盘状不张，也可有特征性的气道扩张和增厚，表现为类环形阴影或轨道征。但是X线胸片的敏感度及特异度均较差，难以发现轻症或特殊部位的支气管扩张。

■ 胸部高分辨率CT可确诊支气管扩张症。当CT扫描层面与支气管平行时，扩张的支气管呈双轨征或串珠状改变；当扫描层面与支气管垂直时，扩张的支气管呈环形或厚壁环形透亮影，与伴行的肺动脉形成印戒征；当多个囊状扩张的支气管彼此相邻时，则表现为蜂窝状改变；当远端支气管较近段扩张更明显且与扫描平面平行时，则呈杵状改变。

（三） 选择治疗方案的依据

根据《临床诊疗指南·胸外科分册》（中华医学会编著，人民卫生出版社，2009 年）。
行肺段切除术、肺叶切除术、复合肺叶切除术、全肺切除术。

> **释义**
>
> ■ 合并感染的患者需要先抗感染治疗，合并结核的患者需要先抗结核治疗。术前、术后必须做痰培养及药物敏感性试验，指导抗生素的使用。
>
> ■ 合并大咯血的患者需要先给予止血治疗，必要时可选用止血药，如注射用尖吻蝮蛇血凝酶，和/或支气管动脉栓塞介入治疗，待咯血控制后行手术治疗。
>
> ■ 外科治疗的目的是去除所有的受累肺组织，同时最大限度地保留肺功能。对病变局限于一叶、二叶或一侧肺，患者能够耐受手术，可一次性切除病肺；对于双侧多叶多段病变，依据术前肺功能结果先切除病变较重的一侧病肺，待全身状况改善后可行二期手术。

（四） 标准住院日 ≤18 天

> **释义**
>
> ■ 如果术后出现并发症，则住院日可相应延长。

（五） 进入路径标准

1. 第一诊断必须符合 ICD-10：J47 支气管扩张症疾病编码。
2. 当患者同时具有其他疾病诊断，但在门诊治疗期间不需要特殊处理也不影响第一诊断的临床路径流程实施时，可以进入路径。

> **释义**
>
> ■ 对于内科治疗无效，症状反复发作，且病变部位不超过一叶或一侧，需行手术治疗的患者可以进入路径。
>
> ■ 大咯血内科治疗效果不佳，或反复咯血，需行手术治疗的患者可以进入路径。
>
> ■ 患者同时具有其他疾病影响第一诊断的临床路径流程实施时均不适合进入临床路径。
>
> ■ 若无其他明显应退出本路径的变异，仅在住院日数上有小的出入，并不影响纳入路径。

（六） 术前准备 ≤5 天

1. 必需的检查项目：
（1） 血常规、尿常规、便常规+隐血试验、痰培养+药敏试验、24 小时痰量。
（2） 凝血功能、血型、肝功能测定、肾功能测定、电解质、感染性疾病筛查（乙型肝炎、丙型肝炎、艾滋病、梅毒等）。

（3）心电图、肺功能。

（4）影像学检查：胸部 X 线片、胸部 CT。

2. 根据患者病情可选择的项目：葡萄糖测定、结核病相关检查、纤维支气管镜、超声心动图、CTPA、心肌核素扫描、动态心电图、24 小时动态血压监测、心脏彩超、动脉血气分析等。

3. 术前呼吸道准备。

> **释义**
>
> ■ 部分检查可以在门诊完成。
>
> ■ 术前呼吸道准备包括心理安慰、戒烟、指导患者进行深呼吸及咳痰的训练，体位引流排痰，必要时雾化吸入等。
>
> ■ 根据病情部分检查可以不进行。

（七）预防性抗菌药物选择与使用时机

1. 按照《抗菌药物临床应用指导原则（2015 年版）》（国卫办医发〔2015〕43 号）执行，并根据患者的病情决定抗菌药物的选择与使用时间。如可疑感染，需做相应的微生物学检查，必要时做药敏试验。

2. 参考痰培养和药敏试验结果应用抗菌药物控制感染。

> **释义**
>
> ■ 支气管扩张症的患者多为慢性长期肺部反复感染的患者，术前就可以做痰菌培养，根据药敏结果指导用药。必要时术前就可以预防性应用抗生素 3~5 天。

（八）手术日为入院 ≤6 天

1. 麻醉方式：全身麻醉，双腔气管插管。

2. 术中用药：抗菌药物。

3. 输血：视术中情况而定。输血前需要行血型鉴定、抗体筛选和交叉合血。

（九）术后住院恢复 ≤12 天

1. 必须复查的检查项目：血常规、肝功能测定、肾功能测定、电解质、胸部 X 线片等。

2. 术后应用抗菌药物：按照《抗菌药物临床应用指导原则（2015 年版）》（国卫办医发〔2015〕43 号）执行。视病情变化可延长抗菌药物用药时间及更换药物种类。如可疑感染，需做相应的微生物学检查，必要时做药敏试验。

> **释义**
>
> ■ 麻醉方式为全麻双腔气管插管；手术方式可选择开放或胸腔镜手术。术中掌握"尽量切净病变组织，最大可能保留正常肺组织"的原则，可选择局切、段切或肺叶切的方式。
>
> ■ 肺手术为潜在污染性手术，属于Ⅱ类切口，术中、术后都应使用抗菌药物；况且支气管扩张症的患者，多为慢性长期反复感染的患者，其感染菌多为多种混合

菌，常需要广谱抗生素或联合应用抗生素治疗；因此，痰、血细菌培养及药敏试验指导用药意义重大，建议对此类患者要常规做。

■ 必要时术后可行胸部 CT 检查。

（十）出院标准

1. 患者病情稳定，体温正常，手术切口愈合良好，生命体征平稳。
2. 无需要住院处理的并发症和/或合并症。

> **释义**
>
> ■ 术后胸片示肺复张良好、无感染迹象、体温基本正常、无咯血、无漏气顺利拔除胸腔引流管等。
>
> ■ 可以待拆线出院。
>
> ■ 如果出现并发症，是否需要继续住院处理，由主管医师具体决定。

（十一）变异及原因分析

1. 存在影响手术的合并症，需进行相关的诊断和治疗。
2. 术后出现肺部感染、呼吸衰竭、心力衰竭、肝肾衰竭、支气管胸膜瘘等并发症，需要延长治疗时间。

> **释义**
>
> ■ 微小变异：因为医院检验项目的及时性未保证，不能按照要求完成检查；因为节假日不能按照要求完成检查或手术；患者不愿配合完成相应检查，短期不愿按照要求出院随诊。
>
> ■ 重大变异：因基础疾病需要进一步诊断和治疗；因各种原因需要其他治疗措施；患者要求离院或转院；不愿按照要求出院随诊而导致入院时间明显延长。

五、支气管扩张症临床路径给药方案

（一）用药选择

1. 支气管扩张症患者出现急性加重合并症状恶化，即咳嗽、痰量增加或性质改变、脓痰增加和/或喘息、气急、咯血及发热等全身症状时，应考虑应用抗菌药物。仅有黏液脓性或脓性痰液或仅痰培养阳性不是应用抗菌药物的指征。
2. 急性加重期开始抗菌药物治疗前应送痰培养，在等待培养结果时即应开始经验性抗菌药物治疗。初始经验性治疗应针对定植菌，根据有无铜绿假单胞菌感染的危险因素及既往细菌培养结果选择抗菌药物。对无铜绿假单胞菌感染高危因素的患者应立即经验性使用对流感嗜血杆菌有活性的抗菌药物；对有铜绿假单胞菌感染高危因素的患者应选择有抗铜绿假单胞菌活性的抗菌药物。

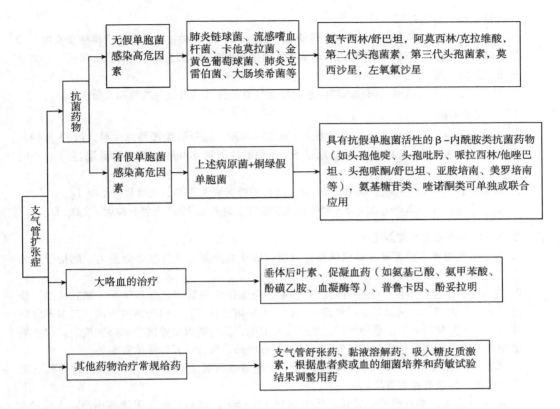

注：假单胞菌感染高危因素：①近期住院；②频繁（每年4次以上）或近期（3个月以内）应用抗菌药物；③重度气流阻塞（FEV₁＜30%）；④口服糖皮质激素（最近2周每日口服泼尼松＞2周）。至少符合4条中的2条即为有假单胞菌感染高危因素。

3. 若存在一种以上的病原菌，应尽可能选择覆盖所有致病菌的抗菌药物。若因耐药无法单用一种药物，可联合用药。

4. 垂体后叶素为治疗大咯血的首选药物，常用促凝血药包括抗纤维蛋白溶解药物（如氨基己酸或氨甲苯酸），增加毛细血管抵抗力和血小板功能的药物（如酚磺乙胺），还可给予血凝酶。

5. 合并气流阻塞的患者应进行支气管舒张试验评价气道对 β₂ 受体激动药或抗胆碱能药物的反应性，以指导治疗；不推荐常规应用甲基黄嘌呤类药物。

6. 吸入高渗药物如高张盐水可增强理疗效果，短期吸入甘露醇则未见明显疗效。急性加重时应用溴己新可促进痰液排出，羟甲半胱氨酸可改善气体陷闭。成人支气管扩张症患者不推荐吸入重组人 DNA 酶。

7. 吸入激素可减少排痰量，改善生活质量，有铜绿假单胞菌定植者改善更明显，但对肺功能及急性加重次数并无影响。

（二）药学提示

1. 应及时根据病原体检测及药敏试验结果和治疗反应调整抗菌药物治疗方案，并尽可能应用支气管穿透性好且可降低细菌负荷的药物。

2. 大环内酯类静脉给药可引起血栓性静脉炎，故红霉素静滴时药物浓度不宜超过 1mg/ml；此类药物与甲泼尼龙、茶碱、卡马西平、华法林等药物有相互作用。

3. 喹诺酮类大部分以原形经肾脏排泄，在体内代谢甚少，故肾功能不全者应根据肌酐清除率减量或延长给药时间。

4. 垂体后叶素一般静脉注射后 3~5 分钟起效，维持 20~30 分钟，出血停止后再继续使用 2~3 天以巩固疗效；支气管扩张伴有冠状动脉粥样硬化性心脏病、高血压、肺源性心脏病、心力衰竭及孕妇均忌用。

5. 目前证据不支持常规使用吸入性激素治疗支气管扩张（合并支气管哮喘者除外）。

（三）注意事项

1. 垂体后叶素：5~10U 加 5% 葡萄糖注射液 20~40ml，稀释后缓慢静脉注射，约 15 分钟注射完毕，继之以 10~20U 加生理盐水或 5% 葡萄糖注射液 500ml 稀释后静脉滴注（每小时 0.1U/kg）。

2. 氨基己酸：4~6g+生理盐水 100ml，15~30 分钟静脉滴注完毕，维持量每小时 1g。

3. 氨甲苯酸：100~200mg 加入 5% 葡萄糖注射液或生理盐水 40ml 内静脉注射，2 次/日。

六、支气管扩张症患者护理规范

1. 对于贫血患者术前可遵医嘱积极补充白蛋白或全血血浆，提高患者免疫力。酌情予甘油灌肠剂通便。

2. 支气管扩张患者多伴有呼吸道的严重感染，应该密切观察患者痰液情况，嘱其戒烟，防止受寒，避免感冒，从而减少呼吸道分泌物。术前痰量过多者，可行体位引流；痰多不宜咳出者，可予雾化吸入、抗感染治疗。加强口腔卫生，及时处理口腔慢性感染和溃疡。对于咯血患者，宜采用侧卧位或头高足低位，准备好升压药，气管切开包等抢救物品。

3. 术前对患者进行呼吸功能的训练和指导，使患者学会腹式呼吸和缩唇呼吸。指导其有效咳嗽排痰，体位排痰的方法。

4. 休息与活动：术后取半坐卧位，床头抬高 30°~50°，以利呼吸及引流液引出。术后第 1 日，采用坐位、半坐卧位或不完全健侧卧位，避免术侧卧位。术后尽早下床活动，锻炼术侧肩关节。

5. 饮食护理：手术当天返病房 6 小时后患者可饮水。术后第 1 日进半流质饮食，第 2 日进食高蛋白、高热量、高维生素、低脂肪、易消化的普通饮食。多食新鲜蔬菜和水果，避免进食辛辣刺激性食物。

6. 呼吸道管理：术后给予鼻导管吸氧 3~5L/min，加强患者呼吸道的湿化护理，有效预防感染发生。严密观察患者的呼吸情况及痰液的性质、颜色和量，可选择多种雾化药液联合使用，有效咳嗽，保持健侧呼吸音清晰，颈部气管居中，严防健侧痰液滞留或肺不张。

7. 并发症护理：肺部感染者应密切观察患者体温，如果出现持续高热，给予抽取血培养、拍胸片，明确有无肺部感染。在积极指导患者排痰、使用雾化系统、抗生素等治疗同时，必须保障患者呼吸道畅通，保持余肺充分扩张。支气管胸膜瘘是严重的并发症，术后平静呼吸时引流管溢出大量气泡、患者高热、大量浓痰、顽固性嗝逆等均为胸膜瘘常见体征。必须保障患者引流管畅通，加强患者早期咳痰与肺复张练习，预防感染、消灭无效腔。

8. 疼痛护理：及时进行疼痛评估，必要时给予药物镇痛。

七、支气管扩张症患者营养治疗规范

1. 全身支持治疗在支气管扩张症治疗中占据重要位置。营养治疗可遵循五阶梯模式。第一阶梯：饮食+营养教育；第二阶梯：饮食+口服营养补充（ONS）；第三阶梯：全肠内营养（TEN）；第四阶梯：肠内营养的基础上补充性增加肠外营养（PEN+PPN）；第五阶梯：全肠外营养（TPN）；当不能满足 60% 目标能量需求 3~5 天时，应该选择上一阶梯。

2. 鼓励患者增加能量及蛋白质，尤其增加富含高热量、高蛋白和高维生素食物，注意补充电解质。

3. 患者的能量目标 30~35kcal/（kg·d）甚至更高，以满足患者的代谢需求，蛋白质 1.2~2.0g/（kg·d），优质蛋白质达到 50% 以上。

4. 需要营养治疗且胃肠道功能正常或基本正常的患者首选肠内营养，ONS 是肠内营养首选方法。

5. 补充维生素及矿物质，至少高于膳食推荐摄入量的 1 倍以上。

6. 胃肠道功能严重障碍或不能使用时，建议给予全合一肠外营养，补充鱼油脂肪乳及谷氨酰胺制剂。

7. 治疗期间，饮食宜清淡，忌食刺激性食物，如辣椒、咖喱、芥末、蒜等。减少高糖、高油、高盐分的食物。

8. 坚持营养平衡饮食，每日不少于 13 种食物，包含谷薯类、蔬菜水果类、肉蛋奶及豆制品类以及适量的油脂类。保持优质蛋白质食物占总蛋白质 50% 以上。

9. 体液丢失过量时需要补充水分，每日至少 > 1700ml 水，必要时根据体液电解质情况补充盐分。

八、支气管扩张症患者健康宣教

1. 保持环境安静、舒适，室内温湿度适宜，空气新鲜，避免感冒。及时清除呼吸道分泌物，充分给氧，预防肺部感染。

2. 观察伤口敷料情况，保持干燥，出院后遵医嘱予以定时换药，观察伤口有无红肿，有无渗血渗液，以及愈合情况，按时拆线。术后伤口周围疼痛、麻木，属正常现象，随着时间的推移，症状会逐渐减轻或消失。

3. 饮食要有规律，进高蛋白、富含维生素丰富易消化的食物，避免辛辣、刺激性食物。

4. 适量活动，避免劳累及受寒。多做深呼吸运动，锻炼心肺功能，术后 6 个月内不宜从事重体力劳动或剧烈运动。

九、推荐表单

(一) 医师表单

支气管扩张症临床路径医师表单

适用对象：第一诊断为支气管扩张症 (ICD-10: J47)

　　　　　行肺楔形切除/肺叶部分切除术/肺叶切除/全肺切除 (ICD-9-CM-3: 32.3/32.4/32.4/32.5)

患者姓名：		性别：	年龄：	门诊号：	住院号：
住院日期： 年 月 日		出院日期： 年 月 日			标准住院日：≤18 天

时间	住院第 1 天	住院第 2~5 天	住院第 3~6 天 （手术日）
主要诊疗工作	□ 询问病史及体格检查 □ 完成病历书写 □ 开化验单及检查申请单 □ 主管医师查房 □ 初步确定治疗方案，进行经验性抗感染治疗	□ 上级医师查房 □ 术前评估及讨论，确定手术方案 □ 术前准备 □ 完成病程记录、上级医师查房记录、术前小结等病历书写 □ 向患者及家属交代病情及围术期注意事项 □ 签署手术知情同意书、自费用品协议书、输血同意书、授权委托同意书	□ 手术 □ 术者完成手术记录 □ 住院医师完成术后病程 □ 上级医师查房 □ 向患者家属交代病情及手术情况术后注意事项
重点医嘱	**长期医嘱：** □ 胸外科二级护理 □ 记 24 小时痰量 □ 抗菌药物 □ 祛痰剂，支气管舒张剂（必要时） □ 止血药（必要时） □ 其他医嘱 **临时医嘱：** □ 血常规、尿常规、便常规+隐血试验 □ 肝功能、肾功能、电解质、凝血功能、血型、感染性疾病筛查 □ 肺功能、动脉血气分析、心电图 □ 痰病原学检查及药敏 □ 影像学检查：胸片 X 线正侧位、胸部 CT □ 超声心动图（必要时） □ 纤维支气管镜（必要时） □ 其他医嘱	**长期医嘱：** □ 胸外科二级护理 □ 记 24 小时痰量 □ 抗菌药物 □ 祛痰剂，支气管舒张剂（必要时） □ 止血药（必要时） □ 其他医嘱 **临时医嘱：** □ 拟明日全身麻醉下行：肺局部切除术/肺叶切除术/全肺切除术/开胸探查术 □ 术前禁饮食 □ 备皮 □ 术前镇静药（酌情） □ 备血 □ 抗菌药带入手术室 □ 其他医嘱	**长期医嘱：** □ 胸外科特级或一级护理 □ 禁饮食，清醒后 6 小时进流食 □ 体温、心电、呼吸、血压、血氧饱和度监测 □ 吸氧 □ 胸管引流，记量 □ 持续导尿，记 24 小时出入量 □ 雾化吸入 □ 应用抗菌药物 □ 其他医嘱 **临时医嘱：** □ 镇痛药物 □ 其他医嘱
病情变异记录	□ 无 □ 有，原因： 1. 2.	□ 无 □ 有，原因： 1. 2.	□ 无 □ 有，原因： 1. 2.
医师签名			

时间	住院第 4~7 天 （术后第 1 天）	住院第 5~17 天 （术后第 2~11 天）	住院第 12~18 天 （出院日）
主要诊疗工作	□ 上级医师查房 □ 住院医师完成病程书写 □ 注意生命体征及肺部呼吸音 □ 观察胸腔引流及切口情况 □ 鼓励并协助患者排痰 □ 拔除尿管 □ 必要时纤维支气管镜吸痰	□ 上级医师查房 □ 住院医师完成病程书写 □ 复查血常规、血生化及 X 线胸片 □ 拔除胸腔引流管（视引流及肺复张情况）并切口换药 □ 必要时纤维支气管镜吸痰 □ 视情况停用或调整抗菌药物	□ 切口拆线（视切口愈合情况） □ 上级医师查房，明确可以出院 □ 向患者及家属交代出院后注意事项 □ 完成出院小结、出院诊断书等
重点医嘱	长期医嘱： □ 胸外科一级护理 □ 普通饮食 □ 雾化吸入 □ 应用抗菌药物 □ 记 24 小时尿量 □ 胸管引流记量 □ 其他医嘱 临时医嘱： □ 血常规、肝功能、肾功能、电解质 □ 其他医嘱	长期医嘱： □ 胸外科二级护理 □ 停记胸管引流量 □ 停雾化 □ 停用或调整抗菌药物 □ 停记尿量 □ 停吸氧 □ 停心电监护 □ 其他医嘱 临时医嘱： □ 拔胸腔引流管 □ 切口换药 □ 复查 X 线胸片、血常规、肝功能、肾功能、电解质（酌情） □ 其他医嘱	临时医嘱： □ 切口拆线 □ 通知出院 □ 出院带药 □ 其他医嘱
病情变异记录	□ 无　□ 有，原因： 1. 2.	□ 无　□ 有，原因： 1. 2.	□ 无　□ 有，原因： 1. 2.
医师签名			

（二）护士表单

支气管扩张症临床路径护士表单

适用对象：第一诊断为支气管扩张症（ICD-10：J47）

行肺楔形切除/肺叶部分切除术/肺叶切除/全肺切除（ICD-9-CM-3：32.3/32.4/32.4/32.5）

患者姓名：		性别：	年龄：	门诊号：	住院号：
住院日期： 年 月 日		出院日期： 年 月 日			标准住院日：≤18天

时间	住院第1天	住院第2~5天	住院第3~6天 （手术日）
健康宣教	□ 介绍主管医师、护士 □ 介绍环境、设施 □ 介绍住院注意事项 □ 向患者宣教戒烟、戒酒的重要性，及减少二手烟的吸入 □ 呼吸训练及理疗，体位引流	□ 指导患者正确留取痰标本 □ 主管护士与患者沟通，了解并指导心理应对 □ 宣教疾病知识、用药知识及手术操作过程 □ 告知检查及手术前后饮食、活动及探视注意事项 □ 指导患者掌握床上活动方法	□ 与患者沟通，了解并指导心理应对 □ 嘱患者禁食、禁水 □ 指导患者掌握床上运动 □ 进行用药指导 □ 进行压疮预防知识宣教
护理处置	□ 核对患者，佩戴腕带 □ 建立入院护理病历 □ 卫生处置：剪指甲、沐浴、更换病号服	□ 随时观察患者病情变化 □ 遵医嘱正确使用抗生素 □ 协助医师完成各项检查化验 □ 术前准备、备皮 □ 术前禁食、禁水	□ 与手术室护士交接病历、影像资料、术中带药等 □ 术后评估切口疼痛情况 □ 术后观察切口敷料，评估胸腔引流液情况 □ 随时观察患者病情变化
基础护理	□ 二级护理 □ 晨晚间护理 □ 患者安全管理	□ 二级护理 □ 晨晚间护理 □ 患者安全管理	□ 一级护理或特级护理 □ 晨晚间护理 □ 患者安全管理
专科护理	□ 护理查体 □ 需要时填写跌倒及压疮防范表 □ 需要时请家属陪护 □ 心理护理	□ 遵医嘱完成相关检查 □ 心理护理 □ 必要时吸氧 □ 遵医嘱正确给药 □ 指导深呼吸及咳痰	□ 持续体温、呼吸、心电、血压、血氧饱和度监测 □ 心理护理 □ 吸氧 □ 遵医嘱正确给药 □ 指导深呼吸及咳痰 □ 提供并发症征象的依据
重点医嘱	□ 详见医嘱执行单	□ 详见医嘱执行单	□ 详见医嘱执行单
病情变异记录	□ 无 □ 有，原因： 1. 2.	□ 无 □ 有，原因： 1. 2.	□ 无 □ 有，原因： 1. 2.
护士签名			

时间	住院第 4~7 天 （术后第 1 天）	住院第 5~17 天 （术后第 2~11 天）	住院第 12~18 天 （出院日）
健康宣教	□ 指导患者床上活动 □ 指导用药及饮食 □ 压疮预防知识宣教 □ 指导自主排尿训练 □ 指导有效雾化吸入 □ 强调胸管的重要性	□ 指导患者床上活动 □ 指导用药及饮食 □ 压疮预防知识宣教 □ 指导有效雾化吸入 □ 强调胸管的重要性 □ 根据护理等级指导活动	□ 指导用药及饮食 □ 向患者讲解适当戒烟的意义 □ 向患者讲解出院后的注意事项
护理处置	□ 评估切口疼痛情况 □ 观察切口敷料，评估胸腔引流液情况 □ 随时观察病情变化	□ 评估切口疼痛情况 □ 观察切口敷料，评估胸腔引流液情况 □ 根据护理等级协助下床活动 □ 随时观察病情变化	□ 办理出院手续 □ 书写出院小结
基础护理	□ 一级护理 □ 晨晚间护理 □ 患者安全管理	□ 一级或二级护理 □ 晨晚间护理 □ 患者安全管理	□ 二级护理 □ 晨晚间护理 □ 患者安全管理
专科护理	□ 持续体温、呼吸、心电、血压、血氧饱和度监测 □ 心理护理 □ 吸氧 □ 指导深呼吸及咳痰 □ 遵医嘱正确给药 □ 提供并发症征象的依据	□ 心理护理 □ 吸氧 □ 指导深呼吸及咳痰 □ 遵医嘱正确给药 □ 提供并发症征象的依据	□ 心理护理 □ 指导深呼吸及咳痰
重点医嘱	□ 详见医嘱执行单	□ 详见医嘱执行单	□ 详见医嘱执行单
病情变异记录	□ 无 □ 有，原因： 1. 2.	□ 无 □ 有，原因： 1. 2.	□ 无 □ 有，原因： 1. 2.
护士签名			

（三）患者表单

支气管扩张症临床路径患者表单

适用对象：第一诊断为支气管扩张症（ICD-10：J47）

行肺楔形切除/肺叶部分切除术/肺叶切除/全肺切除（ICD-9-CM-3：32.3/32.4/32.4/32.5）

| 患者姓名： | 性别： 年龄： 门诊号： | 住院号： |
| 住院日期：　　年　月　日 | 出院日期：　　年　月　日 | 标准住院日：≤18天 |

时间	住院第1天	住院第2~5天	住院第3~6天（手术日）
医患配合	□ 配合询问病史、收集资料，请务必详细告知既往史、用药史、过敏史 □ 配合进行体格检查 □ 有任何不适告知医师	□ 配合完善相关检查、化验 □ 医师向患者及家属介绍病情，如有异常检查结果需进一步检查 □ 配合用药及治疗 □ 配合医师调整用药 □ 医师向患者及家属介绍手术方式、手术风险及必要性，签署手术知情同意书 □ 术前禁食、禁水 □ 有任何不适告知医师	□ 配合医师进行手术 □ 配合术后用药及治疗 □ 配合医师调整用药 □ 有任何不适告知医师
护患配合	□ 配合测量体温、脉搏、呼吸、血压、血氧饱和度、体重 □ 配合完成入院护理评估单（简单询问病史、过敏史、用药史） □ 接受入院宣教（环境介绍、病室规定、订餐制度、贵重物品保管等） □ 有任何不适告知护士	□ 配合测量体温、脉搏、呼吸，询问每日排便情况 □ 接受相关化验检查宣教，正确留取标本，配合检查 □ 接受输液、服药治疗 □ 注意活动安全，避免坠床或跌倒 □ 配合执行探视及陪护 □ 接受疾病及用药等相关知识指导 □ 配合护士进行术前准备 □ 有任何不适告知护士	□ 配合测量体温、脉搏、呼吸 □ 配合术后护理 □ 接受输液、服药治疗 □ 配合进行深呼吸和咳痰 □ 注意活动安全，避免坠床 □ 预防压疮 □ 配合执行探视及陪护 □ 接受疾病及用药等相关知识指导 □ 有任何不适告知护士
饮食	□ 普通饮食	□ 普通饮食 □ 术前禁食、禁水	□ 禁食、禁水
排泄	□ 正常排尿便	□ 正常排尿便	□ 留置导尿管

时间	住院第 4~7 天 （术后第 1 天）	住院第 5~17 天 （术后第 2~11 天）	住院第 12~18 天 （出院日）
医患配合	□ 配合完成术后相关检查、化验 □ 配合用药及治疗 □ 配合医师调整用药 □ 有任何不适告知医师	□ 配合完成术后相关检查、化验 □ 配合用药及治疗 □ 配合医师调整用药 □ 有任何不适告知医师	□ 接受出院前指导 □ 知道复查程序 □ 获取出院诊断书
护患配合	□ 配合测量体温、脉搏、呼吸 □ 接受输液、服药治疗 □ 配合进行深呼吸和咳痰 □ 预防压疮 □ 注意活动安全，避免坠床 □ 配合执行探视及陪护 □ 有任何不适告知护士	□ 配合测量体温、脉搏、呼吸 □ 接受输液、服药治疗 □ 配合进行深呼吸和咳痰 □ 注意活动安全，避免坠床 □ 配合执行探视及陪护 □ 有任何不适告知护士	□ 接受出院宣教 □ 办理出院手续 □ 获取出院带药 □ 知道服药方法、作用、注意事项 □ 知道复印病历方法
饮食	□ 半流质饮食	□ 半流质饮食 □ 普通饮食	□ 普通饮食
排泄	□ 留置导尿管	□ 正常排尿便	□ 正常排尿便
活动	□ 适量床上活动	□ 适量活动	□ 适量活动

附：原表单（2019 年版）

支气管扩张症外科治疗临床路径表单

适用对象：第一诊断为支气管扩张症（ICD-10：J47）

行肺楔形切除/肺叶部分切除术/肺叶切除/全肺切除（ICD-9-CM-3：32.3/32.4/32.4/32.5）

患者姓名：		性别：	年龄：	门诊号：	住院号：
住院日期： 年 月 日		出院日期： 年 月 日			标准住院日：≤18 天

时间	住院第 1 天	住院第 2~5 天	住院第 3~6 天（手术日）
主要诊疗工作	□ 询问病史及体格检查 □ 完成病历书写 □ 开化验单及检查申请单 □ 主管医师查房 □ 初步确定治疗方案，进行经验性抗感染治疗	□ 上级医师查房 □ 术前评估及讨论，确定手术方案 □ 术前准备 □ 完成病程记录、上级医师查房记录、术前小结等病历书写 □ 向患者及家属交代病情及围术期注意事项 □ 签署手术知情同意书、自费用品协议书、输血同意书、授权委托同意书	□ 手术 □ 术者完成手术记录 □ 住院医师完成术后病程 □ 上级医师查房 □ 向患者家属交代病情及手术情况术后注意事项
重点医嘱	**长期医嘱：** □ 胸外科二级护理 □ 记 24 小时痰量 □ 抗菌药物 □ 祛痰剂，支气管舒张剂（必要时） □ 止血药（必要时） □ 其他医嘱 **临时医嘱：** □ 血常规、尿常规、便常规+隐血试验 □ 肝功能、肾功能、电解质、凝血功能、血型、感染性疾病筛查 □ 肺功能、动脉血气分析、心电图 □ 痰病原学检查及药敏 □ 影像学检查：胸片 X 线正侧位、胸部 CT □ 超声心动图（必要时） □ 纤维支气管镜（必要时） □ 其他医嘱	**长期医嘱：** □ 胸外科二级护理 □ 记 24 小时痰量 □ 抗菌药物 □ 祛痰剂，支气管舒张剂（必要时） □ 止血药（必要时） □ 其他医嘱 **临时医嘱：** □ 拟明日全身麻醉下行：肺局部切除术/肺叶切除术/全肺切除术/开胸探查术 □ 术前禁饮食 □ 备皮 □ 术前镇静药（酌情） □ 备血 □ 抗菌药带入手术室 □ 其他医嘱	**长期医嘱：** □ 胸外科特级或一级护理 □ 禁饮食，清醒后 6 小时进流食 □ 体温、心电、呼吸、血压、血氧饱和度监测 □ 吸氧 □ 胸管引流，记量 □ 持续导尿，记 24 小时出入量 □ 雾化吸入 □ 应用抗菌药物 □ 其他医嘱 **临时医嘱：** □ 镇痛药物 □ 其他医嘱

续　表

时间	住院第 1 天	住院第 2~5 天	住院第 3~6 天 （手术日）
主要 护理 工作	□ 介绍病房环境、设施和设备 □ 入院护理评估，护理计划 □ 辅助戒烟 □ 呼吸训练及理疗，体位引流	□ 宣教、备皮等术前准备 □ 提醒患者术前按时禁饮食 □ 呼吸功能锻炼	□ 观察病情变化 □ 术后心理和生活护理 □ 保持呼吸道通畅
病情 变异 记录	□ 无　□ 有，原因： 1. 2.	□ 无　□ 有，原因： 1. 2.	□ 无　□ 有，原因： 1. 2.
护士 签名			
医师 签名			

时间	住院第 4~7 天 （术后第 1 天）	住院第 5~17 天 （术后第 2~11 天）	住院第 12~18 天 （出院日）
主要诊疗工作	□ 上级医师查房 □ 住院医师完成病程书写 □ 注意生命体征及肺部呼吸音 □ 观察胸腔引流及切口情况 □ 鼓励并协助患者排痰 □ 拔除尿管 □ 必要时纤维支气管镜吸痰	□ 上级医师查房 □ 住院医师完成病程书写 □ 复查血常规、血生化及 X 线胸片 □ 拔除胸腔引流管（视引流及肺复张情况）并切口换药 □ 必要时纤维支气管镜吸痰 □ 视情况停用或调整抗菌药物	□ 切口拆线（视切口愈合情况） □ 上级医师查房，明确可以出院 □ 向患者及家属交代出院后注意事项 □ 完成出院小结、出院诊断书等
重点医嘱	长期医嘱： □ 胸外科一级护理 □ 普通饮食 □ 雾化吸入 □ 应用抗菌药物 □ 记 24 小时尿量 □ 胸管引流记量 □ 其他医嘱 临时医嘱： □ 血常规、肝功能、肾功能、电解质 □ 其他医嘱	长期医嘱： □ 胸外科二级护理 □ 停记胸管引流量 □ 停雾化 □ 停用或调整抗菌药物 □ 停记尿量 □ 停吸氧 □ 停心电监护 □ 其他医嘱 临时医嘱： □ 拔胸腔引流管 □ 切口换药 □ 复查 X 线胸片、血常规、肝功能、肾功能、电解质（酌情） □ 其他医嘱	临时医嘱： □ 切口拆线 □ 通知出院 □ 出院带药 □ 其他医嘱
主要护理工作	□ 观察患者病情 □ 心理与生活护理 □ 协助患者咳痰 □ 术后康复指导	□ 观察患者病情 □ 心理与生活护理 □ 协助患者咳痰 □ 术后康复指导	□ 帮助患者办理出院手续 □ 康复宣教
病情变异记录	□ 无 □ 有，原因： 1. 2.	□ 无 □ 有，原因： 1. 2.	□ 无 □ 有，原因： 1. 2.
护士签名			
医师签名			

第五章

肺隔离症外科治疗临床路径释义

【医疗质量控制指标】

指标一、术前胸部增强 CT 完成率。

指标二、胸腔镜微创手术完成率。

指标三、术前呼吸道准备完成率。

指标四、术前 30 分钟预防性抗菌药物使用率。

指标五、术后胸腔感染、脓胸发生率。

指标六、术后肺部感染发生率。

指标七、平均住院时间。

一、肺隔离症外科治疗编码

1. 原编码：

疾病名称及编码：肺隔离症（ICD-10：Q33.201）

手术操作名称及编码：肺叶切除术或局部切除术（入路包括开放性、胸腔镜）（ICD-9-CM-3：32.2-32.5）

2. 修改编码：

疾病名称及编码：肺隔离症（ICD-10：Q33.2）

手术操作名称及编码：肺叶切除术或局部切除术（入路包括开放性、胸腔镜）（ICD-9-CM-3：32.2-32.4）

二、临床路径检索方法

Q33.2 伴（32.2/32.3/32.4）

三、国家医疗保障疾病诊断相关分组（CHS-DRG）

MDCE 呼吸系统疾病及功能障碍

EZ1 其他呼吸系统疾患

EB1 胸部大手术

四、肺隔离症外科治疗临床路径标准住院流程

（一）适用对象

第一诊断为肺隔离症（ICD-10：Q33.201）

拟行肺叶切除术或局部切除术（入路包括开放性、胸腔镜）（ICD-9-CM-3：32.2-32.5）。

释义

■肺隔离症又称为有异常动脉供血的肺囊肿症，简称隔离肺，是临床上较多见的先天性肺发育畸形。胚胎时期部分肺组织与正常肺主体分离单独发育并接受体循环动脉异常供血形成的无呼吸功能的囊性包块。根据是否有独立的脏层胸膜可以分为叶内型和叶外型。

（二）诊断依据

根据《临床诊疗指南·胸外科分册》（中华医学会编著，人民卫生出版社，2009 年）。

1. 临床症状：可有咳嗽、咳脓痰、咯血、慢性感染等症状。

2. 体征：肺部感染较重者或咯血时，可闻及哮鸣音或湿啰音。

3. 辅助检查：主要影像学表现肺部肿块、肺部阴影，肺部感染病灶，胸部增强 CT 发现异常体动脉供血血管进入隔离肺有助于诊断。

> **释义**
>
> ■ 多数患者出现反复发生肺部感染，40%在 10 岁以前就出现症状。抗菌药物治疗后症状可暂时缓解，但病程可迁延数月或数年。叶内型与支气管相通，有发热、咳嗽、胸痛、咯血性脓痰等症状，严重者产生全身中毒现象，甚至发绀、呼吸困难。叶外型和支气管不相通，无任何症状，常在体检时偶然发现肺内阴影。
>
> ■ CT 可见单房或多房的囊性块影、囊实性肿块影或软组织实性块影，圆形、类圆形或类三角形，增强扫描可见病灶均匀增强。如能显示来降主动脉的异常动脉则可确诊。异常动脉起自胸主动脉下段或腹主动脉，经下肺韧带入肺。

（三）选择治疗方案的依据

根据《临床诊疗指南·胸外科分册》（中华医学会编著，人民卫生出版社，2009 年）。肺叶切除术或肺局部切除术。

> **释义**
>
> ■ 通常需要进行肺叶切除，部分叶外型病变因有独立的脏层胸膜可行单纯隔离肺切除。常规开胸入路和 VATS 入路都可行手术，因反复感染存在炎性粘连时，解剖下肺韧带寻找异常体循环血管时需要非常小心，避免异常血管损伤出血，尤其小心腹主动脉来源血管误伤断离后回缩至腹腔无法止血。因常合并感染，因此感染未控制的情况下一般不建议手术。

（四）标准住院日≤12 天

> **释义**
>
> ■ 如果术后出现并发症，则住院日可相应延长。

（五）进入路径标准

1. 第一诊断必须符合 ICD-10：Q25.752 肺隔离症疾病编码。

2. 当患者同时具有其他疾病诊断，但在门诊治疗期间不需要特殊处理也不影响第一诊断的临床路径流程实施时，可以进入路径。

> **释义**
>
> ■ 如果合并有其他疾病，但经门诊治疗其合并症得到控制后，也可进入该路径。

（六）术前准备≤5 天

1. 常规检查项目：
(1) 血常规、尿常规、便常规。
(2) 凝血功能、血型、肝功能、肾功能、电解质、感染性疾病筛查（乙型肝炎、丙型肝炎、艾滋病、梅毒等）。
(3) 心电图、肺功能。
(4) 影像学检查：胸部增强 CT。
2. 根据患者病情可选择的项目：结核病相关检查、纤维支气管镜、超声心动图、CTPA、Holter、动脉血气分析等。
3. 术前呼吸道准备。

> **释义**
>
> ■ 部分检查可以在门诊完成。术前呼吸道准备包括心理安慰、戒烟、指导患者进行深呼吸及咳痰的训练，必要时雾化吸入等。

（七）预防性抗菌药物选择与使用时机

按照《抗菌药物临床应用指导原则（2015 年版）》（国卫办医发〔2015〕43 号）执行。

（八）手术日为入院≤6 天

1. 麻醉方式：全身麻醉。
2. 术中用药：抗菌药物（酌情）。
3. 输血：视术中情况而定。

> **释义**
>
> ■ 输血视术中情况而定，输血前需要行血型鉴定、抗体筛选和交叉合血等。

（九）术后住院恢复≤6 天

1. 必须复查的项目：血常规、肝功能、肾功能、电解质、胸片等。
2. 术后应用抗菌药物：按照《抗菌药物临床应用指导原则（2015 年版）》（国卫办医发〔2015〕43 号）执行。视病情变化可延长抗菌药物用药时间及更换药物种类。

> **释义**
>
> ■ 常规监测项目包括：心电监护、血常规、血生化、胸片等。
> ■ 若出现呼吸困难、低氧血症时应行动脉血气分析。必要时由临床医师决定是否需要胸部 CT 检查。

（十）出院标准

1. 患者病情稳定，体温正常。
2. 没有需要住院处理的并发症。

> **释义**
>
> ■ 如果出现并发症，是否需要继续住院处理，由主管医师具体决定。

（十一）变异及原因分析

1. 存在影响手术的合并症，需进行相关的诊断和治疗。
2. 术后出现肺部感染、呼吸衰竭、心力衰竭、肝肾衰竭、支气管胸膜瘘等并发症，需要延长治疗时间。

> **释义**
>
> ■ 微小变异：因为各种原因导致的不能按照要求完成检查或手术；患者不愿配合完成相应检查，短期不愿按照要求出院随诊。
>
> ■ 重大变异：因基础疾病需要进一步诊断和治疗；因各种原因需要其他治疗措施；医院与患者或家属发生医疗纠纷，患者要求离院或转院；不愿按照要求出院随诊而导致住院时间明显延长。

五、肺隔离症外科治疗临床路径给药方案

肺隔离症患者常有慢性肺部感染病灶，需要预防性用药。

（一）用药选择

Ⅱ类切口手术需要预防性用药。要严格掌握适应证、药物选择、用药起始与持续时间。给药方法要按照《抗菌药物临床应用指导原则》，术前 0.5~2 小时，或麻醉开始时首次给药；手术时间超过 3 小时或失血量大于 1500ml，术中可给予第 2 剂。总预防用药时间一般为 24 小时，个别情况可延长至 48 小时。一般选用第二代头孢菌素作为预防用药。

（二）药学提示

1. 禁用于对任何一种头孢菌素类抗菌药物有过敏史及有青霉素过敏性休克史的患者。
2. 用药前必须详细询问患者先前有否对头孢菌素类、青霉素类或其他药物的过敏史。有青霉素类、β-内酰胺类及其他药物过敏史的患者，有明确应用指征时应谨慎使用本类药物。在用药过程中一旦发生过敏反应，须立即停药。如发生过敏性休克，须立即就地抢救并予以肾上腺素等相关治疗。
3. 本类药物多数主要经肾脏排泄，中度以上肾功能不全患者应根据肾功能适当调整剂量。

（三）注意事项

若患者出现发热、白细胞数升高等感染迹象应根据药敏结果及时调整用药。

六、肺隔离症外科治疗患者护理规范

1. 休息与活动：术后取半坐卧位，床头抬高 30°~50°，以利呼吸及引流液引出。术后第 1 日，采用坐位、半坐卧位或不完全健侧卧位，避免术侧卧位。术后尽早下床活动，锻炼术侧肩关节。

2. 饮食护理：术后第 1 日晨，患者意识清醒且无恶心、呕吐，即可进食清淡流质饮食或半流质饮食，逐渐过渡到普通饮食，禁食牛奶、豆浆等产气食物。应鼓励进食蔬菜、水果，防止便秘；补充足够水分，防止气道干燥，利于痰液稀释，便于咳出。

3. 有效排痰：给予扣背，鼓励患者进行腹式呼吸、有效咳嗽。

4. 胸管护理：注意观察引流液的性质、颜色和量，并做好记录。妥善固定胸管，防止管路脱出，保证胸腔闭式引流瓶直立位，并低于胸部 60~100cm，置于床下固定位置，防止碰倒、踢翻或打碎。长玻璃管置于液面下 2~3cm。可适时挤压胸管，保持引流管通畅。

5. 用药护理：应严格按照医嘱服用抗生素、化痰及镇咳药物。

6. 疼痛护理：及时进行疼痛评估，必要时给予药物镇痛。

七、肺隔离症外科治疗患者营养治疗规范

1. 入院后 24~48 小时进行 NRS 2002 营养风险筛查，有营养风险的患者需要营养治疗。

2. 营养治疗可遵循五阶梯模式：第一阶梯，饮食+营养教育；第二阶梯，饮食+口服营养补充（ONS）；第三阶梯，全肠内营养（TEN）；第四阶梯，肠内营养的基础上补充性增加肠外营养（PEN+PPN）；第五阶梯，全肠外营养（TPN）；当不能满足 60% 目标能量需求 3~5 天时，应该选择上一阶梯。

3. 对于消化道有功能的患者应首先选择肠内营养。

4. 采用经口营养补充或管饲输注，满足营养需求。

5. 当无法给予肠内营养时，应考虑肠外营养以满足营养支持需求。

6. 治疗期间，饮食宜清淡，忌食刺激性食物，如辣椒、咖喱、芥末、蒜等。减少高糖、高油、高盐分的食物。

7. 坚持营养平衡普食，每日不少于 13 种食物，包含谷薯类、蔬菜水果类、肉蛋奶及豆制品类以及适量的油脂类。保持优质蛋白质食物占总蛋白质 50% 以上。

8. 体液丢失过量时需要补充水分，每日至少 > 1700ml 水，必要时根据体液电解质情况补充盐分。

八、肺隔离症外科治疗患者健康宣教

1. 出现血氧饱和度下降、呼吸困难、胸片提示肺复张不良等症状，应考虑肺不张可能。鼓励患者咳嗽、咳痰，痰液黏稠者遵医嘱给予雾化吸入，必要时行鼻导管深部吸痰或协助医生行纤维支气管镜吸痰。

2. 饮食宣教：合理膳食，饮食宜清淡、新鲜、富于营养、易于消化。不吃或少吃辛辣刺激的食物。

3. 日常生活：出院后每日坚持进行低强度的有氧锻炼，如散步、打太极等，多做深呼吸运动，锻炼心肺功能。

九、推荐表单

(一) 医师表单

肺隔离症外科治疗临床路径表单

适用对象：第一诊断为肺隔离症（ICD-10：Q33.201）
行肺叶切除或肺局部切除术（入路包括开放性、胸腔镜）（ICD-9-CM-3：32.2~32.5）

患者姓名：		性别： 年龄： 门诊号：		住院号：
住院日期： 年 月 日		出院日期： 年 月 日		标准住院日：≤12 天

时间	住院第 1 天	住院第 2~5 天	住院第 2~6 天（手术日）
主要诊疗工作	□ 询问病史及体格检查 □ 完成病历书写 □ 开化验单及检查申请单 □ 主管医师查房 □ 初步确定治疗方案	□ 上级医师查房 □ 术前评估及讨论，确定手术方案 □ 术前准备 □ 完成病程记录、上级医师查房记录、术前小结等病历书写 □ 向患者及家属交代病情及围术期注意事项 □ 签署手术知情同意书、自费用品协议书、输血同意书、授权委托同意书	□ 手术 □ 术者完成手术记录 □ 住院医师完成术后病程 □ 上级医师查房 □ 向患者家属交代病情及手术情况术后注意事项
重点医嘱	**长期医嘱：** □ 胸外科二级护理 □ 呼吸道准备 □ 止血药（必要时） □ 其他医嘱 **临时医嘱：** □ 血常规、尿常规、便常规 □ 肝功能、肾功能、电解质、凝血功能、血型、感染性疾病筛查 □ 肺功能、动脉血气分析、心电图 □ 影像学检查：胸片 X 线正侧位、胸部 CT □ 超声心动图（必要时） □ 纤维支气管镜（必要时） □ 其他医嘱	**长期医嘱：** □ 胸外科二级护理 □ 呼吸道准备 □ 止血药（必要时） □ 其他医嘱 **临时医嘱：** □ 拟明日全身麻醉下行 ◎肺局部切除术 ◎肺叶切除术 □ 术前禁饮食 □ 术前镇静药（酌情） □ 备血 □ 抗菌药带入手术室 □ 其他医嘱	**长期医嘱：** □ 胸外科特级或一级护理 □ 禁饮食，清醒后 6 小时进流质饮食 □ 体温、心电、呼吸、血压、血氧饱和度监测 □ 吸氧 □ 胸管引流，记量 □ 持续导尿，记 24 小时出入量 □ 雾化吸入 □ 其他医嘱 **临时医嘱：** □ 镇痛药物 □ 其他医嘱
病情变异记录	□ 无 □ 有，原因： 1. 2.	□ 无 □ 有，原因： 1. 2.	□ 无 □ 有，原因： 1. 2.
医师签名			

时间	住院第3~7天 （术后第1天）	住院第4~11天 （术后第2~5天）	住院第≤12天 （出院日）
主要诊疗工作	□ 上级医师查房 □ 住院医师完成病程书写 □ 注意生命体征及肺部呼吸音 □ 观察胸腔引流及切口情况 □ 鼓励并协助患者排痰 □ 拔除尿管 □ 必要时纤维支气管镜吸痰	□ 上级医师查房 □ 住院医师完成病程书写 □ 复查血常规、血生化及胸片 □ 拔除胸腔引流管（视引流及肺复张情况）并切口换药 □ 必要时纤维支气管镜吸痰 □ 视情况停用或调整抗菌药物	□ 切口拆线（视切口愈合情况） □ 上级医师查房，明确可以出院 □ 向患者及家属交代出院后注意事项 □ 完成出院小结、出院诊断书等
重点医嘱	**长期医嘱：** □ 胸外科一级护理 □ 普通饮食 □ 雾化吸入 □ 胸管引流，记量 □ 其他医嘱 **临时医嘱：** □ 血常规、肝功能、肾功能、电解质 □ 其他医嘱	**长期医嘱：** □ 胸外科二级护理 □ 停记胸管引流量 □ 停雾化 □ 停吸氧 □ 停心电监护 □ 其他医嘱 **临时医嘱：** □ 拔胸腔引流管 □ 切口换药 □ 复查胸片、血常规、肝功能、肾功能、电解质（酌情） □ 其他医嘱	**临时医嘱：** □ 通知出院 □ 出院带药 □ 其他医嘱
病情变异记录	□ 无　□ 有，原因： 1. 2.	□ 无　□ 有，原因： 1. 2.	□ 无　□ 有，原因： 1. 2.
医师签名			

（二）护士表单

肺隔离症外科治疗临床路径护士表单

适用对象：第一诊断为肺隔离症（ICD-10：Q33.201）

行肺叶切除或肺局部切除术（入路包括开放性、胸腔镜）（ICD-9-CM-3：32.2-32.5）

患者姓名：		性别：	年龄：	门诊号：	住院号：
住院日期： 年 月 日		出院日期： 年 月 日			标准住院日：≤12 天

时间	住院第 1~5 天	住院第 2~6 天（手术日）	住院第 4~12 天 （手术后第 1~7 天）
健康宣教	□ 介绍主管医师、护士 □ 介绍环境、设施 □ 介绍住院注意事项	**术前宣教：** □ 宣教疾病知识、术前准备及手术过程 □ 告知准备用物、沐浴 □ 告知术后饮食、活动及探视注意事项 □ 告知术后可能出现的情况及应对方式 □ 主管护士与患者沟通、了解并指导心理应对 **手术当日宣教：** □ 告知监护设备、管路功能及注意事项 □ 告知饮食、体位要求 □ 告知疼痛注意事项 □ 告知术后可能出现情况的应对方式，给予患者及家属心理支持 □ 再次明确探视陪护须知	**术后宣教：** □ 饮食、活动指导 □ 复查患者对术前宣教内容的掌握程度 □ 呼吸功能锻炼的作用 □ 拔尿管（如果有）后注意事项 □ 下床活动注意事项 **出院宣教：** □ 复查时间 □ 活动休息 □ 饮食指导 □ 指导办理出院手续
护理处置	□ 核对患者，佩戴腕带 □ 建立入院护理病历 □ 卫生处置：剪指（趾）甲、沐浴、更换病号服	**术前处置：** □ 协助医师完成术前检查化验 □ 术前准备包括皮试、备皮、备血（酌情）、禁食、禁水 **手术当日处置：** □ 送手术 取下患者各种活动物品 核对患者资料及带药 填写手术交接单、签字确认 □ 接手术 核对患者及资料、签字确认	□ 遵医嘱完成相关事项 □ 办理出院手续 □ 书写出院小结
基础护理	□ 三级护理 晨晚间护理 患者安全管理	**术前：** □ 三级护理 晨晚间护理 患者安全管理 **手术当日：** □ 一级护理 平卧或半做卧位 排泄护理 患者安全管理	□ 二级或三级护理 晨晚间护理 协助坐起、床旁活动 排泄护理 协助或指导进食、进水 患者安全管理

时间	住院第 1~5 天	住院第 2~6 天 （手术日）	住院第 4~12 天 （手术后第 1~7 天）
专科护理	□ 护理查体 □ 辅助戒烟 □ 心理护理	**术前：** □ 呼吸功能锻炼 □ 遵医嘱完成相关检查 □ 心理护理 **手术当日：** □ 病情观察、写护理记录 　评估生命体征、意识、肢体活动、皮肤情况、伤口敷料、引流管情况 □ 手掌皮温、出汗情况 □ 遵医嘱雾化吸入，呼吸功能锻炼 □ 心理护理	□ 病情观察、写护理记录 　评估生命体征、意识、肢体活动、皮肤情况、伤口敷料、引流管情况 □ 手掌皮温、出汗情况 □ 遵医嘱雾化吸入，呼吸功能锻炼 □ 心理护理
重点医嘱	□ 详见医嘱执行单	□ 详见医嘱执行单	□ 详见医嘱执行单
病情变异记录	□ 无　□ 有，原因： 1. 2.	□ 无　□ 有，原因： 1. 2.	□ 无　□ 有，原因： 1. 2.
护士签名			

（三）患者表单

肺隔离症外科治疗临床路径患者表单

适用对象：第一诊断为肺隔离症（ICD-10：Q33.201）

行肺叶切除或肺局部切除术（入路包括开放性、胸腔镜）（ICD-9-CM-3：32.2-32.5）

患者姓名：	性别： 年龄： 门诊号：	住院号：
住院日期：　年　月　日	出院日期：　年　月　日	标准住院日：≤12天

时间	住院第1~5天	住院第2~6天 （手术日）	住院第4~12天 （手术后第1~7天）
医患配合	□ 配合询问病史、采集资料，请务必详细告知既往史、用药史、过敏史 □ 如服用抗凝剂，请明确告知 □ 配合进行体格检查 □ 有任何不适请告知医师、护士	术前： □ 配合完善术前相关检查、化验，如采血、心电图、胸片等 □ 医师与患者及家属介绍病情及手术谈话，术前签字 □ 麻醉师术前访视 手术当天： □ 配合评估手术效果 □ 配合检查意识、疼痛、引流管情况、肢体活动 □ 需要时，配合复查胸片 □ 有任何不适请告知医师、护士	术后： □ 配合检查意识、疼痛、引流管、伤口情况、肢体活动 □ 配合伤口换药 □ 配合拔除引流管 出院： □ 接受出院前指导 □ 了解复查程序 □ 获得出院诊断书
护患配合	□ 配合测量体温、脉搏、呼吸、血压、体重1次 □ 配合完成入院护理评估（简单询问病史、过敏史、用药史） □ 接受入院宣教（环境介绍、病房规定、订餐制度、贵重物品保管等） □ 有任何不适请告知护士	术前： □ 配合测量体温、脉搏、呼吸、血压 □ 接受术前宣教 □ 接受备皮、配血（酌情） □ 自行沐浴、加强腋窝清洁 □ 取下义齿、饰品等，贵重物品交家属保管 手术当天： □ 清晨测量体温、脉搏、呼吸、血压1次 □ 入手术室前协助完成核对，带齐影像资料，脱去衣物 □ 返回病房后，协助完成核对，配合过病床 □ 配合检查意识、疼痛、引流管情况、肢体活动 □ 配合术后吸氧、监护仪监测、输液，排尿用尿管（如果留置），胸部有引流管（如果留置） □ 遵医嘱采取正确体位 □ 有任何不适请告知医师、护士	□ 接受出院宣教 □ 办理出院手续 □ 知道复印病历方法 □ 普通饮食

续　表

时间	住院第1~5天	住院第2~6天 （手术日）	住院第4~12天 （手术后第1~7天）
饮食	□ 正常饮食	□ 术前12小时禁食、禁水 □ 术后6小时禁食、禁水，6小时后酌情饮水，进流食	□ 根据医嘱或病情过渡到普通饮食
排泄	□ 正常排尿便	□ 术前正常排尿便 □ 术中若留置尿管，当天保留尿管（酌情）	□ 正常排尿便
活动	□ 正常活动	□ 术前正常活动 □ 术后当天平卧或半卧位，注意保护管路	□ 术后根据医嘱逐渐下床活动 □ 保护管路

附：原表单（2010 年版）

肺隔离症外科治疗临床路径表单

适用对象：第一诊断为肺隔离症（ICD-10：Q25.752）

行肺叶切除或肺局部切除（ICD-9-CM-3：32.2-32.5）

患者姓名：	性别： 年龄： 门诊号：	住院号：
住院日期： 年 月 日	出院日期： 年 月 日	标准住院日：≤12 天

时间	住院第 1 天	住院第 2~5 天	住院第 2~6 天（手术日）
主要诊疗工作	□ 询问病史及体格检查 □ 完成病历书写 □ 开化验单及检查申请单 □ 主管医师查房 □ 初步确定治疗方案	□ 上级医师查房 □ 术前评估及讨论，确定手术方案 □ 术前准备 □ 完成病程记录、上级医师查房记录、术前小结等病历书写 □ 向患者及家属交代病情及围术期注意事项 □ 签署手术知情同意书、自费用品协议书、输血同意书、授权委托同意书	□ 手术 □ 术者完成手术记录 □ 住院医师完成术后病程 □ 上级医师查房 □ 向患者家属交代病情及手术情况术后注意事项
重点医嘱	长期医嘱： □ 胸外科二级护理 □ 呼吸道准备 □ 止血药（必要时） □ 其他医嘱 临时医嘱： □ 血常规、尿常规、便常规 □ 肝功能、肾功能、电解质、凝血功能、血型、感染性疾病筛查 □ 肺功能、动脉血气分析、心电图 □ 影像学检查：胸片 X 线正侧位、胸部 CT □ 超声心动图（必要时） □ 纤维支气管镜（必要时） □ 其他医嘱	长期医嘱： □ 胸外科二级护理 □ 呼吸道准备 □ 止血药（必要时） □ 其他医嘱 临时医嘱： □ 拟明日全身麻醉下行 ◎肺局部切除术 ◎肺叶切除术 □ 术前禁饮食 □ 术前镇静药（酌情） □ 备血 □ 抗菌药带入手术室 □ 其他医嘱	长期医嘱： □ 胸外科特级或一级护理 □ 禁饮食，清醒后 6 小时进流食 □ 体温、心电、呼吸、血压、血氧饱和度监测 □ 吸氧 □ 胸管引流，记量 □ 持续导尿，记 24 小时出入量 □ 雾化吸入 □ 其他医嘱 临时医嘱： □ 镇痛药物 □ 其他医嘱
主要护理工作	□ 介绍病房环境、设施和设备 □ 入院护理评估，护理计划 □ 宣教及辅助戒烟 □ 呼吸训练及理疗，体位引流	□ 宣教、备皮等术前准备 □ 提醒患者术前按时禁饮食 □ 呼吸功能锻炼	□ 观察病情变化 □ 术后心理和生活护理 □ 保持呼吸道通畅
病情变异记录	□ 无 □ 有，原因： 1. 2.	□ 无 □ 有，原因： 1. 2.	□ 无 □ 有，原因： 1. 2.
护士签名			
医师签名			

时间	住院第 3~7 天 （术后第 1 天）	住院第 4~11 天 （术后第 2~5 天）	住院第 ≤12 天 （出院日）
主要诊疗工作	□ 上级医师查房 □ 住院医师完成病程书写 □ 注意生命体征及肺部呼吸音 □ 观察胸腔引流及切口情况 □ 鼓励并协助患者排痰 □ 拔除尿管 □ 必要时纤维支气管镜吸痰	□ 上级医师查房 □ 住院医师完成病程书写 □ 复查血常规、血生化及胸片 □ 拔除胸腔引流管（视引流及肺复张情况）并切口换药 □ 必要时纤维支气管镜吸痰 □ 视情况停用或调整抗菌药物	□ 切口拆线（视切口愈合情况） □ 上级医师查房，明确可以出院 □ 向患者及家属交代出院后注意事项 □ 完成出院小结、出院诊断书等
重点医嘱	**长期医嘱：** □ 胸外科一级护理 □ 普通饮食 □ 雾化吸入 □ 胸管引流，记量 □ 其他医嘱 **临时医嘱：** □ 血常规、肝功能、肾功能、电解质 □ 其他医嘱	**长期医嘱：** □ 胸外科二级护理 □ 停记胸管引流量 □ 停雾化 □ 停吸氧 □ 停心电监护 □ 其他医嘱 **临时医嘱：** □ 拔胸腔引流管 □ 切口换药 □ 复查胸片、血常规、肝功能、肾功能、电解质（酌情） □ 其他医嘱	**临时医嘱：** □ 通知出院 □ 出院带药 □ 其他医嘱
主要护理工作	□ 观察患者病情 □ 心理与生活护理 □ 协助患者咳痰 □ 术后康复指导	□ 观察患者病情 □ 心理与生活护理 □ 协助患者咳痰 □ 术后康复指导	□ 帮助患者办理出院手续 □ 康复宣教
病情变异记录	□ 无 □ 有，原因： 1. 2.	□ 无 □ 有，原因： 1. 2.	□ 无 □ 有，原因： 1. 2.
护士签名			
医师签名			

第六章

肺良性肿瘤临床路径释义

【医疗质量控制指标】

指标一、术前活检病理/痰细胞学送检率。

指标二、术前 30 分钟预防性抗菌药物使用率。

指标三、术中腔镜中转开胸率。

指标四、围术期输血率。

指标五、术后肺部感染发生率。

指标六、术中冷冻病理、术后病理诊断符合率。

指标七、平均住院时间。

一、肺良性肿瘤编码

1. 原编码：

疾病名称及编码：肺良性肿瘤（ICD-10：D14.3）

手术操作名称及编码：肿瘤摘除术、肺局部切除术或肺叶切除术（ICD-9-CM-3：32.2-32.4）

2. 修改编码：

疾病名称及编码：肺良性肿瘤（ICD-10：D14.3/D17.4/D18.011）

　　　　　　　　肺炎性假瘤（ICD-10：J98.405）

手术操作名称及编码：肺肿瘤摘除术（ICD-9-CM-3：32.2）

　　　　　　　　　　肺局部切除术（ICD-9-CM-3：32.3）

　　　　　　　　　　肺叶切除术（ICD-9-CM-3：32.4）

二、临床路径检索方法

D14.3 伴 32.2/32.3/32.4

三、国家医疗保障疾病诊断相关分组（CHS-DRG）

MDCE 呼吸系统疾病及功能障碍

ER1 呼吸系统肿瘤

EB1 胸部大手术

四、肺良性肿瘤临床路径标准住院流程

（一）适用对象

第一诊断为肺良性肿瘤（ICD-10：D14.3/D17.4/D18.011）、肺炎性假瘤（ICD-10：J98.405）

行肿瘤摘除术、肺局部切除术或肺叶切除术（ICD-9-CM-3：32.2-32.4）。

释义

　　■ 肺炎性假瘤是由肺内慢性炎症产生的肉芽肿、机化、纤维结缔组织增生及相关的继发病变形成的类瘤样肿块，并非真正的肿瘤。青壮年多见，一般没有症状。

常在胸部 X 线检查时发现呈圆形或椭圆形，增长缓慢的结节，无完整的包膜。肺炎性假瘤与肺癌很难鉴别，偶有癌变的可能。

（二）诊断依据

根据《临床诊疗指南·胸外科分册》（中华医学会编著，人民卫生出版社，2009 年），《外科学》（全国高等学校教材八年制，赵玉沛等主编，人民卫生出版社，2015 年），《黄家驷外科学》（吴孟超等主编，人民卫生出版社出版，2013 年，第 7 版）。

1. 临床症状：分布年龄广泛，青中年居多，症状较轻或无症状，部分患者有咳嗽、咯血和轻度胸痛，咯血多为少量和痰中带血，病情可长期无变化，少数患者因肿瘤阻塞支气管而继发感染症状。

2. 体征：早期不明显。

3. 辅助检查：胸部 X 线影像学检查，纤维支气管镜检查等。

（三）选择治疗方案的依据

根据《临床诊疗指南·胸外科分册》（中华医学会编著，人民卫生出版社，2009 年），《外科学》（全国高等学校教材八年制，赵玉沛等主编，人民卫生出版社，2015 年），《黄家驷外科学》（吴孟超等主编，人民卫生出版社出版，2013 年，第 7 版）。

1. 开放性手术或胸腔镜下肿瘤摘除术。

2. 开放性手术或胸腔镜下肺局部切除术（包括肺楔形切除和肺段切除）。

3. 开放性手术或胸腔镜下肺叶切除术（包括复合肺叶切除和支气管袖式成型）。

> **释义**
>
> ■ 肺部的良性肿瘤从影像学上与肺癌很难鉴别，术前难以明确诊断。有些肺部良性肿瘤，又有发生癌变的可能，因此一般主张尽早手术切除。
>
> ■ 根据患者的全身情况、病灶的部位和手术中切除标本的病理学诊断，决定手术方式。
>
> ■ 如术中冷冻切片一时不能确定是良性、恶性时，不限于仅行肺楔形切除或肿瘤摘除术。可以行肺段切除，包括肺叶切除术。

（四）标准住院日 ≤15 天

> **释义**
>
> ■ 患者住院治疗的时间一般为 12~15 天。

（五）进入路径标准

1. 第一诊断符合 ICD-10：D14.3/D17.4/D18.011 肺良性肿瘤、ICD-10：J98.405 肺炎性假瘤疾病编码。

2. 当患者同时具有其他疾病诊断，但在门诊治疗期间不需要特殊处理也不影响第一诊断的临床路径流程实施时，可以进入路径。

> **释义**
>
> ■ 如果患者同时患有其他疾病影响第一诊断的，临床路径流程实施时均不适合进入该临床路径。
>
> ■ 术中或术后病理诊断与第一诊断不相符合的患者，不适合进入该临床路径。

（六）术前准备≤5 天

1. 必需的检查项目：

（1）血常规、尿常规。

（2）凝血功能、血型、肝功能测定、肾功能测定、电解质、感染性疾病筛查（乙型肝炎、丙型肝炎、艾滋病、梅毒等）、肿瘤标志物检查。

（3）肺功能、动脉血气分析、心电图。

（4）痰细胞学检查、支气管镜检查+活检。

（5）影像学检查：X 线胸片正侧位、胸部 CT（平扫+增强扫描）、腹部超声或 CT。

2. 根据患者病情，可选择以下项目：血气分析、超声心动图、24 小时动态心电图等。

> **释义**
>
> ■ 部分检查可以在门诊完成，包括胸部 X 线正侧位片和胸部增强 CT 扫描及痰细胞学检查等。但痰细胞学检查阳性率不高，可酌情进行。
>
> ■ 根据病灶的部位，术前可以不进行纤维支气管镜检查或经皮肺穿刺活检检查。

（七）预防性抗菌药物选择与使用时机

1. 按照《抗菌药物临床应用指导原则（2015 年版）》（国卫办医发〔2015〕43 号）执行，并根据患者的病情决定抗菌药物的选择与使用时间。建议使用第一、第二代头孢菌素。明确感染患者，可根据药敏试验结果调整抗菌药物。

（1）推荐使用头孢唑林钠肌内或静脉注射：①成人：0.5~1 克/次，一日 2~3 次。②对本药或其他头孢菌素类药过敏者，对青霉素类药有过敏性休克史者禁用；肝肾功能不全者、有胃肠道疾病史者慎用。③使用本药前须进行皮试。

（2）推荐头孢呋辛钠肌肉注射或静脉滴注：①成人：1.5~3.0 克/次，一日 2~3 次。②肾功能不全患者按肌酐清除率制订给药方案：肌酐清除率＞20ml/min 者，每日 3 次，每次 0.75~1.5g；肌酐清除率 10~20ml/min 者，每日 2 次，每次 0.75g；肌酐清除率＜10ml/min 者，每次 0.75g，一日 1 次。③对本药或其他头孢菌素过敏者，对青霉素类药有过敏性休克者禁用；肝肾功能不全者，有胃肠道疾病史者慎用。④使用本药前必须进行皮试。

（3）推荐头孢曲松钠肌内注射、静脉注射或静脉滴注：①成人，1 克/次，一次肌内注射或静脉滴注。②对本药或其他头孢菌素类药过敏者，对青霉素类药有过敏性休克史者禁用；肝肾功能不全者、有胃肠道疾病史者慎用。

2. 预防性应用抗菌药物的时间为术前 0.5 小时，手术超过 3 小时加用 1 次抗菌药物；总预防性用药时间一般不超过 24 小时，个别情况可延长至 48 小时。

3. 如有继发感染征象，尽早开始抗菌药物的经验治疗。

> **释义**
>
> ■ 肺部手术为潜在污染性手术，属于Ⅱ类切口，应常规使用抗菌药物预防感染。
>
> ■ 预防性抗菌药物应选用第一、第二代头孢菌素等，多在术前30分钟左右应用。

（八）手术日为入院≤5天

1. 麻醉方式：气管插管全身麻醉。
2. 手术耗材：根据患者病情使用（闭合器、切割缝合器等）。
3. 术中用药：抗菌药物等。
4. 手术置入物：止血材料。
5. 输血：视术中出血情况而定。输血前需行血型鉴定、抗体筛选和交叉配血。
6. 病理：术中冷冻切片，术后石蜡切片+免疫组化。

> **释义**
>
> ■ 患者一般在住院后5天内安排手术。
>
> ■ 肺良性肿瘤的切除多为肺局部切除或肺段切除，酌情使用闭合切割缝合器及修补材料是防止术后漏气、出血的重要环节。
>
> ■ 基本不考虑术中输血。对于手术时间较长的患者，术中需使用抗菌药物；必要时可选用止血药，如注射用尖吻蝮蛇血凝酶。
>
> ■ 术中切除的肿瘤送冷冻病理检查非常重要，这是术中鉴别肺良、恶性肿瘤最关键的一步。

（九）术后住院恢复≤11天

1. 必须复查的检查项目：血常规、肝功能测定、肾功能测定、电解质、胸部X线片等。
2. 根据患者病情，可选择以下项目：血气分析、气管镜、床旁超声、痰培养+药敏试验等。
3. 术后用药：
（1）抗菌药物：按照《抗菌药物临床应用指导原则（2015年版）》（国卫办医发〔2015〕43号）选用药物。明确感染患者，可根据药敏试验结果调整抗菌药物。
（2）如有继发感染征象，尽早选择敏感抗菌药物的治疗。
（3）可选择同时应用的药物：如抑酸剂、止血药、化痰药等。

> **释义**
>
> ■ 患者术后如无并发症，一般在7~10天可出院。
>
> ■ 术后第1天照胸片、查血常规、肝肾功能、电解质等。
>
> ■ 患者胸腔闭式引流量不超过100ml/d，无持续性漏气，可拔除引流管。
>
> ■ 抗菌药物的使用时间通常不超过3天，出现感染迹象者（如发热、脓痰、白细胞计数升高等）应根据情况选用广谱抗菌药物。

（十）出院标准

1. 患者病情稳定，体温正常，手术切口愈合良好，生命体征平稳。
2. 无需继续住院治疗的并发症和/或合并症。

> **释义**
>
> ■ 患者影像学提示双肺膨胀良好，血液检查指标基本正常。
> ■ 患者体温基本恢复正常，无咯血、呼吸困难等症。
> ■ 患者可以待拆线出院。
> ■ 如术后出现并发症，是否需要继续住院治疗，由主管医师按具体情况决定。

（十一）变异及原因分析

1. 有影响手术的合并症，需要进行相关的诊断和治疗。
2. 术后出现肺部感染、呼吸衰竭、心力衰竭、支气管胸膜瘘等并发症，需要延长住院的治疗时间。

> **释义**
>
> ■ 微小变异：因为医院条件所限，检验项目的不及时性，不能按照路径的要求，及时完成检查；或因为节假日休息不能按照要求完成检查；患者不愿配合完成相应检查，短期不愿按照要求出院随诊。
> ■ 重大变异：因手术诱发患者基础疾病加重，需要进一步诊断和治疗；患者因各种原因不愿出院，而导致住院时间明显延长。

五、肺良性肿瘤临床路径给药方案

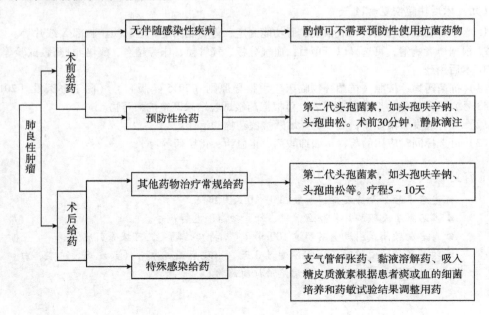

（一）用药选择

1. 对肺部不能确定是否炎症性阴影时，可用第一、第二代头孢菌素进行试验性治疗。

2. 强调术前 30 分钟预防性静脉给药。

3. 手术后患者持续发热、白细胞计数偏高、全身症状较重者，应尽早调整抗菌药物。在根据经验性治疗的同时，立即采取痰液标本，做涂片革兰染色检查及培养药敏。

（二）注意事项

头孢类抗菌药物副作用小，但近年来，围内外均有此类药物给患者造成严重过敏反应的报道。应引起临床医师的广泛关注。

六、肺良性肿瘤患者护理规范

1. 休息与活动：术后取半坐卧位，床头抬高 30°~50°，以利呼吸及引流液引出。术后第 1 日，采用坐位、半坐卧位或不完全健侧卧位，避免术侧卧位。术后尽早下床活动，锻炼术侧肩关节。

2. 饮食护理：术后第 1 日晨，患者意识清醒且无恶心、呕吐，即可进食清淡流质饮食或半流质饮食，逐渐过渡到普通饮食，禁食牛奶、豆浆等产气食物。应鼓励进食蔬菜水果，防止便秘；补充足够水分，防止气道干燥，利于痰液稀释，便于咳出。

3. 有效排痰：给予叩背，鼓励患者进行腹式呼吸、有效咳嗽。

4. 胸管护理：注意观察引流液的性质、颜色和量，并做好记录。妥善固定胸管，防止管路脱出，保证胸腔闭式引流瓶直立位，并低于胸部 60~100cm，置于床下固定位置，防止碰倒、踢翻或打碎。长玻璃管置于液面下 2~3cm。可适时挤压胸管，保持引流管通畅。

5. 用药护理：应严格按照医嘱服用抗生素、化痰及镇咳药物。

6. 疼痛护理：及时进行疼痛评估，必要时给予药物镇痛。

七、肺良性肿瘤患者营养治疗规范

1. 治疗期间，饮食宜清淡，忌食刺激性食物，如辣椒、咖喱、芥末、蒜等。减少高糖、高油、高盐分的食物。

2. 坚持营养平衡普食，每日不少于 13 种食物，包含谷薯类、蔬菜水果类、肉蛋奶及豆制品类以及适量的油脂类。保持优质蛋白质食物占总蛋白质 50%以上。

3. 体液丢失过量时需要补充水分，每日至少> 1700ml 水，必要时根据体液电解质情况补充盐分。

4. 患者行营养支持治疗前，应通过 NRS 2002 进行筛查，并记录筛查结果。

5. 营养风险或营养不良的患者应制定营养治疗计划。

八、肺良性肿瘤患者健康宣教

1. 出现血氧饱和度下降、呼吸困难、胸片提示肺复张不良等症状，应考虑肺不张可能。鼓励患者咳嗽、咳痰，痰液黏稠者遵医嘱给予雾化吸入，必要时行鼻导管深部吸痰或协助医生行纤维支气管镜吸痰。

2. 饮食宣教：合理膳食，饮食宜清淡、新鲜、富于营养、易于消化。不吃或少吃辛辣刺激的食物。

3. 日常生活：出院后每日坚持进行低强度的有氧锻炼，如散步、打太极等，多做深呼吸运动，锻炼心肺功能。

九、推荐表单

（一）医师表单

肺良性肿瘤临床路径医师表单

适用对象：第一诊断为肺良性肿瘤（ICD-10：D14.3/D17.4/D18.011）、肺炎性假瘤（ICD-10：J98.405）

行肿瘤摘除术、肺局部切除术或肺叶切除术（ICD-9-CM-3：32.2-32.4）

患者姓名：		性别：	年龄：	门诊号：	住院号：
住院日期： 年 月 日		出院日期： 年 月 日			标准住院日：≤12 天

时间	住院第 1 天	住院第 2~5 天 （术前日）	住院第 3~4 天 （手术日）
主要诊疗工作	□ 询问病史及体格检查 □ 完成病历书写 □ 开化验单及检查申请单 □ 主管医师查房 □ 初步确定治疗方案	□ 上级医师查房 □ 术前准备与术前评估 □ 术前讨论，确定手术方案 □ 根据病情需要，完成相关科室会诊 □ 住院医师完成病程日志及术前小结、上级医师查房记录等病历书写 □ 签署手术知情同意书、自费用品协议书、输血同意书、授权委托同意书 □ 向患者及家属交代围术期注意事项	□ 术前留置尿管 □ 手术 □ 术者完成手术记录 □ 住院医师完成术后病程 □ 上级医师查房 □ 观察生命体征 □ 向患者及家属交代病情及术后注意事项
重点医嘱	长期医嘱： □ 胸外科二级护理 □ 普通饮食 □ 患者既往基础用药 临时医嘱： □ 血常规、尿常规、便常规+隐血试验 □ 凝血功能、血型、肝功能、肾功能、电解质、感染性疾病筛查、肿瘤标志物检查 □ 肺功能、动脉血气分析、心电图 □ 痰细胞学检查、必要时支气管镜检查+活检 □ 影像学检查：X 线胸片正侧位、胸部 CT、腹部超声或 CT □ 必要时：纵隔镜、24 小时动态心电图、全身骨扫描、头颅 MRI 或 CT、超声心动图、经皮肺穿刺活检等	长期医嘱： □ 胸外科二级护理常规 □ 饮食 □ 患者既往基础用药 临时医嘱： □ 明日全身麻醉下拟行 ◎ 肿瘤摘除术 ◎ 肺局部切除术 ◎ 肺叶切除术 ◎ 全肺切除术 ◎ 开胸探查术 □ 术前禁食、禁水 □ 术前备皮 □ 备血 □ 术前镇静药物（酌情） □ 备术中抗菌药物 □ 其他特殊医嘱	长期医嘱： □ 胸外科术后护理常规 □ 特级或一级护理 □ 清醒后 6 小时进流食 □ 吸氧 □ 体温、心电、血压、呼吸、脉搏、血氧饱和度监测 □ 胸管引流记量 □ 持续导尿，记 24 小时出入量 □ 雾化吸入 □ 预防性应用抗菌药物 □ 镇痛药物 临时医嘱： □ 止血药物使用（必要时） □ 其他特殊医嘱

时间	住院第 1 天	住院第 2~5 天 （术前日）	住院第 3~4 天 （手术日）
病情 变异 记录	□无 □有，原因： 1. 2.	□无 □有，原因： 1. 2.	□无 □有，原因： 1. 2.
医师 签名			

时间	住院第 4~5 天 （术后第 1 日）	住院第 5~13 天 （术后第 2~10 日）	住院第 10~15 天 （出院日）
主要诊疗工作	□ 上级医师查房 □ 住院医师完成病程书写 □ 观察胸腔引流情况 □ 注意生命体征、血氧饱和度及肺部呼吸音 □ 鼓励并协助患者排痰 □ 必要时纤维支气管镜吸痰	□ 上级医师查房 □ 住院医师完成病程书写 □ 视病情复查血常规、血生化及 X 线胸片 □ 视胸腔引流及肺复张情况拔除胸腔引流管并切口换药 □ 必要时纤维支气管镜吸痰 □ 视情况停用或调整抗菌药物 □ 切口拆线	□ 上级医师查房，明确是否出院 □ 住院医师完成出院小结、病历首页等 □ 向患者及家属交代出院后注意事项 □ 根据术后病理确定术后治疗方案
重点医嘱	**长期医嘱：** □ 胸外科一级护理 □ 普通饮食 □ 吸氧 □ 心电监护 □ 雾化吸入 □ 胸管引流记量 □ 持续导尿，记 24 小时出入量 □ 镇痛药物 **临时医嘱：** □ 根据情况酌情补液 □ 血气分析（必要时） □ 其他特殊医嘱	**长期医嘱：** □ 胸外科二级护理 □ 停胸腔闭式引流计量 □ 停记尿量、停吸氧、停心电监护 □ 停雾化 □ 停抗菌药物 **临时医嘱：** □ 拔胸腔闭式引流管 □ 拔除尿管 □ 切口换药、拆线 □ 复查 X 线胸片、血常规、肝功能、肾功能、电解质 □ 其他特殊医嘱	**临时医嘱：** □ 切口换药 □ 通知出院 □ 出院带药 □ 定期复诊
病情变异记录	□ 无　□ 有，原因： 1. 2.	□ 无　□ 有，原因： 1. 2.	□ 无　□ 有，原因： 1. 2.
医师签名			

（二）护士表单

肺良性肿瘤临床路径护士表单

适用对象：第一诊断为肺良性肿瘤（ICD-10：D14.3）
行肿瘤摘除术、肺局部切除术或肺叶切除术（ICD-9-CM-3：32.2-32.4）

患者姓名：	性别： 年龄： 门诊号：	住院号：
住院日期： 年 月 日	出院日期： 年 月 日	标准住院日：≤15 天

时间	住院第1~3天	手术前1天~手术当天	术后第2天~出院日
健康宣教	□ 介绍主管医师、护士 □ 介绍环境、设施 □ 介绍住院注意事项 □ 指导患者正确留取标本 □ 宣教疾病知识、用药知识及特殊检查的操作过程 □ 告知检查及操作前后饮食、活动及探视注意事项及应对方式 □ 向患者宣教戒烟、戒酒的重要性，以及减少二手烟的吸入	□ 主管护士与患者沟通，了解患者的情绪，并给予心理安慰，尽量解除患者的紧张情绪 □ 指导患者如何应对手术后的疼痛及咳嗽排痰	□ 根据病情，鼓励患者尽早下地活动，促进患者康复 □ 定时复查 □ 指导患者出院带药的服用方法 □ 指导患者饮食、休息等注意事项 □ 讲解增强体质的方法，减少感染的机会
护理处置	□ 核对患者，佩戴腕带 □ 建立入院护理病历 □ 卫生处置：剪指（趾）甲、沐浴、更换病号服	□ 密切观察患者病情变化 □ 遵医嘱正确使用抗菌药物 □ 协助医师完成各项检查及治疗 □ 做好术前各项准备、备皮 □ 通知患者禁食、禁水 □ 帮助患者翻身、活动，防止压疮 □ 拍背、协助患者咳嗽、排痰	□ 办理出院手续 □ 书写出院小结
基础护理	□ 二级护理 □ 晨晚间护理 □ 患者安全管理	□ 二级至特级护理 □ 晨晚间护理 □ 患者安全管理	□ 特级至三级护理 □ 晨晚间护理 □ 患者安全管理
专科护理	□ 护理查体 □ 呼吸频率、体温、血压和脉搏的监测 □ 记录大、小便次数 □ 需要时填写跌倒及压疮防范表 □ 必要时请家属陪护 □ 心理护理	□ 监测患者的体温、血压、脉搏、呼吸频率及血氧饱和度 □ 协助排痰，必要时吸痰 □ 遵医嘱完成相关检查 □ 心理护理 □ 遵医嘱正确给药 □ 指导患者咳嗽，并观察引流液的性质及引流量 □ 提供并发症征象的依据	□ 观察患者生命体征的变化，评估患者的病情：特别是体温、血压、脉搏及胸腔引流量 □ 心理护理

续　表

时间	住院第 1~3 天	手术前 1 天~手术当天	术后第 2 天~出院日
重点 医嘱	□ 详见医嘱执行单	□ 详见医嘱执行单	□ 详见医嘱执行单
病情 变异 记录	□ 无　□ 有，原因： 1. 2.	□ 无　□ 有，原因： 1. 2.	□ 无　□ 有，原因： 1. 2.
护士 签名			

（三）患者表单

肺良性肿瘤临床路径患者表单

适用对象：第一诊断为肺良性肿瘤（ICD-10：D14.3）

行肿瘤摘除术/肺局部切除术/肺叶切除术（ICD-9-CM-3：32.2-32.4）

患者姓名：		性别：	年龄：	门诊号：	住院号：
住院日期：　年　月　日		出院日期：　年　月　日			标准住院日：≤15天

时间	入院当日	住院期间 （第2~6天）	住院第7~15天 （出院日）
医患配合	□ 配合医师询问病史、收集资料。务必详细、真实地告知既往史、用药史及过敏史 □ 配合进行体格检查 □ 有任何不适，及时告知医师	□ 配合完成相关检查，如采血、留尿化验和心电图、X线胸片等 □ 认真听取医师向患者及家属所讲的病情介绍 □ 如检查结果有异常，需进一步检查和治疗 □ 亲自或委托他人签署知情同意书 □ 配合医师的治疗和用药 □ 有任何不适，告知医师	□ 接受出院前指导 □ 知道复查程序 □ 获取出院诊断书
护患配合	□ 配合测量体温、脉搏、呼吸、血压、血氧饱和度、体重 □ 配合完成入院护理评估单（简单询问病史、过敏史、用药史） □ 接受入院宣教（环境介绍、病室规定、订餐制度、贵重物品保管等） □ 有任何不适，及时告知护士	□ 配合测量体温、血压、脉搏和呼吸，如实回答告知医师、护士人员的每日询问 □ 接受相关化验检查和宣教，正确留取标本，配合检查 □ 有任何不适告知护士 □ 接受输液、服药治疗 □ 注意自身的安全，避免坠床或跌倒 □ 配合执行医院有关探视及陪护制度 □ 接受疾病及用药等相关知识的指导	□ 接受出院宣教 □ 主动办理出院手续 □ 获取出院带药 □ 了解服药方法、作用及注意事项 □ 知道复印病历的方法
饮食	□ 普通饮食	□ 普通饮食	□ 普通饮食
排泄	□ 正常排尿便	□ 正常排尿便	□ 正常排尿便
活动	□ 适量活动	□ 适量活动	□ 适量活动

附：原表单（2019 年版）

肺良性肿瘤临床路径表单

适用对象：第一诊断为肺良性肿瘤（ICD-10：D14.3/D17.4/D18.011）、肺炎性假瘤（ICD-10：J98.405）

行肿瘤摘除术、肺局部切除术或肺叶切除术（ICD-9-CM-3：32.2-32.4）

患者姓名：	性别：	年龄：	门诊号：	住院号：
住院日期： 年 月 日	出院日期： 年 月 日		标准住院日：≤15 天	

时间	住院第 1 天	住院第 2~5 天（术前日）	住院第 3~4 天（手术日）
主要诊疗工作	□ 询问病史及体格检查 □ 完成病历书写 □ 开化验单及检查申请单 □ 主管医师查房 □ 初步确定治疗方案	□ 上级医师查房 □ 术前准备与术前评估 □ 术前讨论，确定手术方案 □ 根据病情需要，完成相关科室会诊 □ 住院医师完成病程日志及术前小结、上级医师查房记录等病历书写 □ 签署手术知情同意书、自费用品协议书、输血同意书、授权委托同意书 □ 向患者及家属交代围术期注意事项	□ 术前留置尿管 □ 手术 □ 术者完成手术记录 □ 住院医师完成术后病程 □ 上级医师查房 □ 观察生命体征 □ 向患者及家属交代病情及术后注意事项
重点医嘱	长期医嘱： □ 胸外科二级护理 □ 普通饮食 □ 患者既往基础用药 临时医嘱： □ 血常规、尿常规、便常规+隐血试验 □ 凝血功能、血型、肝功能、肾功能、电解质、感染性疾病筛查、肿瘤标志物检查 □ 肺功能、动脉血气分析、心电图 □ 痰细胞学检查、必要时支气管镜检查+活检 □ 影像学检查：X 线胸片正侧位、胸部 CT、腹部超声或 CT □ 必要时：纵隔镜、24 小时动态心电图、全身骨扫描、头颅 MRI 或 CT、超声心动图、经皮肺穿刺活检等	长期医嘱： □ 胸外科二级护理常规 □ 饮食 □ 患者既往基础用药 临时医嘱： □ 明日全身麻醉下拟行 ◎肿瘤摘除术 ◎肺局部切除术 ◎肺叶切除术 ◎全肺切除术 ◎开胸探查术 □ 术前禁食、禁水 □ 术前备皮 □ 备血 □ 术前镇静药物（酌情） □ 备术中抗菌药物 □ 其他特殊医嘱	长期医嘱： □ 胸外科术后护理常规 □ 特级或一级护理 □ 清醒后 6 小时进流食 □ 吸氧 □ 体温、心电、血压、呼吸、脉搏、血氧饱和度监测 □ 胸管引流记量 □ 持续导尿，记 24 小时出入量 □ 雾化吸入 □ 预防性应用抗菌药物 □ 镇痛药物 临时医嘱： □ 止血药物使用（必要时） □ 其他特殊医嘱

续 表

时间	住院第 1 天	住院第 2~5 天 （术前日）	住院第 3~4 天 （手术日）
主要 护理 工作	□ 介绍病房环境、设施和设备 □ 入院护理评估 □ 辅助戒烟	□ 宣教、备皮等术前准备 □ 提醒患者术前禁食、禁水 □ 呼吸功能锻炼	□ 观察病情变化 □ 术后心理和生活护理 □ 保持呼吸道通畅
病情 变异 记录	□ 无　□ 有，原因： 1. 2.	□ 无　□ 有，原因： 1. 2.	□ 无　□ 有，原因： 1. 2.
护士 签名			
医师 签名			

时间	住院第 4~5 天 （术后第 1 日）	住院第 5~13 天 （术后第 2~10 日）	住院第 10~15 天 （出院日）
主要诊疗工作	□ 上级医师查房 □ 住院医师完成病程书写 □ 观察胸腔引流情况 □ 注意生命体征、血氧饱和度及肺部呼吸音 □ 鼓励并协助患者排痰 □ 必要时纤维支气管镜吸痰	□ 上级医师查房 □ 住院医师完成病程书写 □ 视病情复查血常规、血生化及 X 线胸片 □ 视胸腔引流及肺复张情况拔除胸腔引流管并切口换药 □ 必要时纤维支气管镜吸痰 □ 视情况停用或调整抗菌药物 □ 切口拆线	□ 上级医师查房，明确是否出院 □ 住院医师完成出院小结、病历首页等 □ 向患者及家属交代出院后注意事项 □ 根据术后病理确定术后治疗方案
重点医嘱	长期医嘱： □ 胸外科一级护理 □ 普通饮食 □ 吸氧 □ 心电监护 □ 雾化吸入 □ 胸管引流记量 □ 持续导尿，记 24 小时出入量 □ 镇痛药物 临时医嘱： □ 根据情况酌情补液 □ 血气分析（必要时） □ 其他特殊医嘱	长期医嘱： □ 胸外科二级护理 □ 停胸腔闭式引流计量 □ 停记尿量、停吸氧、停心电监护 □ 停雾化 □ 停抗菌药物 临时医嘱： □ 拔胸腔闭式引流管 □ 拔除尿管 □ 切口换药、拆线 □ 复查 X 线胸片、血常规、肝功能、肾功能、电解质 □ 其他特殊医嘱	临时医嘱： □ 切口换药 □ 通知出院 □ 出院带药 □ 定期复诊
主要护理工作	□ 观察患者病情 □ 心理与生活护理 □ 协助患者咳痰	□ 观察患者病情 □ 心理与生活护理 □ 协助患者咳痰	□ 观察病情变化 □ 心理和生活护理 □ 术后康复指导
病情变异记录	□ 无 □ 有，原因： 1. 2.	□ 无 □ 有，原因： 1. 2.	□ 无 □ 有，原因： 1. 2.
护士签名			
医师签名			

第七章

自发性气胸临床路径释义

【医疗质量控制指标】

指标一、胸部 X 线完成率。

指标二、胸部 CT 完成率。

指标三、胸腔闭式引流术完成率。

指标四、微创手术完成率。

指标五、胸膜固定术完成率。

指标六、术前 30 分钟预防性抗菌药物使用率。

指标七、术后漏气持续时间。

指标八、平均住院时间。

一、自发性气胸编码

1. 原编码：

疾病名称及编码：自发性气胸（ICD-10：J93.0-J93.1）

手术操作名称及编码：肺大疱切除和/或胸膜固定术（ICD-9-CM-3：32.2 和/或 34.601，34.9201）

2. 修改编码：

疾病名称及编码：自发性气胸（ICD-10：J93.0-J93.1）

手术操作名称及编码：肺大疱切除（ICD-9-CM-3：32.20/32.29）

胸膜固定术（ICD-9-CM-3：34.9902/34.9905）

化学胸膜固定术（ICD-9-CM-3：34.9201/34.9203）

二、临床路径检索方法

（J93.0-J93.1）伴（32.20/32.29/34.9902/34.9905/34.9201/34.9203/34.6）

三、国家医疗保障疾病诊断相关分组（CHS-DRG）

MDCE 呼吸系统疾病及功能障碍

EW1 胸膜病变及胸腔积液

EB1 胸部大手术

四、自发性气胸临床路径标准住院流程

（一）适用对象

第一诊断为自发性气胸（ICD-10：J93.0-J93.1）

行肺大疱切除（ICD-9-CM-3：32.20/32.29）/胸膜固定术（ICD-9-CM-3：34.9902/34.9905）/化学胸膜固定术（ICD-9-CM-3：34.9201/34.9203）。

> **释义**
>
> ■ 适用对象编码参见第一部分。
> ■ 肺实质和脏胸膜自发性破裂而引起的胸膜腔内有空气存在者叫作自发性气胸。本临床路径适用内容不包括创伤性气胸（开放性气胸），气管支气管断裂，未破裂的气肿型肺大疱等。
> ■ 使用某种方法使胸膜腔粘连闭锁以预防气胸复发，即称为胸膜固定术，分为机械和化学固定两大类：前者主要包括胸膜摩擦；后者可向胸腔喷洒滑石粉等化学粘连剂。

（二）诊断依据

根据《临床诊疗指南·胸外科分册》（中华医学会编著，人民卫生出版社，2009 年）。

1. 诱发因素：剧烈咳嗽、持重物屏气、剧烈运动等，也可无明显诱发因素。
2. 临床症状：突发患侧胸痛、喘憋、呼吸困难，偶尔有干咳。严重程度从轻微不适至严重呼吸困难，甚至休克。
3. 临床体征：少量气胸时，体征不明显；气胸在 30% 以上者，可出现患侧胸部饱满，呼吸运动减弱，叩诊呈鼓音，语颤和呼吸音均减低或消失，气管向健侧移位。
4. 辅助检查：X 线胸片或胸部 CT。

> **释义**
>
> ■ 病因和发病机制：①肺尖胸膜发育不全，胸膜下小气肿疱破裂。多见于瘦长体型的青年男性，常无其他呼吸道疾病，称为特发性气胸。②气肿性肺大疱，见于慢性阻塞性肺疾病，多见于老年男性长期吸烟者。③肺结核及肺炎。④恶性肿瘤，多为血气胸。⑤其他少见疾病，如囊性肺纤维化、肺间质纤维化。⑥月经性气胸，发生于经期前、后 1~2 天。可能与子宫内膜异位有关。⑦自发性气胸发作诱因：咳嗽、排便、哮喘、机械通气，气胸发生与体力活动轻重并不完全一致，正常活动下也可发生。
> ■ 小量气胸多无明显临床症状，常经胸部 X 线检查偶然发现。大量气胸时，患者可有胸闷、不适、气急、胸痛等症状。当肺萎陷体积大于 50%，产生大量气胸，可致限制性通气功能障碍。
> ■ 正位 X 线胸片显示患侧肺萎陷，胸膜腔积气，显示均匀透亮的胸膜腔积气带，其中无肺纹理，内侧为线状肺压缩边缘，有时可伴少量积液。CT 对肺大疱的显示优于 X 线胸片，常可见上肺尖段或下肺背段散在肺大疱。
> ■ 依据病史、症状、体征和 X 线胸片可诊断此病，胸膜腔穿刺抽出气体可证实诊断。

（三）治疗方案的选择

根据《临床诊疗指南·胸外科分册》（中华医学会编著，人民卫生出版社，2009 年）。

1. 一般治疗及氧疗。

> **释义**
>
> ■ 休息，镇咳、镇痛，有继发感染应给予抗菌药物。有发绀予以吸氧。小量气胸，肺压缩＜20%时，无须特殊处理，待空气自行吸收，其每日吸收速度约为胸膜腔内游离气体积的1.25%。大量气胸，出现明显症状者，（通常＞30%时）需要行胸膜腔穿刺抽气，或闭式引流，以促使肺尽快复张膨胀。

2. 胸腔穿刺术或胸腔闭式引流术。

3. 手术治疗：

（1）复发性气胸。

（2）X线胸片或CT检查证实有肺大疱者。

（3）气胸合并胸腔出血者。

（4）有效胸腔闭式引流72小时仍有大量气体溢出者。

（5）患者从事特殊职业，如飞行员、潜水员、高空作业等。

> **释义**
>
> ■ 脏胸膜下肺大疱发生自发性气胸，首次发作可行胸腔闭式引流。再次发作建议行肺大疱切除术。在首次发生气胸后，胸管已拔除，摄胸部CT可能发现肺边缘部位脏胸膜肺大疱。对此类脏胸膜肺大疱的处理，也可不必等待其再次气胸发作，而建议患者手术治疗避免复发。
>
> ■ 细小支气管活瓣性阻塞作用致肺泡过度膨胀、破裂、相互融合形成肺大疱。肺大疱在影像学上表现为含气囊腔。
>
> ■ 肺大疱所在的肺组织与壁层胸膜粘连带撕裂，粘连带内小动脉出血、肺大疱破裂可造成血气胸。
>
> ■ 行胸腔闭式引流术，水封瓶胸腔引流的优点是安全有效，能缓解症状或达到愈合，可据此观察胸内漏气有无减少和肺复张状况，若胸内持续漏气无缓解，提示可能存在更为严重的合并症（如肺裂伤、支气管损伤等），建议积极手术治疗。
>
> ■ 双侧气胸患者应积极行胸腔闭式引流处理，符合手术指征时积极手术治疗，以免严重影响患者呼吸循环功能。

（四）标准住院日 10~13 天

> **释义**
>
> ■ 诊断及术前准备1~2天，术后住院恢复3~10天。手术如能达到闭合漏气部位，促使肺尽快复张膨胀，胸膜腔形成粘连的目的，即可如上述日程顺利恢复。

（五）进入路径标准

1. 第一诊断符合 ICD-10：J93.0-J93.1 自发性气胸疾病编码。

2. 当患者同时具有其他疾病诊断，但住院期间不需特殊处理也不影响第一诊断的临床路径流程实施时，可以进入此路径。

> **释义**
>
> ■ 心肺功能低下，难以耐受胸外科手术等存在手术禁忌者不能进入该路径。

（六）术前准备（术前评估）1~2 天

1. 必需的检查项目：
（1）血常规、尿常规、血型。
（2）凝血功能、肝功能、肾功能、电解质、感染性疾病筛查（乙型肝炎、丙型肝炎、艾滋病、梅毒等）。
（3）X 线胸片、心电图。
2. 根据患者病情选择：
（1）超声心动图（60 岁以上或伴有心血管疾病者）。
（2）肺功能、血气分析。
3. 胸部 CT。

> **释义**
>
> ■ 气胸尚存在持续漏气患者可不查肺功能，以免加重病情，但应术前查血气分析。

（七）预防性抗菌药物选择与使用时机

应按照《抗菌药物临床应用指导原则（2015 年版）》（国卫办医发〔2015〕43 号）执行。预防性用药时间为皮肤切口前 0.5~1 小时或麻醉开始时；手术超时 3 小时加用 1 次。

> **释义**
>
> ■ 需要结合患者病情决定抗菌药物的选择与使用时间。

（八）手术日为入院第 2~3 天

1. 麻醉方式：双腔气管插管全身麻醉。
2. 手术耗材：直线型切割缝合器、生物胶。
3. 术中用药：麻醉常规用药。
4. 输血：视术中情况而定。
5. 病理：石蜡切片。

> **释义**
>
> ■ 手术治疗原则是尽量保存肺组织并治疗原发病。以直线型切割缝合器切除肺大疱或肺表面破损漏气部位。术中用纱布轻擦胸膜表面，促进术后胸膜粘连固定。也可注入硬化剂（如滑石粉、50%葡萄糖等），使胸膜广泛粘连，防止气胸复发。

(九) 术后住院恢复5~10天

必须复查的检查项目：血常规，正、侧位X线胸片。

> **释义**
>
> ■ 术后鼓励早期恢复饮食及下地活动，注意呼吸物理治疗，咳嗽排痰，呼吸功能锻炼，避免肺部感染，促进肺复张。

(十) 出院标准

1. 体温正常，无呼吸困难。
2. 拔除引流管，切口无感染。
3. 复查实验室检查结果无明显异常，X线胸片示肺复张良好等。

> **释义**
>
> ■ 客观检查体温及血白细胞数、血氧饱和度，均在正常范围。
>
> ■ 引流后不再有气泡逸出，且管中液面随呼吸自然波动，表明肺破口愈合。继续观察24~48小时（必要时钳夹排气管再观察24小时），病情稳定，胸片证实肺已复张，即可拔管。

(十一) 变异及原因分析

1. 患者伴有可能影响手术的合并疾病，需要进行相关的诊断和治疗。
2. 术后发生并发症需要进行相应的临床诊治，延长住院时间。

> **释义**
>
> ■ 变异是指入选临床路径的患者未能按路径流程完成医疗行为或未达到预期的医疗质量控制目标（超出了路径规定的时限或限定费用）。
>
> ■ 自发性气胸术后可能出现的并发症有：出血，胸膜固定失败，胸膜反应（高热、哮喘等），切口感染，肺部感染，脓胸，胸腔包裹性积气、积液，肺淤血，咯血，呼吸衰竭等，若出现以上并发症且短期内不能治愈者，退出此路径。

五、自发性气胸临床路径给药方案

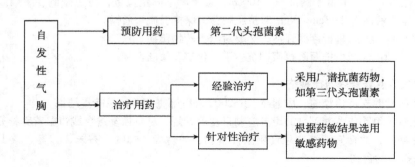

（一）用药选择

一般选用第二代头孢菌素作为预防用药，术前 0.5~2 小时，或麻醉开始时首次给药；手术时间超过 3 小时或失血量大于 1500ml，术中可给予第 2 剂。总预防用药时间一般不超过 24 小时，个别情况可延长至 48 小时。若患者出现体温、血象升高等感染迹象，需要根据经验选用第三代头孢菌素+抗厌氧菌药物，并留取血培养、痰培养、引流物培养，待药敏试验回报后根据其结果调整用药。

（二）药学提示

1. 用药前应仔细询问有无对该药过敏史。
2. 用药前应注意药物对肝肾功能影响，及时调整剂量。如氨基糖苷类需注意其肾毒性及耳毒性。应用喹诺酮类药物时，对肾功能不全者应根据肌酐清除率减量或延长给药时间。
3. 应注意药物之间的相互作用，如大环内酯类药物与甲泼尼龙、茶碱、卡马西平、华法林等药物有相互作用。
4. 应注意药物的使用剂量、时间及用药途径。
5. 应注意药物分别针对儿童、孕妇、老人的不同应用。

（三）注意事项

主要目标细菌耐药率超过 30%的抗菌药物，提醒医务人员注意；主要目标细菌耐药率超过40%的抗菌药物，应当慎重经验用药；主要目标细菌耐药率超过 50%的抗菌药物，应当参照药敏试验结果选用；主要目标细菌耐药率超过 75%的抗菌药物，应当暂停针对此目标细菌的临床应用，根据追踪细菌耐药监测结果，再决定是否恢复临床应用。

六、自发性气胸患者护理规范

1. 术前急性期患者绝对卧床，避免用力、屏气、用力咳嗽等增加胸腔内压力的活动；留置胸管患者应取半卧位，翻身时应注意防止引流管脱落。
2. 观察呼吸形态，有无气促、发绀、呼吸困难等症状，有无皮下气肿；根据患者的缺氧严重程度选择适当的吸氧方法和氧流量。
3. 休息与活动：术后取半坐卧位，床头抬高 30°~50°，以利呼吸及引流液引出。术后第 1日，采用坐位、半坐卧位或不完全健侧卧位，避免术侧卧位。术后尽早下床活动，锻炼术侧肩关节。
4. 饮食护理：术后第 1 日晨，患者意识清醒且无恶心、呕吐，即可进食清淡流食或半流食，逐渐过渡到普通饮食，禁食牛奶、豆浆等产气食物。应鼓励进食蔬菜、水果，防止便秘；补充足够水分，防止气道干燥，利于痰液稀释，便于咳出。
5. 有效排痰：给予扣背，鼓励患者进行腹式呼吸、有效咳嗽。
6. 胸管护理：评估胸腔闭式引流有无气泡溢出及漏气情况；引流管周围有无皮下气肿。注意观察引流液的性质、颜色和量，并做好记录。妥善固定胸管，防止管路脱出，保证胸腔闭式引流瓶直立位，并低于胸部 60~100cm，置于床下固定位置，防止碰倒、踢翻或打碎。长玻璃管置于液面下 2~3cm。可适时挤压胸管，保持引流管通畅。
7. 疼痛护理：及时进行疼痛评估，必要时给予药物镇痛。
8. 用药护理：应严格按照医嘱服用抗生素、化痰及镇咳药物。

七、自发性气胸患者营养治疗规范

1. 患者行营养支持治疗前，应通过 NRS2002 进行筛查，并记录筛查结果。
2. 存在营养风险或营养不良的患者应制订营养计划，尽早恢复进食或口服营养补充。
3. 治疗期间，饮食宜清淡，忌食刺激性食物，如辣椒、咖喱、芥末、蒜等。减少高糖、高油、高盐分的食物。

4. 坚持营养平衡普食，每日不少于 13 种食物，包含谷薯类、蔬菜水果类、肉蛋奶及豆制品类以及适量的油脂类。保持优质蛋白质食物占总蛋白质 50%以上。

5. 体液丢失过量是需要补充水分，每日至少> 1700ml 水。

八、自发性气胸患者健康宣教

1. 指导患者进食易消化、高蛋白质、高营养、富含维生素及纤维素的食物，禁食辛辣刺激性食物。

2. 指导患者适当活动，在气胸痊愈 1 个月内，不宜参加剧烈的体育活动，如打球、跑步、抬举重物等，预防气胸复发。

3. 遵医嘱按时复查，如果突发胸闷、憋气等症状，及时就诊。

九、推荐表单

(一) 医师表单

自发性气胸临床路径医师表单

适用对象：第一诊断为自发性气胸 (ICD-10：J93.0-J93.1)

　　　　　行肺大疱切除和/或胸膜固定术 (ICD-9-CM-3：32.20/32.29 和/或 34.9902/ 34.9905/34.9201/34.9203)

患者姓名：		性别：	年龄：	门诊号：	住院号：
住院日期：	年　月　日	出院日期：	年　月　日		标准住院日：10~13 天

时间	住院第 1 天	住院第 2 天	住院第 3 天 （手术日）
主要诊疗工作	□ 询问病史及体格检查 □ 完成病历书写 □ 开化验单 □ 主管医师查房与术前评估 □ 初步确定治疗方式（保守或手术治疗）；是否需要急诊处理以及确定手术方式和日期 □ 行胸腔闭式引流术	□ 上级医师查房 □ 完成术前准备与术前评估 □ 根据体检、胸部平片或 CT 行术前讨论，确定手术方案 □ 住院医师完成术前小结、上级医师查房记录等病历书写 □ 签署手术知情同意书、自费用品协议书、输血同意书 □ 向患者及家属交代围术期注意事项	□ 手术 □ 术者完成手术记录 □ 完成术后病程记录 □ 主管医师观察术后病情 □ 向患者及家属交代病情及术后注意事项
重点医嘱	**长期医嘱：** □ 胸外科二级护理常规 □ 吸氧 □ 饮食 **临时医嘱：** □ 血、尿常规 □ 凝血功能、血型 □ 肝功能、肾功能、电解质 □ 感染性疾病筛查 □ X 线胸片、心电图 □ 血气分析和肺功能（酌情） □ 胸部 CT 检查（酌情） □ 超声心动图（酌情）	**长期医嘱：** □ 胸外科二级护理常规 □ 吸氧 □ 饮食 □ 患者既往基础用药 **临时医嘱：** □ 拟明日在全身麻醉下行肺大疱切除和/或胸膜固定术 □ 术前禁食、禁水 □ 预防性抗菌药物使用 □ 备皮 □ 备血 □ 术前镇静及抗胆碱能药物（酌情）	**长期医嘱：** □ 胸外科一级或特级护理 □ 心电监护 □ 体温、血压、脉搏、呼吸、血氧饱和度监测 □ 吸氧 □ 麻醉清醒后 6 小时半流质饮食 □ 胸腔闭式引流记引流量 □ 尿管接袋记量 □ 预防性抗菌药物使用 □ 镇痛药物使用 **临时医嘱：** □ 止血药物使用（必要时） □ 其他特殊医嘱
病情变异记录	□ 无　□ 有，原因： 1. 2.	□ 无　□ 有，原因： 1. 2.	□ 无　□ 有，原因： 1. 2.
医师签名			

时间	住院第4日 （术后第1日）	住院第5日 （术后第2日）	住院第6日至出院日 （术后第3~10日）
主要诊疗工作	□ 上级医师查房 □ 住院医师完成常规病历书写 □ 观察胸腔引流情况，保持胸腔引流管通畅 □ 注意观察生命体征（体温、心率、呼吸、血压等） □ 鼓励并协助患者咳嗽、行呼吸功能锻炼	□ 上级医师查房 □ 住院医师完成常规病历书写 □ 观察胸腔引流情况，保持胸腔引流管通畅 □ 鼓励并协助患者咳嗽、行呼吸功能锻炼 □ 视胸腔引流情况及胸片拔除胸腔引流管、切口换药	□ 上级医师查房 □ 视胸腔引流情况及胸片拔除胸腔引流管 □ 切口换药 □ 拔除胸腔引流管后24~48小时复查胸片 □ 根据患者情况决定出院时间 □ 完成出院记录、病案首页、出院证明书等 □ 拆线：术后7~9天拆线。引流口缝线于拔管后两周拆除
重点医嘱	**长期医嘱：** □ 半流质饮食改普通饮食 □ 一级护理 □ 停心电监护（视病情而定） □ 拔除尿管 **临时医嘱：** □ 复查血常规及胸片 □ 根据情况酌情补液 □ 血气分析（必要时）	**长期医嘱：** □ 普通饮食 □ 二级护理 □ 根据血常规、体温决定是否停用抗菌药物 **临时医嘱：** □ 切口换药	**长期医嘱：** □ 普通饮食 □ 二级护理 □ 根据血常规、体温决定是否停用抗菌药物 **出院医嘱：** □ 交代返院复诊时间、地点，发生紧急情况时的处理等 □ 复查：术后1个月门诊复查 □ 术后3个月内禁止重体力活动，避免剧烈咳嗽，保持大便通畅 □ 门诊或当地医院拆线
病情变异记录	□ 无 □ 有，原因： 1. 2.	□ 无 □ 有，原因： 1. 2.	□ 无 □ 有，原因： 1. 2.
医师签名			

（二）护士表单

自发性气胸临床路径护士表单

适用对象：第一诊断为自发性气胸（ICD-10：J93.0-J93.1）

行肺大疱切除和/或胸膜固定术（ICD-9-CM-3：32.20/32.29 和/或 34.9902/34.9905/34.9201/34.9203）

患者姓名：	性别： 年龄： 门诊号：	住院号：
住院日期： 年 月 日	出院日期： 年 月 日	标准住院日：10~13 天

时间	住院第 1 天	住院第 2 天 （术前）	住院第 3 天 （手术当天）
健康宣教	□ 入院宣教 　介绍主管医师、护士 　介绍环境、设施 　介绍住院注意事项	□ 术前宣教 　宣教疾病知识、术前准备及手术过程 　告知准备用物、沐浴 　告知术后饮食、活动及探视注意事项 　告知术后可能出现的情况及应对方式 　主管护士与患者沟通，了解并指导心理应对 　告知家属等候区位置	□ 术后当日宣教 　告知监护设备、管路功能及注意事项 　告知饮食、体位要求 　告知疼痛注意事项 　告知术后可能出现情况的应对方式 　给予患者及家属心理支持 　再次明确探视陪护须知
护理处置	□ 核对患者，佩戴腕带 □ 建立入院护理病历 □ 卫生处置：剪指（趾）甲、沐浴，更换病号服	□ 协助医师完成术前检查化验 □ 术前准备 　配血 　抗菌药物皮试 　备皮 　禁食、禁水	□ 送手术 　摘除患者各种活动物品 　核对患者资料及带药 　填写手术交接单，签字确认 □ 接手术 　核对患者及资料，签字确认
基础护理	□ 三级护理 　晨晚间护理 　患者安全管理	□ 三级护理 　晨晚间护理 　患者安全管理	□ 特级护理 　卧位护理：半坐卧位 　排泄护理 　患者安全管理
专科护理	□ 护理查体 □ 辅助戒烟 □ 需要时，填写跌倒及压疮防范表 □ 需要时，请家属陪护 □ 心理护理	□ 呼吸功能锻炼 □ 遵医嘱完成相关检查 □ 心理护理	□ 病情观察，写特护记录 　q2h 评估生命体征、意识、肢体活动、皮肤情况、伤口敷料、胸管情况、出入量 □ 遵医嘱予抗感染、雾化吸入、镇痛、呼吸功能锻炼 □ 心理护理
重点医嘱	□ 详见医嘱执行单	□ 详见医嘱执行单	□ 详见医嘱执行单
病情变异记录	□ 无　□ 有，原因： 1. 2.	□ 无　□ 有，原因： 1. 2.	□ 无　□ 有，原因： 1. 2.
护士签名			

时间	住院第 4~5 天 （术后第 1~2 天）	住院第 6~13 天 （术后第 3~10 天）
健康宣教	□ 术后宣教 　药物作用及频率 　饮食、活动指导 　复查患者对术前宣教内容的掌握程度 　呼吸功能锻炼的作用 　疾病恢复期注意事项 　拔尿管后注意事项 　下床活动注意事项	□ 出院宣教 　复查时间 　服药方法 　活动休息 　指导饮食 　指导办理出院手续
护理处置	□ 遵医嘱完成相关检查 □ 夹闭尿管，锻炼膀胱功能	□ 办理出院手续 □ 书写出院小结
基础护理	□ 一级或二级护理（据患者病情和生活自理能力确 　定护理级别） 　晨晚间护理 　协助进食、进水 　协助坐起、床上或床旁活动，预防压疮 　排泄护理 　床上温水擦浴 　协助更衣 　患者安全管理	□ 三级护理 　晨晚间护理 　协助或指导进食、进水 　协助或指导床旁活动 　患者安全管理
专科护理	□ 病情观察，写特护记录 　q2h 评估生命体征、意识、胸管情况、肢体活动、 　皮肤情况、伤口敷料、出入量 □ 遵医嘱予抗感染、镇痛、雾化吸入、呼吸功能锻 　炼治疗 □ 需要时，联系主管医师给予相关治疗及用药 □ 心理护理	□ 病情观察 　评估生命体征、意识、肢体活动、皮肤情况、 　伤口敷料 □ 心理护理
重点医嘱	□ 详见医嘱执行单	□ 详见医嘱执行单
病情变异记录	□ 无　□ 有，原因： 1. 2.	□ 无　□ 有，原因： 1. 2.
护士签名		

（三）患者表单

自发性气胸临床路径患者表单

适用对象：第一诊断为自发性气胸（ICD-10：J93.0-J93.1）

行肺大疱切除和/或胸膜固定术（ICD-9-CM-3：32.20/32.29 和/或 34.9902/34.9905/34.9201/34.9203）

患者姓名：	性别：　　年龄：　　门诊号：	住院号：
住院日期：　　年　月　日	出院日期：　　年　月　日	标准住院日：10~13 天

时间	入院	手术前	手术当天
医患配合	□ 配合询问病史、采集资料，请务必详细告知既往史、用药史、过敏史 □ 如服用抗凝药，请明确告知 □ 配合进行体格检查 □ 有任何不适请告知医师	□ 配合完善术前相关检查、化验，如采血、心电图、胸片、胸部 CT □ 医师给患者及家属介绍病情及手术谈话、术前签字 □ 麻醉师对患者进行术前访视	□ 配合评估手术效果 □ 配合检查意识、疼痛、胸管情况、肢体活动 □ 需要时，配合复查胸片 □ 有任何不适请告知医师
护患配合	□ 配合测量体温、脉搏、呼吸、血压、体重 1 次 □ 配合完成入院护理评估（简单询问病史、过敏史、用药史） □ 接受入院宣教（环境介绍、病室规定、订餐制度、贵重物品保管等） □ 有任何不适请告知护士 □ 重点诊疗 □ 三级护理 □ 既往基础用药	□ 配合测量体温、脉搏、呼吸、询问大便 1 次 □ 接受术前宣教 □ 接受配血，以备术中需要时用 □ 接受备皮 □ 自行沐浴，加强腋窝清洁 □ 准备好必要用物，吸水管、纸巾等 □ 取下义齿、饰品等，贵重物品交家属保管 □ 重点诊疗 □ 剃头 □ 药物灌肠 □ 术前签字	□ 清晨测量体温、脉搏、呼吸、血压 1 次 □ 送手术室前，协助完成核对，带齐影像资料，脱去衣物，上手术车 □ 返回病房后，协助完成核对，配合过病床 □ 配合检查意识、生命体征、胸管情况、肢体活动，询问出入量 □ 配合术后吸氧、监护仪监测、输液、排尿用尿管、胸部有引流管 □ 遵医嘱采取正确体位 □ 配合缓解疼痛 □ 有任何不适请告知护士
饮食	□ 正常饮食	□ 术前 12 小时禁食、禁水	□ 术后 6 小时禁食、禁水 □ 术后 6 小时后，根据医嘱试饮水，无恶心呕吐进少量流质或半流质饮食
排泄	□ 正常排尿便	□ 正常排尿便	□ 保留尿管休息 □ 双下肢活动
活动	□ 正常活动	□ 正常活动	□ 根据医嘱半坐卧位 □ 卧床休息，保护管路 □ 双下肢活动

时间	手术后	出院
医患配合	□ 配合检查意识、生命体征、胸管情况、伤口、肢体活动 □ 需要时配合伤口换药 □ 配合拔除引流管、尿管 □ 配合伤口拆线	□ 接受出院前指导 □ 知道复查程序 □ 获得出院诊断书
护患配合	□ 配合定时测量生命体征、每日询问排便 □ 配合检查意识、生命体征、疼痛、胸管情况、伤口、肢体活动，询问出入量 □ 接受输液、服药等治疗 □ 配合夹闭尿管，锻炼膀胱功能 □ 接受进食、进水、排便等生活护理 □ 配合活动，预防皮肤压力伤 □ 注意活动安全，避免坠床或跌倒 □ 配合执行探视及陪护 □ 接受呼吸功能锻炼 □ 特级护理、一级护理	□ 接受出院宣教 □ 办理出院手续 □ 获取出院带药 □ 知道服药方法、作用、注意事项 □ 知道护理伤口方法 □ 知道复印病历方法 □ 二级或三级护理 □ 普通饮食
饮食	□ 根据医嘱，由流质饮食逐渐过渡到普通饮食 □ 根据病情由流质饮食逐渐过渡到普通饮食	□ 根据医嘱，普通饮食
排泄	□ 保留尿管，正常排尿便 □ 避免便秘	□ 正常排尿便 □ 避免便秘
活动	□ 根据医嘱，半坐位或下床活动 □ 保护管路，勿牵拉、脱出、打折等	□ 正常适度活动，避免疲劳

附：原表单（2019 年版）

自发性气胸临床路径表单

适用对象：第一诊断为自发性气胸（ICD-10：J93.0-J93.1）

行肺大疱切除和/或胸膜固定术（ICD-9-CM-3：32.20/32.29 和/或 34.9902/34.9905/34.9201/34.9203）

患者姓名：	性别：	年龄：	门诊号：	住院号：
住院日期： 年 月 日	出院日期： 年 月 日			标准住院日：10~13 天

时间	住院第 1 天	住院第 2 天	住院第 3 天（手术日）
主要诊疗工作	□ 询问病史及体格检查 □ 完成病历书写 □ 开化验单 □ 主管医师查房与术前评估 □ 初步确定治疗方式（保守或手术治疗）；是否需要急诊处理以及确定手术方式和日期 □ 行胸腔闭式引流术	□ 上级医师查房 □ 完成术前准备与术前评估 □ 根据体检、胸部平片或 CT 行术前讨论，确定手术方案 □ 住院医师完成术前小结、上级医师查房记录等病历书写 □ 签署手术知情同意书、自费用品协议书、输血同意书 □ 向患者及家属交代围术期注意事项	□ 手术 □ 术者完成手术记录 □ 完成术后病程记录 □ 主管医师观察术后病情 □ 向患者及家属交代病情及术后注意事项
重点医嘱	长期医嘱： □ 胸外科二级护理常规 □ 吸氧 □ 饮食 临时医嘱： □ 血常规、尿常规 □ 凝血功能、血型 □ 肝功能、肾功能、电解质 □ 感染性疾病筛查 □ X 线胸片、心电图 □ 血气分析和肺功能（酌情） □ 胸部 CT 检查（酌情） □ 超声心动图（酌情）	长期医嘱： □ 胸外科二级护理常规 □ 吸氧 □ 饮食 □ 患者既往基础用药 临时医嘱： □ 拟明日在全身麻醉下行肺大疱切除和/或胸膜固定术 □ 术前禁食、禁水 □ 预防性抗菌药物使用 □ 备皮 □ 备血 □ 术前镇静及抗胆碱能药物（酌情）	长期医嘱： □ 胸外科一级或特级护理 □ 心电监护 □ 体温、血压、脉搏、呼吸、血氧饱和度监测 □ 吸氧 □ 麻醉清醒后 6 小时半流质饮食 □ 胸腔闭式引流记引流量 □ 尿管接袋记量 □ 预防性抗菌药物使用 □ 镇痛药物使用 临时医嘱： □ 止血药物使用（必要时） □ 其他特殊医嘱
主要护理工作	□ 入院宣教（环境、设施、人员等） □ 入院护理评估	□ 术前准备（备皮等） □ 术前宣教（提醒患者夜间禁食、禁水）	□ 观察患者病情变化 □ 术后心理与生活护理
病情变异记录	□ 无 □ 有，原因： 1. 2.	□ 无 □ 有，原因： 1. 2.	□ 无 □ 有，原因： 1. 2.

续 表

时间	住院第1天	住院第2天	住院第3天 （手术日）
护士 签名			
医师 签名			

时间	住院第4日 （术后第1日）	住院第5日 （术后第2日）	住院第6日至出院日 （术后第3~10日）
主要诊疗工作	□ 上级医师查房 □ 住院医师完成常规病历书写 □ 观察胸腔引流情况，保持胸腔引流管通畅 □ 注意观察生命体征（体温、心率、呼吸、血压等） □ 鼓励并协助患者咳嗽、行呼吸功能锻炼	□ 上级医师查房 □ 住院医师完成常规病历书写 □ 观察胸腔引流情况，保持胸腔引流管通畅 □ 鼓励并协助患者咳嗽、行呼吸功能锻炼 □ 视胸腔引流情况及胸片拔除胸腔引流管、切口换药	□ 上级医师查房 □ 视胸腔引流情况及胸片拔除胸腔引流管 □ 切口换药 □ 拔除胸腔引流管后24~48小时复查胸片 □ 根据患者情况决定出院时间 □ 完成出院记录、病案首页、出院证明书等 □ 拆线：术后7~9天拆线。引流口缝线于拔管后两周拆除
重点医嘱	长期医嘱： □ 半流质饮食改普通饮食 □ 一级护理 □ 停心电监护（视病情而定） □ 拔除尿管 临时医嘱： □ 复查血常规及胸片 □ 根据情况酌情补液 □ 血气分析（必要时）	长期医嘱： □ 普通饮食 □ 二级护理 □ 根据血常规、体温决定是否停用抗菌药物 临时医嘱： □ 切口换药	长期医嘱： □ 普通饮食 □ 二级护理 □ 根据血常规、体温决定是否停用抗菌药物 出院医嘱： □ 交代返院复诊时间、地点，发生紧急情况时的处理等 □ 术后1个月门诊复查 □ 术后3个月内禁止重体力活动，避免剧烈咳嗽，保持便通畅 □ 门诊或当地医院拆线
主要护理工作	□ 观察患者情况 □ 术后心理与生活护理 □ 术后指导患者功能锻炼	□ 观察患者情况 □ 术后心理与生活护理 □ 术后指导（术后患者功能锻炼等）	□ 指导患者术后康复 □ 出院宣教 □ 协助办理出院手续
病情变异记录	□ 无 □ 有，原因： 1. 2.	□ 无 □ 有，原因： 1. 2.	□ 无 □ 有，原因： 1. 2.
护士签名			
医师签名			

第八章

张力性气胸临床路径释义

【医疗质量控制指标】

指标一、胸部 X 线完成率。

指标二、胸部 CT 完成率。

指标三、胸腔诊断性穿刺完成率。

指标四、胸腔闭式引流术完成率。

指标五、术前 30 分钟预防性抗菌药物使用率。

指标六、平均住院时间。

一、张力性气胸编码

1. 原编码：

疾病名称及编码：张力性气胸（ICD-10：J93.001）

手术操作名称及编码：胸腔闭式引流术（ICD-9-CM-3：34.04）

2. 修改编码：

疾病名称及编码：张力性气胸（ICD-10：J93.003）

手术操作名称及编码：胸腔闭式引流术（ICD-9-CM-3：34.0401）

二、临床路径检索方法

J93.003 伴 34.0401

三、国家医疗保障疾病诊断相关分组（CHS-DRG）

MDCE 呼吸系统疾病及功能障碍

ED1 胸部其他手术

四、张力性气胸临床路径标准住院流程

（一）适用对象

第一诊断为张力性气胸（ICD-10：J93.001）

行胸腔闭式引流术（ICD-9-CM-3：34.04）。

> 释义
>
> ■ 张力性气胸：闭合性或穿透性损伤均可引起张力性气胸。由于肺大疱破裂、肺损伤、支气管或食管破裂，创口呈单向活瓣，与胸膜腔相交通，胸膜腔压力逐渐增高，压迫肺和纵隔，迅速引起呼吸和循环功能紊乱，若未及时诊断和处理，可很快导致患者死亡。

（二）诊断依据

根据《临床诊疗指南·胸外科分册》（中华医学会编著，人民卫生出版社）。

1. 可有外伤病史或剧烈咳嗽、持重物屏气、剧烈运动等诱发因素。

2. 极度呼吸困难，明显发绀。

3. 查体可见伤侧胸部饱满，叩诊呈过清音，气管及心尖搏动向健侧移位。气体进入胸壁软组织，产生胸部、颈部及头面部皮下气肿。听诊患侧呼吸音减弱或消失。

4. 有条件者可行胸部 X 线检查，确定有无肺压缩，无条件者或病情危重者，可行诊断性穿刺。于伤侧锁骨中线第 2 肋间穿刺，有高压气体排出即可明确诊断。

> **释义**
>
> ■症状：患者躁动不安、大汗淋漓、高度呼吸困难、发绀，所有胸颈呼吸肌均参与剧烈动作，脉快而细弱，血压下降，并常伴有纵隔及皮下气肿。若胸壁有创口，吸气时可听到"吸扰声"。
>
> ■体征：检查时可见伤侧胸壁饱满，肋间隙变平，胸廓活动幅度明显减低，气管显著向健侧偏移。叩伤侧胸部呈鼓音，呼吸音消失。
>
> ■辅助检查：胸腔穿刺测压，腔内压力正压，有高压气体排出，应当注意对张力性气胸千万不可因要求 X 线检查耽误抢救时间而致不良后果。

（三）进入路径标准

1. 第一诊断符合 ICD-10：J93.001 张力性气胸疾病编码。

2. 当患者同时具有其他疾病诊断，但住院期间不需特殊处理也不影响第一诊断的临床路径流程实施时，可以进入此路径。

> **释义**
>
> ■张力性气胸属于急症，需紧急处理。当患者同时具有其他疾病诊断，但住院期间不需特殊处理也不影响第一诊断的临床路径流程实施时，可以进入此路径。

（四）标准住院日 6~10 天

> **释义**
>
> ■术前检查及手术 1 天，术后住院 5~9 天。

（五）住院期间的检查项目

1. 必需的检查项目：

（1）血常规、尿常规、血型。

（2）凝血功能、肝功能、肾功能、电解质、感染性疾病筛查（乙型肝炎、丙型肝炎、艾滋病、梅毒等）。

（3）胸片、心电图。

2. 根据患者病情进行的检查项目：怀疑有严重的肺裂伤或支气管断裂情况者应行胸部 CT 及纤维支气管镜检查。

释义

■ 对于普通肺大疱破裂引起的张力性气胸，可仅行常规检查。怀疑有严重的肺裂伤或支气管断裂情况者应行胸部 CT 及纤维支气管镜检查。住院期间可能需要进一步手术处理。

（六）治疗方案的选择

根据《临床诊疗指南·胸外科分册》（中华医学会编著，人民卫生出版社，2009 年）。行胸腔闭式引流术。

释义

■ 对于张力性气胸，均应予以闭式引流术处理，以缓解症状，抢救生命。对于普通肺大疱破裂引起的张力性气胸，住院期间需进行肺大疱切除手术。怀疑有严重的肺裂伤或支气管断裂情况者在行胸部 CT 及纤维支气管镜检查确诊，住院期间可能需要进一步手术处理。

（七）预防性抗菌药物选择与使用时机

预防性抗菌药物选择主要依据《抗菌药物临床应用指导原则（2015 年版）》（国卫办医发〔2015〕43 号）制定。预防性用药时机为术前 0.5~1 小时（万古霉素或氟喹诺酮类等由于需输注较长时间，应在术前 1~2 小时开始给药）；手术超过 3 小时或术中失血量超过 1500ml 时加用 1 次。根据患者的病情决定抗菌药物的选择与使用时间。如可疑感染，需做相应的微生物学检查，必要时做药敏试验。

释义

■ 术前 30 分钟预防性使用抗菌药物；手术超时 3 小时加用 1 次抗菌药物。肺大疱切除属于 Ⅱ 类切口手术，需要预防性应用抗菌药物，通常用第一、第二代头孢菌素即可；如出现头孢类药物皮试阳性，则可更换为其他广谱类抗菌药物。

（八）手术日

手术日为入院当天。
1. 麻醉方式：局部麻醉。
2. 手术方式：胸腔闭式引流术。
3. 术中用药：局部麻醉药。
4. 输血：视出血情况决定。

释义

■ 胸腔闭式引流术的麻醉方式为局部麻醉。绝大多数患者不需术后输血。极少数术中发生大出血或术后持续胸腔渗血者酌情输血。

（九）术后恢复 5~9 天

1. 必须复查的检查项目：血常规，正、侧位胸片。
2. 术后用药：抗菌药物使用按照《抗菌药物临床应用指导原则（2015 年版）》（国卫办医发〔2015〕43 号）执行，并根据患者的病情决定抗菌药物的选择与使用时间。

> **释义**
>
> ■ 术后常规复查血常规、血生化、胸片；如术后出现包裹性胸腔积液或包裹性气胸，则需行胸部平扫 CT 以利于确诊、引流定位等。

（十）出院标准

1. 体温正常，无呼吸困难。
2. 拔除引流管，切口愈合良好或门诊可处理的愈合不良切口。
3. 复查化验结果无明显异常，胸片示肺复张良好等。

> **释义**
>
> ■ 患者出院前完成必需的复查项目，且血常规、肝肾功能、电解质无明显异常。体温正常，检查切口无红肿、渗出。必须复查胸片，观察肺复张良好。

（十一）变异及原因分析

1. 患者伴有可能影响治疗的合并疾病，需要进行相关的诊断和治疗。
2. 术后发生并发症需要进行相应的临床诊治，延长住院时间。
3. 患者因严重肺裂伤或支气管裂伤，需开胸或胸腔镜手术。

> **释义**
>
> ■ 变异是指入选临床路径的患者未能按路径流程完成医疗行为或未达到预期的医疗质量控制目标。这包括两方面的情况：①按路径流程完成治疗，但超出了路径规定的时限或限定的费用，如实际住院日超出标准住院日要求，或未能在规定的手术日时间限定内实施手术等。②不能按路径流程完成治疗，患者需要中途退出路径，如治疗过程中出现并发症，如脓胸、肺部感染等，导致必须终止路径或需要转入其他路径进行治疗等。对这些患者，主管医师均应进行变异原因的分析，并在临床路径的表单中予以说明。
>
> ■ 经入院常规检查发现以往所没有发现的疾病，而该疾病可能对患者生命威胁更为严重，或者该疾病可能影响手术实施、提高手术和麻醉风险、影响预后，则应优先考虑治疗该种疾病，暂不宜进入路径。例如：高血压、糖尿病、心功能不全、肝肾功能不全、凝血功能障碍等。若既往患有上述疾病，经合理治疗后达到稳定，抑或目前尚需要持续用药，经评估无手术及麻醉禁忌，则可进入路径。但可能会增加医疗费用，延长住院时间。
>
> ■ 因患者方面的主观原因导致执行路径出现变异，也需要医师在表单中予以说明。
>
> ■ 患者因肺大疱需要进一步手术或严重肺裂伤或支气管裂伤，需开胸或胸腔镜手术。

五、张力性气胸临床路径给药方案

（一）术前用药

1. 用药选择：

（1）闭式引流术除属于Ⅱ类切口手术，需要预防性应用抗菌药物，术前30分钟预防性使用抗菌药物；手术超时3小时加用1次抗菌药物。通常用第一、第二代头孢菌素即可；如出现头孢类药物皮试阳性，则可更换为其他广谱类抗菌药物。对于合并肺部慢性炎症患者，应术前留取深部痰进行细菌药敏实验，根据结果选择敏感抗菌药物，或者根据经验选择广谱抗菌药物。若患者术后出现体温、血象升高等感染迹象，需要根据经验选用第三代头孢菌素+抗厌氧菌药物，并留取血培养、痰培养、引流物培养，待药敏试验回报后根据其结果调整用药。

（2）术前还应应用化痰药物促进呼吸道分泌物排出，可防治感染、使气道通畅；应用长效及短效解痉药物，降低气道阻力，预防急性喘息发作。

2. 药学提示：

（1）用药前应仔细询问有无对该药过敏史。

（2）用药前应注意药物对肝肾功能影响，及时调整剂量。如氨基糖苷类需注意其肾毒性及耳毒性。应用喹诺酮类药物时，对肾功能不全者应根据肌酐清除率减量或延长给药时间。

（3）应注意药物之间的相互作用，如大环内酯类药物与甲泼尼龙、茶碱、卡马西平、华法林等药物有相互作用。

（4）应注意药物的使用剂量、时间及用药途径。

（5）应注意药物分别针对儿童、孕妇、老人的不同应用。

（二）术中用药

1. 用药选择：

闭式引流术除属于Ⅱ类切口手术，需要预防性应用抗菌药物，术前30分钟预防性使用抗菌药物；手术超时3小时加用1次抗菌药物。通常用第一、第二代头孢菌素即可；如出现头孢类药物皮试阳性，则可更换为其他广谱类抗菌药物。

2. 药学提示：

（1）用药前应仔细询问有无对该药过敏史。

（2）用药前应注意药物对肝肾功能影响，及时调整剂量。如氨基糖苷类需注意其肾毒性及耳毒性。应用喹诺酮类药物时，对肾功能不全者应根据肌酐清除率减量或延长给药时间。

（3）应注意药物之间的相互作用，如大环内酯类药物与甲泼尼龙、茶碱、卡马西平、华法林等药物有相互作用。

（4）应注意药物的使用剂量、时间及用药途径。

（5）应注意药物分别针对儿童、孕妇、老人的不同应用。

（三）术后用药

1. 用药选择：

（1）对于合并肺部慢性炎症患者，应术前留取深部痰进行细菌药敏实验，根据结果选择敏感抗菌药物，或者根据经验选择广谱抗菌药物。若患者术后出现体温、血象升高等感染迹象，需要根据经验选用第三代头孢菌素+抗厌氧菌药物，并留取血培养、痰培养、引流物培养，待药敏试验回报后根据其结果调整用药。

（2）术后还应应用化痰药物促进呼吸道分泌物排出，可防治感染、使气道通畅；应用长效及短效解痉药物，降低气道阻力，预防急性喘息发作。

（3）对于老年大疱性肺气肿患者，往往体质较差、免疫力低，术后易发生肺部感染，必要时可给予免疫增强剂，如胸腺肽等。

2. 药学提示

（1）用药前应仔细询问有无对该药过敏史。

（2）用药前应注意药物对肝肾功能影响，及时调整剂量。如氨基糖苷类需注意其肾毒性及耳毒性。应用喹诺酮类药物时，对肾功能不全者应根据肌酐清除率减量或延长给药时间。

（3）应注意药物之间的相互作用，如大环内酯类药物与甲泼尼龙、茶碱、卡马西平、华法林等药物有相互作用。

（4）应注意药物的使用剂量、时间及用药途径。

（5）应注意药物分别针对儿童、孕妇、老人的不同应用。

六、张力性气胸患者护理规范

1. 急性期处理：患者应绝对卧床休息，保持情绪稳定以减少心、肺脏器的活动强度，给予吸氧、补充血容量、纠正休克等措施缓解并改善临床症状。

2. 病情观察：密切监测患者生命体征和病情变化，观察患者有无气促、呼吸困难、发绀和缺氧等症状，呼吸的频率、节律和幅度有无异常，有无皮下气肿和气管移位等。

3. 预防感染：遵医嘱使用抗生素预防感染，有开放性伤口者，遵医嘱使用破伤风抗毒素。

4. 休息与活动：术后取半坐卧位，床头抬高30°~50°，以利呼吸及引流液引出。术后第1日，采用坐位、半坐卧位或不完全健侧卧位，避免术侧卧位。术后尽早下床活动，锻炼术侧肩关节。严密观察患者病情变化，出现头晕、气促、心动过速、心悸等症状时，立即停止活动。

5. 饮食护理：术后第1日晨，患者意识清醒且无恶心、呕吐，即可进食清淡流质饮食或半流质饮食，逐渐过渡到普通饮食，禁食牛奶、豆浆等产气食物。应鼓励进食蔬菜水果，防止便秘；补充足够水分，防止气道干燥，利于痰液稀释，便于咳出。

6. 有效排痰：给予叩背，鼓励患者进行腹式呼吸、有效咳嗽。

7. 胸管护理：注意观察引流液的性质、颜色和量，并做好记录。妥善固定胸管，防止管路脱出，保证胸腔闭式引流瓶直立位，并低于胸部60~100cm，置于床下固定位置，防止碰倒、踢翻或打碎。长玻璃管置于液面下2~3cm。不宜常规挤压引流管，如堵塞可遵医嘱予挤压或用生理盐水冲洗，必要时医生拔除或更换引流管。

8. 疼痛护理：及时进行疼痛评估，必要时给予药物镇痛。

9. 用药护理：应严格按照医嘱服用抗生素、化痰及镇咳药物。

10. 并发症的护理：

（1）肺部感染和胸膜腔内感染：因开放性损伤易导致胸膜腔或肺部感染，应密切观察体温变化及痰液性状，如患者出现畏寒、高热或咳脓痰等感染征象，及时通知医师并配合处理。

（2）复张性肺水肿：应严密观察患者生命体征、痰液性状、血氧饱和度、咳嗽情况等并记录。若患者出现严重的咳嗽、呼吸急促或血氧饱和度下降等情况，应及时通知医师并配合处理。

11. 心理护理：患者创伤后会出现心理应激反应，表现为紧张、失眠、易激惹等，应根据患者的年龄、性格和文化程度来选择告知病情，建立良好的医患关系，增加患者接受治疗的依从性。

七、张力性气胸患者营养治疗规范

1. 低脂饮食，如一般状态较差可酌情加用静脉或肠内营养。患者一般状况和营养状况很差，呈恶病质样暂不建议进行手术治疗。经营养筛查存在营养风险或已经出现营养不良的患者，应评价：①病情是否允许经胃肠道进食，能否进行口服营养补充，患者的胃肠道功能是否紊乱；②胃肠道的供给量是否可以满足患者需要量60%以上；③患者有无肠外营养禁忌证；

④预期营养支持的时间；⑤能否经外周静脉或中心静脉输注肠外营养。对于无显著性胃肠功能障碍者应首先选择肠内营养。肠内营养制剂宜选择富含 MCT 的肠内营养制剂，例如肠内营养混悬剂 TP-MCT 等，采用经口营养补充或管饲输注，满足营养需求。因胸导管疾病导致大量乳糜胸水，无法给予肠内营养时，应考虑肠外营养以满足营养支持需求。配制全合一营养制剂（应包含氨基酸、脂肪乳、葡萄糖、维生素、微量元素、电解质注射制剂等），其中脂肪乳剂应选择中长链脂肪乳剂或结构脂肪乳剂。对于能够经口进食的患者，宜采用中链三酰甘油饮食。

2. 中链三酰甘油饮食（MCT）的膳食管理原则及注意事项：

（1）饮食治疗目标：①通过减少饮食长链脂肪酸的摄取，降低乳糜的产生，减少渗出量及引流量；②改善可能引起的营养缺乏问题，维持良好的营养状态。

（2）饮食治疗原则：①用中链三酰甘油（MCT）取代长链三酰甘油（LCT）作为能量的来源。所供能量至少占总能量的 20%，或占脂肪产能量的 65%。②MCT 油（专业公司特殊工艺制作，多数在医院内销售）质地上接近于烹调油，可以取代烹调油，可用来烹调肉、鱼、禽等食品，但要注意所有烹调用的中链三酰甘油均应完全吸入到食物中去，才能保证患者摄入。它也可用来作为蔬菜、点心的配料成分，如调味汁、色拉油等。注意：如一次摄入大量的 MCT 油，会产生腹胀或绞痛、恶心、腹泻，这些症状与 MCT 迅速水解而引起的高渗负荷有关。但只要进食稍慢一些，少量多餐，并限制全日用量使之不超过 40g，约占总脂肪进量的 50% 以下，以上症状可不出现或少发生。此外，MCT 能迅速氧化形成酮体，发生呕吐、头晕等表现，应同时补充淀粉类食物，避免酮血症。③在使用 MCT 膳食时，除使用部分 MCT 代替普通烹调油外，尚需结合不同的病情安排不同的膳食内容。如患有脂肪痢的患者其饮食应为低脂肪、低纤维的 MCT 软饭或半流质饮食，而不能以普通饮食的要求供给。注意事项：MCT 油会软化或破坏塑料制品，用 MCT 油制备之食物，建议用玻璃或陶瓷制品盛装。④选择极低油食物，保证足够的优质蛋白质摄取，按照 1~1.2g/kg 体重的蛋白质，并且以蛋清、脱脂奶、豆腐及制品、低脂肉类为主。⑤补充必需脂肪酸及脂溶性维生素。由于 MCT 油中没有必需脂肪酸，需要从食物或补充剂中及时补充，可以每天 10g 豆油或花生油即可满足需求。维生素和微量元素参与机体的抗氧化防御系统，或是一些酶的辅酶，缺乏时造成氧自由基对机体的损伤或影响各种物质的能量代谢，进一步加重营养损失。因而在营养治疗时应注意各种微营养素及维生素的补充，尤其是维生素 C、维生素 E、磷、钙、钾等的补充。治疗过程较长需保持随诊，即时调整饮食方案。

（3）食物的选择与注意事项：①主食要保证，但是不宜过多。每日保证 200~300g（生重），粗细搭配。食欲差时可以粥、面条、面片、米粉等为主。②新鲜的蔬菜（水果）要大量。每天保证 500g 蔬菜，1 个水果。③每天保证 1 个鸡蛋（可以吃 1/2 个蛋黄，2 个蛋清）。④每天保证 1 袋低脂牛奶（脱脂牛奶）。⑤每天 50g 瘦肉（猪肉，牛羊肉）或者 100g 水产（鱼肉或虾肉）或者 100g（鸡脯或鸭脯肉）。⑥豆类产品只吃黄豆、豆腐和豆浆（大约 50g 黄豆）。⑦避免甜饮料、油炸或者膨化零食、避免坚果类或种子类食物（如花生、瓜子、开心果、核桃等）、避免所有高油食。⑧坚持饮食治疗仍然消瘦或者体重下降者需要了解病因，是否主食摄入不足或者蛋白质摄入不足，如果没有问题可以酌情再增加营养摄入，可以选择富含 MCT 的肠内营养制剂经口营养补充，例如肠内营养混悬剂 TP-MCT 等，每日 400~600kcal。此外可以每日添加 10~15g 优质蛋白粉。

（4）推荐食谱举例：

早餐：薏米红枣粥，咸蛋清，花卷（50g），腌青菜（不油）。

午餐：清蒸鳜鱼（50g），水焯西兰花，西红柿豆腐汤，米饭（100~150g）。

晚餐：香菇蒸鸡肉（50g），西芹百合，素菜米粉汤，米饭（100~150g）。

加餐：苹果 1 个。

睡前：脱脂奶 250ml。

全日用油（MCT）：25g。

八、张力性气胸患者健康宣教

1. 呼吸功能锻炼：指导患者练习深呼吸和有效咳嗽、咳痰的方法。嘱患者出院后仍应继续坚持腹式深呼吸和有效咳嗽，以促进肺复张。

2. 肢体功能锻炼：告知患者恢复期胸部仍会有轻微不适或疼痛，应尽早开展循序渐进的伤侧肩关节功能锻炼。在气胸痊愈 1 个月内，不宜参加剧烈的体育活动，如打球、跑步、抬举重物等。

3. 饮食护理：指导患者不食辛辣刺激的食物，多吃芹菜、竹笋等粗纤维食物，避免便秘的发生。

4. 定期复诊：胸部损伤严重者，出院后须定期来院复诊，发现异常及时治疗。

九、推荐表单

(一) 医师表单

张力性气胸临床路径医师表单

适用对象：第一诊断为张力性气胸 (ICD-10：J93.001)；
行胸腔闭式引流术 (ICD-9-CM-3：34.04)

患者姓名：	性别：	年龄：	门诊号：	住院号：
住院日期：　年　月　日	出院日期：　年　月　日			标准住院日：6~10 天

时间	住院第 1 天 （手术日）	住院第 2 天
诊疗工作	□ 询问病史及体格检查 □ 完成病历书写 □ 开化验单 □ 主管医师查房、确定诊断 □ 向患者家属告病重或病危（酌情） □ 行胸腔闭式引流术	□ 上级医师查房 □ 完成入院检查 □ 继续对症支持治疗 □ 完成必要的相关科室会诊 □ 完成上级医师查房记录等病历书写 □ 向患者及家属交代病情及其注意事项 □ 根据病情安排胸部 CT 和/或纤维支气管镜检查
重点医嘱	**长期医嘱：** □ 胸外科护理常规 □ 一级护理 □ 饮食 □ 心电监护 □ 吸氧 □ 使用镇痛药物 □ 视病情通知病重或病危 □ 其他医嘱 **临时医嘱：** □ 血常规、肝功能、肾功能、电解质 □ X 线胸片（如病情允许）、心电图 □ 凝血功能、血型、输血前检查 □ 血气分析 □ 局麻下行胸腔闭式引流术	**长期医嘱：** □ 胸外科护理常规 □ 一级护理 □ 吸氧 □ 饮食 □ 患者既往基础用药 □ 镇痛祛痰药物的使用 **临时医嘱：** □ 胸部 CT 和/或纤维支气管镜检查 □ 其他医嘱
病情变异记录	□ 无　□ 有，原因： 1. 2.	□ 无　□ 有，原因： 1. 2.
医生签名		

时间	住院第 3~5 天	住院第 6 日至出院日
诊疗工作	□ 上级医师查房 □ 根据患者恢复情况、胸部 CT 及纤维支气管镜检查结果确定有无肺部及支气管严重损伤，确定是否需要开胸或胸腔镜手术 □ 根据其他检查结果判断是否合并其他疾病 □ 并发症治疗 □ 对症支持治疗 □ 完成病情记录	□ 上级医师查房 □ 视胸腔引流情况及胸片拔除胸腔引流管 □ 切口换药 □ 拔除胸腔引流管后 24~48 小时复查胸片 □ 根据患者情况决定出院时间 □ 完成出院记录、病案首页、出院证明书等 □ 拆线：引流口缝线于拔管后两周拆除
重点医嘱	长期医嘱： □ 抗菌药物的使用（必要时） □ 其他医嘱 临时医嘱： □ 血常规、肝功能、肾功能、电解质 □ X 线胸片（如病情允许）、心电图	长期医嘱： □ 普通饮食 □ 二级护理 □ 根据血常规、体温决定是否停用抗菌药物 临时医嘱： □ 交代返院复诊时间、地点，发生紧急情况时的处理等 □ 复查：术后 1 个月门诊复查 □ 术后 3 个月内禁止重体力活动，避免剧烈咳嗽，保持大便通畅 □ 门诊或当地医院拆线
病情变异记录	□ 无　□ 有，原因： 1. 2.	□ 无　□ 有，原因： 1. 2.
医生签名		

（二）护士表单

张力性气胸临床路径护士表单

适用对象：第一诊断为张力性气胸（ICD-10：J93.001）
行胸腔闭式引流术（ICD-9-CM-3：34.04）

患者姓名：	性别： 年龄： 门诊号：	住院号：
住院日期： 年 月 日	出院日期： 年 月 日	标准住院日：6~10 天

时间	住院第 1 天 （手术日）	住院第 2 天
健康宣教	□ 入院宣教 　介绍主管医师、护士 　介绍环境、设施 　介绍住院注意事项 □ 术前宣教 　宣教疾病知识、术前准备及手术过程 　告知准备用物、沐浴 　告知术后饮食、活动及探视注意事项 　告知术后可能出现的情况及应对方式 □ 主管护士与患者沟通，指导心理应对 □ 告知家属等候区位置 □ 术后当日宣教 　告知监护设备、管路功能及注意事项 　告知饮食、体位要求 　告知疼痛注意事项 　告知术后可能出现情况的应对方式 □ 给予患者及家属心理支持 □ 再次明确探视陪护须知	□ 术后宣教 　药物作用及频率 　饮食、活动指导 　复查患者对术前宣教内容的掌握程度 　呼吸功能锻炼的作用 　疾病恢复期注意事项 　拔尿管后注意事项 　下床活动注意事项 　气管镜检查及 CT 检查注意事项
护理处置	□ 核对患者，佩戴腕带 □ 建立入院护理病历 □ 卫生处置：剪指（趾）甲、沐浴，更换病号服 □ 协助医师完成术前检查化验 □ 术前准备 　配血 　抗菌药物皮试 　禁食、禁水 □ 送手术 　摘除患者各种活动物品 　核对患者资料及带药 　填写手术交接单，签字确认 □ 接手术 　核对患者及资料，签字确认	□ 遵医嘱完成相关检查

续 表

时间	住院第1天 （手术日）	住院第2天
基础 护理	□ 一级护理 　晨晚间护理 　患者安全管理 　卧位护理：半坐卧位 　排泄护理	□ 二级护理 　晨晚间护理 　协助进食、进水 　协助坐起、床上或床旁活动，预防压疮 　排泄护理 　床上温水擦浴 　协助更衣 　患者安全管理
专 科 护 理	□ 护理查体 □ 辅助戒烟 □ 需要时，填写跌倒及压疮防范表 □ 需要时，请家属陪护 □ 心理护理 □ 呼吸功能锻炼 □ 遵医嘱完成相关检查 □ 病情观察，写护理记录 □ 遵医嘱予抗感染、雾化吸入、镇痛、呼吸功能 　锻炼	□ 病情观察，写护理记录 □ 遵医嘱予抗感染、镇痛、雾化吸入、呼吸 　功能锻炼治疗 □ 需要时，联系主管医师给予相关治疗及 　用药 □ 引流管护理
重点 医嘱	□ 详见医嘱执行单	□ 详见医嘱执行单
病情 变异 记录	□ 无　□ 有，原因： 1. 2.	□ 无　□ 有，原因： 1. 2.
护士 签名		

时间	住院第 3~5 天	住院第 6 日至出院日
健康宣教	□ 术后宣教 药物作用及频率 饮食、活动指导 复查患者对术前宣教内容的掌握程度 呼吸功能锻炼的作用 疾病恢复期注意事项 拔尿管后注意事项 下床活动注意事项	□ 出院宣教 复查时间 服药方法 活动休息 指导饮食 指导办理出院手续
护理处置	□ 遵医嘱完成相关检查	□ 办理出院手续 □ 书写出院小结
基础护理	□ 二级护理 晨晚间护理 协助或指导进食、进水 协助或指导床旁活动 患者安全管理	□ 二级护理 晨晚间护理 协助或指导进食、进水 协助或指导床旁活动 患者安全管理
专科护理	□ 病情观察 评估生命体征、意识、肢体活动、皮肤情况、伤口敷料 □ 引流管护理	□ 病情观察 评估生命体征、意识、肢体活动、皮肤情况、伤口敷料 □ 引流管护理
重点医嘱	□ 详见医嘱执行单	□ 详见医嘱执行单
病情变异记录	□ 无　□ 有，原因： 1. 2.	□ 无　□ 有，原因： 1. 2.
护士签名		

（三）患者表单

张力性气胸临床路径患者表单

适用对象：第一诊断为张力性气胸（ICD-10：J93.001）
行胸腔闭式引流术（ICD-9-CM-3：34.04）

患者姓名：		性别：	年龄：	门诊号：	住院号：
住院日期： 年 月 日		出院日期： 年 月 日			标准住院日：6~10天

时间	住院第1天（手术日）	住院第2天
医患配合	□ 配合询问病史、采集资料，请务必详细告知既往史、用药史、过敏史 □ 如服用抗凝药，请明确告知 □ 配合进行体格检查 □ 有任何不适请告知医师及护士 □ 配合完善术前相关检查、化验，如采血、心电图、胸片、胸部CT □ 医师给患者及家属介绍病情及手术谈话、术前签字 □ 麻醉师对患者进行术前访视 □ 配合评估手术效果 □ 配合检查意识、疼痛、胸管情况、肢体活动 □ 需要时，配合复查胸片 □ 有任何不适请告知医师	□ 配合检查意识、生命体征、胸管情况、伤口、肢体活动 □ 需要时配合伤口换药 □ 配合拔除尿管 □ 配合完成气管镜及CT检查
护患配合	□ 配合测量体温、脉搏、呼吸、血压、体重1次 □ 配合完成入院护理评估（简单询问病史、过敏史、用药史） □ 接受入院宣教（环境介绍、病室规定、订餐制度、贵重物品保管等） □ 有任何不适请告知护士 □ 重点诊疗 □ 一级护理 □ 既往基础用药 □ 配合测量体温、脉搏、呼吸、询问大便1次 □ 接受术前宣教 □ 接受配血，以备术中需要时用 □ 自行沐浴 □ 准备好必要用物，吸水管、纸巾等 □ 取下义齿、饰品等，贵重物品交家属保管 □ 术前签字 □ 送手术室前，协助完成核对，带齐影像资料，脱去衣物，上手术车 □ 返回病房后，协助完成核对，配合过病床 □ 配合检查意识、生命体征、胸管情况、肢体活动，询问出入量 □ 配合术后吸氧、监护仪监测、输液、排尿用尿管、胸部有引流管 □ 遵医嘱采取正确体位 □ 配合缓解疼痛 □ 有任何不适请告知护士	□ 配合定时测量生命体征、每日询问排便 □ 配合检查意识、生命体征、疼痛、胸管情况、伤口、肢体活动，询问出入量 □ 接受输液、服药等治疗 □ 接受进食、进水、排便等生活护理 □ 配合活动，预防皮肤压力伤 □ 注意活动安全，避免坠床或跌倒 □ 配合执行探视及陪护 □ 接受呼吸功能锻炼 □ 二级护理

续　表

时间	住院第 1 天 （手术日）	住院第 2 天
饮食	□ 术前 12 小时禁食、禁水 □ 术后 4 小时禁食、禁水 □ 术后 4 小时后，根据医嘱试饮水，无恶心呕吐进少量 　流质饮食或半流质饮食	□ 根据医嘱，由流质饮食逐渐过渡到普 　通饮食 □ 根据医嘱，正常饮食
排泄	□ 正常排尿便	□ 正常排尿便
活动	□ 根据医嘱半坐卧位 □ 卧床休息，保护管路 □ 双下肢活动	□ 根据医嘱，半坐位或下床活动 □ 保护管路，勿牵拉、脱出、打折等

时间	住院第 3~5 天	住院第 6 日至出院日
医患配合	□ 配合检查意识、生命体征、胸管情况、伤口、肢体活动 □ 需要时配合伤口换药 □ 配合完成气管镜及 CT 检查结果的进一步处置	□ 接受出院前指导 □ 配合拔除引流管 □ 配合伤口拆线 □ 知道复查程序 □ 获得出院诊断书
护患配合	□ 配合定时测量生命体征、每日询问排便 □ 配合检查意识、生命体征、疼痛、胸管情况、伤口、肢体活动，询问出入量 □ 接受输液、服药等治疗 □ 接受进食、进水、排便等生活护理 □ 配合活动，预防皮肤压力伤 □ 注意活动安全，避免坠床或跌倒 □ 配合执行探视及陪护 □ 接受呼吸功能锻炼 □ 二级护理	□ 接受出院宣教 □ 办理出院手续 □ 获取出院带药 □ 知道服药方法、作用、注意事项 □ 知道护理伤口方法 □ 知道复印病历方法 □ 二级或三级护理 □ 普通饮食
饮食	□ 根据医嘱，普通饮食	□ 根据医嘱，普通饮食
排泄	□ 正常排尿便 □ 避免便秘	□ 正常排尿便 □ 避免便秘
活动	□ 正常适度活动，避免疲劳	□ 正常适度活动，避免疲劳

附：原表单（2017年版）

张力性气胸临床路径表单

适用对象：第一诊断为张力性气胸（ICD-10：J93.001）
行胸腔闭式引流术（ICD-9-CM-3：34.04）

患者姓名：		性别：	年龄：	门诊号：	住院号：
住院日期： 年 月 日		出院日期： 年 月 日			标准住院日：6~10天

时间	住院第1天 （手术日）	住院第2天
诊疗工作	□ 询问病史及体格检查 □ 完成病历书写 □ 开化验单 □ 主管医师查房、确定诊断 □ 向患者家属告病重或病危（酌情） □ 行胸腔闭式引流术	□ 上级医师查房 □ 完成入院检查 □ 继续对症支持治疗 □ 完成必要的相关科室会诊 □ 完成上级医师查房记录等病历书写 □ 向患者及家属交代病情及其注意事项 □ 根据病情安排胸部CT和/或纤维支气管镜检查
重点医嘱	**长期医嘱：** □ 胸外科护理常规 □ 一级护理 □ 饮食 □ 心电监护 □ 吸氧 □ 使用镇痛药物 □ 视病情通知病重或病危 □ 其他医嘱 **临时医嘱：** □ 血常规、肝功能、肾功能、电解质 □ X线胸片（如病情允许）、心电图 □ 凝血功能、血型、输血前检查 □ 血气分析 □ 局麻下行胸腔闭式引流术	**长期医嘱：** □ 胸外科护理常规 □ 一级护理 □ 吸氧 □ 饮食 □ 患者既往基础用药 □ 镇痛祛痰药物的使用 **临时医嘱：** □ 胸部CT和/或纤维支气管镜检查 □ 其他医嘱
护理工作	□ 入院宣教（环境、设施、人员等） □ 入院护理评估	□ 观察患者病情变化
病情变异记录	□ 无 □ 有，原因： 1. 2.	□ 无 □ 有，原因： 1. 2.
护士签名		
医生签名		

时间	住院第 3~5 天	住院第 6 日至出院日
诊疗工作	□ 上级医师查房 □ 根据患者恢复情况、胸部 CT 及纤维支气管镜检查结果确定有无肺部及支气管严重损伤，确定是否需要开胸或胸腔镜手术 □ 根据其他检查结果判断是否合并其他疾病 □ 并发症治疗 □ 对症支持治疗 □ 完成病情记录	□ 上级医师查房 □ 视胸腔引流情况及胸片拔除胸腔引流管 □ 切口换药 □ 拔除胸腔引流管后 24~48 小时复查胸片 □ 根据患者情况决定出院时间 □ 完成出院记录、病案首页、出院证明书等 □ 拆线：术后 7~9 天拆线。引流口缝线于拔管后两周拆除
重点医嘱	长期医嘱： □ 抗菌药物的使用（必要时） □ 其他医嘱 临时医嘱： □ 血常规、肝功能、肾功能、电解质 □ X 线胸片（如病情允许）、心电图	长期医嘱： □ 普通饮食 □ 二级护理 □ 根据血常规、体温决定是否停用抗菌药物 临时医嘱： □ 交代返院复诊时间、地点，发生紧急情况时的处理等 □ 复查：术后 1 个月门诊复查 □ 术后 3 个月内禁止重体力活动，避免剧烈咳嗽，保持大便通畅 □ 门诊或当地医院拆线
护理工作	□ 观察患者病情变化，指导患者咳嗽、排痰及呼吸功能锻炼	□ 指导患者术后康复 □ 出院宣教 □ 协助办理出院手续
病情变异记录	□ 无 □ 有，原因： 1. 2.	□ 无 □ 有，原因： 1. 2.
护士签名		
医生签名		

第九章

肺大疱外科治疗临床路径释义

【医疗质量控制指标】

指标一、术前胸部 CT 完成率。

指标二、胸腔镜微创手术完成率。

指标三、术前 30 分钟预防性抗菌药物使用率。

指标四、术后持续漏气率。

指标五、术后肺部感染发生率。

指标六、平均住院时间。

一、肺大疱编码

1. 原编码：

疾病名称及编码：肺大疱（ICD-10：J43.901）

手术操作名称及编码：肺大疱切除和/或胸膜固定术（ICD-9-CM-3：32.2 和/或 34.601，34.9201）

2. 修改编码：

疾病名称及编码：肺大疱（ICD-10：J43.9）

　　　　　　　　慢性支气管炎伴肺气肿（ICD-10：J44.8）

手术操作名称及编码：肺大疱切除和/或胸膜固定术（ICD-9-CM-3：32.2/34.6，34.9201/34.9902）

二、临床路径检索方法

（J43.9/J44.8）伴（32.2/34.6/34.9201/34.9902）

三、国家医疗保障疾病诊断相关分组（CHS-DRG）

MDCE 呼吸系统疾病及功能障碍

ET2 慢性气道阻塞病

EB1 胸部大手术

四、肺大疱外科治疗临床路径标准住院流程

（一）适用对象

第一诊断为肺大疱（ICD-10：J43.901）。发生气胸者按自发性气胸临床路径实施。

行肺大疱切除和/或胸膜固定术（ICD-9-CM-3：32.2 和/或 34.601，34.9201）。

> 释义
>
> ■ 肺大疱分为两种：第一种为无慢阻肺等基础肺疾病的大疱，形成原因不确定，可存在于肺表面或肺内，常见位于肺尖部。如无合并气胸史，多建议观察；如既往曾有同侧气胸发作史，一旦确诊建议积极手术；如发现肺表面巨大的大疱，即使无气胸发作史，也建议积极手术切除。第二种为在原有慢性阻塞性肺病的基础上发展而

来的大疱性肺气肿，此类患者往往伴有心肺功能不全，术前评估及术前准备要求高，且个体差异大。

■ 肺大疱的标准外科治疗为肺大疱切除，目前绝大多数通过胸腔镜下完成；同时术中做胸膜固定以同时预防气胸发作。

（二）诊断依据

根据《临床诊疗指南·胸外科分册》（中华医学会编著，人民卫生出版社，2009 年）。

1. 临床症状：不同程度的胸痛、喘憋、呼吸困难咳嗽。
2. 临床体征：少量气胸时，体征不明显；气胸在 30% 以上者，可出现患侧胸部饱满，呼吸运动减弱，叩诊呈鼓音，语颤和呼吸音均减低或消失，气管向健侧移位。
3. 辅助检查：胸片或胸部 CT。

释义

■ 青少年患单纯肺大疱绝大多数无任何症状；大疱性肺气肿时，当大疱占据一侧胸腔的 1/2 且压迫正常肺组织，可因此胸闷、气短症状。

■ 临床体征：单纯肺大疱无明显临床体征，当巨大大疱占据部分胸腔并压缩肺时，局部可叩诊过清音或鼓音。

■ 辅助检查：胸部 CT 是肺大疱的首选检查；较大的肺大疱通过胸部 X 线片也可发现，但不易与局限性肺气肿、肺囊肿等鉴别。

（三）治疗方案的选择

根据《临床诊疗指南·胸外科分册》（中华医学会编著，人民卫生出版社，2009 年）。

手术治疗：

（1）胸片或 CT 检查证实有肺大疱者。

（2）患者从事特殊职业，如飞行员、潜水员、高空作业等。

释义

■ 位于肺表面（如肺尖）的肺大疱可以手术切除，如无合并气胸，原则上较小者可以观察，如疱较大可择期切除。对于从事特殊职业者，如飞行员、潜水员等，因存在易使肺大疱破裂致气胸的高危因素（周围气压变化），建议一旦发现积极手术切除。

■ 如合并气胸，则建议积极的手术治疗，因存在气胸复发的风险，且复发概率会随着复发次数增加而显著增高。

■ 大疱性肺气肿如合并气胸可使本就呼吸功能不全的患者肺功能进一步受损，且伴发气胸多持续漏气，复发率高，故可考虑手术。单纯大疱性肺气肿感染并不常见，大部分含气液对肺大疱只是继发周围肺组织炎症反应。预防性切除指切除无症状的肺大疱，当肺大疱占据一侧胸腔的 1/2 且压迫正常肺组织，或近年内体积有明显增大，可考虑手术切除。手术切除的理由是大部分大的肺大疱会导致严重的并发症，邻近肺组织长期被大疱压迫，其呼吸功能受影响，且很难恢复正常。

（四）标准住院日≤12 天

> **释义**
>
> ■ 术前检查1~3天，术后住院时间3~9天。

（五）进入路径标准

1. 第一诊断符合肺大疱（ICD-10：J43.901）或大疱性肺气肿（ICD-10：J43.901）编码。
2. 当患者同时具有其他疾病诊断，但住院期间不需特殊处理也不影响第一诊断的临床路径流程实施时，可以进入此路径。

> **释义**
>
> ■ 单纯肺大疱而无慢性阻塞性肺病者，可入此路径；大疱性肺气肿患者多合并有慢性阻塞性肺病和/或呼吸功能不全，需要术前仔细评估心肺功能储备，选择适合手术者。如心肺功能储备较好，可入此路径；如术前有急性感染，因先抗炎控制稳定后再择期手术，不适宜入路径。

（六）术前准备（术前评估）≤4 天

检查项目：
（1）血常规、尿常规、血型。
（2）凝血功能、肝功能、肾功能、电解质、感染性疾病筛查（乙型肝炎、丙型肝炎、艾滋病、梅毒等）。
（3）胸部CT、心电图。
（4）超声心动图（60岁以上或伴有心血管疾病者）。
（5）肺功能、血气分析、肺通气灌注扫描（酌情）。

> **释义**
>
> ■ 对于单纯性肺大疱，可不行肺通气灌注扫描；对于大疱性肺气肿患者，建议均行肺通气灌注扫描。
>
> ■ 必要时行肺功能检查，避免巨大的肺大疱患者肺功能检查导致气胸。

（七）预防性抗菌药物选择与使用时机

应按照《抗菌药物临床应用指导原则（2015年版）》（国卫办医发〔2015〕43号）执行。预防性用药选用第一、第二代头孢菌素，如出现术后感染，则按治疗用药治疗（根据情况，非必须）。

> **释义**
>
> ■ 术前 30 分钟预防性使用抗菌药物；手术超时 3 小时加用 1 次抗菌药物。肺大疱切除属于 II 类切口手术，需要预防性应用抗菌药物，通常用第一、第二代头孢菌素即可；如出现头孢类药物皮试阳性，则可更换为其他广谱类抗菌药物。

（八）手术日为入院≤5 天

1. 麻醉方式：全身麻醉。
2. 手术耗材：切割缝合器、生物胶、止血材料等。
3. 术中用药：麻醉常规用药。
4. 输血：视术中情况而定。
5. 病理：石蜡切片。

> **释义**
>
> ■ 肺大疱切除手术需要全身麻醉下双腔气管插管，切除肺大疱推荐需要使用一次性的切割缝合器，可以大大减少术后肺断面的漏气，又保证了肺断面的延展性，避免了传统的缝扎造成局部皱褶而损失肺功能。有时大疱性肺气肿患者切割后肺断面会漏气比较严重，可以局部使用生物胶以促进漏气点闭合。创面覆以止血材料会减少术后渗血，在肺断面使用同时还可促进漏气点愈合。
>
> ■ 绝大多数患者不需术后输血。极少数术中发生大出血或术后持续胸腔渗血者酌情输血。
>
> ■ 切除肺大疱标本均需光镜病理检查。

（九）术后住院恢复≤10 天

复查的项目：血常规、胸片、胸部 CT 平扫（酌情）。

> **释义**
>
> ■ 术后常规复查血常规、血生化、胸片；如术后出现包裹性胸腔积液或包裹性气胸，则需行胸部平扫 CT 以利于确诊、引流定位等。

（十）出院标准

1. 体温正常，切口无感染。
2. 复查化验结果无明显异常，胸片示肺复张良好等。

> **释义**
>
> ■ 患者出院前完成必需的复查项目，且血常规、肝肾功能、电解质无明显异常。体温正常，检查切口无红肿、渗出。必须复查胸片，观察肺复张良好。

（十一）变异及原因分析

1. 患者伴有可能影响手术的合并疾病，需要进行相关的诊断和治疗。

2. 术后发生并发症需要进行相应的临床诊治，延长住院时间。

释义

　　■ 变异是指入选临床路径的患者未能按路径流程完成医疗行为或未达到预期的医疗质量控制目标。这包括两方面的情况：①按路径流程完成治疗，但超出了路径规定的时限或限定的费用，如实际住院日超出标准住院日要求，或未能在规定的手术日时间限定内实施手术等。②不能按路径流程完成治疗，患者需要中途退出路径，如治疗过程中出现并发症，如脓胸、肺部感染等，导致必须终止路径或需要转入其他路径进行治疗等。对这些患者，主管医师均应进行变异原因的分析，并在临床路径的表单中予以说明。

　　■ 经入院常规检查发现以往所没有发现的疾病，而该疾病可能对患者生命威胁更为严重，或者该疾病可能影响手术实施、提高手术和麻醉风险、影响预后，则应优先考虑治疗该种疾病，暂不宜进入路径。例如：高血压、糖尿病、心功能不全、肝肾功能不全、凝血功能障碍等。若既往患有上述疾病，经合理治疗后达到稳定，抑或目前尚需要持续用药，经评估无手术及麻醉禁忌，则可进入路径。但可能会增加医疗费用，延长住院时间。

　　■ 因患者方面的主观原因导致执行路径出现变异，也需要医师在表单中予以说明。

五、肺大疱外科治疗临床路径给药方案

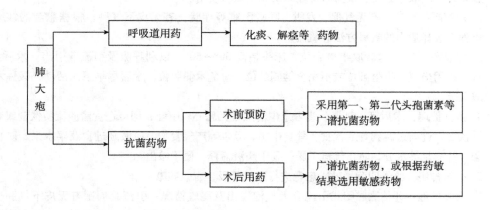

（一）用药选择

1. 肺大疱切除属于Ⅱ类切口手术，需要预防性应用抗菌药物，术前30分钟预防性使用抗菌药物；手术超时3小时加用1次抗菌药物。对于单纯肺大疱患者，通常用第一、第二代头孢菌素即可；如出现头孢类药物皮试阳性，则可更换为其他广谱类抗菌药物。对于大疱性肺气肿患者，因往往合并肺部的慢性炎症，应术前留取深部痰进行细菌药敏实验，根据结果选择敏感抗菌药物，或者根据经验选择广谱抗菌药物。若患者术后出现体温、血象升高等感染迹

象，需要根据经验选用第三代头孢菌素+抗厌氧菌药物，并留取血培养、痰培养、引流物培养，待药敏试验回报后根据其结果调整用药。

2. 对于大疱性肺气肿患者，术前及术后还应应用化痰药物促进呼吸道分泌物排出，可防治感染、使气道通畅；应用长效及短效解痉药物，降低气道阻力，预防急性喘息发作。

3. 对于老年大疱性肺气肿患者，往往体质较差、免疫力低，术后易发生肺部感染，必要时可给予免疫增强剂，如胸腺肽等。

（二）药学提示

1. 用药前应仔细询问有无对该药过敏史。

2. 用药前应注意药物对肝肾功能影响，及时调整剂量。如氨基糖苷类需注意其肾毒性及耳毒性。应用喹诺酮类药物时，对肾功能不全者应根据肌酐清除率减量或延长给药时间。

3. 应注意药物之间的相互作用，如大环内酯类药物与甲泼尼龙、茶碱、卡马西平、华法林等药物有相互作用。

4. 应注意药物的使用剂量、时间及用药途径。

5. 应注意药物分别针对儿童、孕妇、老人的不同应用。

（三）注意事项

主要目标细菌耐药率超过30%的抗菌药物，提醒医务人员注意；主要目标细菌耐药率超过40%的抗菌药物，应当慎重经验用药；主要目标细菌耐药率超过50%的抗菌药物，应当参照药敏试验结果选用；主要目标细菌耐药率超过75%的抗菌药物，应当暂停针对此目标细菌的临床应用，根据追踪细菌耐药监测结果，再决定是否恢复临床应用。

六、肺大疱外科治疗患者护理规范

1. 术前急性期患者绝对卧床，避免用力、屏气、用力咳嗽等增加胸腔内压力的活动；留置胸管患者应取半卧位，翻身时应注意防止引流管脱落。

2. 观察呼吸形态，有无气促、发绀、呼吸困难等症状，有无皮下气肿；根据患者的缺氧严重程度选择适当的吸氧方法和氧流量。

3. 休息与活动：术后取半坐卧位，床头抬高30°～50°，以利呼吸及引流液引出。术后第1日，采用坐位、半坐卧位或不完全健侧卧位，避免术侧卧位。术后尽早下床活动，锻炼术侧肩关节。

4. 饮食护理：术后第1日晨，患者意识清醒且无恶心、呕吐，即可进食清淡流质饮食或半流质饮食，逐渐过渡到普通饮食，禁食牛奶、豆浆等产气食物。应鼓励进食蔬菜水果，防止便秘；补充足够水分，防止气道干燥，利于痰液稀释，便于咳出。

5. 有效排痰：给予叩背，鼓励患者进行腹式呼吸、有效咳嗽。

6. 胸管护理：评估胸腔闭式引流有无气泡溢出及漏气情况；引流管周围有无皮下气肿。注意观察引流液的性质、颜色和量，并做好记录。妥善固定胸管，防止管路脱出，保证胸腔闭式引流瓶直立位，并低于胸部60～100cm，置于床下固定位置，防止碰倒、踢翻或打碎。长玻璃管置于液面下2～3cm。可适时挤压胸管，保持引流管通畅。

7. 用药护理：应严格按照医嘱服用抗生素、化痰及镇咳药物。

8. 疼痛护理：及时进行疼痛评估，必要时给予药物镇痛。

七、肺大疱外科治疗患者营养治疗规范

1. 治疗期间，饮食宜清淡，忌食刺激性食物，如辣椒、咖喱、芥末、蒜等。减少高糖、高

油、高盐分的食物。

2. 坚持营养平衡饮食，每日不少于 13 种食物，包含谷薯类、蔬菜水果类、肉蛋奶及豆制品类以及适量的油脂类。保持优质蛋白质食物占总蛋白质 50% 以上。

3. 体液丢失过量时需要补充水分，每日至少 > 1700ml 水，必要时根据体液电解质情况补充盐分。

4. 患者行营养支持治疗前，应通过 NRS 2002 进行筛查，并记录筛查结果。

5. 存在营养风险或营养不良的患者应制定营养治疗计划，尤其是体型消瘦的患者，存在中重度营养不良时，应尽早给予营养干预。

6. 营养治疗可遵循五阶梯模式：第一阶梯，饮食+营养教育；第二阶梯，饮食+口服营养补充（ONS）；第三阶梯，全肠内营养（TEN）；第四阶梯，肠内营养的基础上补充性增加肠外营养（PEN+PPN）；第五阶梯，全肠外营养（TPN）；当不能满足 60% 目标能量需求 3~5 天时，应该选择上一阶梯。

八、肺大疱外科治疗患者健康宣教

1. 指导患者进食易消化、高蛋白质、高营养、富含维生素及纤维素的食物，禁食辛辣刺激性食物。

2. 指导患者适当活动，在气胸痊愈 1 个月内，不宜参加剧烈的体育活动，如打球、跑步、抬举重物等，预防气胸复发。

3. 遵医嘱按时复查，如果突发胸闷、憋气等症状，及时就诊。

九、推荐表单

(一) 医师表单

肺大疱外科治疗临床路径医师表单

适用对象：第一诊断为肺大疱或肺大疱合并气胸 (ICD-10: J43.901)

行肺大疱切除和/或胸膜固定术 (ICD-9-CM-3: 32.2 和/或 34.601, 34.9201)

患者姓名：		性别： 年龄： 门诊号：	住院号：
住院日期： 年 月 日		出院日期： 年 月 日	标准住院日：7~14 天

时间	住院第 1 天	住院第 2 天	住院第 3~5 天 (手术日)
主要诊疗工作	□ 询问病史及体格检查 □ 完成病历书写 □ 开化验单 □ 主管医师查房，初步确定治疗方式 (保守或手术治疗)；是否需要急诊处理	□ 上级医师查房 □ 完成术前准备与术前评估 □ 根据体检、胸部平片或 CT 行术前讨论，确定手术方案 □ 住院医师完成术前小结、上级医师查房记录等病历书写 □ 签署手术知情同意书、自费用品协议书、输血同意书 □ 向患者及家属交代围术期注意事项	□ 手术 □ 术者完成手术记录 □ 完成术后病程记录 □ 主管医师观察术后病情 □ 向患者及家属交代病情及术后注意事项
重点医嘱	**长期医嘱：** □ 胸外科二级护理常规 □ 吸氧，雾化 (酌情) □ 饮食 **临时医嘱：** □ 血常规、尿常规 □ 凝血功能、血型 □ 肝功能、肾功能、电解质 □ 感染性疾病筛查 □ 心电图 □ 血气分析和肺功能 (酌情) □ 胸部 CT 检查 □ 超声心动图 (酌情)	**长期医嘱：** □ 胸外科二级护理常规 □ 吸氧 (酌情) □ 饮食 □ 患者既往基础用药 **临时医嘱：** □ 拟明日在全身麻醉下行肺大疱切除和/或胸膜固定术 □ 术前禁食、禁水 □ 备血 □ 术前镇静及抗胆碱能药物 (酌情)	**长期医嘱：** □ 胸外科一级或特级护理 □ 心电监护 □ 体温、血压、脉搏、呼吸、血氧饱和度监测 □ 吸氧 □ 麻醉清醒后 4 小时半流质饮食 □ 胸腔闭式引流记引流量 □ 尿管接袋，记量 □ 预防性抗菌药物使用 □ 镇痛药物使用 **临时医嘱：** □ 止血药物使用 (必要时) □ 其他特殊医嘱
病情变异记录	□ 无 □ 有，原因： 1. 2.	□ 无 □ 有，原因： 1. 2.	□ 无 □ 有，原因： 1. 2.
医师签名			

时间	住院第 4~6 日 （术后第 1 日）	住院第 5~7 日 （术后第 2 日）	住院第 6~9 日至出院日 （术后第 3~11 日）
主要诊疗工作	□ 上级医师查房 □ 住院医师完成常规病历书写 □ 观察胸腔引流情况，保持胸腔引流管通畅 □ 注意观察生命体征（体温、心率、呼吸、血压等） □ 鼓励并协助患者咳嗽、行呼吸功能锻炼，下地行走	□ 上级医师查房 □ 住院医师完成常规病历书写 □ 观察胸腔引流情况，保持胸腔引流管通畅 □ 鼓励并协助患者咳嗽、行呼吸功能锻炼，下地行走 □ 视胸腔引流情况及 X 线肺复张情况，判断是否需要增加负压引流；切口换药	□ 上级医师查房 □ 视胸腔引流情况及胸片决定是否拔除胸腔引流管 □ 切口换药 □ 拔除引流管后，可安排出院 □ 完成出院记录、病案首页、出院证明书等 □ 拆线：术后 2 周拆线。引流口缝线于拔管后 3 周拆除
重点医嘱	长期医嘱： □ 半流质饮食改普通饮食 □ 一级护理 □ 停心电监护（视病情而定） □ 拔除尿管 临时医嘱： □ 复查血常规及 X 线胸片 □ 根据情况酌情补液 □ 血气分析（必要时）	长期医嘱： □ 普通饮食 □ 一级护理 □ 根据血常规、体温决定是否停用抗菌药物 临时医嘱： □ 切口换药	长期医嘱： □ 普通饮食 □ 二级护理 □ 根据血常规、体温决定是否停用抗菌药物 出院医嘱： □ 交代返院复诊时间、地点，发生紧急情况时的处理等 □ 复查：术后 1 个月门诊复查 □ 术后 3 个月内禁止剧烈活动，避免剧烈咳嗽，保持排便通畅 □ 门诊或当地医院拆线
病情变异记录	□ 无　□ 有，原因： 1. 2.	□ 无　□ 有，原因： 1. 2.	□ 无　□ 有，原因： 1. 2.
医师签名			

（二）护士表单

肺大疱外科治疗临床路径护士表单

适用对象：第一诊断为肺大疱或肺大疱合并气胸（ICD-10：J43.901）

行肺大疱切除和/或胸膜固定术（ICD-9-CM-3：32.2 和/或 34.601，34.9201）

患者姓名：			性别：	年龄：	门诊号：	住院号：
住院日期：	年 月 日		出院日期：	年 月 日		标准住院日：7~14 天

时间	住院第 1 天	住院第 2 天 （术前）	住院第 3~5 天 （手术当天）
健康宣教	□ 入院宣教 　介绍主管医师、护士 　介绍环境、设施 　介绍住院注意事项	□ 术前宣教 　宣教疾病知识、术前准备及 　手术过程 　告知准备用物、沐浴 　告知术后饮食、活动及探视 　注意事项 　告知术后可能出现的情况及 　应对方式 □ 主管护士与患者沟通，了解 　并指导心理应对 □ 告知家属等候区位置	□ 术后当日宣教 　告知监护设备、管路功能及 　注意事项 　告知饮食、体位要求 　告知疼痛注意事项 　告知术后可能出现情况的应 　对方式 □ 给予患者及家属心理支持 □ 再次明确探视陪护须知
护理处置	□ 核对患者，佩戴腕带 □ 建立入院护理病历 □ 卫生处置：剪指（趾）甲、沐 　浴，更换病号服	□ 协助医师完成术前检查化验 □ 术前准备 　配血 　抗菌药物皮试 　禁食、禁水	□ 送手术 　摘除患者各种活动物品 　核对患者资料及带药 　填写手术交接单，签字确认 □ 接手术 　核对患者及资料，签字确认
基础护理	□ 二级护理 　晨晚间护理 　患者安全管理	□ 二级护理 　晨晚间护理 　患者安全管理	□ 特级或一级护理 　卧位护理：半坐卧位 　排泄护理 　患者安全管理
专科护理	□ 护理查体 □ 辅助戒烟 □ 需要时，填写跌倒及压疮防范表 □ 需要时，请家属陪护 □ 心理护理	□ 呼吸功能锻炼 □ 遵医嘱完成相关检查 □ 心理护理	□ 病情观察，写护理记录 □ 遵医嘱予抗感染、雾化吸 　入、镇痛、呼吸功能锻炼 □ 心理护理
重点医嘱	□ 详见医嘱执行单	□ 详见医嘱执行单	□ 详见医嘱执行单
病情变异记录	□ 无　□ 有，原因： 1. 2.	□ 无　□ 有，原因： 1. 2.	□ 无　□ 有，原因： 1. 2.
护士签名			

时间	住院第 4~6 天 （术后第 1~2 天）	住院第 6~14 天 （术后第 3~10 天）
健康宣教	□ 术后宣教 　药物作用及频率 　饮食、活动指导 　复查患者对术前宣教内容的掌握程度 　呼吸功能锻炼的作用 　疾病恢复期注意事项 　拔尿管后注意事项 　下床活动注意事项	□ 出院宣教 　复查时间 　服药方法 　活动休息 　指导饮食 　指导办理出院手续
护理处置	□ 遵医嘱完成相关检查	□ 办理出院手续 □ 书写出院小结
基础护理	□ 一级护理 （据患者病情和生活自理能力确定护理级别） 　晨晚间护理 　协助进食、进水 　协助坐起、床上或床旁活动，预防压疮 　排泄护理 　床上温水擦浴 　协助更衣 　患者安全管理	□ 二级护理 　晨晚间护理 　协助或指导进食、进水 　协助或指导床旁活动 　患者安全管理
专科护理	□ 病情观察，写护理记录 □ 遵医嘱予抗感染、镇痛、雾化吸入、呼吸功能锻炼治疗 □ 需要时，联系主管医师给予相关治疗及用药 □ 引流管护理	□ 病情观察 　评估生命体征、意识、肢体活动、皮肤情况、伤口敷料 □ 引流管护理
重点医嘱	□ 详见医嘱执行单	□ 详见医嘱执行单
病情变异记录	□ 无　□ 有，原因： 1. 2.	□ 无　□ 有，原因： 1. 2.
护士签名		

（三）患者表单

肺大疱外科治疗临床路径患者表单

适用对象：第一诊断为自发性气胸肺大疱或肺大疱合并气胸（ICD-10：J43.901）

行肺大疱切除和/或胸膜固定术（ICD-9-CM-3：32.2 和/或 34.601，34.9201）

患者姓名：		性别： 年龄： 门诊号：		住院号：
住院日期： 年 月 日		出院日期： 年 月 日		标准住院日：7~14 天

时间	入院	手术前	手术当天
医患配合	□ 配合询问病史、采集资料，请务必详细告知既往史、用药史、过敏史 □ 如服用抗凝药，请明确告知 □ 配合进行体格检查 □ 有任何不适请告知医师及护士	□ 配合完善术前相关检查、化验，如采血、心电图、胸片、胸部 CT □ 医师给患者及家属介绍病情及手术谈话、术前签字 □ 麻醉师对患者进行术前访视	□ 配合评估手术效果 □ 配合检查意识、疼痛、胸管情况、肢体活动 □ 需要时，配合复查胸片 □ 有任何不适请告知医师
护患配合	□ 配合测量体温、脉搏、呼吸、血压、体重 1 次 □ 配合完成入院护理评估（简单询问病史、过敏史、用药史） □ 接受入院宣教（环境介绍、病室规定、订餐制度、贵重物品保管等） □ 有任何不适请告知护士 □ 重点诊疗 □ 二级护理 □ 既往基础用药	□ 配合测量体温、脉搏、呼吸、询问大便 1 次 □ 接受术前宣教 □ 接受配血，以备术中需要时用 □ 自行沐浴 □ 准备好必要用物，吸水管、纸巾等 □ 取下义齿、饰品等，贵重物品交家属保管 □ 术前签字	□ 清晨测量体温、脉搏、呼吸、血压 1 次 □ 送手术室前，协助完成核对，带齐影像资料，脱去衣物，上手术车 □ 返回病房后，协助完成核对，配合过病床 □ 配合检查意识、生命体征、胸管情况、肢体活动，询问出入量 □ 配合术后吸氧、监护仪监测、输液、排尿用尿管、胸部有引流管 □ 遵医嘱采取正确体位 □ 配合缓解疼痛 □ 有任何不适请告知护士
饮食	□ 正常饮食	□ 术前 12 小时禁食、禁水	□ 术后 4 小时禁食、禁水 □ 术后 4 小时后，根据医嘱试饮水，无恶心呕吐进少量流质或半流质饮食
排泄	□ 正常排尿便	□ 正常排尿便	□ 保留尿管
活动	□ 正常活动	□ 正常活动	□ 根据医嘱半坐卧位 □ 卧床休息，保护管路 □ 双下肢活动

时间	手术后	出院
医患配合	□ 配合检查意识、生命体征、胸管情况、伤口、肢体活动 □ 需要时配合伤口换药 □ 配合拔除引流管、尿管 □ 配合伤口拆线	□ 接受出院前指导 □ 知道复查程序 □ 获得出院诊断书
护患配合	□ 配合定时测量生命体征、每日询问排便 □ 配合检查意识、生命体征、疼痛、胸管情况、伤口、肢体活动，询问出入量 □ 接受输液、服药等治疗 □ 接受进食、进水、排便等生活护理 □ 配合活动，预防皮肤压力伤 □ 注意活动安全，避免坠床或跌倒 □ 配合执行探视及陪护 □ 接受呼吸功能锻炼 □ 特级护理、一级护理	□ 接受出院宣教 □ 办理出院手续 □ 获取出院带药 □ 知道服药方法、作用、注意事项 □ 知道护理伤口方法 □ 知道复印病历方法 □ 二级或三级护理 □ 普通饮食
饮食	□ 根据医嘱，由流质饮食逐渐过渡到普通饮食	□ 根据医嘱，普通饮食
排泄	□ 保留尿管，正常排尿便 □ 避免便秘	□ 正常排尿便 □ 避免便秘
活动	□ 根据医嘱，半坐位或下床活动 □ 保护管路，勿牵拉、脱出、打折等	□ 正常适度活动，避免疲劳

附：原表单（2016 年版）

肺大疱外科治疗临床路径表单

适用对象：第一诊断为自发性气胸（ICD-10：J93.0-J93.1）或大泡性肺气肿（ICD-10：J43.901）

行肺大疱切除和/或胸膜固定术（ICD-9-CM-3：32.2 和/或 34.601，34.9201）

患者姓名：	性别： 年龄： 门诊号：	住院号：
住院日期： 年 月 日	出院日期： 年 月 日	标准住院日：≤12 天

时间	住院第 1 天	住院第 2~4 天（术前日）	住院第 2~5 天（手术日）
主要诊疗工作	□ 询问病史及体格检查 □ 完成病历书写 □ 开化验单 □ 主管医师查房与术前评估 □ 初步确定治疗方式（保守或手术治疗）；是否需要急诊处理以及确定手术方式和日期 □ 行胸腔闭式引流术	□ 上级医师查房 □ 完成术前准备与术前评估 □ 根据体检、胸部平片或 CT 行术前讨论，确定手术方案 □ 住院医师完成术前小结、上级医师查房记录等病历书写 □ 签署手术知情同意书、自费用品协议书、输血同意书 □ 向患者及家属交代围术期注意事项	□ 手术 □ 术者完成手术记录 □ 完成术后病程记录 □ 主管医师观察术后病情 □ 向患者及家属交代病情及术后注意事项
重点医嘱	长期医嘱： □ 胸外科二级护理常规 □ 饮食 临时医嘱： □ 血常规、尿常规 □ 凝血功能、血型 □ 肝功能、肾功能、电解质 □ 感染性疾病筛查 □ 胸部 CT 检查、心电图 □ 血气分析和肺功能 □ 超声心动图（酌情）	长期医嘱： □ 胸外科二级护理常规 □ 饮食 □ 患者既往基础用药 临时医嘱： □ 拟明日在全身麻醉下行肺大疱切除和/或胸膜固定术 □ 术前禁食、禁水 □ 预防性抗菌药物使用 □ 术前置尿管 □ 备皮 □ 备血 □ 术前镇静及抗胆碱能药物（酌情）	长期医嘱： □ 胸外科一级或特级护理 □ 心电监护 □ 体温、血压、脉搏、呼吸、血氧饱和度监测 □ 吸氧 □ 麻醉清醒后 6 小时半流质饮食 □ 胸腔闭式引流记引流量 □ 尿管接袋，记量 □ 预防性抗菌药物使用 □ 镇痛药物使用 临时医嘱： □ 止血药物使用（必要时） □ 其他特殊医嘱
主要护理工作	□ 入院宣教（环境、设施、人员等） □ 入院护理评估及宣教 □ 观察并记录生命体征 □ 给予心理与生活护理	□ 术前准备（备皮等） □ 术前宣教（提醒患者夜间禁食、禁水） □ 观察并记录生命体征 □ 给予心理与生活护理	□ 观察并记录患者生命体征及病情变化 □ 给予术后康复指导 □ 给予术后心理与生活护理 □ 术后引流管护理

续　表

时间	住院第 1 天	住院第 2~4 天 （术前日）	住院第 2~5 天 （手术日）
病情 变异 记录	□无　□有，原因： 1. 2.	□无　□有，原因： 1. 2.	□无　□有，原因： 1. 2.
护士 签名			
医师 签名			

时间	住院第 3~6 天 （术后第 1 日）	住院第 4~7 天 （术后第 2 日）	住院第 5~12 天 （术后第 3~10 日）
主要诊疗工作	□ 上级医师查房 □ 住院医师完成常规病历书写 □ 观察胸腔引流情况，保持胸腔引流管通畅 □ 注意观察生命体征 □ 鼓励并协助患者咳嗽、行呼吸功能锻炼	□ 上级医师查房 □ 住院医师完成常规病历书写 □ 观察胸腔引流情况，保持胸腔引流管通畅 □ 鼓励并协助患者咳嗽、行呼吸功能锻炼 □ 视胸腔引流情况及胸片拔除胸腔引流管、切口换药	□ 上级医师查房 □ 视胸腔引流情况及胸片拔除胸腔引流管 □ 切口换药 □ 根据患者情况决定出院时间 □ 完成出院记录、病案首页、出院证明书等 □ 拆线：术后 7~9 天拆线。引流口缝线于拔管后两周拆除
重点医嘱	长期医嘱： □ 半流质饮食改普通饮食 □ 一级护理 □ 停心电监护（视病情而定） □ 拔除尿管 临时医嘱： □ 复查血常规及胸片 □ 根据情况酌情补液 □ 血气分析（必要时）	长期医嘱： □ 普通饮食 □ 二级护理 □ 根据血常规、体温决定是否停用抗菌药物 临时医嘱： □ 切口换药	长期医嘱： □ 普通饮食 □ 二级护理 □ 根据血常规、体温决定是否停用抗菌药物 □ 出院医嘱： □ 交代返院复诊时间、地点，发生紧急情况时的处理等 □ 复查：术后 1 个月门诊复查 □ 术后 3 个月内禁止重体力活动，避免剧烈咳嗽，保持大便通畅 □ 门诊或当地医院拆线
主要护理工作	□ 观察并记录患者生命体征 □ 给予术后心理与生活护理 □ 术后指导患者功能锻炼 □ 保持患者胸腔闭式引流管通畅	□ 观察并记录患者生命体征 □ 给予术后心理与生活护理 □ 指导患者术后功能康复锻炼	□ 给予出院前饮食及生活指导 □ 出院宣教 □ 复查注意事项宣教 □ 协助办理出院手续
病情变异记录	□ 无　□ 有，原因： 1. 2.	□ 无　□ 有，原因： 1. 2.	□ 无　□ 有，原因： 1. 2.
护士签名			
医师签名			

第十章

食管癌临床路径释义

【医疗质量控制指标】

指标一、术前内镜病理学检查率。

指标二、术前临床 TNM 分期评估率。

指标三、术前上消化道造影完成率。

指标四、术前超声内镜完成率。

指标五、术前 30 分钟预防性抗菌药物使用率。

指标六、淋巴结清扫完成率（不小于 15 枚）。

指标七、围术期输血率。

指标八、术后肺部感染发生率。

指标九、平均住院时间。

一、食管癌编码

1. 原编码：

疾病名称及编码：食管癌（ICD-10：C15/D00.1）

手术操作名称及编码：食管癌根治术（食管癌切除+食管-胃吻合术）（ICD-9-CM-3：42.41/42.42/42.52-42.62）

2. 修改编码：

疾病名称及编码：食管癌（ICD-10：C15）

手术操作名称及编码：食管癌切除（ICD-9-CM-3：42.41/42.42）

食管-胃吻合术（ICD-9-CM-3：42.52/42.62）

二、临床路径检索方法

C15 伴（42.41/42.42）+（42.52/42.62）

三、国家医疗保障疾病诊断相关分组（CHS-DRG）

MDCG 消化系统疾病及功能障碍

GR1 消化系统恶性肿瘤

GB1 食管、胃、十二指肠大手术

四、食管癌临床路径标准住院流程

（一）适用对象

第一诊断为食管癌（ICD-10：C15/D00.1）

行食管癌根治术（食管癌切除+食管-胃吻合术）（ICD-9-CM-3：42.41/42.42/42.52-42.62）。

释义

■ 适用对象编码参见第一部分。

■ 本路径适用对象为原发食管恶性肿瘤，未明显侵犯周围脏器，无远处转移，无食管气管瘘、出血、声音嘶哑等合并症。

■ 食管癌治疗手段根据分期不同而变化，本路径针对的是外科开胸或腔镜手术，其他治疗方式如早期食管癌内镜下切除，晚期食管癌姑息转流手术或放化疗治疗见另外的路径指南。

（二）诊断依据

根据《临床诊疗指南·胸外科分册》（中华医学会编著，人民卫生出版社，2009 年）。

1. 临床症状：进行性吞咽困难。
2. 辅助检查：上消化道钡剂造影、内镜检查及活检提示。

释义

■ 早期食管癌可有胸骨后不适、烧灼感或疼痛，食物通过时局部有异物感、摩擦感或轻度停滞梗阻感，下段食管癌还可以引起剑突下或上腹不适、呃逆、嗳气。大多数食管癌患者有咽下梗阻感，胸骨后和剑突下疼痛较多见，咽下食物时有胸骨后或剑突下痛，其性质可呈灼热样、针刺样或牵拉样，以咽下粗糙、灼热或有刺激性食物为著。随着病情进展多见进行性吞咽困难、消瘦、贫血、体重下降，甚至恶病质。

■ 上消化道钡剂造影表现：食管壁充盈缺损，食管黏膜皱襞不整、增粗、扭曲或中断、消失。胃镜可以明确病变部位、大小，获取病理诊断；超声胃镜可以进一步明确侵袭深度，周围淋巴结是否转移。

■ 胸部增强 CT 明确肿瘤外侵情况以及胸内播散转移，判断能否手术切除；明确纵隔淋巴结是否肿大，以决定手术方式。上中段肿瘤有刺激性咳嗽，需要行支气管镜检查排除气管受累。

（三）治疗方案的选择

根据《临床诊疗指南·胸外科分册》（中华医学会编著，人民卫生出版社，2009 年）。

1. 经左胸食管癌切除，胸腔内食管-胃吻合术或颈部食管-胃吻合术。
2. 经右胸食管癌切除，胸腔内食管-胃吻合术（胸腹二切口）或颈部吻合术（颈胸腹三切口）。

释义

■ 根据病变部位，中下段食管癌可选择经左胸入路；上段食管癌、肿瘤外侵明显，上纵隔见明显肿大淋巴结可选择经右胸食管癌切除，胸腔内（右胸腹部两切口）或颈部吻合术（颈胸腹三切口）；也可采用胸腔镜联合腹腔镜食管癌切除，胃食管胸内吻合或颈部吻合术。

（四）标准住院日 13~21 天

> **释义**
>
> ■ 食管癌患者入院后，术前准备 3~5 天，在第 4~6 天实施手术，术后恢复 11~14 天出院，总住院时间不超过 21 天均符合路径要求。

（五）进入路径标准

1. 第一诊断必须符合 ICD-10：C15/D00.1 食管癌疾病编码。
2. 当患者同时具有其他疾病诊断，但住院期间不需要特殊处理也不影响第一诊断的临床路径流程实施时，可进入此路径。

> **释义**
>
> ■ 早期食管癌病变局限于黏膜层或黏膜下层未侵及肌层，病理诊断重度不典型增生，可选择内镜下局部切除治疗，不适合本路径。
>
> ■ 食管癌侵犯喉返神经引起声音嘶哑，侵犯气管支气管引起食管气管瘘，侵犯主动脉引起大出血，食管穿孔，既往胃部手术拟行空肠或结肠代食管，不适用本路径。
>
> ■ 大多数食管癌病变无外侵，无严重营养不良或恶病质，无严重内科疾病，无论经左胸或右胸入路，食管胃胸腔内或颈部吻合，均适用本路径。
>
> ■ 经入院常规检查发现以往没有发现的疾病，该疾病可能对患者健康影响更为严重，或该疾病可能影响手术实施、提高手术和麻醉风险、影响预后，应先考虑治疗该疾病，暂时不宜进入路径，如高血压、糖尿病、心功能不全、肝肾功能不全、凝血功能障碍等。
>
> ■ 若既往患有上述疾病，经合理治疗后达到稳定，或目前尚需要持续用药，经评估无上述及麻醉禁忌，则可进入路径。但可能会增加医疗费用，延长住院时间。

（六）术前准备（术前评估）3~5 天

1. 必需的检查项目：
（1）血常规、尿常规、便常规。
（2）凝血功能、血型、肝功能、肾功能、电解质、感染性疾病筛查（乙型肝炎、丙型肝炎、艾滋病、梅毒等）。
（3）肺功能、血气分析、心电图。
（4）内镜检查+活检。
（5）影像学检查：X 线胸片正侧位、上消化道造影、胸部 CT（平扫+增强扫描）、腹部超声或 CT。
2. 根据患者情况可选择：
（1）超声心动图。
（2）食管内镜超声等。

> **释义**
>
> ■ 术前检查是确保手术治疗安全、有效的基础，食管癌多有营养不良，若评估术前需要营养支持，不适合本路径。
>
> ■ 内镜检查具有重要临床意义，必须获取明确病理诊断。超声胃镜可准确判定肿瘤侵袭深度及淋巴结情况，有条件医疗中心可尽量完善。
>
> ■ 超过 60 岁或既往有心血管疾病史，应行超声心电图。

（七）预防性抗菌药物选择与使用时机

1. 抗菌药物：应按照《抗菌药物临床应用指导原则（2015 年版）》（国卫办医发〔2015〕43 号）执行，根据患者病情合理使用抗菌药物。
2. 术前 30 分钟预防性应用抗菌药物，超过 3 小时追加 1 次。

> **释义**
>
> ■ 食管癌手术属于 II 类切口手术，由于操作时间长，手术创伤大，术前多有营养不良，且一旦感染可导致严重后果，可按规定预防性应用抗菌药物，通常选用第二代头孢菌素和甲硝唑等抗厌氧菌药物联合应用。

（八）手术日为入院第 3~7 天

1. 麻醉方式：双腔气管插管全身麻醉。
2. 手术耗材：根据患者病情使用（圆形吻合器、闭合器、切割缝合器等）。
3. 术中用药：预防性应用抗菌药物。
4. 输血：视术中情况而定。

> **释义**
>
> ■ 本路径规定的食管癌手术均为全身麻醉下实施，其他内镜手术或姑息手术如空肠造口等不包含在此路径中。
>
> ■ 绝大多数医疗中心食管胃吻合使用圆形吻合器，其他操作如制作管状胃、封闭胃断端可使用切割缝合器或闭合器。
>
> ■ 输血及使用血制品视术中情况而定。

（九）术后住院恢复 10~14 天

1. 必须复查的项目：X 线胸片，血常规、肝功能、肾功能、电解质。
2. 术后用药：抗菌药物使用，应按照《抗菌药物临床应用指导原则（2015 年版）》（国卫国医发〔2015〕43 号）执行，可选用第二代头孢菌素类或联合应用甲硝唑。

> **释义**
>
> ■ 食管癌术后早期应对患者进行持续监测，以便及时掌握病情变化。评估患者病情平稳后，方可中止持续监测。若患者出现水电解质紊乱，可酌情考虑使用复方（糖）电解质注射液，例如葡萄糖氯化钠注射液、醋酸钠林格注射液、氯化钾等用于治疗纠正。
>
> ■ 术后给予呼吸物理治疗，静脉或胃肠营养支持，制酸及胃肠动力药物治疗。
>
> ■ 术后5~7天病情稳定，可试饮水，逐步过渡到半流质饮食。

（十）出院标准

1. 进半流食顺利。
2. 切口愈合良好，或门诊可处理的愈合不良切口。
3. 体温正常，胸片提示无明显感染征象。

> **释义**
>
> ■ 患者出院前血常规、血生化项目正常，进食半流食顺利，无发热，X线胸片提示无感染征象。

（十一）变异及原因分析

1. 有影响手术的合并症，需要进行相关的诊断和治疗。
2. 术后出现肺部感染、呼吸衰竭、心力衰竭、吻合口瘘等并发症，需要延长治疗时间。

> **释义**
>
> ■ 食管癌切除术可能出现的并发症有：吻合口或胸胃瘘、吻合口狭窄、肺部感染、呼吸衰竭、心力衰竭、胃瘫、切口感染或延迟愈合等，必须退出本路径进入其他路径。
>
> ■ 患者进食半流质饮食困难，需要静脉营养支持，必须退出本路径进入其他路径。

五、食管癌临床路径给药方案

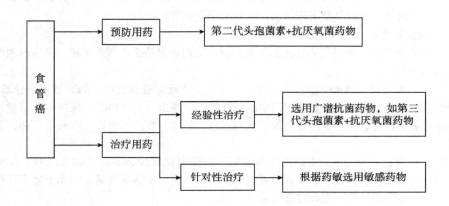

（一）用药选择

一般选用第二代头孢菌素作为预防用药，术前 0.5~2 小时，或麻醉开始时首次给药；手术时间超过 3 小时或失血量大于 1500ml，术中可给予第 2 剂。总预防用药时间一般不超过 24 小时，个别情况可延长至 48 小时。若患者出现体温升高、血象升高等感染迹象，需要根据经验选用第三代头孢菌素+抗厌氧菌药物，并留取血培养、痰培养、引流物培养，待药敏回报后根据药敏调整用药。

（二）药学提示

1. 用药前应仔细询问有无对该药过敏史。

2. 用药前应注意药物对肝肾功能影响，及时调整剂量。如氨基糖苷类需注意其肾毒性及耳毒性。肾功能不全者应用喹诺酮类应根据肌酐清除率减量或延长给药时间。

3. 应注意药物之间的相互作用，如大环内酯类药物与甲泼尼龙、茶碱、卡马西平、华法林等药物有相互作用。

4. 应注意药物的使用剂量、时间及用药途径。

5. 应注意药物分别针对儿童、孕妇、老人的不同应用。

（三）注意事项

主要目标细菌耐药率超过 30%的抗菌药物，提醒医务人员注意；主要目标细菌耐药率超过 40%的抗菌药物，应当慎重经验用药；主要目标细菌耐药率超过 50%的抗菌药物，应当参照药敏试验结果选用；主要目标细菌耐药率超过 75%的抗菌药物，应当暂停针对此目标细菌的临床应用，根据追踪细菌耐药监测结果，再决定是否恢复临床应用。

六、食管癌患者护理规范

1. 术前根据患者的进食情况，给予高蛋白、高热量、少纤维流质饮食、半流质饮食，吞咽困难严重无法进食者可给予完全肠外营养治疗。

2. 食管有明显梗阻症状的患者，术前 3 日开始全肠外营养。置胃管后，每日用温热（37~42℃）的 3%生理盐水或 3%~5%碳酸氢钠溶液冲洗胃管，以减轻局部感染和水肿，利于术后吻合口的愈合。

3. 结肠/空肠代食道手术的患者，术前 3 日开始给予少渣饮食，同时口服肠道不吸收的抗生素。术前 1 日禁食、禁水，口服容积性泻药促进排便。严重吞咽困难或便秘者给予清洁灌肠。

4. 术前协助患者练习深呼吸、有效咳嗽、吹气球、使用呼吸训练仪或遵医嘱给予雾化吸入。

5. 休息与活动：术后取半坐卧位，床头抬高 30°~50°，以利呼吸及引流液引出。术后第 1 日，采用坐位、半坐卧位或不完全健侧卧位，避免术侧卧位，术后第 2 日开始，每日增加下地活动量及时间。术后尽早下床活动，锻炼术侧肩关节。

6. 术后饮食管理：

（1）肠外营养支持：术后禁食期间给予肠外营养支持，维持水电解质平衡，必要时遵医嘱输注人血白蛋白。

（2）肠内营养支持：放置空肠营养管的患者术后给予肠内营养支持。患者取半卧位或坐位，避免营养液反流导致误吸。妥善固定空肠营养管防止脱出，定时冲洗，保持营养管通畅。密切观察患者的反应，如出现呼吸急促、面色苍白、恶心、呕吐、腹痛、腹胀等不适，及时通知医生。

（3）经口进食：一般为术后 1 周拔除胃管后，遵医嘱试饮少量温水，如无呛咳、发热等不适，可进清流质饮食；进食后观察患者有无胸闷、气短、发热等情况，如无上述不适可给予流质饮食、半流质饮食，逐渐过渡至正常饮食。

7. 管路护理：定时冲洗胃管，保持胃管通畅；观察胃液颜色、量和性质，并做好记录。妥善固定胃管，避免脱出。胸管护理参考支气管肺癌护理规范。

8. 疼痛护理：及时进行疼痛评估，必要时给予药物镇痛。

9. 用药护理：遵医嘱服用抑酸及胃肠动力药物。

10. 心理护理：应根据患者的年龄、性格和文化程度来选择告知病情，建立良好的医患关系，增加患者接受治疗的依从性。

七、食管癌患者营养治疗规范

1. 所有患者入院后应常规进行营养筛查和营养状况评估和综合测定。

2. 治疗过程中每周至少为患者评估 1 次，以便尽早发现患者出现营养风险并采取早期干预。

3. 营养治疗方式的选择：①为了降低感染风险，首选经口摄入；②出现重度口腔/口咽黏膜炎影响吞咽功能者或产生较强的胃肠道反应的患者，肠内营养应经管饲给予。

4. 患者的每日供给量推荐为每日 25～30kcal/kg，如患者合并严重消耗，每日供给量推荐为每日 30～35kcal/kg。

5. 蛋白质供给量为每日 1.0～1.5g/kg。

6. 根据胃肠功能状况尽早经口营养补充肠内营养制剂。如口服摄入不足目标量的 60%时，推荐管饲肠内营养。肠内营养不能达到目标量 60%时可选用肠外营养药物，胃肠耐受情况好转立即过度到肠内营养。根据病情变化及营养耐受性选择或调整肠外肠内营养方案。

八、食管癌患者健康宣教

1. 患者进食后出现反酸、胸骨后灼痛等症状，应考虑为食管反流，进食后适当运动；睡眠时取半卧位，以减轻反流现象。

2. 密切观察患者有无呼吸困难，如出现高热、寒战等现象应高度怀疑发生食管吻合口瘘，这时就要禁食、禁水，并及时就诊。遵医嘱给予肠内或胃肠外营养支持，必要时准确记录出入量。

3. 留置胃管期间胃液增多或拔除胃管进食后出现呼吸困难、反复呕吐胃内容物，应怀疑出现胃排空障碍，通知医生，遵医嘱禁食、禁水，持续胃肠减压。

4. 饮食要规律，进食以少食多餐为原则，进高蛋白、高热量、高维生素、少渣、易消化饮食。避免进食过快、过量、过热、过硬。避免油炸及辛辣刺激食物。餐后适当运动，避免食管反流。

5. 日常生活：适当活动，每日坚持进行低强度的有氧锻炼，如散步、打太极等，多做深呼吸运动，锻炼心肺功能。睡眠时可采取半卧位睡眠，以减轻反流现象。

九、推荐表单

（一）医师表单

食管癌临床路径医师表单

适用对象：第一诊断为食管癌（ICD-10：C15）

　　　　　行食管癌根治术（食管癌切除+食管-胃吻合术）（ICD-9-CM-3：42.41/42.42/42.5-42.6）

患者姓名：	性别：	年龄：	门诊号：	住院号：
住院日期：　年　月　日	出院日期：　年　月　日			标准住院日：13~21 天

时间	住院第 1 天	住院第 2~3 天	住院第 4 天 （手术前 1 天）
主要诊疗工作	□ 询问病史及体格检查 □ 完成病历书写 □ 开化验单及检查申请单 □ 主管医师查房 □ 初步确定治疗方案 □ 进行营养筛查和评估	□ 上级医师查房 □ 临床分期与术前评估 □ 根据病情需要，完成相关科室会诊 □ 住院医师完成病程日志、上级医师查房记录等病历书写	□ 上级医师查房 □ 完成术前准备 □ 术前病例讨论，确定手术方案 □ 完成术前小结，签署手术知情同意书、输血同意书、授权同意书
重点医嘱	**长期医嘱：** □ 胸外科二级护理常规 □ 饮食：◎半流质饮食 ◎流质饮食 □ 营养治疗医嘱：营养类药物 **临时医嘱：** □ 血常规、尿常规、便常规 □ 凝血功能、血型、肝功能、肾功能、电解质 □ 感染性疾病筛查 □ 肺功能、动脉血气分析、心电图 □ 内镜检查+活检 □ 影像学检查：胸部正侧位 X 线片、胸部 CT（平扫+增强扫描）、上消化道造影、腹部超声或 CT □ 超声心动图、食管内镜超声（酌情）	**长期医嘱：** □ 雾化吸入 □ 营养治疗医嘱：营养类药物	**临时医嘱：** □ 拟明日全麻下行食管癌切除+食管-胃吻合术 □ 术前禁食、禁水 □ 术前肠道准备 □ 术前留置胃管 □ 备皮 □ 备血 □ 其他特殊医嘱 □ 术前营养治疗医嘱：营养类药物
病情变异记录	□ 无　□ 有，原因： 1. 2.	□ 无　□ 有，原因： 1. 2.	□ 无　□ 有，原因： 1. 2.
医师签名			

时间	住院第 5 天 （手术日）	住院第 6 天 （术后第 1 天）	住院第 7~14 天 （术后第 2~9 天）
主要诊疗工作	□ 留置胃管或加留置十二指肠营养管 □ 留置尿管 □ 手术 □ 术者完成手术记录 □ 住院医师完成术后病程 □ 主管医师查房 □ 观察生命体征 □ 向患者及家属交代病情、手术情况及术后注意事项	□ 上级医师查房 □ 住院医师完成病程书写 □ 观察胸腔引流及胃肠减压情况 □ 观测生命体征 □ 注意生命体征及肺部呼吸音 □ 鼓励并协助患者排痰 □ 必要时纤维支气管镜吸痰 □ 再次进行营养筛查和评估	□ 上级医师查房 □ 住院医师完成病程书写 □ 视病情复查血常规、血生化及 X 线胸片 □ 应用肠内营养 □ 视胸腔引流情况拔除胸腔引流管并切口换药 □ 必要时纤维支气管镜吸痰 □ 视情况停用或调整抗菌药物 □ 视情况拔除胃管及十二指肠营养管
重点医嘱	长期医嘱： □ 特级或一级护理 □ 禁食、禁水 □ 吸氧 □ 清醒后半卧位 □ 持续胃肠减压，记量 □ 心电监护 □ 体温、血压、呼吸、脉搏、血氧饱和度监测 □ 胸管引流，记量 □ 持续导尿，记 24 小时出入量 □ 雾化吸入 □ 预防性应用抗菌药物 □ 镇痛药物 临时医嘱： □ 其他特殊医嘱	长期医嘱： □ 胸外科一级护理 □ 营养治疗医嘱：营养类药物 临时医嘱： □ 复查血常规、肝功能、肾功能、电解质 □ X 线胸片 □ 其他特殊医嘱	长期医嘱： □ 胸外科二级护理 □ 停胸腔闭式引流记量 □ 停胃肠减压 □ 术后 5~6 天进流食 □ 停记尿量、停吸氧、停心电监护 □ 停雾化 □ 营养治疗医嘱：营养类药物 临时医嘱： □ 拔胸腔闭式引流管 □ 拔除尿管 □ 拔除胃管 □ 切口换药 □ 复查 X 线胸片、血常规、肝功能、肾功能、电解质 □ 必要时泛影葡胺上消化道造影
病情变异记录	□ 无　□ 有，原因： 1. 2.	□ 无　□ 有，原因： 1. 2.	□ 无　□ 有，原因： 1. 2.
医师签名			

时间	住院第 15~20 天 （术后第 10~15 天）	出院日
主要 诊疗 工作	□ 上级医师查房 □ 住院医师完成病程书写 □ 视情况拔除十二指肠营养管，逐步恢复饮食 □ 视伤口愈合情况拆线	□ 上级医师查房，明确是否出院 □ 住院医师完成出院小结、出院证明、病历首页等 □ 向患者及家属交代出院后的注意事项，如饮食、复诊时间、后续治疗等
重 点 医 嘱	长期医嘱： □ 胸外科二级护理常规 □ 半流质饮食 □ 营养治疗医嘱：营养类药物 临时医嘱： □ 切口拆线换药	出院医嘱： □ 术后 3 周普通饮食 □ 睡眠时床头垫高 □ 出院带药，胃肠动力药、抗酸药 □ 营养治疗：营养类药物
病情 变异 记录	□ 无　□ 有，原因： 1. 2.	□ 无　□ 有，原因： 1. 2.
医师 签名		

（二）护士表单

食管癌临床路径护士表单

适用对象：第一诊断为食管癌（ICD-10：C15）

　　　　　行食管癌根治术（食管癌切除+食管-胃吻合术）（ICD-9-CM-3：42.41/42.42/42.5-42.6）

患者姓名：	性别：	年龄：	门诊号：	住院号：
住院日期：　年　月　日	出院日期：　年　月　日			标准住院日：13~21 天

时间	住院第 1 天	住院第 2~4 天（术前）	住院第 5 天（手术当天）
健康宣教	□ 入院宣教 　介绍主管医师、护士 　介绍环境、设施 　介绍住院注意事项	□ 术前宣教 　宣教疾病知识、术前准备及手术过程 　告知准备用物、沐浴 　告知术后饮食、活动及探视注意事项 　告知术后可能出现的情况及应对方式 　主管护士与患者沟通，了解并指导心理应对 　告知家属等候区位置	□ 术后当日宣教 　告知监护设备、管路功能及注意事项 　告知饮食、体位要求 　告知疼痛注意事项 　告知术后可能出现情况的应对方式 　给予患者及家属心理支持 　再次明确探视陪护须知
护理处置	□ 核对患者，佩戴腕带 □ 建立入院护理病历 □ 卫生处置：剪指（趾）甲、沐浴，更换病号服	□ 协助医师完成术前检查化验 □ 术前准备 　配血 　抗菌药物皮试 　备皮 　肠道准备 □ 禁食、禁水	□ 送手术 　术前置胃管 　摘除患者各种活动物品 　核对患者资料及带药 　填写手术交接单，签字确认 □ 接手术 　核对患者及资料，签字确认
基础护理	□ 三级护理 　晨晚间护理 　患者安全管理	□ 三级护理 　晨晚间护理 　患者安全管理	□ 特级护理 　卧位护理：半坐卧位 　排泄护理 　患者安全管理
专科护理	□ 护理查体 □ 辅助戒烟 □ 需要时，填写跌倒及压疮防范表 □ 需要时，请家属陪护 □ 心理护理 □ 填写营养筛查评估表	□ 呼吸功能锻炼 □ 遵医嘱完成相关检查 □ 心理护理 □ 营养治疗护理	□ 病情观察，写特护记录 　q2h 评估生命体征、意识、疼痛、肢体活动、皮肤情况、伤口敷料、胸管及胃管情况、出入量 □ 遵医嘱予抗感染、雾化吸入、镇痛、抑制胃酸、呼吸功能锻炼 □ 心理护理
重点医嘱	□ 详见医嘱执行单	□ 详见医嘱执行单	□ 详见医嘱执行单

续　表

时间	住院第 1 天	住院第 2~4 天 （术前）	住院第 5 天 （手术当天）
病情 变异 记录	□无　□有，原因： 1. 2.	□无　□有，原因： 1. 2.	□无　□有，原因： 1. 2.
护士 签名			

时间	住院第6~14天 （术后第1~9天）	住院第15~21天 （术后第10~16天）
健康宣教	□ 术后宣教 　药物作用及频率 　饮食、活动指导 　复查患者对术前宣教内容的掌握程度 　呼吸功能锻炼的作用 　疾病恢复期注意事项 　拔尿管后注意事项 　下床活动注意事项	□ 出院宣教 　复查时间 　服药方法 　活动休息 　指导饮食 　指导办理出院手续
护理处置	□ 遵医嘱完成相关检查 □ 夹闭尿管，锻炼膀胱功能	□ 办理出院手续 □ 书写出院小结
基础护理	□ 一级或二级护理（根据患者病情和生活自理能力确定护理级别） 　晨晚间护理 　禁食、禁水 　协助坐起、床上活动，预防压疮 　排泄护理 　床上温水擦浴 　协助更衣 　患者安全管理	□ 三级护理 　晨晚间护理 　协助或指导进食、进水 　协助或指导床旁活动 　患者安全管理
专科护理	□ 病情观察，写特护记录 　q2h评估生命体征、意识、胸管及胃管情况、肢体活动、皮肤情况、伤口敷料、出入量 □ 遵医嘱予抗感染、抑酸、镇痛、静脉补液、雾化吸入、呼吸功能锻炼治疗 □ 需要时，联系主管医师给予相关治疗及用药 □ 心理护理 □ 营养治疗护理	□ 病情观察 　评估生命体征、意识、肢体活动、皮肤情况、伤口敷料 □ 心理护理 □ 进行出院后营养、防护等健康宣教
重点医嘱	□ 详见医嘱执行单	□ 详见医嘱执行单
病情变异记录	□ 无　□ 有，原因： 1. 2.	□ 无　□ 有，原因： 1. 2.
护士签名		

（三）患者表单

食管癌临床路径患者表单

适用对象：第一诊断为食管癌（ICD-10：C15）

行食管癌根治术（食管癌切除+食管-胃吻合术）（ICD-9-CM-3：42.41/42.42/42.5-42.6）

患者姓名：	性别：	年龄：	门诊号：	住院号：
住院日期：　年　月　日	出院日期：　　年　月　日		标准住院日：13~21 天	

时间	入院	手术前	手术当天
医患配合	□ 配合询问病史、采集资料，请务必详细告知既往史、用药史、过敏史 □ 如服用抗凝药，请明确告知 □ 配合进行体格检查 □ 有任何不适请告知护士	□ 配合完善术前相关检查、化验，如采血、心电图、X 线胸片、胸部 CT、胃镜 □ 医师给患者及家属介绍病情及手术谈话、术前签字 □ 麻醉师对患者进行术前访视	□ 配合评估手术效果 □ 配合检查意识、疼痛、胸管情况、肢体活动 □ 需要时，配合复查 X 线胸片 □ 有任何不适请告知医师
护患配合	□ 配合测量体温、脉搏、呼吸、血压、体重 1 次 □ 配合完成入院护理评估（简单询问病史、过敏史、用药史） □ 接受入院宣教（环境介绍、病室规定、订餐制度、贵重物品保管等） □ 有任何不适请告知护士	□ 配合测量体温、脉搏、呼吸、询问排便 1 次 □ 接受术前宣教 □ 接受配血，已备术中需要时用 □ 接受备皮 □ 接受肠道准备 □ 自行沐浴，加强腋窝清洁 □ 准备好必要用物，吸水管、纸巾等 □ 取下义齿、饰品等，贵重物品交家属保管	□ 清晨测量体温、脉搏、呼吸、血压 1 次 □ 接受置胃管 □ 送手术室前，协助完成核对，带齐影像资料，脱去衣物，上手术车 □ 返回病房后，协助完成核对，配合过病床 □ 配合检查意识、生命体征、疼痛、胃管及胸管情况、肢体活动，询问出入量 □ 配合术后吸氧、监护仪监测、输液、排尿用尿管、胸部有引流管、留置胃管 □ 遵医嘱采取正确体位 □ 配合缓解疼痛 □ 有任何不适请告知护士
饮食	□ 正常饮食	□ 术前 12 小时禁食、禁水	□ 禁食、禁水
排泄	□ 正常排尿便	□ 正常排尿便	□ 保留尿管
活动	□ 正常活动	□ 正常活动	□ 根据医嘱半坐卧位 □ 卧床休息，保护管路 □ 双下肢活动

时间	手术后	出院
医患配合	□ 配合检查意识、生命体征、肢体活动 □ 需要时配合伤口换药 □ 配合拔除引流管、尿管 □ 配合伤口拆线	□ 接受出院前指导 □ 知道复查程序 □ 获得出院诊断书
护患配合	□ 配合定时测量生命体征、每日询问排便 □ 配合检查意识、生命体征、疼痛、胸管及胃管情况、伤口、肢体活动，询问出入量 □ 接受输液、服药等治疗 □ 配合夹闭尿管，锻炼膀胱功能 □ 接受进食、进水、排便等生活护理 □ 配合活动，预防皮肤压疮 □ 注意活动安全，避免坠床或跌倒 □ 配合执行探视及陪护 □ 接受呼吸功能锻炼	□ 接受出院宣教 □ 办理出院手续 □ 获取出院带药 □ 知道服药方法、作用、注意事项 □ 知道护理伤口方法 □ 知道复印病历方法 □ 二级或三级护理 □ 普食
饮食	□ 术后6~7天禁食，胃管接袋引流 □ 胃肠功能恢复，拔除胃管，遵医嘱试饮水 □ 试饮水无异常，次日进清流质饮食 □ 无异常，术后10天进全流质饮食 □ 无异常，术后15天进半流质饮食	□ 根据医嘱，少渣软食 □ 少食多餐
排泄	□ 保留尿管，正常排尿便 □ 防治便秘	□ 正常排尿便 □ 防治便秘
活动	□ 根据医嘱，半坐位或下床活动 □ 保护管路，勿牵拉、脱出、打折等	□ 正常适度活动，避免疲劳

附：原表单（2009 年版）

食管癌临床路径表单

适用对象：第一诊断为食管癌（ICD-10：C15/D00.1）

　　　　　行食管癌根治术（食管癌切除+食管-胃吻合术）（ICD-9-CM-3：42.41/42.42/42.5~42.6）

患者姓名：	性别：　　年龄：　　门诊号：	住院号：
住院日期：　　年　月　日	出院日期：　　年　月　日	标准住院日：13~21 天

时间	住院第 1 天	住院第 2~3 天	住院第 4 天（手术前 1 天）
主要诊疗工作	□ 询问病史及体格检查 □ 完成病历书写 □ 开化验单及检查申请单 □ 主管医师查房 □ 初步确定治疗方案	□ 上级医师查房 □ 临床分期与术前评估 □ 根据病情需要，完成相关科室会诊 □ 住院医师完成病程日志、上级医师查房记录等病历书写	□ 上级医师查房 □ 完成术前准备 □ 术前病例讨论，确定手术方案 □ 完成术前小结，签署手术知情同意书、输血同意书、授权同意书
重点医嘱	长期医嘱： □ 胸外科二级护理常规 □ 饮食：◎半流质饮食 ◎流质饮食 临时医嘱： □ 血常规、尿常规、便常规 □ 凝血功能、血型、肝功能、肾功能、电解质 □ 感染性疾病筛查 □ 肺功能、动脉血气分析、心电图 □ 内镜检查+活检 □ 影像学检查：X 线正侧位胸片、胸部 CT（平扫+增强扫描）、上消化道造影、腹部超声或 CT □ 超声心动图、食管内镜超声（酌情）	长期医嘱： □ 雾化吸入	临时医嘱： □ 拟明日全麻下行食管癌切除+食管-胃吻合术 □ 术前禁食、禁水 □ 术前肠道准备 □ 术前留置胃管 □ 备皮 □ 备血 □ 其他特殊医嘱
主要护理工作	□ 介绍病房环境、设施和设备 □ 入院护理评估	□ 呼吸功能锻炼	□ 宣教、备皮等术前准备 □ 提醒患者禁食、禁水
病情变异记录	□ 无　□ 有，原因： 1. 2.	□ 无　□ 有，原因： 1. 2.	□ 无　□ 有，原因： 1. 2.
护士签名			
医师签名			

时间	住院第5天 （手术日）	住院第6天 （术后第1天）	住院第7~14天 （术后第2~9天）
主要诊疗工作	□ 留置胃管或加留置十二指肠营养管 □ 留置尿管 □ 手术 □ 术者完成手术记录 □ 住院医师完成术后病程 □ 主管医师查房 □ 观察生命体征 □ 向患者及家属交代病情、手术情况及术后注意事项	□ 上级医师查房 □ 住院医师完成病程书写 □ 观察胸腔引流及胃肠减压情况 □ 观测生命体征 □ 注意生命体征及肺部呼吸音 □ 鼓励并协助患者排痰 □ 必要时纤维支气管镜吸痰	□ 上级医师查房 □ 住院医师完成病程书写 □ 视病情复查血常规、血生化及X线胸片 □ 应用肠内营养 □ 视胸腔引流情况拔除胸腔引流管并切口换药 □ 必要时纤维支气管镜吸痰 □ 视情况停用或调整抗菌药物 □ 视情况拔除胃管及十二指肠营养管
重点医嘱	长期医嘱： □ 特级或一级护理 □ 禁食、禁水 □ 吸氧 □ 清醒后半卧位 □ 持续胃肠减压，记量 □ 心电监护 □ 体温、血压、呼吸、脉搏、血氧饱和度监测 □ 胸管引流，记量 □ 持续导尿，记24小时出入量 □ 雾化吸入 □ 预防性应用抗菌药物 □ 镇痛药物 临时医嘱： □ 其他特殊医嘱	长期医嘱： □ 胸外科一级护理 □ 静脉营养支持 临时医嘱： □ 复查血常规、肝功能、肾功能、电解质 □ X线胸片 □ 其他特殊医嘱	长期医嘱： □ 胸外科二级护理 □ 停胸腔闭式引流记量 □ 停胃肠减压 □ 术后5~6天进流质饮食 □ 停记尿量、停吸氧、停心电监护 □ 停雾化 临时医嘱： □ 拔胸腔闭式引流管 □ 拔除尿管 □ 拔除胃管 □ 切口换药 □ 复查X线胸片、血常规、肝功能、肾功能、电解质 □ 必要时泛影葡胺上消化道造影
主要护理工作	□ 术晨留置胃管、尿管 □ 密切观察患者病情变化 □ 心理和生活护理	□ 密切观察患者病情变化 □ 指导术后呼吸训练 □ 术后心理与生活护理	□ 观察患者病情变化 □ 呼吸功能训练 □ 心理与生活护理
病情变异记录	□ 无　□ 有，原因： 1. 2.	□ 无　□ 有，原因： 1. 2.	□ 无　□ 有，原因： 1. 2.
护士签名			
医师签名			

时间	住院第 15~20 天 （术后第 10~15 天）	出院日
主要 诊疗 工作	□ 上级医师查房 □ 住院医师完成病程书写 □ 视情况拔除十二指肠营养管，逐步恢复饮食 □ 视伤口愈合情况拆线	□ 上级医师查房，明确是否出院 □ 住院医师完成出院小结、出院证明、病历首页等 □ 向患者及家属交代出院后的注意事项，如饮食、复诊时间、后续治疗等
重点 医嘱	**长期医嘱：** □ 胸外科二级护理常规 □ 半流质饮食 **临时医嘱：** □ 切口拆线换药	**出院医嘱：** □ 术后 3 周普通饮食 □ 睡眠时床头垫高 □ 出院带药：胃肠动力药、抗酸药等
主要 护理 工作	□ 观察患者病情变化 □ 指导术后呼吸训练 □ 心理与生活护理 □ 指导恢复饮食	□ 指导患者办理出院手续 □ 交代出院后的注意事项 □ 出院后饮食指导
病情 变异 记录	□ 无 □ 有，原因： 1. 2.	□ 无 □ 有，原因： 1. 2.
护士 签名		
医师 签名		

第十一章

食管平滑肌瘤临床路径释义

【医疗质量控制指标】

指标一、术前消化内镜、超声内镜检查率。

指标二、术前上消化道造影完成率。

指标三、胸部增强 CT 完成率。

指标四、术前 30 分钟预防性抗菌药物使用率。

指标五、微创手术完成率。

指标六、术中食管黏膜破损率。

指标七、围术期输血率。

指标八、术后肺部感染发生率。

指标九、术后禁食、禁水时间。

指标十、平均住院时间。

一、食管平滑肌瘤编码

疾病名称及编码：食管平滑肌瘤（ICD-10：D13.0，M8890/0）

手术操作名称及编码：食管平滑肌瘤摘除术（ICD-9-CM-3：42.32）

二、临床路径检索方法

（D13.0，M8890/0）伴 42.32

三、国家医疗保障疾病诊断相关分组（CHS-DRG）

MDCG 消化系统疾病及功能障碍

GZ1 其他消化系统诊断

GC1 食管、胃、十二指肠其他手术

四、食管平滑肌瘤临床路径标准住院流程

（一）适用对象

第一诊断为食管平滑肌瘤（ICD-10：D13.0，M8890/0）

行食管平滑肌瘤摘除术（ICD-9-CM-3：42.32）。

> **释义**
>
> ■ 适用对象编码参见第一部分。
>
> ■ 食管平滑肌瘤（esophageal leiomyoma）：是最常见的食管良性肿瘤，其多为单发，主要来源于环形肌层，凸出于食管壁外，其大小不一，食管黏膜完整。

（二）诊断依据

根据《临床诊疗指南·胸外科分册》（中华医学会编著，人民卫生出版社，2009 年）和《胸

心外科疾病诊疗指南（第2版）》（同济医学院编著，科学出版社，2005年）。

1. 临床表现：多无明显症状，部分病例可有吞咽梗阻感等。

2. 辅助检查：

（1）上消化道钡剂造影：食管腔内充盈缺损，黏膜光滑。

（2）胃镜可见表面光滑、黏膜完整的食管隆起性病变。

（3）胸部 CT 及增强可见食管壁局部增厚。

（4）食管超声内镜提示肿瘤来源食管肌层。

> **释义**
>
> ■ 该疾病诊断主要依靠影像学检查，上消化道钡剂造影可见食管黏膜完整光滑，轮廓清晰，圆形或椭圆形充盈缺损，形成半月状压迹。正位时，可出现圆形征。该疾病一般不引起食管梗阻，所以近段食管不扩张。
>
> ■ 胃镜检查更加直观，镜下可见肿瘤突向食管腔内，表面黏膜完整光滑，管腔无狭窄。若黏膜光滑，不应行食管黏膜活检，其原因：①取不到肿瘤组织；②损伤食管黏膜，使黏膜与肿瘤粘连，以后手术切除时易发生黏膜撕破。若黏膜表面有改变，不能除外恶性病变可能，应取活检。
>
> ■ 食管超声内镜检查对该病的诊断非常必要，尤其在判断食管平滑肌瘤的大小、形状、界限以及对食管恶性肿瘤的鉴别上意义重大。

（三）选择治疗方案的依据

根据《胸心外科疾病诊疗指南》（第2版）（同济医学院编著，科学出版社，2005年）。

手术治疗：经左胸入路或右胸入路（开放或腔镜手术）行食管肿瘤摘除术。

> **释义**
>
> ■ 手术适应证：①诊断明确，有临床症状；②肿瘤较大，造成食管梗阻或有呼吸道症状；③肿瘤性质不确定、怀疑恶变者；④无开胸禁忌证及严重心、肺功能不全。
>
> ■ 手术适应证：①症状明显，瘤体较大；②肿瘤性质不确定、怀疑恶变者；③无开胸禁忌证及严重心、肺功能不全。
>
> ■ 根据肿瘤所在部位，选择左胸或右胸手术入路。

（四）标准住院日≤14 天

> **释义**
>
> ■ 如果患者条件允许，住院时间可以低于上述住院天数。

（五）进入路径标准

1. 第一诊断必须符合 ICD-10：D13.0，M8890/0 食管平滑肌瘤疾病编码。

2. 当患者同时具有其他疾病诊断，但在门诊治疗期间不需要特殊处理也不影响第一诊断的临床路径流程实施时，可以进入路径。

> **释义**
>
> ■ 患者同时具有其他影响第一诊断疾病、临床路径流程实施时不适合进入临床路径。

（六）术前准备≤4 天

1. 必需的检查项目：
（1）血常规、尿常规、粪便常规+隐血试验。
（2）血型、凝血功能、肝功能测定、肾功能测定、电解质、感染性疾病筛查（乙型肝炎、丙型肝炎、梅毒、艾滋病）。
（3）心电图、肺功能。
（4）胃镜、超声胃镜、腹部超声检查。
（5）上消化道钡餐、胸部 CT。
（6）营养筛查与评估：入院后 24 小时内完成。
2. 根据患者病情，可选择的检查项目：血气分析、相关肿瘤标志物检查、超声心动图、胸部 MRI 等。

> **释义**
>
> ■ 根据病情决定所需要的检查。例如有胸部 CT，可不进行 X 线胸片检查。
>
> ■ 根据医院现有硬件条件，超声胃镜可不作为必要检查。
>
> ■ 在进行肿瘤患者的营养筛查和时，推荐进行常规风险筛查（NRS2002）和营养评估（《肿瘤患者主观整体营养评估》）。若合并下列情况之一：6 个月内体重丢失 $10\% \sim 15\%$，或 $BMI < 18.5 kg/m^2$，或 PG-SGA 达到 C 级，或无肝功能不全患者的血清白蛋白 $< 30 g/L$，营养治疗可以改善患者的临床结局（降低感染率，缩短住院时间）。

（七）选择用药

1. 按照《抗菌药物临床应用指导原则（2015 年版）》（国卫办医发〔2015〕43 号）执行，并根据患者的病情决定抗菌药物的选择与使用时间。如可疑感染，需做相应的微生物学检查，必要时做药敏试验。
2. 建议使用第一、第二代头孢菌素，头孢曲松。术前 30 分钟预防性用抗菌药物；手术超过 3 小时加用 1 次抗菌药物；术后预防用药时间一般不超过 24 小时，个别情况可延长至 48 小时。
3. 根据营养筛查与评估情况，有营养风险或存在营养不良的患者，进行营养治疗。

> **释义**
>
> ■ 如果术中食管黏膜未破损，术后预防性应用抗菌药物不超过 24 小时。
>
> ■ 如果术中食管黏膜破损，术后预防性应用抗菌药物时间相应延长，必要时加用抗厌氧菌的药物。

■ 若术前已经有营养不良情况，则予以营养支持治疗；术后根据营养评估情况，予以适当的营养支持治疗。

■ 围术期营养状况良好者无须营养治疗，中度营养不良患者术前营养治疗能够获益，重度营养不良患者推荐术前营养治疗。术前已经实施营养治疗的患者，或严重营养不良术前未进行营养治疗者，术后应接受营养治疗。预计围术期不能经口进食7天，或者无法摄入能量和蛋白质目标需求量60%~75%超过10天患者，围术期需明显提升营养状态或存在严重代谢障碍风险的患者，推荐应用营养支持。围术期营养首选肠内营养，肠内营养无法实施或肠内营养无法提供充足能量和蛋白质时应补充或选择肠外营养。具有营养支持指征但不宜或不能耐受肠内营养患者，应及早给予肠外营养。如果肠内营养摄入的能量和蛋白质<60%目标需求量，应联合应用肠外营养。

（八）手术日为入院第≤5天

1. 麻醉方式：气管插管全身麻醉。
2. 手术方式：经左胸入路、右胸入路食管肿瘤摘除术或内镜下食管平滑肌瘤剥除术。
3. 输血：视术中具体情况而定。输血前需行血型鉴定、抗体筛选和交叉合血。

释义

■ 手术切口选择要根据肿瘤生长的部位选择。建议中段食管平滑肌瘤取右前或后外侧切口，经第4或5肋间进胸；下胸段食管平滑肌瘤经左胸第6或7肋间进胸；颈段食管平滑肌瘤应取左侧胸锁乳突肌前缘切口。

■ 术前常规手术备血，但基本上不需要输血。

■ 不仅有除常规的开胸手术食管平滑肌瘤摘除手术外，还有目前有条件的医院更倾向于胸腔镜下行食管平滑肌瘤摘除术。

■ 有条件的医院可选取适合的患者行内镜下食管平滑肌瘤剥除术。

（九）术后住院恢复≤9天

1. 必须复查的检查项目：
（1）血常规、肝功能测定、肾功能测定、电解质。
（2）X线胸片、食管造影。
（3）病理检查。

释义

■ 术后住院期间，若对术中食管黏膜没造成损伤的把握较大，在术后试饮水、进食前，可不进行食管造影检查。但术后的胸片是必要的。

■ 术后根据病情可适当增加检查项目。

2. 术后用药：

（1）抗菌药物：按照《抗菌药物临床应用指导原则（2015 年版）》（国卫办医发〔2015〕43 号）执行。术后预防用药时间一般不超过 24 小时，个别情况可延长至 48 小时。如可疑感染，需要做相应的微生物学检查，必要时做药敏试验。

（2）营养治疗药物：有营养风险或营养不良的患者，24~48 小时尽早启动肠内营养。肠内营养不能达到目标量 60% 时，可选全合一的方式实施肠外营养。

> **释义**
>
> ■ 如术中黏膜未破者，术后禁食、禁水 24 小时后拔出胃管，试饮水 24 小时后无发热、胸痛、呛咳等症状后，可开始进流食，逐步过渡到半流食。如黏膜损伤，根据损伤情况，术后 3~6 天拔出胃管，术后 7 或 8 天后开始试饮水。
>
> ■ 术后注意水、电解质平衡。
>
> ■ 术后主要应用第一、第二代头孢菌素预防性抗感染治疗。
>
> ■ 术后未进行肠内营养时可暂应用肠外营养，尽早恢复肠内营养。

（十）出院标准

1. 营养摄入状况改善或营养状态稳定。
2. 切口愈合良好，或门诊可处理的愈合不良切口。
3. 体温正常。
4. 胸片呈正常术后改变，无明显异常。
5. 没有需要住院处理的其他并发症或合并症。

> **释义**
>
> ■ 饮食从清流质饮食逐步过渡到半流质饮食，直至普通饮食。
>
> ■ 恢复饮食后，患者体温基本正常，胸片无明显异常，血液检查基本正常。
>
> ■ 可以待拆线提前出院。

（十一）变异及原因分析

1. 存在影响手术的合并症，术前需要进行相关的诊断和治疗。
2. 术后出现肺部感染、呼吸衰竭、心力衰竭、食管胸膜瘘、胃肠功能障碍等并发症，需要延长治疗时间。

> **释义**
>
> ■ 术前检查发现患者有其他高危疾病（如主动脉瘤、心绞痛、恶性肿瘤等），需要其他专科处理，退出临床路径。
>
> ■ 若术后出现并发症超出上述住院天数，则退出临床路径。

五、食管平滑肌瘤临床路径给药方案

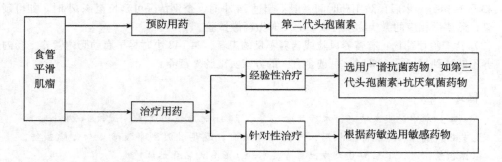

（一）用药选择

该手术属于Ⅱ类手术，一般选用第一代或第二代头孢菌素（第一代头孢菌素主要为头孢唑林钠，第二代头孢菌素主要为头孢呋辛）作为预防用药，术前0.5小时内，或麻醉开始时首次给药；手术时间超过3小时，术中可给予第2剂。总预防用药时间一般不超过24小时。若患者出现体温血象升高等感染迹象，需根据经验选用第三代头孢菌素+抗厌氧菌药物并留取血培养，痰培养，引流物培养，待药敏回报后根据药敏调整用药。

（二）药学提示

1. 用药前应仔细询问有无对该药过敏史。

2. 用药前应注意药物对肝肾功能影响，及时调整剂量。如氨基糖苷类需注意其肾毒性及耳毒性。喹诺酮类肾功能不全者应根据肌酐清除率减量或延长给药时间。

3. 应注意药物与其他药物相互作用，如大环内酯类药物与甲泼尼龙、茶碱、卡马西平、华法林等药物有相互作用。

4. 应注意药物的使用剂量，时间及用药途径。

5. 应注意药物分别针对儿童，孕妇，老人的不同应用。

（三）注意事项

主要目标细菌耐药率超过30%的抗菌药物，提醒医务人员注意；主要目标细菌耐药率超过40%的抗菌药物，应当慎重经验用药；主要目标细菌耐药率超过50%的抗菌药物，应当参照药敏试验结果选用；主要目标细菌耐药率超过75%的抗菌药物，应当暂停针对此目标细菌的临床应用，根据追踪细菌耐药监测结果，再决定是否恢复临床应用。

六、食管平滑肌瘤患者护理规范

1. 术前根据患者的进食情况，给予高蛋白、高热量、少纤维流质饮食、半流质饮食。

2. 休息与活动：术后取半坐卧位，床头抬高30°~50°，以利呼吸及引流液引出。术后第1日，采用坐位、半坐卧位或不完全健侧卧位，避免术侧卧位，术后第2日开始，每日增加下地活动量及时间。术后尽早下床活动，锻炼术侧肩关节。

3. 术后饮食管理：

（1）肠外营养支持：术后禁食期间给予肠外营养支持，维持水电解质平衡，必要时遵医嘱输注人血白蛋白。

（2）经口进食：一般为术后2-4天拔除胃管后，遵医嘱试饮少量温水，如无呛咳、发热等不适，可进清流食；进食后观察患者有无胸闷、气短、发热等情况，如无上述不适可给予流质饮食、半流质饮食，逐渐过渡至正常饮食。

4. 管路护理：定时冲洗胃管，保持胃管通畅；观察胃液颜色、量和性质，并做好记录。妥善

固定胃管，避免脱出。胸管护理（参考支气管肺癌护理）。

5. 用药护理：遵医嘱服用抑酸及胃肠动力药物。

6. 疼痛护理：及时进行疼痛评估，必要时给予药物镇痛。

七、食管平滑肌瘤患者营养治疗规范

1. 围术期营养治疗可遵循五阶梯模式。第一阶梯，饮食+营养教育；第二阶梯，饮食+口服营养补充（ONS）；第三阶梯，全肠内营养（TEN）；第四阶梯，肠内营养的基础上补充性增加肠外营养（PEN+PPN）；第五阶梯，全肠外营养（TPN）；当不能满足 60% 目标能量需求 3~5 天时，应该选择上一阶梯。

2. 围术期患者术前应通过 NRS2002 或 PG-SGA 进行筛查，并记录诊断结果。存在营养风险或不良的患者应制订围术期营养计划；中重度营养不良患者术前应给予营养治疗。

3. 术前口服肠内营养可完全和部分替代肠道导泻药，进行术前准备。肿瘤巨大或者黏膜损伤，术中需放置管饲的患者，应在术后给予早期肠内营养。营养管留置在吻合口远端可减少吻合口的影响，利于实施早期肠内营养。肠内营养不能满足 60% 以上的需求，建议 5~7 天后启动全合一肠外营养

4. 围术期患者的能量目标 25~30kcal/（kg·d），蛋白质 1.2~1.5g/（kg·d）。

5. 术后早期拔除胃管的患者，可从流质饮食逐步过渡至半流质饮食，每日少量多餐，术后 5~6 天过渡至软食或普通饮食。每日不少于 13 种食物，包含谷薯类、蔬菜水果类、肉蛋奶及豆制品类以及适量的油脂类。保持优质蛋白质食物占总蛋白质 50% 以上。

6. 体液丢失过量时需要补充水分，每日至少 >1700ml 水，必要时根据体液电解质情况补充盐分。

7. 对患者及家属进行营养教育及营养通路的护理知识。

八、食管平滑肌瘤患者健康宣教

1. 患者进食后出现反酸、胸骨后灼痛等症状，应考虑为食管反流，进食后适当运动；睡眠时取半卧位，以减轻反流现象。

2. 饮食要规律，进食以少食多餐为原则，建议高蛋白、高热量、高维生素、少渣、易消化饮食。避免进食过快、过量、过热、过硬。避免油炸及辛辣刺激食物。餐后适当运动，避免食管反流。

3. 日常生活：适当活动，每日坚持进行低强度的有氧锻炼，如散步、打太极等，多做深呼吸运动，锻炼心肺功能。睡眠时可采取半卧位睡眠，以减轻反流现象。

九、推荐表单

（一）医师表单

食管平滑肌瘤临床路径医师表单

适用对象：第一诊断为食管平滑肌瘤（ICD-10：D13.0，M8890/0）

行食管肿瘤摘除术（ICD-9-CM-3：42.32）

患者姓名：		性别：	年龄：	门诊号：	住院号：
住院日期：	年 月 日	出院日期：	年 月 日		标准住院日：≤14 天

时间	住院第 1 天	住院第 2~4 天	住院第 3~5 天（手术日）
主要诊疗工作	□ 询问病史及体格检查 □ 完成病历书写 □ 开化验单及检查申请单 □ 主管医师查房与术前评估 □ 初步确定手术方式和日期	□ 上级医师查房 □ 术前评估及讨论，确定手术方案 □ 术前准备 □ 完成病程记录、上级医师查房记录、术前小结等病历书写 □ 向患者及家属交代病情及围术期注意事项 □ 签署手术知情同意书、自费用品协议书、输血同意书、授权同意书	□ 手术 □ 术者完成手术记录 □ 住院医师完成术后病程 □ 上级医师查房 □ 向患者及家属交代病情、手术情况及术后注意事项
重点医嘱	**长期医嘱：** □ 胸外科二级护理 □ 饮食 □ 其他医嘱 **临时医嘱：** □ 血常规、尿常规、便常规+潜血 □ 血型、凝血功能、肝功能、肾功能、电解质 □ 感染性疾病筛查 □ 胃镜、腹部超声（肝胆脾胰肾、腹膜后） □ 胸部 CT、上消化道钡剂造影 □ X 线胸片、心电图、肺功能 □ 超声胃镜、血气分析（酌情） □ 其他医嘱	**长期医嘱：** □ 患者既往基础用药 □ 营养治疗药物（视评估情况） □ 其他医嘱 **临时医嘱：** □ 拟明日全身麻醉下行胸腔镜下食管平滑肌瘤摘除术或常规开胸食管平滑肌瘤摘除术 □ 术前禁食、禁水 □ 术前留置胃管、尿管 □ 备皮 □ 备血 □ 术中用药 □ 必要时术前肠道准备 □ 其他医嘱	**长期医嘱：** □ 胸外科特级或一级护理 □ 禁食、禁水 □ 吸氧 □ 心电监护 □ 持续胃肠减压，记量 □ 胸管引流，记量 □ 持续导尿，记 24 小时尿量 □ 静脉应用抗菌药物 □ 静脉营养 □ 其他医嘱 **临时医嘱：** □ 镇痛药物 □ 其他医嘱
病情变异记录	□ 无 □ 有，原因： 1. 2.	□ 无 □ 有，原因： 1. 2.	□ 无 □ 有，原因： 1. 2.
医师签名			

时间	住院第 4~8 天 （术后第 1~3 天）	住院第 5~13 天 （术后第 2~10 天）	住院第 8~14 天 （出院日）
主要诊疗工作	□ 上级医师查房 □ 住院医师完成上级医师查房记录等病历书写 □ 观察生命体征、引流量、肺部呼吸音 □ 帮助患者咳嗽、咳痰，必要时床边纤维支气管镜吸痰 □ 视情况拔尿管 □ 再次营养筛查与评估	□ 上级医师查房 □ 住院医师完成常规病历书写 □ 视病情复查 X 线胸片、血常规、肝肾功能、电解质及血糖 □ 视情况术后 3~5 天拔除胸腔引流管 □ 术后 3~5 天行食管造影 □ 视情况拔胃管，逐步恢复饮食 □ 视情况停抗菌药物和静脉营养	□ 上级医师查房，明确是否出院 □ 住院医师完成常规病历书写 □ 住院医师完成出院小结、病情证明单、病案首页等 □ 向患者及家属交代出院后的注意事项，如饮食、复诊时间、后续治疗等 □ 视切口愈合情况拆线
重点医嘱	**长期医嘱：** □ 胸外科一级护理 □ 停记尿量 □ 停吸氧 □ 停心电监护 □ 营养治疗药物 □ 其他医嘱 **临时医嘱：** □ 拔尿管 □ 其他医嘱	**长期医嘱：** □ 胸外科二级护理 □ 停胸腔引流并记量 □ 停胃肠减压、记量 □ 肠道排气后予肠内营养 □ 饮食：◎普通饮食 ◎半流质饮食 ◎流质饮食 ◎禁食 □ 其他医嘱 **临时医嘱：** □ 拔胸腔引流管 □ 换药 □ X 线胸片 □ 血常规、肝肾功能、电解质、血糖 □ 碘过敏试验 □ 食管造影 □ 拔胃管 □ 其他医嘱	**长期医嘱：** □ 胸外科二级护理 □ 饮食：◎普通饮食 ◎半流质饮食 ◎流质饮食 □ 其他医嘱 **临时医嘱：** □ 切口换药 □ 切口拆线 □ 通知出院 □ 出院带药 □ 其他医嘱
病情变异记录	□ 无　□ 有，原因： 1. 2.	□ 无　□ 有，原因： 1. 2.	□ 无　□ 有，原因： 1. 2.
医师签名			

（二）护士表单

食管平滑肌瘤临床路径护士表单

适用对象：第一诊断为食管平滑肌瘤（ICD-10：D13.0，M8890/0）
行食管肿瘤摘除术（ICD-9-CM-3：42.32）

患者姓名：	性别：	年龄：	门诊号：	住院号：
住院日期：　　年　月　日	出院日期：　　年　月　日		标准住院日：≤14 天	

时间	住院第 1 天	住院第 2~4 天	住院第 3~5 天（手术日）
健康宣教	□ 入院宣教 □ 介绍主管医师、护士 □ 介绍环境、设施 □ 介绍住院注意事项	□ 术前宣教 　宣教疾病知识、备皮等术前准备 　告知准备用物、沐浴 　告知术后饮食、活动及探视注意事项 　告知术后可能出现的情况及应对方式 □ 主管护士与患者沟通，了解并指导心理应对 □ 告知家属等候区位置	□ 术后当日宣教 　告知监护设备、管路功能及注意事项 　告知饮食、体位要求 　告知疼痛注意事项 　告知术后可能出现情况的应对方式 □ 给予患者及家属心理支持 □ 再次明确探视陪护须知
护理处置	□ 核对患者，佩戴腕带 □ 建立入院护理病历 □ 卫生处置：剪指（趾）甲、沐浴，更换病号服	□ 协助医师完成术前检查化验 □ 术前准备 　配血 　抗菌药物皮试 　备皮 　肠道准备 　禁食、禁水	□ 将患者交由手术室巡回护士 　术晨置胃管 　摘除患者身上各种物品（病号服除外） 　核对患者资料及带药 　填写手术交接单，签字确认 □ 接手术 　核对患者及资料，签字确认
基础护理	□ 三级护理 　晨晚间护理 　患者安全管理	□ 三级护理 　晨晚间护理 　患者安全管理	□ 特级护理 　卧位护理：半坐卧位 　会阴护理 　患者安全管理
专科护理	□ 护理查体 □ 需要时，填写跌倒及压疮防范表 □ 需要时，请家属陪护 □ 心理护理，护理查体 □ 辅助戒烟 □ 呼吸训练	□ 胃肠道准备：清洁肠道 □ 遵医嘱完成相关检查 □ 心理护理 □ 呼吸功能锻炼 □ 瞳孔、意识监测 □ 遵医嘱完成相关检查	□ 病情观察，写特护记录 　q1h 评估生命体征、意识、疼痛、肢体活动、皮肤情况、伤口敷料、胸管及胃管情况、24 小时出入量 □ 遵医嘱予以抗感染、雾化吸入、镇痛、抑制胃酸、呼吸功能锻炼 □ 心理护理

时间	住院第 1 天	住院第 2~4 天	住院第 3~5 天 （手术日）
重点 医嘱	□ 详见医嘱执行单	□ 详见医嘱执行单	□ 详见医嘱执行单
病情 变异 记录	□无　□有，原因： 1. 2.	□无　□有，原因： 1. 2.	□无　□有，原因： 1. 2.
护士 签名			

时间	住院第 4~8 天 （术后第 1~3 天）	住院第 5~13 天 （术后第 2~10 天）	住院第 8~14 天 （出院日）
健康宣教	□ 术后宣教 药物作用及频率 饮食、活动指导 复查患者对术前宣教内容的掌握程度 呼吸功能锻炼的作用 疾病恢复期注意事项 拔尿管后注意事项 下床活动注意事项	□ 术后宣教 指导恢复饮食 呼吸功能锻炼的作用 疾病恢复期注意事项 拔尿管后注意事项 下床活动注意事项	□ 出院宣教 复查时间 服药方法 活动休息 指导饮食 指导办理出院手续
护理处置	□ 遵医嘱完成相关检查 □ 夹闭尿管，锻炼膀胱功能遵医嘱完成相关检查夹闭尿管，锻炼膀胱功能	□ 遵医嘱完成相关检查 □ 夹闭尿管，锻炼膀胱功能遵医嘱完成相关检查夹闭尿管，锻炼膀胱功能	□ 办理出院手续 □ 书写出院小结办理出院手续 □ 书写出院小结
基础护理	□ 一级/二级护理（根据患者病情和生活自理能力确定护理级别） 晨晚间护理 禁食、禁水 协助坐起、床上或床旁活动，预防压疮 会阴护理 床上温水擦浴 协助更衣 患者安全管理特级护理～一级护理	□ 二级护理（根据患者病情和生活自理能力确定护理级别） 晨晚间护理 指导恢复饮食 协助坐起、床上或床旁活动，预防压疮 会阴护理（拔出尿管后停） 协助更衣 患者安全管理一级/二级护理	□ 三级护理 晨晚间护理 协助或指导进食、进水 协助或指导下床活动 患者安全管理
专科护理	□ 病情观察，写特护记录 q2h 评估生命体征、意识、胸管及胃管情况、肢体活动、皮肤情况、伤口敷料、出入量 □ 遵医嘱予抗感染、抑酸、镇痛、静脉补液、雾化吸入、呼吸功能锻炼治疗 □ 需要时，联系主管医师给予相关治疗及用药 □ 心理护理	□ 病情观察，评估生命体征、意识、胸管及胃管情况、肢体活动、皮肤情况、伤口敷料、出入量 □ 遵医嘱予抗感染、抑酸、镇痛、静脉补液、雾化吸入、呼吸功能锻炼治疗 □ 需要时，联系主管医师给予相关治疗及用药 □ 术后心理、生活护理	□ 病情观察，评估生命体征、意识、肢体活动、皮肤情况、伤口敷料 □ 心理护理
重点医嘱	□ 详见医嘱执行单	□ 详见医嘱执行单	□ 详见医嘱执行单
病情变异记录	□ 无　□ 有，原因： 1. 2.	□ 无　□ 有，原因： 1. 2.	□ 无　□ 有，原因： 1. 2.
护士签名			

（三）患者表单

食管平滑肌瘤临床路径患者表单

适用对象：第一诊断为食管平滑肌瘤（ICD-10：D13.0，M8890/0）

行食管肿瘤摘除术（ICD-9-CM-3：42.32）

患者姓名：		性别： 年龄： 门诊号：	住院号：
住院日期： 年 月 日		出院日期： 年 月 日	标准住院日：≤14 天

时间	住院第 1 天	住院第 2~4 天	住院第 3~5 天 （手术日）
医患配合	□ 配合询问病史、采集资料，请务必详细告知既往史、用药史、过敏史 □ 如服用抗凝剂，请明确告知 □ 配合进行体格检查 □ 有任何不适请告知护士	□ 配合完善术前相关检查、化验，如采血、心电图、X 线胸片、肺功能、上消化道造影、胃镜 □ 医师与患者及家属介绍病情及手术谈话，术前签字 □ 麻醉师与患者进行术前访视	□ 配合评估手术效果 □ 配合检查意识、疼痛、胸管情况、肢体活动 □ 需要时，配合复查 X 线胸片、上消化道造影 □ 有任何不适请告知医师
护患配合	□ 配合测量体温、脉搏、呼吸、血压、体重 1 次 □ 配合完成入院护理评估（简单询问病史、过敏史、用药史） □ 接受入院宣教（环境介绍、病室规定、订餐制度、贵重物品保管等） □ 有任何不适请告知护士 □ 测量体温、脉搏、呼吸、血压、体重 1 次 □ 重点诊疗 □ 三级护理 □ 既往基础用药	□ 配合测量体温、脉搏、呼吸、询问排便 1 次 □ 接受术前宣教 □ 接受配血，已备术中需要时用 □ 接受备皮 □ 接受胃肠道准备 □ 自行沐浴，加强腋窝清洁 □ 准备好必要用物，吸水管、纸巾等 □ 取下义齿、饰品等，贵重物品交家属保管 □ 每日测量生命体征、询问排便 □ 重点诊疗 □ 药物灌肠术前签字	□ 清晨测量体温、脉搏、呼吸、血压 1 次 □ 术前置胃管 □ 送手术室前，协助完成核对，带齐影像资料，脱去衣物，上手术车 □ 返回病房后，协助完成核对，配合过病床 □ 配合检查意识、生命体征、疼痛、胃管及胸管情况、肢体活动，询问出入量 □ 配合术后吸氧、监护仪监测、输液、留置导尿管、胸部有引流管、留置胃管 □ 遵医嘱采取正确体位 □ 配合缓解疼痛 □ 有任何不适请告知护士
饮食	□ 流质饮食	□ 术前 3 日进流质饮食 □ 术前 1 日禁食	□ 禁食、禁水
排泄	□ 正常排尿便	□ 正常排尿便	□ 保留尿管
活动	□ 正常活动	□ 正常活动	□ 根据医嘱半坐卧位 □ 卧床休息，保护管路 □ 双下肢活动

时间	住院第 4~8 天 （术后第 1~3 天）	住院第 5~13 天 （术后第 2~10 天）	住院第 8~14 天 （出院日）
医患配合	□ 配合检查意识、生命体征、胸管及胃管情况、伤口、肢体活动、胃肠功能恢复情况 □ 需要时配合伤口换药 □ 配合拔除引流管、尿管 □ 配合伤口拆线	□ 配合检查意识、生命体征、胸管及胃管情况、伤口、肢体活动、胃肠功能恢复情况 □ 需要时配合伤口换药 □ 配合拔除引流管、尿管 □ 配合伤口拆线	□ 接受出院前指导 □ 指导复查程序 □ 获得出院诊断书
护患配合	□ 配合定时测量生命体征、每日询问排便 □ 配合检查意识、生命体征、疼痛、胸管及胃管情况、伤口、肢体活动，询问出入量 □ 接受输液、服药等治疗 □ 配合夹闭尿管，锻炼膀胱功能 □ 接受进食、进水、排便等生活护理 □ 配合活动，预防皮肤压力伤 □ 注意活动安全，避免坠床或跌倒 □ 配合执行探视及陪护 □ 接受呼吸功能锻炼	□ 配合定时测量生命体征、每日询问排气或排便 □ 配合检查意识、生命体征、疼痛、胸管及胃管情况、伤口、肢体活动，询问出入量 □ 接受输液、服药等治疗 □ 配合夹闭尿管，锻炼膀胱功能 □ 接受饮食等生活护理 □ 配合活动，尽早下床活动，预防皮肤压疮及下肢静脉血栓形成 □ 注意活动安全，避免坠床或跌倒 □ 配合执行探视及陪护 □ 接受呼吸功能锻炼	□ 接受出院宣教 □ 办理出院手续 □ 获取出院带药 □ 指导服药方法、作用、注意事项 □ 指导护理伤口方法 □ 指导复印病历方法 □ 二级或三级护理 □ 普通饮食
饮食	□ 术后 1 日禁食、禁水 □ 根据情况饮食	□ 待排气后拔出胃管，胃管拔出后第 1 日可饮水 □ 胃管拔出后第 2 日可进流质饮食 □ 胃管拔出后第 3 日可进半流质饮食	□ 根据医嘱，普通饮食
排泄	□ 保留尿管，正常排尿便 □ 避免便秘	□ 拔除尿管，正常排尿便 □ 避免便秘	□ 正常排尿便 □ 避免便秘
活动	□ 根据医嘱，半坐位或下床活动 □ 保护管路，勿牵拉、脱出、打折等	□ 根据医嘱，半坐位或下床活动 □ 保护管路，勿牵拉、脱出、打折等	□ 正常适度活动，避免疲劳

附：原表单（2019 年版）

食管平滑肌瘤临床路径表单

适用对象：第一诊断为食管平滑肌瘤（ICD-10：D13.0，M8890/0）
行食管肿瘤摘除术（ICD-9-CM-3：42.32）

患者姓名：	性别：	年龄：	门诊号：	住院号：
住院日期：　年　月　日	出院日期：　年　月　日		标准住院日：≤14 天	

时间	住院第 1 天	住院第 2~4 天	住院第 3~5 天（手术日）
主要诊疗工作	□ 询问病史及体格检查 □ 完成病历书写 □ 开化验单及检查申请单 □ 主管医师查房与术前评估 □ 进行营养筛查与评估 □ 初步确定手术方式和日期	□ 上级医师查房 □ 术前评估及讨论，确定手术方案 □ 术前准备 □ 完成病程记录、上级医师查房记录、术前小结等病历书写 □ 向患者及家属交代病情及围术期注意事项 □ 签署手术知情同意书、自费用品协议书、输血同意书、授权同意书	□ 手术 □ 术者完成手术记录 □ 住院医师完成术后病程 □ 上级医师查房 □ 向患者及家属交代病情、手术情况及术后注意事项
重点医嘱	**长期医嘱：** □ 胸外科二级护理 □ 饮食 □ 营养治疗药物（视评估情况） □ 其他医嘱 **临时医嘱：** □ 血常规、尿常规、粪便常规+隐血试验 □ 血型、凝血功能、肝功能、肾功能、电解质 □ 感染性疾病筛查 □ 胃镜、腹部超声（肝胆脾胰肾、腹膜后） □ 胸部 CT、上消化道钡餐 □ 心电图、肺功能 □ 超声胃镜、血气分析（酌情） □ 其他医嘱	**长期医嘱：** □ 患者既往基础用药 □ 营养治疗药物（视评估情况） □ 其他医嘱 **临时医嘱：** □ 拟明日全身麻醉下行食管平滑肌瘤摘除术 □ 术前禁食、禁水 □ 术前留置胃管、尿管 □ 备皮 □ 备血 □ 术中用药 □ 必要时术前肠道准备 □ 其他医嘱	**长期医嘱：** □ 胸外科特级或一级护理 □ 禁食、禁水 □ 吸氧 □ 心电监护 □ 持续胃肠减压，记量 □ 胸管引流，计量 □ 持续导尿，记 24 小时尿量 □ 静脉应用抗菌药物 □ 营养治疗药物 □ 其他医嘱 **临时医嘱：** □ 镇痛药物 □ 其他医嘱
主要护理工作	□ 介绍病房环境、设施和设备 □ 入院护理评估，护理计划 □ 辅助戒烟 □ 呼吸训练 □ 填写营养筛查与评估表	□ 宣教、备皮等术前准备 □ 提醒患者禁饮食 □ 呼吸功能锻炼 □ 营养治疗护理	□ 术晨留置胃管、尿管 □ 术后密切观察患者病情变化 □ 记录 24 小时出入水量 □ 术后心理和生活护理 □ 营养治疗护理

续　表

时间	住院第 1 天	住院第 2~4 天	住院第 3~5 天 （手术日）
病情 变异 记录	□无　□有，原因： 1. 2.	□无　□有，原因： 1. 2.	□无　□有，原因： 1. 2.
护士 签名			
医师 签名			

时间	住院第 4~8 天 （术后第 1~3 天）	住院第 5~13 天 （术后第 2~10 天）	住院第 8~14 天 （出院日）
主要诊疗工作	□ 上级医师查房 □ 住院医师完成上级医师查房记录等病历书写 □ 观察生命征、引流量、呼吸音 □ 帮助患者咳嗽、咳痰，必要时床边纤维支气管镜吸痰 □ 视情况拔尿管 □ 再次营养筛查与评估	□ 上级医师查房 □ 住院医师完成常规病历书写 □ 视病情复查胸片、血常规、肝功能、肾功能、电解质及血糖 □ 视情况术后 3~5 天拔除胸腔引流管 □ 术后第 3~5 天行食管造影 □ 视情况拔胃管，逐步恢复饮食 □ 视情况停抗菌药物和静脉营养	□ 上级医师查房，明确是否出院 □ 住院医师完成常规病历书写 □ 住院医师完成出院小结、病情证明单、病案首页等 □ 向患者及家属交代出院后的注意事项，如饮食、复诊时间、后续治疗等 □ 视切口愈合情况拆线
重点医嘱	**长期医嘱：** □ 胸外科一级护理 □ 停记尿量 □ 停吸氧 □ 停心电监护 □ 营养治疗药物 □ 其他医嘱 **临时医嘱：** □ 拔尿管 □ 其他医嘱	**长期医嘱：** □ 胸外科二级护理 □ 停引胸腔流记量 □ 停胃肠减压、记量 □ 肠道排气后予肠内营养 □ 饮食 ◎普通饮食　◎半流质饮食 ◎流质饮食　◎禁食 □ 其他医嘱 **临时医嘱：** □ 拔胸腔引流管 □ 换药 □ 胸片 □ 血常规、肝功能、肾功能、电解质、血糖 □ 碘过敏试验 □ 食管造影 □ 拔胃管 □ 其他医嘱	**长期医嘱：** □ 胸外科二级护理 □ 饮食： ◎普通饮食　◎半流质饮食 ◎流质饮食 □ 其他医嘱 **临时医嘱：** □ 切口换药 □ 切口拆线 □ 通知出院 □ 出院带药 □ 其他医嘱
主要护理工作	□ 密切观察患者病情变化 □ 指导术后呼吸训练 □ 术后心理与生活护理 □ 填写营养评估表	□ 密切观察患者病情变化 □ 指导术后呼吸训练 □ 术后心理与生活护理 □ 营养治疗护理 □ 指导恢复饮食	□ 密切观察患者病情变化 □ 指导术后呼吸训练 □ 术后心理与生活护理 □ 营养、防护等健康宣教、指导恢复饮食 □ 帮助患者办理出院手续 □ 康复宣教
病情变异记录	□ 无　□ 有，原因： 1. 2.	□ 无　□ 有，原因： 1. 2.	□ 无　□ 有，原因： 1. 2.
护士签名			
医师签名			

第十二章

食管裂孔疝临床路径释义

【医疗质量控制指标】

指标一、术前内镜检查率。

指标二、术前上消化道造影完成率。

指标三、腹部超声检查完成率。

指标四、食管 24 小时 pH 监测率。

指标五、食管测压检查完成率。

指标六、术前 30 分钟预防性抗菌药物使用率。

指标七、微创手术完成率。

指标八、围术期输血率。

指标九、术后肺部感染发生率。

指标十、术后上消化道造影完成率。

指标十一、平均住院时间。

一、食管裂孔疝编码

1. 原编码：

疾病名称及编码：食管裂孔疝（ICD-10：Q40.1，K44.902）

手术操作名称及编码：食管裂孔疝修补术或加胃底折叠术（ICD-9-CM-3：53.72/53.84+44.6601）

2. 修改编码：

疾病名称及编码：食管裂孔疝（ICD-10：K44.901）

先天性食管裂孔疝（ICD-10：Q40.1）

手术操作名称及编码：食管裂孔疝修补术（ICD-9-CM-3：53.7101/53.7202/53.8001/53.8301）

胃底折叠术（ICD-9-CM-3：44.6601/44.6701）

二、临床路径检索方法

（K44.901/Q40.1）伴（53.7101/53.7202/53.8001/53.8301）+（44.6601/44.6701）

三、国家医疗保障疾病诊断相关分组（CHS-DRG）

MDCG 消化系统疾病及功能障碍

GZ1 其他消化系统诊断

EB1 胸部大手术

四、食管裂孔疝临床路径标准住院流程

（一）适用对象

第一诊断为食管裂孔疝（ICD-10：K44.901）、先天性食管裂孔疝（ICD-10：Q40.1）

行食管裂孔疝修补术（ICD-9-CM-3：53.7101/53.7202/53.8001/53.8301）或加胃底折叠术（ICD-9-CM-3：44.6601/44.6701）。

释义

■ 适用对象编码参见第一部分。

■ 食管裂孔疝是指腹腔内脏器通过膈肌的食管裂孔进入胸腔。最常进入胸腔的脏器是部分胃，其他还有小肠、结肠和网膜。按疝入的形式可以将食管裂孔疝可分为四型：Ⅰ型，滑动型食管裂孔疝；Ⅱ型，食管旁疝；Ⅲ型，混合型食管裂孔疝；Ⅳ型，多器官食管裂孔疝。

■ 绝大多数滑动型食管裂孔疝患者存在胃食管反流，相关研究表明，有94%～98%的滑动型食管裂孔疝患者伴发有反流性食管炎，即胃及十二指肠内容物逆流到食管，导致食管黏膜损伤。故行食管裂孔疝修补术的同时需要加做胃底折叠术等抗反流手术。

（二）诊断依据

根据《临床诊疗指南·胸外科分册》（中华医学会编著，人民卫生出版社，2009年），《2013年美国胃肠内镜外科医师协会食管裂孔疝诊疗指南》。

1. 临床表现：

（1）胃食管反流症状，如胸骨下后方及上腹部灼热性疼痛，可有程度不等的吞咽困难。

（2）胃内容物误吸，可伴有呼吸道症状，如呛咳、喘憋等。

（3）上消化道出血、黑便。

（4）贫血。

2. 辅助检查：

（1）胸部X线：可以观察到腹腔内脏器进入胸腔。

（2）上消化道造影。

（3）CT：与X线相比增加了对食管裂孔疝诊断的可视化和敏感性。

（4）胃镜：可见食管及胃腔有异常表现，如胃食管交界上移，胃黏膜返入食管内，并对食管、胃的黏膜情况进行评估，如糜烂性食管炎和巴雷特食管（Barrett esophagus）。

（5）食管测压：可显示膈肌水平，呼吸反转点和食管下括约肌的位置。特别是新的高分辨率食管测压技术的应用可计算食管裂孔疝滑动的尺寸。

（6）食管pH监测：对食管裂孔疝的诊断相关性有限，但关键是能够帮助增加滑动型食管裂孔疝患者食管酸暴露存在并可能从抗反流手术中获益。

释义

■ 食管裂孔最常见及最主要的临床症状是由于胃食管反流引起的。典型症状为胃灼热，即剑突或胸骨后的烧灼或发热的感觉，有时呈烧灼样疼痛，饮水、服制酸药物症状可缓解。根据患者典型的临床表现即可确定胃食管反流的存在。但有时临床表现不典型，如胸痛、吞咽困难、胃肠胀气及间歇性血便等非典型食管症状，则需要进一步检查以明确诊断。除此之外，胃食管反流往往还可以引起食管外症状，可因胃酸反流误吸出现呼吸系统表现，如胸闷气短、不能平卧、刺激性咳嗽及喘息等。因此临床工作中，食管裂孔疝患者初诊于呼吸科及心内科并被误诊为哮喘或冠心病的病例并不少见。

■ 对于临床症状不典型或者怀疑有与反流相关食管外症状的患者，采用诊断性治疗试验是恰当的。常用的是质子泵抑制药（PPI），简称 PPI 试验。如用药后临床症状缓解，即可推断患者存在胃食管反流，目前已成共识。

■ X 线上消化道钡餐造影检查为诊断食管裂孔疝的主要方法。此检查直接显示钡剂胃食管反流，并可见食管裂孔疝的大小，有无滑动或短食管等情况，并且可以动态观察判断食管功能的改变，如有无蠕动减弱、节段性痉挛等情况。检查时可采取头低脚高位，并给予腹部加压，典型的发现是膈上出现疝囊，粗大的胃黏膜经增宽的食管裂孔进入疝囊，并且可以观察到胃内钡剂向食管反流。此外，食管裂孔旁疝则表现为胃的一部分进入膈上，位于食管的左前方，贲门仍保留在膈下。

■ 行内镜检查可发现齿状线上移，胃黏膜翻入食管内。除此之外，还可发现由于胃食管反流引起的食管病变，并有助于鉴别胃食管反流的三种类型，即反流性食管炎、非糜烂性反流病及 Barrett 食管。相关研究表明，大约 50% 的胃食管反流胃镜检查为阴性结果，但并不代表其症状不重或者好治。因此内镜检查更多用于并发症的诊断或鉴别诊断。

■ 食管 24 小时 pH 监测主要是对由食管裂孔疝引起胃食管反流情况的检查，在诊断治疗中起着十分重要的作用，但由于技术条件限制目前并没有得以推广。它是检查胃食管反流最敏感和有效的方法，它可测出食管腔内 pH 的动态变化，确定临床症状与酸反流之间的关系，因此是诊断胃食管反流病的金指标。

■ 食管测压可以了解食管运动的功能情况，有助于对同时伴有食管动力性疾病患者的鉴别诊断，同时也为指导手术提供帮助。对于食管蠕动功能正常的食管裂孔疝患者应加做抗反流手术；对于食管运动功能障碍的患者应避免抗反流手术，以防术后吞咽困难加重。因此，推荐有条件的单位，应在术前积极完善此项检查，进一步明确诊断，提高医疗质量与安全。

（三）选择治疗方案的依据

根据《临床诊疗指南·胸外科分册》（中华医学会编著，人民卫生出版社，2009 年），《2013 年美国胃肠内镜外科医师协会食管裂孔疝诊疗指南》。

手术治疗：除无反流症状的 I 型滑动型食管裂孔疝和无任何症状的 II 型食管旁疝外，都应手术治疗，食管裂孔疝修补术或加胃底折叠术。

释义

■ 食管裂孔疝的治疗应根据不同情况采取不同措施。对于无胃食管反流症状的滑动型食管裂孔疝（I 型）可无须特殊治疗，不必手术。对于伴有胃食管反流的食管裂孔疝应选择食管裂孔疝修补+抗反流手术。食管旁疝（II 型）、混合型食管裂孔疝（III 型）及多器官食管裂孔疝（IV 型）可能并发胃壁或其他疝出的腹腔内脏钳闭或绞窄，由于巨大疝内容物挤压纵隔或肺，无论有无症状，均应尽早手术。

■ 治疗食管裂孔疝及胃食管反流手术方法不仅要修补扩大的食管裂孔，而且要加做抗反流手术，其目的是延长并固定腹段食管，重建抗反流活瓣机制，从而有效地阻止胃食管反流。根据不同类型的食管裂孔疝，手术可选择经胸或经腹入路，微创腹腔镜手术是未来的发展方向。具体的术式包括 Nissen 术式、Toupet 术式、Dor 术式等多种手术方式，无论采用哪种抗反流术式均有较好的疗效。

（四）标准住院日≤10 天

> **释义**
>
> ■ 术前准备 1~3 天，第 2~4 日实施手术，术后恢复 2~7 天，总住院时间不超过 10 天。对于无基础疾病的、通过腔镜方式完成手术的、术中过程确切止血彻底并无消化道黏膜损伤的患者，术后可尽早恢复正常饮食，缩短术后住院时间。

（五）进入路径标准

1. 第一诊断必须符合 ICD-10：Q40.1，K44.901 食管裂孔疝疾病编码。
2. 当患者同时具有其他疾病诊断，但在门诊治疗期间不需要特殊处理也不影响第一诊断的临床路径流程实施时，可以进入路径。

> **释义**
>
> ■ 患者同时具有其他疾病影响第一诊断的临床路径流程实施时均不适合进入临床路径，如控制不佳的高血压、糖尿病及心肺功能不全等。需经治疗后，合并的内科基础疾病稳定后可进入路径。
>
> ■ 因病变时间较长，由于长期反流导致食管下段发生癌变的不进入临床路径。
>
> ■ 以突发的梗阻或绞窄症状为主要临床表现，需急诊手术的食管裂孔疝不进入临床路径。

（六）术前准备≤4 天

1. 必需的检查项目：
（1）血常规、尿常规、便常规+潜血。
（2）凝血功能、肝功能测定、肾功能测定、电解质、血型、感染性疾病筛查（乙型肝炎、丙型肝炎、梅毒、艾滋病）。
（3）心电图、肺功能。
（4）胃镜。
（5）胸部 CT。
（6）上消化道造影。
（7）腹部超声检查。
（8）营养筛查与评估：入院后 24 小时内完成。
2. 根据患者病情，可选择的检查项目：葡萄糖测定、食管测压、食管 pH 监测、血气分析、超声心动图等。根据患者营养状况，必要时行人体成分、基础代谢率检查确定营养不良的程度。

> **释义**
>
> ■ 行食管 pH 监测时应嘱患者停用抑酸药物 2 周，以免干扰检查结果的准确性。
>
> ■ 为缩短患者术前等待时间，部分检查项目可以在患者入院前于门诊完成。同时应合理安排检查顺序，提高效率，若同一天检查上消化道造影则应安排在胸部 CT

及胃镜检查之后，以免钡剂干扰影响检查。

■ 部分检查项目根据患者的具体情况选择进行。

■ 采用人体成分分析主要通过对实际体重，标准体重、脂肪百分比、体脂量、非脂肪量、肌肉量、体质指数、相位角、健康评分、基础代谢率的测量评估患者营养状态，常用的方法为生物电阻抗法（BIA），可指导患者围术期能量和瘦体重营养治疗。

（七）选择用药

1. 抗菌药物：按照《抗菌药物临床应用指导原则（2015 年版）》（国卫办医发〔2015〕43号）执行，并根据患者的病情决定抗菌药物的选择与使用时间。如可疑感染，需做相应的微生物学检查，必要时做药敏试验。建议使用第一、第二代头孢菌素（第一代主要为头孢唑林，第二代主要为头孢呋辛）。术前 30 分钟预防性用抗菌药物；手术超过 3 小时加用 1 次抗菌药物；术后预防用药时间一般不超过 24 小时。

2. 营养治疗药物：根据营养筛查与评估情况，有营养风险或存在营养不良的患者，应进行营养治疗。

> **释义**
>
> ■ 食管裂孔疝手术为无菌手术，Ⅰ类切口，可以不预防性应用抗菌药物，如果应用则选择第一、第二代头孢菌素。若术中出现消化道黏膜损伤，则可延长抗菌药物应用时间，必要时可加用抗厌氧菌药物。
>
> ■ 在进行营养筛查和评估时，推荐进行常规风险筛查（NRS2002）和营养评估（《肿瘤患者主观整体营养评估》）。若合并下列情况之一：6 个月内体重丢失 10%~15%，或 BMI < 18.5kg/m²，或 PG-SGA 达到 C 级，或无肝功能不全患者的血清白蛋白 < 30g/L，营养治疗可以改善患者的临床结局（降低感染率，缩短住院时间）。

（八）手术日为入院≤4 天

1. 麻醉方式：气管插管全身麻醉。
2. 手术方式：食管裂孔疝修补术或加胃底折叠术。
3. 输血：视术中具体情况而定。

> **释义**
>
> ■ 本路径规定的食管裂孔疝手术均在全身麻醉下实施。
>
> ■ 具体手术方式需要根据实际情况而定，可经胸或经腹，通过开放手术或腔镜手术的方式完成。较为常用的方式为腹腔镜下食管裂孔疝修补及胃底折叠术。对于较大的食管裂孔疝，根据术中情况可能会应用补片修补。

（九）术后住院恢复≤5天

1. 必须复查的检查项目：

（1）血常规、肝功能、肾功能、电解质。

（2）X线胸片。

（3）食管造影。

2. 术后用药：

（1）抗菌药物：按照《抗菌药物临床应用指导原则（2015年版）》（国卫办医发〔2015〕43号）执行。术后预防用药时间一般不超过24小时。如可疑感染，需做相应的微生物学检查，必要时做药敏试验。

（2）营养治疗：存在营养风险的患者，术后尽早启动肠内营养治疗；对于无基础疾病，术中止血彻底并无消化道黏膜损伤，无严重吞咽困难的患者，应尽早恢复经口进食。

> **释义**
>
> ■ 术后复查X线胸片，警惕由于术中纵隔胸膜损伤导致的气胸或胸腔积液。
>
> ■ 术后复查X线上消化道造影时重点关注食管裂孔疝修复情况、有无胃食管反流，并注意有无狭窄梗阻及胃食管蠕动情况，以评价手术效果。建议术后首次复查上消化道造影显影剂应用泛影葡胺。
>
> ■ 必要时留置胃管及十二指肠营养管。

（十）出院标准

1. 营养摄入状况改善或营养状态稳定。

2. 切口愈合良好，或门诊可处理的愈合不良切口。

3. 体温正常。

4. X线胸片呈正常术后改变，无明显异常。

5. 无需要住院处理的其他并发症或合并症。

> **释义**
>
> ■ 患者术后胸片示肺复张良好、体温基本正常、血液检查指标基本正常。
>
> ■ 术后营养治疗通过经口、经管饲或经静脉的方式，达到营养改善的目标或使患者营养状态稳定，即可出院。
>
> ■ 患者可待拆线出院。

（十一）变异及原因分析

1. 存在影响手术的合并症，术前需要进行相关的诊断和治疗。

2. 术后出现肺部感染、呼吸衰竭、心力衰竭、胃肠功能障碍等并发症，需要延长治疗时间。

> **释义**
>
> ■ 术前检查发现存在影响麻醉及手术的基础疾病，应及时退出路径，积极治疗，控制病情平稳后再行手术治疗，保证医疗安全。
>
> ■ 术后无法恢复经口进食，出现严重的吞咽困难，经口进食量无法满足日常生理需求的应退出路径。吞咽困难是抗反流手术最常见的并发症，其发生原因与手术

缝合的松紧度、食管功能、患者的精神因素和敏感性等多方面因素有关。一项术中及术后食管测压研究结果发现，术后 3 周食管下括约肌压力（LESP）有所下降（20%~25%），所以绝大部分患者的术后吞咽困难会在术后 1 个月内逐步减轻或消失。需要注意术中缝合食管裂孔及行胃底折叠时，不宜缝合过紧。否则会导致胃内气体不能经口排出，出现腹胀，甚至出现难以恢复的吞咽困难。

　　■对于不影响最终结果的轻微变异，可不退出路径。如拔除引流管的时间，或者出现皮下气肿等不影响预后的并发症。

五、食管裂孔疝临床路径给药方案

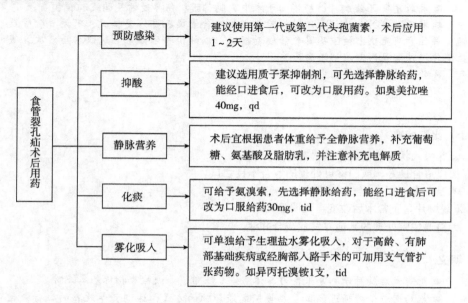

食管裂孔疝术后用药

- **预防感染** → 建议使用第一代或第二代头孢菌素，术后应用 1~2 天
- **抑酸** → 建议选用质子泵抑制剂，可先选择静脉给药，能经口进食后，可改为口服用药。如奥美拉唑 40mg, qd
- **静脉营养** → 术后宜根据患者体重给予全静脉营养，补充葡萄糖、氨基酸及脂肪乳，并注意补充电解质
- **化痰** → 可给予氨溴索，先选择静脉给药，能经口进食后可改为口服给药30mg, tid
- **雾化吸入** → 可单独给予生理盐水雾化吸入，对于高龄、有肺部基础疾病或经胸部入路手术的可加用支气管扩张药物。如异丙托溴铵1支, tid

（一）用药选择

1. 食管裂孔疝手术为无菌手术，Ⅰ类切口，可不用预防性抗菌药物，若应用建议使用第一代或第二代头孢菌素，用药时限一般不超 24 小时。对于术中出现消化道黏膜损伤的患者可适当延长用药时间，必要时也可加用抗厌氧菌药物。

2. 围术期建议持续给予抑酸药物，可以选择质子泵抑制药，视患者胃食管反流症状缓解情况逐渐减量直至停药。

（二）药学提示

1. 应用头孢菌素类药物前应做皮试，对于有青霉素或头孢类过敏史的患者应慎用，警惕过敏。

2. 质子泵抑制药不良反应较少，但不应与阿扎那韦合用。

（三）注意事项

术后应用质子泵抑制药目的是以最小药物剂量控制患者症状，治疗应个体化，可采用按需给予或间歇给药的方式，直至停药。此外因 H_2 受体阻断药长期应用可产生耐药性，故不建议长期应用。

注：质子泵抑制剂可大幅度降低阿扎那韦的血药浓度，如需同时服用，建议至少间隔12小时服用。

六、食管裂孔疝患者护理规范

1. 术前根据患者的进食情况，给予高蛋白、高热量、少纤维流食、半流食。

2. 休息与活动：术后取半坐卧位，床头抬高30°~50°，以利呼吸及引流液引出。术后第1日，采用坐位、半坐卧位或不完全健侧卧位，避免术侧卧位，术后第2日开始，每日增加下地活动量及时间。术后尽早下床活动，锻炼术侧肩关节。

3. 术后饮食管理：

（1）肠外营养支持：术后禁食期间给予肠外营养支持，维持水电解质平衡，必要时遵医嘱输注人血白蛋白。

（2）经口进食：一般为术后2-4天拔除胃管后，遵医嘱试饮少量温水，如无呛咳、发热等不适，可进清流质饮食；进食后观察患者有无胸闷、气短、发热等情况，如无上述不适可给予流质饮食、半流质饮食，逐渐过渡至正常饮食。

4. 管路护理：定时冲洗胃管，保持胃管通畅；观察胃液颜色、量和性质，并做好记录。妥善固定胃管，避免脱出。胸管护理（参考支气管肺癌护理）。

5. 用药护理：遵医嘱服用抑酸及胃肠动力药物。

6. 疼痛护理：及时进行疼痛评估，必要时给予药物镇痛。

七、食管裂孔疝患者营养治疗规范

1. 围术期营养治疗可遵循五阶梯模式。第一阶梯：饮食+营养教育；第二阶梯：饮食+口服营养补充（ONS）；第三阶梯：全肠内营养（TEN）；第四阶梯：肠内营养的基础上补充性增加肠外营养（PEN+PPN）；第五阶梯：全肠外营养（TPN）；当不能满足60%目标能量需求3~5天时，应该选择上一阶梯。

2. 围术期患者术前应通过NRS2002进行筛查，并记录筛查结果。存在营养风险或不良的患者应制订围术期营养计划；中重度营养不良患者术前应给予营养治疗。

3. 术前口服肠内营养可完全和部分替代肠道导泻药，进行术前准备。疝囊巨大或者食道黏膜损伤，术中需放置管饲的患者，应在术后给予早期肠内营养。肠内营养不能满足60%以上的需求，建议5~7天后启动全合一肠外营养。

4. 围术期患者的能量目标25~30kcal/（kg·d），蛋白质1.2~1.5g/（kg·d）。

5. 术后早期拔除胃管的患者，可从流质饮食逐步过渡至半流质饮食，每日少量多餐，术后5~6天过渡至软食或普通饮食。每日不少于13种食物，包含谷薯类、蔬菜水果类、肉蛋奶及豆制品类以及适量的油脂类。保持优质蛋白质食物占总蛋白质50%以上。

6. 体液丢失过量时需要补充水分，每日至少>1700ml水，必要时根据体液电解质情况补充盐分。

7. 对患者及家属进行营养教育及营养通路的护理知识。

八、食管裂孔疝患者健康宣教

1. 患者进食后出现反酸、胸骨后灼痛等症状，应考虑为食管反流，进食后适当运动；睡眠时取半卧位，以减轻反流现象。

2. 饮食要规律，进食以少食多餐为原则，进高蛋白、高热量、高维生素、少渣、易消化饮食。避免进食过快、过量、过热、过硬。避免油炸及辛辣刺激食物。餐后适当运动，避免食管反流。

3. 日常生活：适当活动，每日坚持进行低强度的有氧锻炼，如散步、打太极等，多做深呼吸运动，锻炼心肺功能。睡眠时可采取半卧位睡眠，以减轻反流现象。

九、推荐表单

（一）医师表单

食管裂孔疝临床路径医师表单

适用对象：第一诊断为食管裂孔疝（ICD-10：Q40.1，K44.901）

　　　　　行食管裂孔疝修补术（ICD-9-CM-3：53.7101/53.7202/53.8001/53.8301）或加

　　　　　胃底折叠术（ICD-9-CM-3：44.6601/44.6701）

患者姓名：	性别：	年龄：	门诊号：	住院号：
住院日期：　　年　月　日	出院日期：　　年　月　日			标准住院日：≤10 天

时间	住院第 1 天	住院第 2 天	住院第 2~4 天（术前日）
主要诊疗工作	□ 询问病史及体格检查 □ 完成病历书写 □ 开化验单及检查申请单 □ 主管医师查房 □ 初步确定治疗方案 □ 如疝内容物嵌顿，则需急诊手术 □ 进行营养筛查与评估	□ 上级医师查房 □ 汇总辅助检查结果，明确诊断 □ 初步确定手术方式和时间	□ 上级医师查房 □ 术前评估及讨论，确定手术方案 □ 术前营养评估 □ 术前准备 □ 完成病程记录、上级医师查房记录、术前小结等病历书写 □ 向患者及家属交代病情及围术期注意事项 □ 签署手术知情同意书、自费用品协议书、输血同意书、授权委托同意书
重点医嘱	**长期医嘱：** □ 胸外科二级护理 □ 饮食： ◎普通饮食　◎半流质饮食 ◎流质饮食 □ 营养治疗药物（视评估情况） □ 抑酸药物 □ 其他医嘱 **临时医嘱：** □ 血常规、尿常规、便常规+隐血试验 □ 凝血功能、电解质、肝功能、肾功能、血型、感染性疾病筛查 □ 心电图、肺功能、胸部 CT、上消化道造影和胃镜 □ 食管测压，食管 pH 监测，超声心动图（酌情）	**长期医嘱：** □ 胸外科二级护理 □ 饮食：普通饮食/半流质饮食/流质饮食 □ 营养治疗药物 □ 抑酸药物 □ 其他医嘱 **临时医嘱：**	**长期医嘱：** □ 胸外科二级护理 □ 饮食：普通饮食/半流质饮食/流质饮食 □ 术前营养治疗药物 □ 其他医嘱 **临时医嘱：** □ 明日在全身麻醉下行食管裂孔疝修补术或加胃底折叠术 □ 禁饮食，备皮，备血 □ 肠道准备 □ 术前置胃管 □ 术前镇静药物及胆碱酯酶抑制剂（酌情） □ 抗菌药带入手术室 □ 其他医嘱
病情变异记录	□无　□有，原因： 1. 2.	□无　□有，原因： 1. 2.	□无　□有，原因： 1. 2.
医师签名			

时间	住院第 2~4 天 （手术日）	住院 4~9 天 （术后第 1~5 天）	住院 9~10 天 （出院日）
主要诊疗工作	□ 留置尿管 □ 手术 □ 术者完成手术记录 □ 住院医师完成术后病程 □ 主管医师观察术后病情 □ 向家属交代病情及术后注意事项	□ 上级医师查房，观察病情变化 □ 住院医师完成病程书写 □ 注意生命体征及肺部呼吸音 □ 观察腹腔/胸腔/胃管引流及切口情况 □ 鼓励并协助患者排痰 □ 拔尿管 □ 必要时纤维支气管镜吸痰 □ 再次营养筛查与评估	□ 上级医师查房，明确是否出院 □ 住院医师完成常规病历书写 □ 住院医师完成出院小结、病情证明单、病历首页等 □ 向患者及家属交代出院后的注意事项，如饮食、复诊时间、后续治疗等 □ 视切口愈合情况拆线
重点医嘱	长期医嘱： □ 胸外科特级或一级护理 □ 体温、心电、呼吸、血压、血氧饱和度监测 □ 吸氧 □ 禁食、禁水 □ 胸管引流记量 □ 或腹腔引流记录 □ 尿管引流记量 □ 胃管引流记量 □ 抗菌药物 □ 营养治疗药物 □ 抑酸药物 □ 其他医嘱 临时医嘱： □ 镇痛药物 □ 其他医嘱	长期医嘱： □ 胸外科一级护理 □ 禁食、禁水 □ 抗菌药物 □ 营养治疗药物（视评估情况） □ 抑制胃酸药物 □ 其他医嘱 临时医嘱： □ 止吐、镇痛等对症处理 □ 拔除尿管 □ 其他医嘱 □ 复查 X 线胸片	长期医嘱： □ 胸外科二级护理 □ 饮食： ◎普通饮食 ◎半流质饮食 □ 其他医嘱 临时医嘱： □ 切口换药 □ 切口拆线 □ 通知出院 □ 出院带药 □ 其他医嘱
病情变异记录	□ 无　□ 有，原因： 1. 2.	□ 无　□ 有，原因： 1. 2.	□ 无　□ 有，原因： 1. 2.
医师签名			

（二）护士表单

食管裂孔疝临床路径护士表单

适用对象：第一诊断为食管裂孔疝（ICD-10：Q40.1，K44.901）
　　　　　行食管裂孔疝修补术（ICD-9-CM-3：53.7101/53.7202/53.8001/53.8301）或加
　　　　　胃底折叠术（ICD-9-CM-3：44.6601/44.6701）

患者姓名：		性别：　　年龄：　　门诊号：	住院号：
住院日期：　　年　月　日		出院日期：　　年　月　日	标准住院日：≤10 天

时间	住院第 1 天	住院第 2~4 天 （术前）	住院第 2~4 天 （手术日）
健康宣教	□ 入院宣教 　介绍主管医师、护士 　介绍环境、设施 　介绍住院注意事项	□ 术前宣教 　宣教疾病知识、术前准备及手术过程 　告知准备用物、沐浴 　告知术后饮食、活动及探视注意事项 　告知术后可能出现的情况及应对方式 □ 主管护士与患者沟通、了解并指导心理应对 □ 告知家属等候区位置	□ 术后当日宣教 　告知监护设备、管路功能及注意事项 　告知饮食、体位要求 　告知疼痛注意事项 　告知术后可能出现情况的应对方式 □ 给予患者及家属心理支持 □ 再次明确探视陪护须知
护理处置	□ 核对患者，佩戴腕带 □ 建立入院护理病历 □ 卫生处置：剪指甲、沐浴，患者更换病号服、佩戴腕带	□ 协助医师完成术前检查化验 □ 术前准备 　配血 　抗菌药物皮试 　备皮 　肠道准备 　禁食、禁水	□ 送手术 　术前置胃管 　摘除患者各种活动物品 　核对患者资料及带药填写手术交接单，签字确认 □ 接手术 □ 核对患者及资料，签字确认
基础护理	□ 三级护理 　晨晚间护理 　患者安全管理	□ 三级护理 　晨晚间护理 　患者安全管理	□ 特级护理 　卧位护理：半坐卧位 　排泄护理 　患者安全管理
专科护理	□ 护理查体 □ 胃肠道准备：遵医嘱予口服抗菌药物 □ 需要时，填写跌倒及压疮防范表 □ 需要时，请家属陪护 □ 心理护理	□ 胃肠道准备：遵医嘱予口服抗菌药物 □ 遵医嘱完成相关检查 □ 心理护理 □ 呼吸功能锻炼，瞳孔、意识监测 □ 遵医嘱完成相关检查	□ 病情观察，写特护记录 　q2h 评估生命体征、意识、疼痛、肢体活动、皮肤情况、伤口敷料、胸管及胃管情况、出入量 □ 遵医嘱予抗感染、雾化吸入、镇痛、抑制胃酸、呼吸功能锻炼 □ 心理护理

续　表

时间	住院第 1 天	住院第 2~4 天 （术前）	住院第 2~4 天 （手术日）
重点 医嘱	□ 详见医嘱执行单	□ 详见医嘱执行单	□ 详见医嘱执行单
病情 变异 记录	□ 无　□ 有，原因： 1. 2.	□ 无　□ 有，原因： 1. 2.	□ 无　□ 有，原因： 1. 2.
护士 签名			

时间	住院第 4~9 天 （术后第 1~5 天）	住院第 9~10 天 （出院日）
健康宣教	□ 术后宣教 　药物作用及频率 　饮食、活动指导 　复查患者对术前宣教内容的掌握程度 　呼吸功能锻炼的作用 　疾病恢复期注意事项 　拔尿管后注意事项 　下床活动注意事项	□ 出院宣教 　复查时间 　服药方法 　活动休息 　指导饮食 　指导办理出院手续
护理处置	□ 遵医嘱完成相关检查 □ 夹闭尿管，锻炼膀胱功能 □ 遵医嘱完成相关检查	□ 办理出院手续 □ 书写出院小结
基础护理	□ 一级或二级护理 　（根据患者病情和生活自理能力确定护理级 　别） 　晨晚间护理 　禁食、禁水 　协助坐起、床上或床旁活动，预防压疮 　排泄护理 　床上温水擦浴 　协助更衣 　患者安全管理	□ 三级护理 　晨晚间护理 　协助或指导进食、进水 　协助或指导下床活动 　患者安全管理
专科护理	□ 病情观察，写特护记录 　q2h 评估生命体征、意识、疼痛、肢体活 　动、皮肤情况、伤口敷料、胸管及胃管情 　况、出入量 □ 遵医嘱予抗感染、雾化吸入、镇痛、抑制 　胃酸、呼吸功能锻炼 □ 需要时，联系主管医师给予相关治疗及 　用药 □ 心理护理	□ 病情观察 　评估生命体征、意识、肢体活动、皮肤情况、伤 　口敷料 □ 心理护理
重点医嘱	□ 详见医嘱执行单	□ 详见医嘱执行单
病情变异记录	□ 无　□ 有，原因： 1. 2.	□ 无　□ 有，原因： 1. 2.
护士签名		

（三）患者表单

食管裂孔疝临床路径患者表单

适用对象：第一诊断为食管裂孔疝（ICD-10：Q40.1，K44.901）

行食管裂孔疝修补术（ICD-9-CM-3：53.7101/53.7202/53.8001/53.8301）或加
胃底折叠术（ICD-9-CM-3：44.6601/44.6701）

患者姓名：	性别：　年龄：　门诊号：	住院号：
住院日期：　　年　月　日	出院日期：　　年　月　日	标准住院日：≤10 天

时间	入院	手术前	手术当天
医患配合	□ 配合询问病史、收集资料，请务必详细告知既往史、用药史、过敏史 □ 配合进行体格检查 □ 有任何不适告知医师 □ 如服用抗凝药，请明确告知	□ 配合家属完善术前相关检查、化验，如采血、心电图、X线胸片、肺功能、上消化道造影、胃镜 □ 医师给患者及家属介绍病情及手术谈话、术前签字 □ 麻醉师对患者进行手术访视	□ 配合评估手术效果 □ 配合检查意识、疼痛、胸管情况、肢体活动 □ 需要时，配合复查上消化道造影 □ 有任何不适请告知医师
护患配合	□ 配合测量体温、脉搏、呼吸、体重 □ 配合完成入院护理评估单（简单询问病史、过敏史、用药史） □ 接受入院宣教（环境介绍、病室规定、订餐制度、贵重物品保管等） □ 有任何不适告知护士	□ 配合测量体温、脉搏、呼吸，询问每日排便情况 □ 接受术前宣教 □ 接受配血，以备术中需要 □ 接受备皮 □ 接受肠道准备 □ 自行沐浴 □ 准备纸巾等必要物品 □ 取下义齿、饰品等，贵重物品交家属保管 □ 术侧皮肤标记（建议） □ 术前签字	□ 配合测量体温、脉搏、呼吸，血压 □ 接受置胃管 □ 送手术室前，协助完成核对，带齐影像资料，脱去衣物，上手术车 □ 返回病房后，协助完成核对，配合过病床 □ 配合检查意识、生命体征、疼痛、胃管及胸管情况、肢体活动，询问出入量 □ 配合术后吸氧、监护仪监测、输液、留置尿管，胸部有引流管、留置有胃管 □ 遵医嘱采用正确体位 □ 有任何不适请告知护士
饮食	□ 普通饮食	□ 术前 1 日禁食	□ 禁食、禁水
排泄	□ 正常排尿便	□ 正常排尿便	□ 保留尿管
活动	□ 正常活动	□ 正常活动	□ 根据医嘱半坐卧位 □ 卧床休息，保护管路 □ 双下肢活动

时间	手术后	出院
医患配合	□ 配合检查意识、生命体征、胸管及胃管情况、伤口、肢体活动、胃肠功能恢复情况 □ 需要时配合伤口换药 □ 配合拔除引流管、尿管 □ 配合伤口拆线	□ 接受出院前指导 □ 知道复查程序 □ 获得出院诊断书
护患配合	□ 配合定时测量生命体征，每日询问排便情况 □ 配合检查意识、生命体征、疼痛、胸管及胃管情况 □ 接受输液、服药等治疗 □ 配合夹闭尿管，锻炼膀胱功能 □ 接受进食、进水、排便等生活护理 □ 配合活动，预防皮肤压伤 □ 注意活动安全，避免坠床或跌倒 □ 配合执行探视及陪护 □ 接受呼吸功能锻炼	□ 接受出院宣教 □ 办理出院手续 □ 获取出院带药 □ 接受服药方法、作用、注意事项指导 □ 指导护理伤口方法 □ 指导复印病历方法
饮食	□ 术后日禁食、禁水 □ 术后第 2 日可进流质饮食 □ 术后第 3 日可进半流质饮食	□ 根据医嘱，半流质饮食或普通饮食
排泄	□ 配合拔除导尿管 □ 避免便秘	□ 正常排尿便 □ 避免便秘
活动	□ 根据医嘱，半坐卧或下床活动 □ 保护管路，勿牵拉、脱出、打折	□ 正常适度活动，避免疲劳

附：原表单（2019 年版）

食管裂孔疝临床路径表单

适用对象：第一诊断为食管裂孔疝（ICD-10：Q40.1，K44.901）

行食管裂孔疝修补术（ICD-9-CM-3：53.7101/53.7202/53.8001/53.8301）或加胃底折叠术（ICD-9-CM-3：44.6601/44.6701）

患者姓名：	性别：	年龄：	门诊号：	住院号：
住院日期：　　年　月　日	出院日期：　　年　月　日			标准住院日：≤10 天

时间	住院第 1 天	住院第 2 天	住院第 2~4 天（术前日）
主要诊疗工作	□ 询问病史及体格检查 □ 完成病历书写 □ 开化验单及检查申请单 □ 主管医师查房 □ 初步确定治疗方案 □ 如疝内容物嵌顿，则需急诊手术 □ 进行营养筛查与评估	□ 上级医师查房 □ 汇总辅助检查结果，明确诊断 □ 初步确定手术方式和时间	□ 上级医师查房 □ 术前评估及讨论，确定手术方案 □ 术前营养评估 □ 术前准备 □ 完成病程记录、上级医师查房记录、术前小结等病历书写 □ 向患者及家属交代病情及围术期注意事项 □ 签署手术知情同意书、自费用品协议书、输血同意书、授权委托同意书
重点医嘱	**长期医嘱：** □ 胸外科二级护理 □ 饮食： ◎普通饮食　◎半流质饮食 ◎流质饮食 □ 营养治疗药物（视评估情况） □ 抑酸药物 □ 其他医嘱 **临时医嘱：** □ 血常规、尿常规、便常规+隐血试验 □ 凝血功能、血电解质、肝功能、肾功能、血型、感染性疾病筛查 □ 心电图、肺功能、胸部 CT、上消化道造影和胃镜 □ 食管测压，食管 pH 监测，超声心动图（酌情）	**长期医嘱：** □ 胸外科二级护理 □ 饮食：普通饮食/半流质饮食/流质饮食 □ 营养治疗药物 □ 抑酸药物 □ 其他医嘱 **临时医嘱：**	**长期医嘱：** □ 胸外科二级护理 □ 饮食：普通饮食/半流质饮食/流质饮食 □ 术前营养治疗药物 □ 其他医嘱 **临时医嘱：** □ 明日在全身麻醉下行食管裂孔疝修补术或加胃底折叠术 □ 禁饮食，备皮，备血 □ 肠道准备 □ 术前置胃管 □ 术前镇静药物及胆碱酯酶抑制剂（酌情） □ 抗菌药带入手术室 □ 其他医嘱

续 表

时间	住院第 1 天	住院第 2 天	住院第 2~4 天（术前日）
主要护理工作	□ 介绍病房环境和设备 □ 入院护理评估 □ 辅助戒烟 □ 营养筛查与评估 □ 营养治疗护理（遵医嘱）	□ 观察患者病情变化 □ 营养治疗护理	□ 宣教、备皮等术前准备 □ 提醒患者术前禁食、禁水 □ 呼吸功能锻炼 □ 营养治疗护理
病情变异记录	□ 无　□ 有，原因： 1. 2.	□ 无　□ 有，原因： 1. 2.	□ 无　□ 有，原因： 1. 2.
护士签名			
医师签名			

时间	住院第2~4天 （手术日）	住院4~9天 （术后第1~5天）	住院9~10天 （出院日）
主要诊疗工作	□ 留置尿管 □ 手术 □ 术者完成手术记录 □ 住院医师完成术后病程 □ 主管医师观察术后病情 □ 向家属交代病情及术后注意事项	□ 上级医师查房，观察病情变化 □ 住院医师完成病程书写 □ 注意生命体征及肺部呼吸音 □ 观察腹腔/胸腔/胃管引流及切口情况 □ 鼓励并协助患者排痰 □ 拔尿管 □ 必要时纤维支气管镜吸痰 □ 再次营养筛查与评估	□ 上级医师查房，明确是否出院 □ 住院医师完成常规病历书写 □ 住院医师完成出院小结、病情证明单、病历首页等 □ 向患者及家属交代出院后的注意事项，如饮食、复诊时间、后续治疗等 □ 视切口愈合情况拆线
重点医嘱	长期医嘱： □ 胸外科特级或一级护理 □ 体温、心电、呼吸、血压、血氧饱和度监测 □ 吸氧 □ 禁食、禁水 □ 胸管引流记量 □ 或腹腔引流记录 □ 尿管引流记量 □ 胃管引流记量 □ 抗菌药物 □ 营养治疗药物 □ 抑酸药物 □ 其他医嘱 临时医嘱： □ 镇痛药物 □ 其他医嘱	长期医嘱： □ 胸外科一级护理 □ 禁食、禁水 □ 抗菌药物 □ 营养治疗药物（视评估情况） □ 抑制胃酸药物 □ 其他医嘱 临时医嘱： □ 镇吐、镇痛等对症处理 □ 拔除尿管 □ 其他医嘱 □ 复查X线胸片	长期医嘱： □ 胸外科二级护理 □ 饮食： 　◎普通饮食 ◎半流质饮食 □ 其他医嘱 临时医嘱： □ 切口换药 □ 切口拆线 □ 通知出院 □ 出院带药 □ 其他医嘱
主要护理工作	□ 手术当日置胃管行食管冲洗，至冲洗液清亮 □ 观察病情变化 □ 心理和生活护理 □ 保持呼吸道通畅 □ 营养治疗护理	□ 观察病情变化 □ 心理与生活护理 □ 协助患者咳痰 □ 填写营养评估表 □ 营养治疗护理（遵医嘱）	□ 密切观察患者病情变化 □ 指导术后呼吸训练 □ 术后心理与生活护理 □ 指导恢复饮食 □ 健康宣教 □ 帮助患者办理出院手续 □ 康复宣教
病情变异记录	□ 无 □ 有，原因： 1. 2.	□ 无 □ 有，原因： 1. 2.	□ 无 □ 有，原因： 1. 2.
护士签名			
医师签名			

第十三章

贲门癌（食管-胃交界部癌）临床路径释义

【医疗质量控制指标】
指标一、术前内镜病理学检查率。
指标二、术前钡剂造影检查率。
指标三、术前临床 TNM 分期评估率。
指标四、术前 30 分钟预防性抗菌药物使用率。
指标五、围术期输血率。
指标六、术后肺部感染发生率。
指标七、平均住院日。

一、贲门癌（食管-胃交界部癌）编码

1. 原编码：
疾病名称及编码：贲门癌（食管-胃交界部癌）（ICD-10：C16.001/C16.002/C16.051）
手术操作名称及编码：贲门癌根治术（ICD-9-CM-3：42.41/42.5/43.5）
2. 修改编码：
疾病名称及编码：贲门癌（食管-胃交界部癌）（ICD-10：C16.0）
手术操作名称及编码：贲门癌根治术（ICD-9-CM-3：42.41/42.5/43.5）

二、临床路径检索方法

C16.0 伴（42.41+43.5+42.5）

三、国家医疗保障疾病诊断相关分组（CHS-DRG）

MDCG 消化系统疾病及功能障碍
GR1 消化系统恶性肿瘤
GB1 食管、胃、十二指肠大手术

四、贲门癌临床路径标准住院流程

（一）适用对象

第一诊断为贲门癌（ICD-10：C16.001/C16.002/C16.051）
行贲门癌根治术（ICD-9-CM-3：42.41/42.5/43.5）。

> **释义**
>
> ■ 适用对象编码参见第一部分。
> ■ 本路径适用对象为原发的胃贲门部癌，也就是食管胃交界线下约 2cm 范围内的腺癌。治疗手段在本路径内是指经胸切口或经腹部切口的开放和腔镜手术，手术方式为食管次全切除+胃部分切除+胸腔、腹腔淋巴结清扫+食管胃吻合术。

（二）诊断依据

根据《临床诊疗指南·胸外科分册》（中华医学会编著，人民卫生出版社，2009 年）。

1. 临床症状：早期可无症状，随病情进展可出现上腹部不适或进行性吞咽困难、呕血或黑便。

2. 辅助检查：上消化道钡餐造影、胃镜检查、胸腹部 CT。

> **释义**
>
> ■ 进行性吞咽困难：贲门癌肿累及贲门全周 1/2 以上时才出现进食哽噎的症状；累及贲门全周，肿瘤完全堵塞贲门口，则出现严重吞咽困难。贲门癌呈菜花样突出到管腔内生长，特别是向上侵及食管下端，梗阻症状更为明显。呈溃疡型生长的贲门癌，溃疡面积可很大，梗阻症状较轻，但是消瘦和体重减轻更为突出。
>
> ■ 腰背部疼痛：提示贲门癌已经外侵，累及腹膜后脏器或胸腰椎体。有时贲门癌局部生长穿破胃后壁，侵犯胰腺、脾和结肠，呈巨大团块。如触到腹部包块则表明肿瘤侵犯胃体。
>
> ■ 钡剂造影检查：早期贲门癌的造影表现有贲门黏膜皱襞中断、破坏及不规则充盈缺损，有时可见到小龛影。中晚期贲门癌则显示贲门管腔狭窄，并有软组织突向管腔。溃疡型则显示大小、深浅不一、形态不规则的龛影，周围黏膜有破坏和充盈缺损。

（三）治疗方案的选择

根据《临床诊疗指南·胸外科分册》（中华医学会 编著，人民卫生出版社，2009 年）。

1. 经左胸或胸腹联合切口贲门癌切除，消化道重建，胸腔内吻合术（含腔镜）。

2. 经右胸-上腹两切口贲门癌切除，消化道重建，胸腔内吻合术（含腔镜）。

3. 经腹贲门癌切除，经食管裂孔消化道重建术（含腔镜）。

> **释义**
>
> ■ 贲门癌手术应距肿瘤边缘 5cm 以远切断胃及食管，如贲门癌浸润胃小弯超过 1/3 者，可考虑行全胃切除，并要有足够的切缘，以防切缘癌残留，必要时行术中冷冻切片检查。

（四）标准住院日 ≤18 天

> **释义**
>
> ■ 术前准备 1~5 天，在第 4~6 天实施手术，术后恢复 11~13 天。总住院时间不超过 18 天均符合路径要求。

（五）进入路径标准

1. 第一诊断必须符合 ICD-10：C16.001/C16.002/C16.051 贲门癌疾病编码。

2. 当患者同时具有其他疾病诊断，但住院期间不需特殊处理也不影响第一诊断的临床路径流程实施时，可以进入此路径。

> **释义**
>
> ■ 对于所有能耐受手术且能手术切除的贲门癌患者为手术适应证。不能完全切除的贲门癌，为解除梗阻可行姑息性切除，该种情况也应进入此路径。
>
> ■ 贲门癌手术禁忌包括：①有远处脏器转移或锁骨上淋巴结转移；②肿瘤已经严重侵犯周围脏器，腹腔内淋巴结广泛转移；③严重恶病质，心肺功能不全，不能耐受手术。除非有确定的证据表明远处转移，所有贲门癌患者均应行探查，探查时如发现贲门肿瘤侵犯胰腺、肝、脾等脏器时，根据术中情况及医师经验，应尽可能争取行手术切除肿瘤，重建消化道的连续性，恢复经口进食，改善和提高患者的生活质量，延长患者生命。
>
> ■ 胃受侵严重，需行全胃切除，或合并胰腺、肝脏等脏器受侵，如术中人工材料增加，或临床医师判断术后治疗时间及费用将显著增加的，可不进入临床路径。

（六）术前准备（术前评估）≤7 天

1. 常规检查项目：

（1）血常规、尿常规、便常规+潜血。

（2）凝血功能、血型、肝功能、肾功能、电解质、感染性疾病筛查（乙型肝炎、丙型肝炎、艾滋病、梅毒等）。

（3）肺功能、心电图。

（4）内镜检查+活检。

（5）影像学检查：胸片正侧位、上消化道造影、胸腹部 CT（平扫+增强扫描）。

2. 根据患者病情可选择：超声心动图、冠脉 CTA、动脉血气分析、颈部超声、腹部超声、食管内镜超声等。

> **释义**
>
> ■ 必查项目是确保手术治疗安全、有效开展的基础，在术前必须完成。相关人员应认真分析检查结果，以便及时发现异常情况并采取对应处置。
>
> ■ 对于年龄大于 65 岁，或患者自述既往有明确的心绞痛，或入院检查心电图发现异常的，应行超声心动图检查。
>
> ■ 为缩短患者术前等待时间，检查项目可以在患者入院前于门诊完成。

（七）预防性抗菌药物选择与使用时机

抗菌药物按照《抗菌药物临床应用指导原则（2015 年版）》（国卫办医发〔2015〕43 号）执行。

> **释义**
>
> ■ 术前 30 分钟预防性使用抗菌药物；手术超时 3 小时加用 1 次抗菌药物。
>
> ■ 贲门癌根治术进入消化道腔内，属于Ⅱ类切口手术，需要预防性应用抗菌药物，通常选用第二代头孢菌素。

（八）手术日为入院第≤8天

1. 麻醉方式：全身麻醉。
2. 手术耗材：根据患者病情使用（圆形吻合器、闭合器、切割缝合器、止血材料、血管夹、超声刀等能量器械等）。
3. 术中用药：预防性应用抗菌药物。
4. 输血：视术中情况而定。

释义

■ 本路径规定的贲门癌根治术均是在全身麻醉下实施。
■ 术中输血指征：①Hb＞100g/L，一般不必输血；②Hb＜70g/L，才需输血；③Hb在70~100g/L，结合患者心肺功能情况、年龄以及术后是否有继续出血可能而决定是否输血。

（九）术后住院恢复≤16天

1. 必须复查的项目：胸片、血常规、肝功能、肾功能、电解质等。
2. 根据病情可选择的项目：胸腹部CT、上消化道造影、纤维支气管镜、胃镜、超声等。
3. 术后用药：
（1）抗菌药物使用，应按照《抗菌药物临床应用指导原则（2015年版）》（国卫办医发〔2015〕43号）执行。
（2）静脉和/或肠内营养。

释义

■ 结合患者病情术后行心电监护、胃肠减压。
■ 贲门癌手术对患者创伤较大，术后早期应对患者进行持续的监护，以便及时掌握病情变化，主管医师评估患者病情平稳后，方可中止持续监测。
■ 术后胃肠减压管应保持通畅，每日定期通管，术后1周左右饮水后未出现不适可拔除胃管。如术中留置十二指肠营养管，术后应尽早开始肠内营养支持治疗，早期肠内营养支持对于术后快速康复具有很大作用。
■ 根据患者病情需要，开展相应的检查及治疗。检查内容不只限于路径中规定的必需的复查项目，可根据需要增加可选择项目，如怀疑吻合口瘘可行消化道造影等。必要时可增加同一项目的检查频次。
■ 贲门癌切除后患者抗反流结构消失，往往合并反流性食管炎，术后建议加用抑酸药物。如为开胸或开腹手术，术后往往出现疼痛、畏惧咳痰等表现，可酌情加用镇痛药物、化痰药物、雾化吸入药物。
■ 围术期营养状况良好者无须营养治疗，中度营养不良患者术前营养治疗能够获益，重度营养不良患者推荐术前营养治疗。术前已经实施营养治疗的患者，或严重营养不良术前未进行营养治疗者，术后应接受营养治疗。预计围术期不能经口进食7天，或者无法摄入能量和蛋白质目标需求量60%~75%超过10天患者，围术期需明显提升营养状态或存在严重代谢障碍风险的患者，推荐应用营养支持。围术期营养首选经口营养补充或肠内营养，肠内营养无法实施或肠内营养无法提供充足能量和蛋白质时应补充或选择肠外营养。具有营养支持指征但不宜或不能耐受肠内营养患者，应及早给予肠外营养。如果肠内营养摄入的能量和蛋白质<60%目标需求量，应联合应用肠外营养。

（十）出院标准

1. 进流食顺利。
2. 切口愈合良好，或门诊可处理的愈合不良切口。
3. 体温正常，胸片提示术后改变。

> **释义**
>
> ■患者出院前完成必需的复查项目，且血常规、肝肾功能、电解质无明显异常。若检查结果明显异常，主管医师应进行仔细分析并做出对应处置。

（十一）变异及原因分析

1. 有影响手术的合并症，需要进行相关的诊断和治疗。
2. 术后出现肺部感染、呼吸衰竭、心力衰竭、吻合口瘘等并发症，需要延长治疗时间。

> **释义**
>
> ■变异是指入选临床路径的患者未能按路径流程完成医疗行为或未达到预期的医疗质量控制目标。这包括两方面的情况：①按路径流程完成治疗，但超出了路径规定的时限或限定的费用，如实际住院日超出标准住院日要求，或未能在规定的手术日时间限定内实施手术等。②不能按路径流程完成治疗，患者需要中途退出路径，如治疗过程中出现严重并发症，如吻合口瘘、乳糜胸等，导致必须终止路径或需要转入其他路径进行治疗等。对这些患者，主管医师均应进行变异原因的分析，并在临床路径的表单中予以说明。
>
> ■经入院常规检查发现以往所没有发现的疾病，而该疾病可能对患者生命威胁更为严重，或者该疾病可能影响手术实施、提高手术和麻醉风险、影响预后，则应优先考虑治疗该种疾病，暂不宜进入路径。如高血压、糖尿病、心功能不全、肝肾功能不全、凝血功能障碍等。若既往患有上述疾病，经合理治疗后达到稳定，抑或目前尚需要持续用药，经评估无手术及麻醉禁忌，则可进入路径。但可能会增加医疗费用，延长住院时间。
>
> ■因患者方面的主观原因导致执行路径出现变异，也需要医师在表单中予以说明。

五、贲门癌临床路径给药方案

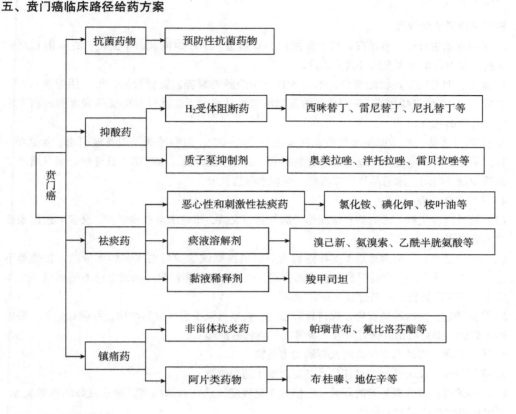

（一）用药选择

1. 预防使用抗菌药物：一般选用第二代头孢菌素作为预防用药。

2. 抑酸药：常用的抑酸药包括 H_2 受体阻断药和质子泵抑制剂，术后早期可用静脉输注，待胃肠功能恢复后可改用口服制剂鼻饲。

3. 祛痰药：呼吸道分泌物多、痰液黏稠、长期吸烟者可使用祛痰药。可以选用一种或多种药物，如氨溴索、乙酰半胱氨酸、羧甲司坦等。

4. 镇痛药：可给予一种或多种镇痛方法，根据术后疼痛强度评分评价镇痛效果调整用药时间和剂量。

（二）药学提示

1. 预防性抗菌药物：给药方法要按照《抗菌药物临床应用指导原则》，术前 0.5~2 小时，或麻醉开始时首次给药；手术时间超过 3 小时或失血量大于 1500ml，术中可给予第 2 剂。总预防用药时间一般不超过 24 小时，个别情况可延长至 48 小时。

2. 祛痰药：乙酰半胱氨酸。支气管哮喘患者禁用，偶可引起咯血，部分患者引起恶心、呕吐、流涕、胃炎等。

3. 镇痛药：阿片受体类激动剂镇痛药具有抑制呼吸中枢、镇咳的作用，应谨慎使用。

（三）注意事项

1. 使用抗菌药物期间若患者出现发热、白细胞计数升高等感染迹象应根据药敏及时调整用药。

2. 奥美拉唑在 0.9% 氯化钠溶液中比 5% 葡萄糖溶液更稳定，最好选用 0.9% 氯化钠来配制静脉输注的奥美拉唑溶液，且 0.9% 氯化钠输液体积以 100ml 为宜；奥美拉唑溶液应单独使用，不应添加其他药物。

六、贲门癌患者护理规范

1. 术前根据患者的进食情况，给予高蛋白、高热量、少纤维流食、半流食，吞咽困难严重无法进食者可给予完全肠外营养治疗。

2. 食管有明显梗阻症状的患者，术前3日开始全肠外营养。置胃管后，每日用温热（37~42℃）的3%生理盐水或3%~5%碳酸氢钠溶液冲洗胃管，以减轻局部感染和水肿，利于术后吻合口的愈合。

3. 休息与活动：术后取半坐卧位，床头抬高30°~50°，以利呼吸及引流液引出。术后第1日，采用坐位、半坐卧位或不完全健侧卧位，避免术侧卧位，术后第2日开始，每日增加下地活动量及时间。术后尽早下床活动，锻炼术侧肩关节。

4. 术后饮食管理：

（1）肠外营养支持：术后禁食期间给予肠外营养支持，维持水电解质平衡，必要时遵医嘱输注人血白蛋白。

（2）经口进食：一般为术后1周拔除胃管后，遵医嘱试饮少量温水，如无呛咳、发热等不适，可进清流食；进食后观察患者有无胸闷、气短、发热等情况，如无上述不适可给予流质饮食、半流质饮食，逐渐过渡至正常饮食。

5. 管路护理：定时冲洗胃管，保持胃管通畅；观察胃液颜色、量和性质，并做好记录。妥善固定胃管，避免脱出。胸管护理（参考支气管肺癌护理）。

6. 用药护理：遵医嘱服用抑酸及胃肠动力药物。

7. 疼痛护理：及时进行疼痛评估，必要时给予药物镇痛。

8. 心理护理：应根椐患者的年龄、性格和文化程度来选择告知病情，建立良好的医患关系，增加患者接受治疗的依从性。

七、贲门癌患者营养治疗规范

1. 所有患者入院后应常规进行营养筛查和营养状况评估和综合测定。

2. 治疗过程中每周至少为患者评估1次，以便尽早发现患者出现营养风险并采取早期干预。

3. 营养治疗方式的选择：①为了降低感染风险，首选经口摄入；②出现重度口腔/口咽黏膜炎影响吞咽功能者或产生较强的胃肠道反应的患者，肠内营养应经管饲给予。

4. 患者的每日供给量推荐为每日25~30kcal/kg，如患者合并严重消耗，每日供给量推荐为每日30~35kcal/kg。

5. 蛋白质供给量为每日1.0~1.5g/kg。

6. 根据胃肠功能状况尽早经口营养补充肠内营养制剂。如口服摄入不足目标量的60%时，推荐管饲肠内营养。肠内营养不能达到目标量60%时可选用肠外营养药物，胃肠耐受情况好转立即过度到肠内营养。根据病情变化及营养耐受性选择或调整肠外肠内营养方案。

八、贲门癌患者健康宣教

1. 患者进食后出现反酸、胸骨后灼痛等症状，应考虑为食管反流，进食后适当运动；睡眠时取半卧位，以减轻反流现象。

2. 密切观察患者有无呼吸困难，如出现高热、寒战等现象应高度怀疑发生食管吻合口瘘，禁食、禁水，及时就诊，遵医嘱给予肠内或胃肠外营养支持，必要时准确记录出入量。

3. 留置胃管期间胃液增多或拔除胃管进食后出现呼吸困难、反复呕吐胃内容物，应怀疑出现胃排空障碍，通知医生，遵医嘱禁食、禁水，持续胃肠减压。

4. 饮食要规律，进食以少食多餐为原则，进高蛋白、高热量、高维生素、少渣、易消化饮食。避免进食过快、过量、过热、过硬。避免油炸及辛辣刺激食物。餐后适当运动，避免食管反流。

5. 日常生活：适当活动，每日坚持进行低强度的有氧锻炼，如散步、打太极等，多做深呼吸运动，锻炼心肺功能。睡眠时可采取半卧位睡眠，以减轻反流现象。

九、推荐表单

(一) 医师表单

贲门癌临床路径医师表单

适用对象：第一诊断为贲门癌（ICD-10：C16.000/C16.001/C16.002）
行贲门癌根治术（ICD-9-CM-3：42.41/42.5/43.5）

患者姓名：		性别： 年龄： 门诊号：		住院号：
住院日期： 年 月 日		出院日期： 年 月 日		标准住院日：≤18 天

时间	住院第 1 天	住院第 2~4 天	住院第 3~5 天（手术前 1 天）
主要诊疗工作	□ 询问病史及体格检查 □ 完成病历书写 □ 开化验单及检查申请单 □ 主管医师查房 □ 初步确定治疗方案	□ 上级医师查房 □ 临床分期与术前评估 □ 根据病情需要，完成相关科室会诊 □ 住院医师完成病程日志、上级医师查房记录等病历书写 □ 术前心肺功能准备，血糖血压调整等	□ 上级医师查房 □ 完成术前准备 □ 术前病例讨论，确定手术方案 □ 完成术前小结、签署手术知情同意书、输血同意书、授权同意书
重点医嘱	长期医嘱： □ 胸外科二级护理常规 □ 饮食：◎ 半流质饮食 ◎ 流质饮食 临时医嘱： □ 血常规、尿常规、便常规+潜血 □ 凝血功能、血型、肝功能、肾功能、电解质 □ 感染性疾病筛查 □ 肺功能、动脉血气分析、心电图 □ 内镜检查+活检 □ 影像学检查：胸片正侧位、胸腹部 CT（平扫+增强扫描） □ 上消化道造影超声心动图、食管内镜超声、颈部超声（可选）	长期医嘱： □ 呼吸道准备 □ 相关科室会诊	临时医嘱： □ 拟明日全身麻醉下行贲门癌切除术 □ 术前禁食、禁水 □ 术前肠道准备 □ 术前留置胃管 □ 备血 □ 抗菌药物皮试 □ 其他特殊医嘱
病情变异记录	□无 □有，原因： 1. 2.	□无 □有，原因： 1. 2.	□无 □有，原因： 1. 2
医师签名			

时间	住院第 4~6 天 （手术日）	住院 5~7 天 （术后第 1 天）
主要诊疗工作	□ 留置胃管或加留置十二指肠营养管 □ 留置尿管 □ 手术 □ 术者完成手术记录 □ 住院医师完成术后病程 □ 主管医师查房 □ 观察生命体征 □ 向患者及家属交代病情、手术情况及术后注意事项 □ 呼吸道管理	□ 上级医师查房 □ 住院医师完成病程书写 □ 观察胸腔引流及胃肠减压情况 □ 观测生命体征 □ 注意生命体征及肺部呼吸音 □ 鼓励并协助患者排痰 □ 必要时纤维支气管镜吸痰 □ 静脉和/或肠内营养 □ 呼吸道管理
重点医嘱	长期医嘱： □ 特级或一级护理 □ 禁食、禁水 □ 吸氧 □ 清醒后半卧位 □ 持续胃肠减压，心电监护 □ 体温、血压、呼吸、脉搏、血氧饱和度监测 □ 胸管引流记量 □ 持续导尿，记 24 小时出入量 □ 气道管理相应用药 □ 预防性应用抗菌药物 □ 镇痛药物 □ 抑酸药物 临时医嘱： □ 其他特殊医嘱	长期医嘱： □ 胸外科一级护理 □ 静脉或肠内营养支持 □ 抗凝药物（依据血栓风险可选） 临时医嘱： □ 复查血常规、肝功能、肾功能、电解质 □ 胸片 □ 其他特殊医嘱
病情变异记录	□ 无　□ 有，原因： 1. 2.	□ 无　□ 有，原因： 1. 2.
医师签名		

时间	住院6~17天 （术后第2~15天）	住院第≤18天 （出院日）
主要诊疗工作	□ 上级医师查房 □ 住院医师完成病程书写 □ 视病情复查血常规、血生化及胸片 □ 应用静脉和/或肠内营养 □ 视胸腔引流情况拔除胸腔引流管并切口换药 □ 必要时纤维支气管镜吸痰 □ 视情况停用或调整抗菌药物 □ 视情况拔除胃管及十二指肠营养管 □ 呼吸道管理	□ 上级医师查房，明确是否出院 □ 住院医师完成出院小结、出院证明、病历首页等 □ 向患者及家属交代出院后的注意事项，如饮食、复诊时间、后续治疗等
重点医嘱	长期医嘱： □ 胸外科二级护理 □ 停胸腔闭式引流计量 □ 停胃肠减压 □ 进流食 □ 停记尿量、停吸氧、停心电监护 临时医嘱： □ 拔胸腔闭式引流管 □ 拔除尿管 □ 拔除胃管 □ 切口换药 □ 胸片、血常规、肝功能、肾功能、电解质 □ 必要时上消化道造影	出院医嘱： □ 注意饮食 □ 睡眠时头高位 □ 出院带药胃肠动力药、抗酸药、镇痛药等
病情变异记录	□ 无 □ 有，原因： 1. 2.	□ 无 □ 有，原因： 1. 2.
医师签名		

（二）护士表单

贲门癌临床路径护士表单

适用对象：第一诊断为贲门癌（ICD-10：C16.000/C16.001/C16.002）
行贲门癌根治术（ICD-9-CM-3：42.41/42.5/43.5）

患者姓名：	性别： 年龄： 门诊号：	住院号：
住院日期： 年 月 日	出院日期： 年 月 日	标准住院日：≤18天

时间	住院第1天	住院第2~5天 （术前）	住院第4~6天 （手术当天）
健康宣教	□ 入院宣教 介绍主管医师、护士 介绍环境、设施 介绍住院注意事项	□ 术前宣教 宣教疾病知识、术前准备及手术过程 告知准备用物、沐浴 告知术后饮食、活动及探视注意事项 告知术后可能出现的情况及应对方式 □ 主管护士与患者沟通，了解并指导心理应对 □ 告知家属等候区位置	□ 术后当日宣教 告知监护设备、管路功能及注意事项 告知饮食、体位要求 告知疼痛注意事项 告知术后可能出现情况的应对方式 □ 给予患者及家属心理支持 □ 再次明确探视陪护须知
护理处置	□ 核对患者，佩戴腕带 □ 建立入院护理病历 □ 卫生处置：剪指（趾）甲、沐浴，患者更换病号服	□ 协助医师完成术前检查 □ 术前准备 配血 抗菌药物皮试 备皮 肠道准备 禁食、禁水	□ 送手术 术前置胃管 摘除患者各种活动物品 核对患者资料及带药 填写手术交接单，签字确认 □ 接手术 核对患者及资料，签字确认
基础护理	□ 三级护理 晨晚间护理 患者安全管理	□ 三级护理 晨晚间护理 患者安全管理	□ 特级护理 卧位护理：半坐卧位 排泄护理 患者安全管理
专科护理	□ 护理查体 □ 需要时，填写跌倒及压疮防范表 □ 需要时，请家属陪护 □ 心理护理 □ 辅助戒烟	□ 遵医嘱完成相关检查 □ 心理护理 □ 呼吸功能锻炼 □ 遵医嘱完成相关检查	□ 病情观察，写特护记录 q2h评估生命体征、意识、疼痛、肢体活动、皮肤情况、伤口敷料、胸管及胃管情况、出入量 □ 遵医嘱予抗感染、雾化吸入、镇痛、抑制胃酸、呼吸功能锻炼 □ 心理护理 □ 保持呼吸道通畅
重点医嘱	□ 详见医嘱执行单	□ 详见医嘱执行单	□ 详见医嘱执行单
病情变异记录	□ 无 □ 有，原因： 1. 2.	□ 无 □ 有，原因： 1. 2.	□ 无 □ 有，原因： 1. 2.
护士签名			

时间	住院第 5~13 天 （术后第 1~7 天）	第 12~18 天 （术后第 8~13 天）
健康宣教	□ 术后宣教 药物作用及频率 饮食、活动指导 复查患者对术前宣教内容的掌握程度 呼吸功能锻炼的作用 疾病恢复期注意事项 拔尿管后注意事项 下床活动注意事项	□ 出院宣教 复查时间 服药方法 活动休息 指导饮食 指导办理出院手续
护理处置	□ 遵医嘱完成相关检查 □ 夹闭尿管，锻炼膀胱功能	□ 办理出院手续 □ 书写出院小结
健康宣教	□ 一级护理、二级护理（根据患者病情和生活自理能力确定护理级别） 晨晚间护理 禁食、禁水 协助坐起、床上或床旁活动，预防压疮 排泄护理 床上温水擦浴 协助更衣 患者安全管理	□ 三级护理 晨晚间护理 协助或指导进食、进水 协助或指导下床活动 患者安全管理
专科护理	□ 病情观察，写特护记录 q2h 评估生命体征、意识、胸管及胃管情况、肢体活动、皮肤情况、伤口敷料、出入量 □ 遵医嘱予抗感染、抑酸、镇痛、静脉补液、雾化吸入、呼吸功能锻炼治疗 □ 需要时，联系主管医师给予相关治疗及用药 □ 心理护理	□ 病情观察 评估生命体征、意识、肢体活动、皮肤情况、伤口敷料 □ 心理护理
重点医嘱	□ 详见医嘱执行单	□ 详见医嘱执行单
病情变异记录	□ 无　□ 有，原因： 1. 2.	□ 无　□ 有，原因： 1. 2.
护士签名		

（三）患者表单

贲门癌临床路径患者表单

适用对象：第一诊断为贲门癌（ICD-10：C16.000/C16.001/C16.002）

行贲门癌根治术（ICD-9-CM-3：42.41/42.5/43.5）

患者姓名：		性别：	年龄：	门诊号：	住院号：
住院日期： 年 月 日		出院日期： 年 月 日			标准住院日：≤18天

时间	入院	手术前	手术当天
医患配合	□ 配合病史询问、资料采集，请务必详细告知既往史、用药史、过敏史 □ 如服用抗凝药，请明确告知 □ 配合进行体格检查 □ 有任何不适请告知护士	□ 配合完善术前相关检查、化验，如采血、心电图、胸腹部CT、肺功能、上消化道造影、胃镜 □ 医师给患者及家属介绍病情及手术谈话、术前签字 □ 麻醉师对患者进行术前访视	□ 配合评估手术效果 □ 配合检查意识、疼痛、胸管情况、肢体活动 □ 需要时，配合复查X线胸片、上消化道造影 □ 有任何不适请告知医师
护患配合	□ 配合测量体温、脉搏、呼吸、血压、体重1次 □ 配合完成入院护理评估（简单询问病史、过敏史、用药史） □ 接受入院宣教（环境介绍、病室规定、订餐制度、贵重物品保管等） □ 有任何不适请告知护士 □ 既往重点诊疗病史 □ 三级护理 □ 既往基础用药	□ 配合测量体温、脉搏、呼吸、询问排便1次 □ 接受术前宣教 □ 接受配血，以备术中需要时用 □ 接受备皮 □ 接受胃肠道准备 □ 自行沐浴，加强腋窝清洁 □ 准备好必要用物，吸水管、纸巾等 □ 取下义齿、饰品等，贵重物品交家属保管 □ 既往重点诊疗病史 □ 剃头 □ 药物灌肠术前签字	□ 清晨测量体温、脉搏、呼吸、血压1次 □ 接受置胃管 □ 送手术室前，协助完成核对，带齐影像资料，脱去衣物，上手术车 □ 返回病房后，协助完成核对，配合过病床 □ 配合检查意识、生命体征、疼痛、胃管及胸管情况、肢体活动，询问出入量 □ 配合术后吸氧、监护仪监测、输液、排尿用尿管、胸部留置引流管、留置胃管 □ 遵医嘱采取正确体位 □ 配合缓解疼痛 □ 有任何不适请告知护士
饮食	□ 半流质饮食或流质饮食	□ 半流质饮食或流质饮食	□ 禁食、禁水
排泄	□ 正常排尿便	□ 正常排尿便	□ 保留尿管
活动	□ 正常活动	□ 正常活动	□ 根据医嘱半坐卧位 □ 卧床休息，保护管路 □ 双下肢活动

时间	手术后	出院
医患配合	□ 配合检查意识、生命体征、胸管及胃管情况、伤口、肢体活动、胃肠功能恢复情况 □ 需要时配合伤口换药 □ 配合拔除引流管、尿管 □ 配合伤口拆线	□ 接受出院前指导 □ 知晓复查程序 □ 获取出院诊断书
护患配合	□ 配合定时测量生命体征、每日询问排便 □ 配合检查意识、生命体征、疼痛、胸管及胃管情况、伤口、肢体活动，询问出入量 □ 接受输液、服药等治疗 □ 配合夹闭尿管，锻炼膀胱功能 □ 接受进食、进水、排便等生活护理 □ 配合活动，预防皮肤压疮 □ 注意活动安全，避免坠床或跌倒 □ 配合执行探视及陪护 □ 接受呼吸功能锻炼	□ 接受出院宣教 □ 办理出院手续 □ 获取出院带药 □ 知道服药方法、作用、注意事项 □ 知道护理伤口方法 □ 知道复印病历方法 □ 二级或三级护理 □ 流质饮食或半流质饮食
饮食	□ 术后第1~6天，禁食、禁水 □ 术后第7~10天，逐渐从喝水过渡到流质饮食 □ 术后10天以后，从流质饮食过渡到半流质饮食	□ 根据医嘱，流质饮食或半流质饮食
排泄	□ 保留尿管，正常排尿便 □ 避免便秘	□ 正常排尿便 □ 避免便秘
活动	□ 根据医嘱，半坐位或下床活动 □ 保护管路，勿牵拉、脱出、打折等	□ 正常适度活动，避免疲劳

附：原表单（2016年版）

贲门癌临床路径表单

适用对象：第一诊断为贲门癌（ICD-10：C16.001/C16.002/C16.051）

行贲门癌根治术（ICD-9-CM-3：42.41/42.5/43.5）

患者姓名：	性别：　　年龄：　　门诊号：	住院号：
住院日期：　　年　月　日	出院日期：　　年　月　日	标准住院日：≤18天

时间	住院第1天	住院第2~7天	住院第3~8天（手术前1天）
主要诊疗工作	□ 询问病史及体格检查 □ 完成病历书写 □ 开化验单及检查申请单 □ 主管医师查房 □ 初步确定治疗方案	□ 上级医师查房 □ 临床分期与术前评估 □ 根据病情需要，完成相关科室会诊 □ 住院医师完成病程日志、上级医师查房记录等病历书写 □ 术前心肺功能准备，血糖血压调整等	□ 上级医师查房 □ 完成术前准备 □ 术前病例讨论，确定手术方案 □ 完成术前小结、签署手术知情同意书、输血同意书、授权同意书
重点医嘱	长期医嘱： □ 胸外科二级护理常规 □ 饮食：◎半流质饮食 ◎流质饮食 临时医嘱： □ 血常规、尿常规、便常规+潜血 □ 凝血功能、血型、肝功能、肾功能、电解质 □ 感染性疾病筛查 □ 肺功能、动脉血气分析、心电图 □ 内镜检查+活检 □ 影像学检查：胸片正侧位、胸腹部CT（平扫+增强扫描） □ 上消化道造影超声心动图、食管内镜超声、颈部超声（可选）	长期医嘱： □ 呼吸道准备 □ 相关科室会诊	临时医嘱： □ 拟明日全身麻醉下行贲门癌切除术 □ 术前禁食、禁水 □ 术前肠道准备 □ 术前留置胃管 □ 备血 □ 抗菌药物皮试 □ 其他特殊医嘱
主要护理工作	□ 介绍病房环境、设施和设备 □ 入院护理评估 □ 宣教及辅助戒烟	□ 观察患者病情变化 □ 呼吸功能锻炼	□ 宣教等术前准备 □ 提醒患者禁食、禁水
病情变异记录	□ 无 □ 有，原因： 1. 2.	□ 无 □ 有，原因： 1. 2.	□ 无 □ 有，原因： 1. 2.
护士签名			
医师签名			

时间	住院第 2~8 天 （手术日）	住院第 3~9 天 （术后第 1 天）
主要诊疗工作	□ 留置胃管或加留置十二指肠营养管 □ 留置尿管 □ 手术 □ 术者完成手术记录 □ 住院医师完成术后病程 □ 主管医师查房 □ 观察生命体征 □ 向患者及家属交代病情、手术情况及术后注意事项 □ 呼吸道管理	□ 上级医师查房 □ 住院医师完成病程书写 □ 观察胸腔引流及胃肠减压情况 □ 观测生命体征 □ 注意生命体征及肺部呼吸音 □ 鼓励并协助患者排痰 □ 必要时纤维支气管镜吸痰 □ 静脉或/和肠内营养 □ 呼吸道管理
重点医嘱	长期医嘱： □ 特级或一级护理 □ 禁食、禁水 □ 吸氧 □ 清醒后半卧位 □ 持续胃肠减压，心电监护 □ 体温、血压、呼吸、脉搏、血氧饱和度监测 □ 胸管引流记量 □ 持续导尿，记 24 小时出入量 □ 气道管理相应用药 □ 预防性应用抗菌药物 □ 镇痛药物 □ 抑酸药物 临时医嘱： □ 其他特殊医嘱	长期医嘱： □ 胸外科一级护理 □ 静脉或肠内营养支持 □ 抗凝药物（依据血栓风险可选） 临时医嘱： □ 复查血常规、肝功能、肾功能、电解质 □ 胸片 □ 其他特殊医嘱
主要护理工作	□ 术晨留置胃管、尿管 □ 密切观察患者病情变化 □ 心理和生活护理 □ 保持呼吸道通畅	□ 密切观察患者病情变化 □ 指导术后呼吸训练 □ 术后心理与生活护理 □ 鼓励患者咳嗽、下床活动
病情变异记录	□ 无　□ 有，原因： 1. 2.	□ 无　□ 有，原因： 1. 2.
护士签名		
医师签名		

时间	住院第 4~17 天 （术后第 2~15 天）	住院第 ≤18 天 （出院日）
主要诊疗工作	□ 上级医师查房 □ 住院医师完成病程书写 □ 视病情复查血常规、血生化及胸片 □ 应用静脉和/或肠内营养 □ 视胸腔引流情况拔除胸腔引流管并切口换药 □ 必要时纤维支气管镜吸痰 □ 视情况停用或调整抗菌药物 □ 视情况拔除胃管及十二指肠营养管 □ 呼吸道管理	□ 上级医师查房，明确是否出院 □ 住院医师完成出院小结、出院证明、病历首页等 □ 向患者及家属交代出院后的注意事项，如饮食、复诊时间、后续治疗等
重点医嘱	**长期医嘱：** □ 胸外科二级护理 □ 停胸腔闭式引流计量 □ 停胃肠减压 □ 进流食 □ 停记尿量、停吸氧、停心电监护 **临时医嘱：** □ 拔胸腔闭式引流管 □ 拔除尿管 □ 拔除胃管 □ 切口换药 □ 胸片、血常规、肝功能、肾功能、电解质 □ 必要时上消化道造影	**出院医嘱：** □ 注意饮食 □ 睡眠时头高位 □ 出院带药胃肠动力药、抗酸药、镇痛药等
主要护理工作	□ 观察患者病情变化 □ 呼吸功能训练 □ 心理与生活护理	□ 指导患者办理出院手续 □ 交代出院后的注意事项 □ 出院后饮食指导
病情变异记录	□ 无 □ 有，原因： 1. 2.	□ 无 □ 有，原因： 1. 2.
护士签名		
医师签名		

第十四章

贲门失弛缓症临床路径释义

【医疗质量控制指标】

指标一、上消化道造影完成率。

指标二、消化内镜完成率。

指标三、食管测压完成率。

指标四、术前留置胃管、肠道准备完成率。

指标五、术前 30 分钟预防性抗菌药物使用率。

指标六、术后症状缓解率。

指标七、消化道瘘发生率。

指标八、平均住院时间。

一、贲门失弛缓症编码

1. 原编码：

疾病名称及编码：贲门失弛缓症（ICD-10：K22.001）

手术操作名称及编码：食管下段贲门肌层切开或+胃底折叠术（经胸或经腹）（ICD-9-CM-3：42.7+44.6601）

2. 修改编码：

疾病名称及编码：贲门失弛缓症（ICD-10：K22.0）

手术操作名称及编码：食管下段贲门肌层切开或+胃底折叠术（经胸或经腹）［ICD-9-CM-3：42.7+（44.6601/44.6701）］

二、临床路径检索方法

K22.0 伴 42.7+（44.6601/44.6701）

三、国家医疗保障疾病诊断相关分组（CHS-DRG）

MDCG 消化系统疾病及功能障碍

GZ1 其他消化系统诊断

GB1 食管、胃、十二指肠大手术

四、贲门失弛缓症临床路径标准住院流程

（一）适用对象

第一诊断为贲门失弛缓症（ICD-10：K22.0）

行食管下段贲门肌层切开或+胃底折叠术（经胸或经腹）（ICD-9-CM-3：42.7+44.6601）。

> 释义
>
> ■ 适用对象编码参见第一部分。
> ■ 本路径适用对象为原发的贲门失弛缓症，不包括贲门肿瘤等疾病。治疗手段在本路径内是指经胸切口或经腹部切口的开放和腔镜手术。

（二）诊断依据

根据《临床诊疗指南·胸外科分册》（中华医学会编著，人民卫生出版社，2009 年）。

1. 病史：有吞咽哽噎感，可伴有反胃或呕吐；病程长，症状时轻时重。
2. 辅助检查：上消化道造影可见贲门部鸟嘴样狭窄，贲门上段食管扩张；胃镜可见贲门上段食管食物潴留，黏膜充血水肿，贲门关闭，但镜体仍可顺利通过；食管测压显示食管下括约肌吞咽时不能松弛、食管蠕动消失，代之以同步收缩。
3. 鉴别诊断：贲门癌、弥漫性食管痉挛以及结缔组织病导致的食管硬化症等。

释义

■咽下困难：无痛性咽下困难是本病最常见、最早出现的症状，占 80%～95% 或以上。起病多较缓慢，但亦可较急，初起可轻微，仅在餐后有饱胀感觉而已。咽下困难多呈间歇性发作，常因情绪波动、激惹、忧虑、惊骇和进食过冷或辛辣等刺激性食物而诱发。病初咽下困难时有时无，时轻时重，后期则转为持续性。少数患者咽下液体较固体食物更困难，有人以此征象与其他食管器质性狭窄所产生的咽下困难相鉴别。但大多数患者咽下固体比液体更困难，或咽下固体和液体食物同样困难。

■钡剂造影检查：钡剂常难以通过贲门部而潴留于食管下端，并显示为 1～3cm 长、对称、黏膜纹正常的漏斗形狭窄（或呈鸟嘴样），其上段食管呈现不同程度的扩张、延长与弯曲，无蠕动波。如给予热饮、舌下含服硝酸甘油片或吸入亚硝酸异戊酯，可见食管贲门弛缓；如予冷饮，则使贲门更难以松弛。潴留的食物残渣可在钡剂造影时呈现充盈缺损，故检查前应做食管引流与灌洗。内镜和细胞学检查对本病的诊断帮助不大，但可用于本病与食管贲门癌等的鉴别诊断。

■鉴别诊断

（1）纵隔肿瘤、心绞痛、食管神经官能症及食管癌、贲门癌等：与纵隔肿瘤的鉴别诊断并无困难。心绞痛多由劳累诱发，而本病则为吞咽所诱发，并有咽下困难，此点可资鉴别。食管神经官能症（如癔球症）大多表现为咽至食管部位有异物阻塞感，但进食并无哽噎症状。食管良性狭窄和由胃、胆囊病变所致的反射性食管痉挛，食管仅有轻度扩张。本病与食管癌、贲门癌的鉴别诊断最为重要。癌性食管狭窄的 X 线特征为局部黏膜破坏和紊乱；狭窄处以上部位呈中度扩张，而本病则常致极度扩张。食管贲门癌造成的狭窄是由于癌组织浸润管壁所致，黏膜有破坏，可形成溃疡、肿块等改变，病变多以管壁的一侧为主，狭窄处被动扩张性差，内镜通过阻力较大，狭窄严重者，常无法通过，强力插镜易造成穿孔。

（2）原发性与继发性的贲门失弛缓症：贲门失弛缓症有原发和继发之分，后者也被称为假性贲门失弛缓症（pseudo cardiac achalasia），指胃癌、食管癌、肺癌、肝癌、胰腺癌、淋巴瘤等恶性肿瘤、美洲锥虫病、淀粉样变、结节病、神经纤维瘤病、嗜酸细胞性胃肠炎、慢性特发性假性肠梗阻等所引起的类似原发性贲门失弛缓症的食管运动异常。假性贲门失弛缓症患者有吞咽困难症状，X 线检查食管体部有扩张，远端括约肌不能松弛，测压和 X 线检查均无蠕动波。这种情况发生在食管接合部的黏膜下层及肠肌丛有浸润性病变存在。最常见的原因是胃癌浸润，其他少见疾病如淋巴瘤及淀粉样变，肝癌亦可发现相似的征象。内镜检查中未经预先扩张，不能将器械从该段通过，因为浸润病变部位僵硬。大多数情况下活检可确诊，超声食管胃镜也是一种鉴别的手段，有时须探查才能确定诊断。

（3）无蠕动性异常：硬皮病可造成食管远端一段无蠕动，因食管受累常先于皮肤表现，经常诊断困难。食管测压发现食管近端常无受累，而食管体部蠕动波极少，远端括约肌常呈无力，但松弛度正常。无蠕动性功能异常亦可在伴有周围神经病变的疾病中见到，如糖尿病及多发性硬化的患者。

（4）迷走神经切断后的吞咽困难：经胸或腹途径切断迷走神经后能发生吞咽困难。高选择性迷走神经切断术后约75%的患者可发生暂时性吞咽困难。大多数情况下术后6周症状可以逐渐消失。X线及测压检查中，可见到食管远端括约肌不能松弛及无蠕动，但很少需要扩张及外科治疗。根据病史可以鉴别。

（5）老年食管：老年人中食管运动功能紊乱是器官退行性变在食管上的表现。大多数老年人在测压检查中发现食管运动功能不良，原发性及继发性蠕动均有障碍，吞咽后或经常自发无蠕动性收缩。食管下端括约肌松弛次数减少或消失，但食管内静止压不增加。

（6）Chagas病：可以有巨食管，为南美局部流行的锥虫寄生引起的，并同时累及全身器官。其临床表现与失弛缓症不易区别。继发于寄生虫感染的病理有肠肌丛退化，在生理学、药物学及治疗反应上与原发性失弛缓症相似。Chagas病除食管病变外，尚有其他内脏的改变。诊断前必须确定患者曾在南美居住过，用荧光免疫及补体结合试验可确定锥虫病的感染史。

（三）治疗方案的选择

根据《临床诊疗指南·胸外科分册》（中华医学会编著，人民卫生出版社，2009年）。

1. 非手术治疗：

（1）口服药物：钙通道阻滞剂、硝酸盐制剂等。适用于不能耐受扩张及手术治疗的患者，也可作为进一步治疗的准备治疗。

（2）局部注射肉毒碱：适用于高龄或不适于做扩张及手术治疗的患者，也可作为扩张后的辅助治疗。

（3）球囊扩张：适用于药物治疗不满意、病情较重的患者，但不适于小儿及高龄患者。

2. 手术治疗：食管下段贲门肌层切开术或加胃底折叠术。适用于诊断明确，症状明显的患者。目前这一手术通常经腹腔镜或胸腔镜微创进行，也可以经口内镜下食管下段贲门部肌层切开（POEM）。

> 释义
>
> ■ 药物治疗：对早期贲门失弛缓患者应解释病情、安定情绪，要求少食多餐、细嚼慢咽，并服用镇静解痉药物，如口服1%普鲁卡因溶液、舌下含服硝酸甘油片及使用近年试用的钙通道阻滞剂硝苯地平等可缓解症状。为防止睡眠时食物溢入呼吸道，可用高枕或床头抬高，必要时可在睡前盥洗食管。
>
> ■ 食管下段扩张术：于贲门置入顶端带囊导管后，于囊内注入水、钡剂或水银使囊扩张，然后强力拉出，使肌纤维断裂以扩大食管下端狭窄的管腔。约2/3的患者治疗效果良好，但需要重复进行扩张术，少数患者存在并发食管穿孔的危险。目前食管下段扩张术仅适用于禁忌手术或拒绝手术及食管尚未高度扩大的较早期病例。

> ■ 随着外科技术的进步，食管下段肌层切开可以通过开胸、经胸腔镜或腹腔镜几种方法完成，可以选择游离膈肌瓣修补肌层切开处，也可以只做肌层切开。

（四）标准住院日 7~10 天

> 释义
>
> ■ 术前准备 1~5 天，在第 4~6 天实施手术，术后恢复 1~3 天。总住院时间不超过 10 天均符合路径要求。

（五）进入路径标准

1. 第一诊断必须符合 ICD-10：K22.001 贲门失弛缓症疾病编码。
2. 有适应证，无手术禁忌证。
3. 当患者同时具有其他疾病诊断，但住院期间不需特殊处理也不影响第一诊断的临床路径流程实施时，可以进入路径。

> 释义
>
> ■ 本病为一种少见病，其发生率国外报道每 10 万人中仅 0.5~1 人，占食管疾病的 2%~20%。可发生于任何年龄，但最常见于 20~40 岁的年龄组；儿童很少发病，5% 的患者在成年之前发病。男女发病率相似，约为 1：1.15。较多见于欧洲和北美。诊断主要依靠临床症状和影像学检查。
>
> ■ 单纯的贲门失弛缓是手术的适应证，但临床上患者经常合并严重的上方食管扩张，或合并膈上食管憩室，这些合并症都不是手术的禁忌，但是如果患者合并贲门癌，治疗策略将有很大的不同，医疗费用也大大超出本路径，所以本路径将合并贲门癌的贲门失弛缓症排除在入选标准以外。
>
> ■ 经入院常规检查发现以往所没有发现的疾病，而该疾病可能对患者健康影响更为严重，或者该疾病可能影响手术实施、提高手术和麻醉风险、影响预后，则应优先考虑治疗该种疾病，暂不宜进入路径。如高血压、糖尿病、心功能不全、肝肾功能不全、凝血功能障碍等。若既往患有上述疾病，经合理治疗后达到稳定，抑或目前尚需持续用药，经评估无手术及麻醉禁忌，则可进入路径。但可能会增加医疗费用，延长住院时间。

（六）术前准备（术前评估）3~5 天

1. 必需的检查项目：
（1）血常规、尿常规、血型。
（2）凝血功能、血电解质、肝功能、肾功能、感染性疾病筛查（乙型肝炎、丙型肝炎、艾滋病、梅毒等）。
（3）X 线胸片、心电图、肺功能。

（4）上消化道造影和/或胃镜。

2. 根据患者病情选择：食管测压、超声心动图（高龄或既往有相关病史者）。

3. 术前准备：

（1）术前 3 日开始进流质饮食，并在餐后口服庆大霉素生理盐水和甲硝唑冲洗食管，术前 1 日禁食。

（2）手术日置胃管，以高渗盐水冲洗食管，保留胃管；如食管内残留物多，可将禁食及食管冲洗时间延长 1 天。

> **释义**
>
> ■ 必查项目是确保手术治疗安全、有效开展的基础，在术前必须完成。相关人员应认真分析检查结果，以便及时发现异常情况并采取对应处置。
>
> ■ 患者近期有过吸入性肺炎，有咳嗽、咳痰、发热等症状，可以查血常规，必要时查胸部 CT，若明确吸入性肺炎的存在则不宜进入路径治疗。
>
> ■ 对于年龄大于 65 岁，或患者自述既往有明确的心绞痛，或入院检查心电图发现异常的，应行超声心动图检查。
>
> ■ 为缩短患者术前等待时间，检查项目可以在患者入院前于门诊完成。
>
> ■ 术前留置胃管冲洗食管非常重要，是避免麻醉插管、术中误吸防止出现并发症的重要步骤。

（七）预防性抗菌药物选择与使用时机

应按照《抗菌药物临床应用指导原则（2015 年版）》（国卫办医发〔2015〕43 号）执行。术前 30 分钟预防性使用抗菌药物；手术超时 3 小时加用 1 次抗菌药物。

> **释义**
>
> ■ 贲门失弛缓症行食管下段贲门肌层切开术属于 I 类切口手术，可以不预防性应用抗菌药物，但如果合并肌层切开时黏膜破损，则可以适当预防性应用抗菌药物，通常选用第二代头孢菌素，必要时加用抗厌氧菌的药物。

（八）手术日为入院第 4~6 天

1. 麻醉方式：气管插管全身麻醉。

2. 手术方式：食管下段贲门肌层切开术或加胃底折叠术。此手术可经腹腔镜进行。若经胸腔镜或 POEM 手术则只能行肌层切开，不能附加胃底折叠手术。

3. 输血：视术中具体情况而定。

> **释义**
>
> ■ 本路径规定的食管下段贲门肌层切开术均是在全身麻醉下实施。
>
> ■ 对于单纯行食管下段肌层切开手术的，可以不用修补切开处，如果需要修补，可以用自体的膈肌瓣。

（九）术后住院恢复6~9天

1. 术后心电监护。
2. 补液抗感染治疗（抗菌药物+抑制胃酸药物）。
3. 术后1天复查X线胸片、血常规。
4. 术后1天可下床活动，肠功能恢复后即可拔除胃管。
5. 如术中无黏膜破损，术后2天可饮水（经胸者可在饮水前口服亚甲蓝证实无消化道瘘），术后3天可进流质饮食；如术中黏膜破损，则在术后5天行上消化道泛影葡胺造影确认无消化道瘘后开始进流质饮食。
6. 经胸手术者术后48~72小时视情况拔除胸腔引流管。

> **释义**
>
> ■ 食管下段贲门肌层切开术后早期应对患者进行持续的监护，以便及时掌握病情变化，主管医师评估患者病情平稳后，方可中止持续监测。
>
> ■ 根据患者病情需要，开展相应的检查及治疗。检查内容不只限于路径中规定的必需的复查项目，可根据需要增加，如血气分析、凝血功能分析等。必要时可增加同一项目的检查频次。

（十）出院标准

1. 一般情况良好，体温正常。
2. 血常规、肝功能、肾功能、电解质、实验室检查无明显异常。
3. 切口无感染征象或可门诊处理的伤口情况。

> **释义**
>
> ■ 患者出院前不仅应完成必需的复查项目，且复查项目应无明显异常。若检查结果明显异常，主管医师应进行仔细分析并做出对应处置。

（十一）变异及原因分析

1. 既往有胸腔或腹腔手术史，可影响手术方式的选择。
2. 因手术后发生消化道瘘或其他并发症，导致术后住院时间延长。
3. 因患者伴发其他疾病，导致术前、术后住院时间延长。

> **释义**
>
> ■ 变异是指入选临床路径的患者未能按路径流程完成医疗行为或未达到预期的医疗质量控制目标。这包括三方面的情况：①按路径流程完成治疗，但出现非预期的结果，可能需要后续进一步处理。如本路径治疗后贲门失弛缓复发，或出现反流性食管炎等。②按路径流程完成治疗，但超出了路径规定的时限或限定的费用，如实际住院日超出标准住院日要求，或未能在规定的手术日时间限定内实施手术等。

③不能按路径流程完成治疗，患者需要中途退出路径，如治疗过程中出现严重并发症，导致必须终止路径或需要转入其他路径进行治疗等。对这些患者，主管医师均应进行变异原因的分析，并在临床路径的表单中予以说明。

■食管下段贲门肌层切开术可能出现的并发症有：黏膜穿孔、胃食管反流、食管裂孔疝、症状不解除、切口感染或延迟愈合等。

■医师认可的变异原因主要指患者入选路径后，医师在检查及治疗过程中发现患者合并存在一些事前未预知的对本路径治疗可能产生影响的情况，需要中止执行路径或者延长治疗时间、增加治疗费用。医师需要在表单中明确说明。

■因患者方面的主观原因导致执行路径出现变异，也需要医师在表单中予以说明。

五、贲门失弛缓症临床路径给药方案

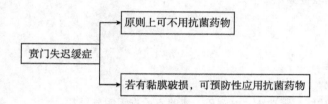

（一）用药选择

Ⅰ类切口手术一般不预防使用抗菌药物，确需使用时，要严格掌握适应证、药物选择、用药起始与持续时间。给药方法要按照《抗菌药物临床应用指导原则》，术前 0.5~2 小时，或麻醉开始时首次给药；手术时间超过 3 小时或失血量大于 1500ml，术中可给予第 2 剂。总预防用药时间一般不超过 24 小时，个别情况可延长至 48 小时。一般选用第二代头孢菌素作为预防用药。

（二）药学提示

1. 禁用于对任何一种头孢菌素类抗菌药物有过敏史及有青霉素过敏性休克史的患者。

2. 用药前必须详细询问患者先前有否对头孢菌素类、青霉素类或其他药物的过敏史。有青霉素类、其他 β 内酰胺类及其他药物过敏史的患者，有明确应用指征时应谨慎使用本类药物。在用药过程中一旦发生过敏反应，须立即停药。如发生过敏性休克，须立即就地抢救并予以肾上腺素等相关治疗。

3. 本类药物多数主要经肾脏排泄，中度以上肾功能不全患者应根据肾功能适当调整剂量。

（三）注意事项

若患者出现发热、白细胞计数升高等感染迹象应根据药敏及时调整用药。

六、贲门失弛缓症患者护理规范

1. 术前根据患者的进食情况，给予高蛋白、高热量、少纤维流质饮食、半流质饮食。

2. 术前 3 日开始进食清流质饮食。术前 1~2 日留置胃管，每日用生理盐水冲洗胃管，术前 1 日禁食。

3. 休息与活动：术后取半坐卧位，床头抬高 30°～50°，以利呼吸及引流液引出。术后第 1 日，采用坐位、半坐卧位或不完全健侧卧位，避免术侧卧位，术后第 2 日开始，每日增加下地活动量及时间。术后尽早下床活动，锻炼术侧肩关节。

4. 饮食管理：经口进食一般为拔除胃管后，遵医嘱试饮少量温水，如无呛咳、发热等不适，可进清流质饮食；进食后观察患者有无胸闷、气短、发热等情况，如无上述不适可给予流质饮食、半流质饮食，逐渐过渡至正常饮食。

5. 管路护理：定时冲洗胃管，保持胃管通畅；观察胃液颜色、量和性质，并做好记录。妥善固定胃管，避免脱出。胃黏膜和食管黏膜未损伤者，术后 48 小时拔除胃管；术中食管黏膜穿破进行缝合修补者，术后禁食延长至第 7 天。胸管护理（参考支气管肺癌护理）。

6. 用药护理：遵医嘱服用抑酸及胃肠动力药物。

7. 疼痛护理：及时进行疼痛评估，必要时给予药物镇痛。

8. 心理护理：应根据患者的年龄、性格和文化程度来选择告知病情，建立良好的医患关系，增加患者接受治疗的依从性。

七、贲门失弛缓症患者营养治疗规范

1. 围术期营养治疗可遵循五阶梯模式。第一阶梯：饮食+营养教育；第二阶梯：饮食+口服营养补充（ONS）；第三阶梯：全肠内营养（TEN）；第四阶梯：肠内营养的基础上补充性增加肠外营养（PEN+PPN）；第五阶梯：全肠外营养（TPN）；当不能满足 60% 目标能量需求 3～5 天时，应该选择上一阶梯。

2. 围术期患者术前应通过 NRS2002 进行筛查，并记录结果。存在营养风险或不良的患者应制订围术期营养计划；中重度营养不良患者术前应给予营养治疗。

3. 术前口服肠内营养可完全和部分替代肠道导泻药，进行术前准备。术中需放置管饲的患者，应在术后给予早期肠内营养。肠内营养不能满足 60% 以上的需求，建议 5～7 天后启动全合一肠外营养。

4. 围术期患者的能量目标 25～30kcal/（kg·d），蛋白质 1.2～1.5g/（kg·d）。

5. 术后早期拔除胃管的患者，可从流质饮食逐步过渡至半流质饮食，每日少量多餐，术后 5～6天过渡至软食或普通饮食。每日不少于13种食物，包含谷薯类、蔬菜水果类、肉蛋奶及豆制品类以及适量的油脂类。保持优质蛋白质食物占总蛋白质 50% 以上。

6. 体液丢失过量时需要补充水分，每日至少＞1700ml 水，必要时根据体液电解质情况补充盐分。

7. 对患者及家属进行营养教育及营养通路的护理知识。

八、贲门失弛缓症患者健康宣教

1. 关注进食后的感受，如进食后仍有胸闷、胃灼热感或存在一定程度的吞咽困难，及时就诊。

2. 饮食要规律，进食以少食多餐为原则，进高蛋白、高热量、高维生素、少渣、易消化饮食。避免进食过快、过量、过热、过硬。避免油炸及辛辣刺激食物。餐后适当运动，避免食管反流。

3. 日常生活：适当活动，每日坚持进行低强度的有氧锻炼，如散步、打太极等，多做深呼吸运动，锻炼心肺功能。睡眠时可采取半卧位睡眠，以减轻反流现象。

九、推荐表单

(一) 医师表单

贲门失弛缓症临床路径医师表单

适用对象：第一诊断为贲门失弛缓症（ICD-10：K22.0）

行食管下段贲门肌层切开或+胃底折叠术（经胸或经腹）[ICD-9-CM-3：42.7+（44.6601/44.6701）]

患者姓名：	性别： 年龄： 门诊号：	住院号：
住院日期： 年 月 日	出院日期： 年 月 日	标准住院日：7~10 天

时间	住院第 1 天	住院第 2 天	住院第 3~5 天（术前日）
主要诊疗工作	□ 一般病史询问，体格检查，完成病历 □ 开检查单 □ 主管医师查房与术前评估 □ 初步确定治疗方式（经胸或经腹）	□ 上级医师查房 □ 汇总辅助检查结果，明确诊断 □ 初步确定手术方式和时间	□ 完成病程记录书写 □ 术前讨论，确定手术方案 □ 签署手术知情同意书、输血同意书、授权委托书、自费用品协议书 □ 向患者及家属交代围术期注意事项
重点医嘱	长期医嘱： □ 胸外科二级护理常规 □ 流质饮食 □ 生理盐水 500ml+庆大霉素 24 万U（30ml 餐后口服）；甲硝唑注射液（30ml 餐后口服） 临时医嘱： □ 血常规、尿常规 □ 肝功能、肾功能、电解质、凝血功能、血型 □ 感染性疾病筛查 □ X 线胸片、心电图、肺功能 □ 上消化道造影、胃镜 □ 食管测压、超声心动图（酌情）	长期医嘱： □ 胸外科二级护理常规 □ 流质饮食 □ 生理盐水 500ml+庆大霉素24 万U（30ml 餐后口服）；甲硝唑注射液（30ml 餐后口服）	长期医嘱： □ 胸外科二级护理常规 □ 流质饮食 临时医嘱： □ 术前医嘱：明日在全身麻醉下行食管下段贲门肌层切开术或加胃底折叠术 □ 禁食、禁水 □ 备皮（可选） □ 备血 □ 术前晚灌肠 □ 术前置胃管 □ 术前 30 分钟肌注镇静及抗胆碱能药物（阿托品或东莨菪碱） □ 抗菌药物带入手术室
病情变异记录	□无 □有，原因： 1. 2.	□无 □有，原因： 1. 2.	□无 □有，原因： 1. 2.
医师签名			

时间	住院第 4~5 天 （手术日）	住院第 5~6 天 （术后第 1 天）	住院第 6~7 天 （术后第 2 天）
主要诊疗工作	□ 麻醉后留置尿管 □ 手术 □ 术者完成手术记录 □ 住院医师完成术后病程 □ 主管医师观察术后病情 □ 向家属交代病情及术后注意事项	□ 上级医师查房，观察病情变化 □ 观察胃管引流情况 □ 观察胸管引流情况	□ 观察切口情况，有无感染 □ 检查及分析化验结果 □ 观察胃肠功能恢复情况 □ 观察胸管引流情况
重点医嘱	长期医嘱： □ 胸外科特级护理/一级护理常规 □ 体温、心电、呼吸、血压、血氧饱和度监测 □ 吸氧 □ 胸管引流记量 □ 尿管引流记量 □ 胃管引流记量 □ 抗菌药物 □ 镇痛药物 □ 静脉营养 □ 抑制胃酸药物 临时医嘱： □ 根据患者全身状况决定检查项目	长期医嘱： □ 胸外科一级护理 □ 禁食 □ 抗菌药物 □ 静脉营养 □ 抑制胃酸药物 □ 拔除尿管 临时医嘱： □ 止吐、镇痛等对症处理	长期医嘱： □ 胸外科二级护理 □ 流质饮食（视胃肠功能恢复情况而定） □ 抗菌药物及静脉营养 临时医嘱： □ 复查血常规、肝功能、肾功能、电解质 □ 换药
病情变异记录	□ 无　□ 有，原因： 1. 2.	□ 无　□ 有，原因： 1. 2.	□ 无　□ 有，原因： 1. 2.
医师签名			

时间	住院第 7~8 天 （术后第 3~4 天）	住院第 8~9 天 （术后第 4~5 天，出院前日）	住院第 9~10 天 （术后第 5~6 天，出院日）
主要诊疗工作	□ 观察切口情况，有无感染 □ 检查及分析化验结果 □ 观察胃肠功能恢复情况 □ 观察胸管引流情况，根据引流情况决定拔除胸腔引流管	□ 观察切口情况，有无感染 □ 检查及分析化验结果 □ 观察胃肠功能恢复情况	□ 检查切口愈合情况与换药 □ 确定患者可以出院 □ 向患者交代出院注意事项，复查日期和拆线日期 □ 通知出院处 □ 开出院诊断书 □ 完成出院记录
重点医嘱	长期医嘱： □ 外科二级护理 □ 流质饮食（视胃肠功能恢复情况而定） □ 抗菌药物 □ 静脉营养 临时医嘱： □ 复查 X 线胸片及上消化道造影 □ 换药	长期医嘱： □ 外科二级护理 □ 流质饮食（视胃肠功能恢复情况而定） 临时医嘱： □ 换药	临时医嘱： □ 通知出院 □ 出院带药 □ 定期复诊
病情变异记录	□ 无　□ 有，原因： 1. 2.	□ 无　□ 有，原因： 1. 2.	□ 无　□ 有，原因： 1. 2.
医师签名			

（二）护士表单

贲门失弛缓症临床路径护士表单

适用对象：第一诊断为贲门失弛缓症（ICD-10：K22.0）
行食管下段贲门肌层切开或+胃底折叠术（经胸或经腹）〔ICD-9-CM-3：42.7+
（44.6601/44.6701）〕

患者姓名：	性别： 年龄： 门诊号：	住院号：
住院日期： 年 月 日	出院日期： 年 月 日	标准住院日：10~13天

时间	住院第1天	住院第2~5天 （术前）	住院第4~6天 （手术当天）
健康宣教	□ 入院宣教 介绍主管医师、护士 介绍环境、设施 介绍住院注意事项	□ 术前宣教 宣教疾病知识、术前准备及手术过程 告知准备用物、沐浴 告知术后饮食、活动及探视注意事项 告知术后可能出现的情况及应对方式 主管护士与患者沟通，了解并指导心理应对 告知家属等候区位置	□ 术后当日宣教 告知监护设备、管路功能及注意事项 告知饮食、体位要求 告知疼痛注意事项 告知术后可能出现情况的应对方式 给予患者及家属心理支持 再次明确探视陪护须知
护理处置	□ 核对患者，佩戴腕带 □ 建立入院护理病历 □ 卫生处置：剪指（趾）甲、沐浴，患者更换病号服	□ 协助医师完成术前检查 □ 术前准备 配血 抗菌药物皮试 备皮 肠道准备 禁食、禁水	□ 送手术 术前置胃管 摘除患者各种活动物品 核对患者资料及带药 填写手术交接单，签字确认 □ 接手术 核对患者及资料，签字确认
基础护理	□ 三级护理 晨晚间护理 患者安全管理	□ 三级护理 晨晚间护理 患者安全管理	□ 特级护理 卧位护理：半坐卧位 排泄护理 患者安全管理
专科护理	□ 护理查体 □ 胃肠道准备：遵医嘱予口服抗菌药物 □ 需要时，填写跌倒及压疮防范表 □ 需要时，请家属陪护 □ 心理护理	□ 胃肠道准备：遵医嘱予口服抗菌药物 □ 遵医嘱完成相关检查 □ 心理护理 □ 呼吸功能锻炼 □ 遵医嘱完成相关检查	□ 病情观察，写特护记录 q2h评估生命体征、意识、疼痛、肢体活动、皮肤情况、伤口敷料、胸管及胃管情况、出入量 □ 遵医嘱予抗感染、雾化吸入、镇痛、抑制胃酸、呼吸功能锻炼 □ 心理护理
重点医嘱	□ 详见医嘱执行单	□ 详见医嘱执行单	□ 详见医嘱执行单
病情变异记录	□ 无 □ 有，原因： 1. 2.	□ 无 □ 有，原因： 1. 2.	□ 无 □ 有，原因： 1. 2.
护士签名			

时间	住院第 4~7 天 （术后第 1~4 天）	第 8~13 天 （术后第 5~10 天）
健康宣教	□ 术后宣教 　药物作用及频率 　饮食、活动指导 　复查患者对术前宣教内容的掌握程度 　呼吸功能锻炼的作用 　疾病恢复期注意事项 　拔尿管后注意事项 　下床活动注意事项	□ 出院宣教 　复查时间 　服药方法 　活动休息 　指导饮食 　指导办理出院手续
护理处置	□ 遵医嘱完成相关检查 □ 夹闭尿管，锻炼膀胱功能	□ 办理出院手续 □ 书写出院小结
基础护理	□ 一级或二级护理（根据患者病情和生活自理能力 　确定护理级别） 　晨晚间护理 　禁食、禁水 　协助坐起、床上或床旁活动，预防压疮 　排泄护理 　床上温水擦浴 　协助更衣 　患者安全管理	□ 三级护理 　晨晚间护理 　协助或指导进食、进水 　协助或指导下床活动 　患者安全管理
专科护理	□ 病情观察，写特护记录 　q2h 评估生命体征、意识、胸管及胃管情况、肢 　体活动、皮肤情况、伤口敷料、出入量 □ 遵医嘱予抗感染、抑酸、镇痛、静脉补液、雾化 　吸入、呼吸功能锻炼治疗 □ 需要时，联系主管医师给予相关治疗及用药 □ 心理护理	□ 病情观察 　评估生命体征、意识、肢体活动、皮肤情况、 　伤口敷料 □ 心理护理
重点医嘱	□ 详见医嘱执行单	□ 详见医嘱执行单
病情变异记录	□ 无　□ 有，原因： 1. 2.	□ 无　□ 有，原因： 1. 2.
护士签名		

（三）患者表单

贲门失弛缓症临床路径患者表单

适用对象：第一诊断为贲门失弛缓症（ICD-10：K22.0）

行食管下段贲门肌层切开或+胃底折叠术（经胸或经腹）[ICD-9-CM-3：42.7+（44.6601/44.6701）]

患者姓名：	性别：　　年龄：　　门诊号：		住院号：
住院日期：　　年　月　日	出院日期：　　年　月　日		标准住院日：10~13 天

时间	入院	手术前	手术当天
医患配合	□ 配合病史询问、资料采集，请务必详细告知既往史、用药史、过敏史 □ 如服用抗凝药，请明确告知 □ 配合进行体格检查 □ 有任何不适请告知医师	□ 配合完善术前相关检查、化验，如采血、心电图、X 线胸片、肺功能、上消化道造影、胃镜 □ 医师给患者及家属介绍病情及手术谈话、术前签字 □ 麻醉师对患者进行术前访视	□ 配合评估手术效果 □ 配合检查意识、疼痛、胸管情况、肢体活动 □ 需要时，配合复查 X 线胸片、上消化道造影 □ 有任何不适请告知医师
护患配合	□ 配合测量体温、脉搏、呼吸、血压、体重 1 次 □ 配合完成入院护理评估（简单询问病史、过敏史、用药史） □ 接受入院宣教（环境介绍、病室规定、订餐制度、贵重物品保管等） □ 有任何不适请告知护士 □ 既往重点诊疗病史 □ 三级护理 □ 既往基础用药	□ 配合测量体温、脉搏、呼吸、询问排便 1 次 □ 接受术前宣教 □ 接受配血，以备术中需要时用 □ 接受备皮 □ 接受胃肠道准备 □ 自行沐浴，加强腋窝清洁 □ 准备好必要用物，吸水管、纸巾等 □ 取下义齿、饰品等，贵重物品交家属保管 □ 既往重点诊疗病史 □ 剃头 □ 药物灌肠术前签字	□ 清晨测量体温、脉搏、呼吸、血压 1 次 □ 接受置胃管 □ 送手术室前，协助完成核对，带齐影像资料，脱去衣物，上手术车 □ 返回病房后，协助完成核对，配合过病床 □ 配合检查意识、生命体征、疼痛、胃管及胸管情况、肢体活动，询问出入量 □ 配合术后吸氧、监护仪监测、输液、排尿用尿管、胸部留置引流管、留置胃管 □ 遵医嘱采取正确体位 □ 配合缓解疼痛 □ 有任何不适请告知护士
饮食	□ 流质饮食	□ 术前 3 日进流质饮食 □ 术前 1 日禁食	□ 禁食、禁水
排泄	□ 正常排尿便	□ 正常排尿便	□ 保留尿管
活动	□ 正常活动	□ 正常活动	□ 根据医嘱半坐卧位 □ 卧床休息，保护管路 □ 双下肢活动

时间	手术后	出院
医患配合	□ 配合检查意识、生命体征、胸管及胃管情况、伤口、肢体活动、胃肠功能恢复情况 □ 需要时配合伤口换药 □ 配合拔除引流管、尿管 □ 配合伤口拆线	□ 接受出院前指导 □ 知晓复查程序 □ 获取出院诊断书
护患配合	□ 配合定时测量生命体征、每日询问排便 □ 配合检查意识、生命体征、疼痛、胸管及胃管情况、伤口、肢体活动，询问出入量 □ 接受输液、服药等治疗 □ 配合夹闭尿管，锻炼膀胱功能 □ 接受进食、进水、排便等生活护理 □ 配合活动，预防皮肤压疮 □ 注意活动安全，避免坠床或跌倒 □ 配合执行探视及陪护 □ 接受呼吸功能锻炼	□ 接受出院宣教 □ 办理出院手续 □ 获取出院带药 □ 知道服药方法、作用、注意事项 □ 知道护理伤口方法 □ 知道复印病历方法 □ 二级或三级护理 □ 普通饮食
饮食	□ 术后日禁食、禁水 □ 术后 2 日可饮水 □ 术后 3 日可进流质饮食，可饮水	□ 根据医嘱，普通饮食
排泄	□ 保留尿管，正常排尿便 □ 避免便秘	□ 正常排尿便 □ 避免便秘
活动	□ 根据医嘱，半坐位或下床活动 □ 保护管路，勿牵拉、脱出、打折等	□ 正常适度活动，避免疲劳

附：原表单（2019 年版）

贲门失弛缓症临床路径表单

适用对象：第一诊断为贲门失弛缓症（ICD-10：K22.0）

行食管下段贲门肌层切开或+胃底折叠术（经胸或经腹）［ICD-9-CM-3：42.7+（44.6601/44.6701）］

患者姓名：	性别：　　年龄：　　门诊号：	住院号：
住院日期：　　年　月　日	出院日期：　　年　月　日	标准住院日：7~10 天

时间	住院第 1 天	住院第 2 天	住院第 3~5 天（术前日）
主要诊疗工作	□ 一般病史询问，体格检查，完成病历 □ 开检查单 □ 主管医师查房与术前评估 □ 初步确定治疗方式（经胸或经腹）	□ 上级医师查房 □ 汇总辅助检查结果，明确诊断 □ 初步确定手术方式和时间	□ 完成病程记录书写 □ 术前讨论，确定手术方案 □ 签署手术知情同意书、输血同意书、授权委托书、自费用品协议书 □ 向患者及家属交代围术期注意事项
重点医嘱	**长期医嘱：** □ 胸外科二级护理常规 □ 流质饮食 □ 生理盐水 500ml+庆大霉素 24 万 U（30ml 餐后口服）；甲硝唑注射液（30ml 餐后口服） **临时医嘱：** □ 血常规、尿常规 □ 肝功能、肾功能、电解质、凝血功能、血型 □ 感染性疾病筛查 □ X 线胸片、心电图、肺功能 □ 上消化道造影、胃镜 □ 食管测压、超声心动图（酌情）	**长期医嘱：** □ 胸外科二级护理常规 □ 流质饮食 □ 生理盐水 500ml+庆大霉素 24 万 U（30ml 餐后口服）；甲硝唑注射液（30ml 餐后口服）	**长期医嘱：** □ 胸外科二级护理常规 □ 流质饮食 **临时医嘱：** □ 术前医嘱：明日在全身麻醉下行食管下段贲门肌层切开术或加胃底折叠术 □ 禁食、禁水 □ 备皮（可选） □ 备血 □ 术前晚灌肠 □ 术前置胃管 □ 术前 30 分钟肌注镇静及抗胆碱能药物（阿托品或东莨菪碱） □ 抗菌药物带入手术室
主要护理工作	□ 介绍病房环境和设备 □ 入院护理评估	□ 观察患者病情变化	□ 备皮等术前准备 □ 嘱患者禁饮食 □ 术前宣教
病情变异记录	□ 无　□ 有，原因： 1. 2.	□ 无　□ 有，原因： 1. 2.	□ 无　□ 有，原因： 1. 2.
护士签名			
医师签名			

时间	住院第 4~5 天 （手术日）	住院第 5~6 天 （术后第 1 天）	住院第 6~7 天 （术后第 2 天）
主要诊疗工作	□ 麻醉后留置尿管 □ 手术 □ 术者完成手术记录 □ 住院医师完成术后病程 □ 主管医师观察术后病情 □ 向家属交代病情及术后注意事项	□ 上级医师查房，观察病情变化 □ 观察胃管引流情况 □ 观察胸管引流情况	□ 观察切口情况，有无感染 □ 检查及分析化验结果 □ 观察胃肠功能恢复情况 □ 观察胸管引流情况
重点医嘱	长期医嘱： □ 胸外科特级护理/一级护理常规 □ 体温、心电、呼吸、血压、血氧饱和度监测 □ 吸氧 □ 胸管引流记量 □ 尿管引流记量 □ 胃管引流记量 □ 抗菌药物 □ 镇痛药物 □ 静脉营养 □ 抑制胃酸药物 临时医嘱： □ 根据患者全身状况决定检查项目	长期医嘱： □ 胸外科一级护理 □ 禁食 □ 抗菌药物 □ 静脉营养 □ 抑制胃酸药物 □ 拔除尿管 临时医嘱： □ 止吐、镇痛等对症处理	长期医嘱： □ 胸外科二级护理 □ 流质饮食（视胃肠功能恢复情况而定） □ 抗菌药物及静脉营养 临时医嘱： □ 复查血常规、肝功能、肾功能、电解质 □ 换药
主要护理工作	□ 手术当日置胃管行食管冲洗，至冲洗液清亮 □ 术后患者生命体征变化	□ 观察患者一般状况，切口情况及手术部位情况 □ 鼓励患者下床活动，利于肠功能恢复 □ 术后心理及生活护理	□ 观察患者一般状况及切口情况 □ 鼓励患者下床活动，利于肠功能恢复
病情变异记录	□ 无 □ 有，原因： 1. 2.	□ 无 □ 有，原因： 1. 2.	□ 无 □ 有，原因： 1. 2.
护士签名			
医师签名			

时间	住院第 7~8 天 （术后第 3~4 天）	住院第 8~9 天 （术后第 4~5 天，出院前日）	住院第 9~10 天 （术后第 5~6 天，出院日）
主要诊疗工作	□ 观察切口情况，有无感染 □ 检查及分析化验结果 □ 观察胃肠功能恢复情况 □ 观察胸管引流情况，根据引流情况决定拔除胸腔引流管	□ 观察切口情况，有无感染 □ 检查及分析化验结果 □ 观察胃肠功能恢复情况	□ 检查切口愈合情况与换药 □ 确定患者可以出院 □ 向患者交代出院注意事项，复查日期和拆线日期 □ 通知出院处 □ 开出院诊断书 □ 完成出院记录
重点医嘱	长期医嘱： □ 外科二级护理 □ 流质饮食（视胃肠功能恢复情况而定） □ 抗菌药物 □ 静脉营养 临时医嘱： □ 复查 X 线胸片及上消化道造影 □ 换药	长期医嘱： □ 外科二级护理 □ 流质饮食（视胃肠功能恢复情况而定） 临时医嘱： □ 换药	临时医嘱： □ 通知出院 □ 出院带药 □ 定期复诊
主要护理工作	□ 患者一般状况，切口情况及手术部位情况 □ 鼓励患者下床活动有利于肠功能恢复 □ 术后心理及生活护理	□ 患者一般状况及切口情况 □ 患者下床活动有利于肠功能恢复	□ 指导患者办理出院手续
病情变异记录	□ 无　□ 有，原因： 1. 2.	□ 无　□ 有，原因： 1. 2.	□ 无　□ 有，原因： 1. 2.
护士签名			
医师签名			

第十五章

纵隔良性肿瘤临床路径释义

【医疗质量控制指标】

指标一、胸部增强 CT、MRI 完成率。

指标二、微创手术完成率。

指标三、术前 30 分钟预防性抗菌药物使用率。

指标四、术前术后诊断一致率。

指标五、术后肺部感染发生率。

指标六、平均住院时间。

一、纵隔良性肿瘤编码

疾病名称及编码：纵隔良性肿瘤（ICD-10：D15.2）

纵隔囊肿（ICD-10：Q34.1）

手术操作名称及编码：纵隔良性肿瘤切除术（ICD-9-CM-3：34.3）

二、临床路径检索方法

（D15.2/Q34.1）伴 34.3

三、国家医疗保障疾病诊断相关分组（CHS-DRG）

MDCE 呼吸系统疾病及功能障碍

EZ1 其他呼吸系统疾患

EC1 纵隔手术

四、纵隔良性肿瘤临床路径标准住院流程

（一）适用对象

第一诊断为纵隔良性肿瘤（包括纵隔囊肿）（ICD-10：D15.2，Q34.1）

行纵隔良性肿瘤切除术（ICD-9-CM-3：34.3）。

> 释义
>
> ■纵隔良性肿瘤是指发生于纵隔内的边界清楚、包膜完整的肿瘤。纵隔肿瘤可有多种来源，如良性畸胎瘤、肠源性囊肿、神经源性肿瘤等。

（二）诊断依据

根据《临床诊疗指南·胸外科分册》（中华医学会编著，人民卫生出版社，2009 年）。

1. 病史。

2. 胸部 X 线、胸部增强 CT、MRI。

3. 鉴别诊断：生殖细胞肿瘤、淋巴瘤、胸骨后甲状腺肿、侵袭性胸腺瘤等。

> **释义**
>
> ■ 纵隔肿瘤由于解剖部位不同，可有多种不同的临床表现。大部分纵隔良性肿瘤无任何症状，在常规体检时发现。体积较大的纵隔肿瘤可以压迫周围组织器官引起相应症状，如胸闷、呼吸困难、吞咽困难、刺激性干咳、胸背痛、Horner 综合征等。
>
> ■ 颈胸部增强 CT 可以为纵隔良性肿瘤的诊治提供充分的影像学证据。通过胸部增强 CT 检查可以判断肿瘤与心脏、大血管之间的关系，将其与具有侵袭性的纵隔恶性肿瘤相鉴别；后纵隔肿瘤如考虑为神经源性肿瘤且可能累及椎间孔或者臂丛神经，需要常规行胸部 MRI 检查，怀疑累及臂丛神经时需行颈胸部 MRI。
>
> ■ 纵隔良性肿瘤需要与纵隔恶性肿瘤相鉴别。良性肿瘤所产生的症状一般为压迫周围组织器官所致，恶性肿瘤所产生的症状一般为侵犯周围组织、器官所致。良性肿瘤影像学表现为边界清晰、形态规则的软组织密度影，而恶性肿瘤表现为形态不规则，与周围组织边界不清晰的团块影。一些恶性肿瘤影像学表现与良性肿瘤相类似，需病理进行鉴别诊断。

（三）选择治疗方案的依据

根据《临床诊疗指南·胸外科分册》（中华医学会编著，人民卫生出版社，2009 年）。行纵隔良性肿瘤切除术。

> **释义**
>
> ■ 纵隔良性肿瘤具有形态规则，边界清晰，一般有完整包膜的特点，切除术后不容易复发及转移，适合于纵隔良性肿瘤切除术。术中沿肿瘤包膜外进行游离，完整切除肿瘤。必要时切除周围脂肪组织、结缔组织或者纵隔胸膜。通过术中及术后的病理情况除外纵隔恶性肿瘤诊断。

（四）标准住院日 7~10 天

> **释义**
>
> ■ 纵隔良性肿瘤术前检查相对较少，术前检查应在 2~3 天完成，术后患者恢复情况一般 4~7 天，标准住院日应该 7~10 天。若无其他明显应退出本路径的变异，仅在住院日数上有小的出入，并不影响纳入路径。

（五）进入路径标准

1. 第一诊断必须符合 ICD-10：D15.2，Q34.1 纵隔良性肿瘤疾病编码。
2. 有适应证，无手术禁忌证。
3. 当患者同时具有其他疾病诊断，但在门诊治疗期间不需要特殊处理也不影响第一诊断的临床路径流程实施时，可以进入路径。

> **释义**
>
> ■ 如果患者同时具有其他合并症，但该合并症并不影响纵隔良性疾病的诊断及治疗过程，可以纳入本路径。如果同时具有其他疾病，影响第一诊断的临床路径流程实施时，均不适合进入本路径。
> ■ 术前检查发现患者存在手术禁忌证，需要退出临床路径。
> ■ 术中因为非肿瘤原因所致的手术方式的改变需退出本路径。
> ■ 术中或术后病理不能除外纵隔恶性肿瘤诊断，需要改变手术切除方式或二次手术时，需退出本路径。

（六）术前准备≤3天（指工作日）

1. 必需的检查项目：
（1）血常规、尿常规、便常规+隐血试验。
（2）肝功能测定、肾功能测定、葡萄糖测定、电解质、凝血功能、输血前检查、血型。
（3）胸部增强 CT、心电图、肺功能、腹部超声。
2. 根据患者病情选择：超声心动图、CTPA、心肌核素扫描、动态心电图、24 小时动态血压监测等。

> **释义**
>
> ■ 部分检查可以在门诊完成。
> ■ 如为后纵隔肿瘤或胸膜顶肿瘤，需要行 MRI 检查判断肿瘤是否累及椎管内或臂丛神经。
> ■ 根据病情部分检查可以不进行。

（七）预防性抗菌药物选择与使用时机

1. 按照《抗菌药物临床应用指导原则（2015 年版）》（国卫办医发〔2015〕43 号）执行，并根据患者的病情决定抗菌药物的选择与使用时间。
2. 建议使用第一、第二代头孢菌素。预防性用药时间为术前 30 分钟。

> **释义**
>
> ■ 纵隔良性肿瘤切除术属于Ⅰ类手术切口，原则上围术期不需要应用抗菌药物。
> ■ 如肿瘤体积大，预计手术时间超过 3 小时，且手术创面较大，可以考虑应用抗菌药物。应用抗菌药物首选第二代头孢菌素，术前用药应在术前 30 分钟内应用，术后用药一般不超过 3 天。

（八）手术日为入院≤4天

1. 麻醉方式：气管插管全身麻醉。
2. 手术方式：行纵隔良性肿瘤术。
3. 手术置入物：止血材料等。
4. 术中用药：抗菌药物等。

5. 输血：视手术出血情况决定。

> **释义**
>
> ■ 正中开胸选择单腔气管插管；如选择胸腔镜手术可选择双腔气管插管，术中单肺通气。也可以选择自主呼吸下胸腔镜手术。
>
> ■ 传统术式为正中开胸或侧开胸纵隔肿瘤切除术。有条件的医院可以考虑行胸腔镜纵隔肿瘤切除术。微创手术可选入路有常规胸腔镜、经剑突下胸腔镜入路。胸腔镜手术切除原则按照开胸手术切除原则进行，如果胸腔镜下不能完整切除肿瘤，需要中转为开胸手术。
>
> ■ 术中不常规放置止血材料，如手术创面较大，可以考虑应用止血材料；必要时可选用止血药，如注射用尖吻蝮蛇血凝酶。
>
> ■ 对于手术时间较长（超过 3 小时），手术创面较大的患者，需要围术期应用抗菌药物，首选第二代头孢菌素。
>
> ■ 纵隔肿瘤原则上不需要输血，术中或术后如出现大出血致循环不稳定，需要进行输血的同时进行手术止血。

（九）术后住院恢复≤8 天

1. 必须复查的检查项目：血常规、肝功能测定、肾功能测定、电解质、胸部 X 线等。
2. 术后用药：抗菌药物使用按照《抗菌药物临床应用指导原则（2015 年版）》（国卫办医发〔2015〕43 号）执行，并根据患者的病情决定抗菌药物的选择与使用时间。建议使用第一、第二代头孢菌素。

> **释义**
>
> ■ 术后第 1 天常规复查血常规、肝肾功能及床旁胸片以确定患者化验结果是否满意，除外贫血、低蛋白血症、电解质紊乱等异常；明确术后第 1 天手术侧肺组织膨胀情况，胸腔内及纵隔内有无积液，胸腔或者纵隔引流管位置是否满意。给予输血、补充白蛋白及电解质等方法纠正贫血、低蛋白血症、电解质紊乱等异常。如 X 线胸片提示肺膨胀不满意且患者咳痰不力，需要给予气管镜下吸痰改善症状；如 X 线胸片提示胸腔内有积液或者积气，胸腔引流管位置欠佳，需要首先调整引流管位置后复查 X 线胸片判断肺复张情况，如仍不满意，必要时予以胸腔穿刺或胸腔闭式引流改善症状。治疗结束后需要再次复查 X 线胸片判断治疗效果。
>
> ■ 如患者病情需要，首选预防性应用第二代头孢菌素；术后如发生肺部感染、胸腔感染，需要根据痰、血培养或胸水培养结果选择敏感抗菌药物。

（十）出院标准

1. 患者病情稳定，拔除引流，体温正常，血常规、X 线胸片基本正常，手术切口愈合良好，生命体征平稳。
2. 无需要住院处理的并发症和/或合并症。

> **释义**
>
> ■ 患者无呼吸困难，已正常下床活动，恢复普通饮食，不需要静脉输注镇痛药物缓解疼痛；不需要抗生素控制感染；体温基本正常、胸片示肺复张良好、切口无红肿、渗出，不需要每日换药。
>
> ■ 可以待拆线出院。

（十一）变异及原因分析

1. 有影响手术的合并症，术前需要进行相关的诊断和治疗。
2. 术后出现肺部感染、呼吸衰竭、心力衰竭、肝肾衰竭等并发症，需要延长治疗时间。

> **释义**
>
> ■ 对于术前诊断明确有高血压、糖尿病、心肺功能不全、心肌梗死、冠状动脉粥样性心脏病、自身免疫系统疾病、甲状腺功能异常、脑梗死等合并症，术前需要对其进行积极专科治疗。如果术前合并症可以短期内得以控制并对本次纵隔良性肿瘤入组临床路径治疗方案及住院时间影响较小，不需要退出本路径。如果短期内上述合并症不能得到满意控制，对纵隔良性肿瘤入组本路径治疗方案有较大影响，会显著延长住院时间，明显增加住院费用，需要退出本路径，首先治疗合并症，待合并症治疗满意后，再次对纵隔良性肿瘤进行治疗并入组本路径。
>
> ■ 术后出现肺部感染，如果短期内治疗有效且对术后治疗方案及住院时间影响较小，不需要退出本路径，如果短期内治疗效果不佳，或合并呼吸衰竭，需要呼吸内科、ICU 等科室协同进行治疗，由于对术后治疗方案影响较大，会显著延长术后住院时间，需要退出本路径。
>
> ■ 术后出现心力衰竭，如口服利尿药即可控制症状，或者短期内应用利尿药即可达到满意治疗效果，对临床路径影响较小，不需要退出本路径。如出现较严重的心力衰竭，需要心内科、CCU 等科室协同进行诊治，对术后治疗方案影响较大，且会显著延长术后住院时间，需要退出本路径。
>
> ■ 术后出现心律失常，如口服抗心律失常药物即可控制症状，或者短期内静脉输注抗心律失常药物即可达到满意治疗效果，对临床路径影响较小，不需要退出本路径。如出现较严重的心律失常，需要心内科、CCU 等科室协同进行诊治，对术后治疗方案影响较大，且会显著延长术后住院时间，需要退出本路径。
>
> ■ 术后出现肝肾功能损害，如考虑为药物性因素引起，必须立即停止用药，并应用保护肝功能及肾脏药物，如短期内肝肾功能恢复满意，不需要退出本路径。如治疗效果欠佳，且出现肝肾衰竭等表现，需要肾内科、ICU 等科室协同进行诊治，对术后治疗方案影响较大，且会显著延长术后住院时间，需要退出本路径。

五、纵隔良性肿瘤术后临床路径给药方案

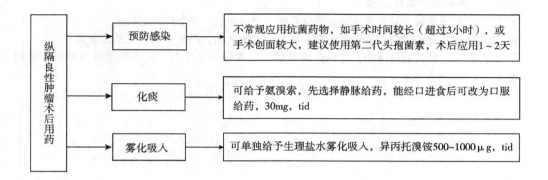

(一) 用药选择

纵隔良性肿瘤手术为无菌手术，Ⅰ类切口，不需要常规预防性应用抗菌药物，若手术时间较长（超过 3 小时），或手术创面较大，建议使用第二代头孢菌素，用药时限 1~2 日，一般不超过 3 日。如术后发生感染，病原学检查发现明确感染证据，依据病原学检查结果选择敏感抗生素。

(二) 药学提示

对于有青霉素或头孢菌素类过敏史的患者应慎用头孢菌素，警惕过敏。

(三) 注意事项

对于有青霉素或头孢菌素类过敏史的患者应用之前应进行皮试，皮试阴性患者可以使用头孢菌素。

六、纵隔良性肿瘤患者护理规范

1. 术前协助患者练习深呼吸、有效咳嗽、吹气球、使用呼吸训练仪或遵医嘱给予雾化吸入。
2. 休息与活动：术后取半坐卧位，床头抬高 30°~50°，以利呼吸及引流液引出。术后第 1 日，采用坐位、半坐卧位或不完全健侧卧位，避免术侧卧位。术后尽早下床活动，锻炼术侧肩关节。
3. 饮食护理：手术当天返病房 6 小时后患者可饮水。术后第 1 日进半流食，第 2 日进食高蛋白、高热量、高维生素、低脂肪、易消化的饮食。
4. 呼吸道管理：术后给予鼻导管吸氧 3~5L/min，观察患者呼吸改善的情况。加强患者呼吸道的湿化护理，观察痰液的性质、颜色和量，痰液不易咳出时，给予雾化吸入。
5. 用药护理：应严格按照医嘱服用抗生素、化痰及镇咳药物。
6. 疼痛护理：及时进行疼痛评估，必要时给予药物镇痛。

七、纵隔良性肿瘤患者营养治疗规范

1. 治疗期间，饮食宜清淡，忌食刺激性食物，如辣椒、咖喱、芥末、蒜等。减少高糖、高油、高盐分的食物。
2. 坚持营养平衡普食，每日不少于 13 种食物，包含谷薯类、蔬菜水果类、肉蛋奶及豆制品类以及适量的油脂类。保持优质蛋白质食物占总蛋白质 50% 以上。
3. 戒烟。

4. 体液丢失过量是需要补充水分，每日至少 > 1700ml 水，必要时根据体液电解质情况补充盐分。

八、纵隔良性肿瘤患者健康宣教

1. 保持呼吸道通畅，及时清除呼吸道分泌物，充分给氧，预防肺部感染。

2. 饮食规律，进高蛋白、富含维生素丰富易消化的食物，避免辛辣、刺激性食物。

3. 保持心情舒畅，适量活动，避免劳累及受寒。术后 6 个月内不宜从事重体力劳动或剧烈运动。

九、推荐表单

（一）医师表单

纵隔良性肿瘤临床路径医师表单

适用对象：第一诊断为纵隔良性肿瘤（ICD-10：D15.2，Q34.1）

行纵隔良性肿瘤切除术（ICD-9-CM-3：34.3）

患者姓名：	性别： 年龄： 门诊号：	住院号：
住院日期： 年 月 日	出院日期： 年 月 日	标准住院日：7~10天

时间	住院第1天	住院第2~3天 （术前日）	住院第2~4天 （手术日）
主要诊疗工作	□ 询问病史及体格检查 □ 完成病历书写 □ 开化验单及检查单 □ 上级医师查房，初步确定诊断 □ 对症支持治疗	□ 上级医师查房 □ 完成入院检查 □ 影像学检查 □ 继续对症支持治疗 □ 完成必要的相关科室会诊 □ 完成上级医师查房记录等 　病历书写 □ 向患者及家属交代病情及 　注意事项，进行术前谈话	□ 术前留置尿管（必要时） □ 手术 □ 术者完成手术记录 □ 住院医师完成术后病程 □ 上级医师查房 □ 观察生命体征 □ 向患者及家属交代病情及 　术后注意事项
重点医嘱	**长期医嘱：** □ 胸外科疾病护理常规 □ 二级护理 □ 饮食 □ 其他医嘱 **临时医嘱：** □ 血常规、尿常规 □ 肝功能、肾功能、电解质、血 　糖、凝血功能、血型、输血前 　检查 □ （颈）胸部（增强）CT、心 　电图、腹部超声、肺功能、 　（颈）胸部MRI（必要时） □ 术前准备治疗 □ 其他医嘱 □ 相关对症支持治疗等	**长期医嘱：** □ 患者既往基础用药 □ 其他医嘱 **临时医嘱：** □ 其他医嘱 □ 相关特殊检查 □ 对症支持治疗 □ 请相关科室会诊治疗 □ 术前相关准备	**长期医嘱：** □ 胸外科术后护理常规 □ 特级或一级护理 □ 清醒后6小时进流食 □ 吸氧 □ 体温、心电、血压、呼吸、 　脉搏、血氧饱和度监测 □ 胸管（纵隔）引流，记量 □ 持续导尿，记24小时出 　入量 □ 雾化吸入 □ 镇痛药物 □ 抗生素（必要时） **临时医嘱：** □ 止血药物使用（必要时） □ 静脉输注葡萄糖/糖盐（必 　要时）
病情变异记录	□ 无 □ 有，原因： 1. 2.	□ 无 □ 有，原因： 1. 2.	□ 无 □ 有，原因： 1. 2.
医师签名			

时间	住院第3~5天（术后第1日）	住院第4~7天（术后第2~4日）	住院第7-10天（出院日）
主要诊疗工作	□ 上级医师查房 □ 复查相关检查 □ 保护重要脏器功能 □ 注意对症处理 □ 完成病程记录 □ 围术期管理 □ 术后合并症预防与治疗	□ 上级医师查房 □ 住院医师完成病程书写 □ 视病情复查血常规、血生化及X线胸片 □ 视胸腔引流及肺复张情况拔除胸腔引流管并切口换药 □ 必要时纤维支气管镜吸痰 □ 视情况停用或调整抗菌药物	□ 切口拆线 □ 上级医师查房，明确是否出院 □ 住院医师完成出院小结、病历首页等 □ 向患者及家属交代出院后注意事项 □ 根据术后病理确定术后治疗方案
重点医嘱	长期医嘱： □ 抗炎、化痰、止血等治疗 □ 保护重要脏器：护肝、保护心肌、补充电解质等 □ 其他医嘱 □ 胸瓶或纵隔引流瓶护理 □ 停心电监护 临时医嘱： □ 复查血常规、血生化 □ 输血（有指征时） □ 对症支持 □ 其他医嘱 □ 伤口换药拆线等 □ 复查影像学资料 □ 相关合并症治疗 □ 拔除尿管	长期医嘱： □ 胸外科二级护理 □ 停胸腔闭式引流记量 □ 停记尿量、停吸氧 □ 停雾化 □ 停抗菌药物 临时医嘱： □ 拔胸腔闭式引流管 □ 切口换药 □ 复查X线胸片、血常规、血生化 □ 其他特殊医嘱	临时医嘱： □ 切口拆线 □ 切口换药 □ 通知出院 □ 出院带药 □ 定期复诊
病情变异记录	□ 无　□ 有，原因： 1. 2.	□ 无　□ 有，原因： 1. 2.	□ 无　□ 有，原因： 1. 2.
医师签名			

（二）护士表单

纵隔良性肿瘤临床路径护士表单

适用对象：第一诊断为纵隔良性肿瘤（ICD-10：D15.2，Q34.1）
行纵隔良性肿瘤切除术（ICD-9-CM-3：34.3）

患者姓名：	性别： 年龄： 门诊号：	住院号：
住院日期： 年 月 日	出院日期： 年 月 日	标准住院日：7~10 天

时间	住院第 1 天	住院第 2~3 天 （术前日）	住院第 2~4 天 （手术日）
健康宣教	□ 介绍主管医师、护士 □ 介绍环境、设施 □ 介绍住院注意事项 □ 向患者宣教戒烟、戒酒的重要性，以及减少二手烟的吸入 □ 指导患者注意预防感冒，合理睡眠 □ 嘱患者晚九点后禁食、禁水，翌日晨抽空腹血化验	□ 主管护士与患者沟通，了解并指导心理应对 □ 宣教疾病知识、用药知识及特殊检查操作过程 □ 告知检查及操作前后饮食、活动及探视注意事项及应对方式 □ 告知患者手术名称和麻醉方式	□ 告知术后饮食方法 □ 告知术后活动注意事项 □ 告知术后可能发生的不适 □ 告知术后如何进行有效咳痰 □ 指导患者使用镇痛泵
护理处置	□ 核对患者，佩戴腕带、床头卡、门牌 □ 建立入院护理病历 □ 卫生处置：沐浴、更换病号服 □ 巡视病房患者睡眠情况翌日晨起为患者抽取静脉血标本	□ 协助医师完成各项检查化验 □ 术前准备 □ 禁食、禁水 □ 配血 □ 术前日晚酌情应用镇静药物	□ 测量术晨体温、脉搏、呼吸、血压，必要时告知医师 □ 术前留置尿管 □ 观察术后生命体征、病情变化，并详细记录。观察术后引流液变化并详细记录，如有异常，通知医师 □ 术后心理及生活护理 □ 保持呼吸道通畅，防止误吸发生
基础护理	□ 胸外科护理常规 □ 二级护理 □ 患者安全管理	□ 胸外科护理常规 □ 二级护理 □ 患者安全管理	□ 胸外科术后护理常规 □ 特级护理或一级护理 □ 患者安全管理
专科护理	□ 护理查体 □ 呼吸频率、血氧饱和度监测 □ 必要时填写跌倒及压疮防范表 □ 必要时填写疼痛评估表 □ 心理护理：消除恐惧、稳定情绪 □ 需要时请家属陪护	□ 心理护理 □ 指导患者进行腹式呼吸锻炼 □ 指导患者有效咳痰	□ 病情观察：评估患者生命体征，特别是呼吸频率及血氧饱和度 □ 心理护理
重点医嘱	□ 详见医嘱执行单	□ 详见医嘱执行单	□ 详见医嘱执行单

续 表

时间	住院第 1 天	住院第 2~3 天（术前日）	住院第 2~4 天（手术日）
病情 变异 记录	□无 □有，原因： 1. 2.	□无 □有，原因： 1. 2.	□无 □有，原因： 1. 2.
护士 签名			

时间	住院第 3~5 天 （术后第 1 日）	住院第 4~7 天 （术后第 2~4 日）	住院第 7~10 天 （出院日）
健康宣教	□ 告知患者下床活动注意事项 □ 告知患者有效咳痰方式 □ 指导患者正确进行雾化吸入 □ 指导患者饮食的种类及方法	□ 告知患者下床活动注意事项 □ 指导患者进行有效咳痰方式 □ 指导患者正确进行雾化吸入 □ 指导患者饮食的种类及方法	□ 指导患者出院后注意事项： 　饮食、运动、休息 □ 坚持体能锻炼、劳逸结合、 　循序渐进 □ 指导患者术侧肢体的功能 　锻炼 □ 交代患者拆线前注意事项 □ 指导患者出院带药用法 □ 告知门诊定期复查：术后 1 　个月、3 个月、6 个月
护理处置	□ 生命体征监测 □ 协助患者叩背、排痰 □ 皮肤护理 □ 尿管护理或拔除尿管 □ 下肢静脉循环驱动	□ 观察患者病情，根据病情测体 　温、脉搏、呼吸 □ 协助医师拔除引流管后注意患 　者有无呼吸困难及皮下气肿 　发生 □ 协助患者叩背、排痰	□ 通知出院 □ 出院带药 □ 消毒出院床铺
基础护理	□ 观察患者病情，监测生命体征 □ 心理与生活护理 □ 协助患者咳痰	□ 观察患者病情 □ 心理与生活护理 □ 协助患者咳痰 □ 观察敷料清洁度	□ 观察病情变化 □ 心理和生活护理
专科护理	□ 胸腔闭式引流护理 □ 跌倒、坠床评估，及时向患者 　及家属宣教 □ 疼痛评估	□ 胸腔闭式引流护理 □ 跌倒、坠床评估，及时向患者 　及家属宣教 □ 疼痛评估	
重点医嘱	□ 详见医嘱执行单	□ 详见医嘱执行单	□ 详见医嘱执行单
病情变异记录	□ 无　□ 有，原因： 1. 2.	□ 无　□ 有，原因： 1. 2.	□ 无　□ 有，原因： 1. 2.
护士签名			

（三）患者表单

纵隔良性肿瘤临床路径患者表单

适用对象：第一诊断为纵隔良性肿瘤（ICD-10：D15.2，Q34.1）

行纵隔良性肿瘤切除术（ICD-9-CM-3：34.3）

患者姓名：	性别： 年龄： 门诊号：	住院号：
住院日期： 年 月 日	出院日期： 年 月 日	标准住院日：7~10 天

时间	住院第 1 天	住院第 2~3 天 （术前日）	住院第 2~4 天 （手术日）
医患配合	□ 配合询问病史、收集资料，请务必详细告知既往史、用药史、过敏史 □ 配合进行体格检查 □ 有任何不适告知医师	□ 配合完善相关检查、化验，如采血、留尿、心电图、X 线胸片、胸部 CT 等 □ 医师向患者及家属介绍病情，如有异常检查结果需进一步检查 □ 配合术前准备 □ 配合术前签署知情同意书 □ 有任何不适告知医师	□ 术中配合医师进行生命体征监测 □ 术后配合医师进行必要相关检查
护患配合	□ 配合测量体温、脉搏、呼吸、血压、血氧饱和度、体重、身高 □ 配合完成入院护理评估单（简单询问病史、过敏史、用药史） □ 接受入院宣教（环境介绍、病室规定、探视制度、订餐制度、贵重物品保管等） □ 有任何不适告知护士 □ 配合戒烟	□ 配合测量体温、脉搏、呼吸，询问每日排便情况 □ 接受相关化验检查宣教，正确留取标本，配合检查 □ 有任何不适告知护士 □ 注意活动安全，避免坠床或跌倒 □ 配合执行探视及陪护 □ 接受疾病及用药等相关知识指导 □ 配合配血 □ 进行呼吸训练（腹式呼吸、咳嗽、排痰） □ 配合戒烟	□ 术前配合留置尿管 □ 术后配合测量体温、脉搏、呼吸、血压 □ 配合术后 6 小时后流质饮食 □ 术后配合进行血气分析监测 □ 配合半卧位卧床 □ 配合护士进行生命体征监测 □ 有任何不适告知护士
饮食	□ 普通饮食	□ 日间普通饮食 □ 夜间 24 时后禁食、禁水	□ 清醒 6 小时后流质饮食
排泄	□ 正常排尿便	□ 正常排尿便	□ 留置尿管导尿
活动	□ 适量活动	□ 适量活动	□ 卧床休息

时间	住院第 3~5 天 （术后第 1 日）	住院第 4~7 天 （术后第 2~4 日）	住院第 7~10 天 （出院日）
医患配合	□ 配合医师查房 □ 配合医师观察生命体征及进行相关检查 □ 医师指导下进行下床活动 □ 配合医师进行换药等操作 □ 配合进行床旁 X 线胸片检查 □ 有任何不适告知医师	□ 配合医师查房 □ 配合医师观察生命体征及进行相关检查 □ 配合医师进行换药等操作 □ 配合进行 X 线胸片检查 □ 配合医师拔除胸腔引流管 □ 有任何不适告知医师	□ 接受出院前指导（换药、拆线等） □ 知道复查程序及门诊预约程序 □ 获取出院诊断书
护患配合	□ 配合术后静脉输液 □ 配合测量生命体征 □ 护士指导下下床活动 □ 护士指导下进行雾化吸入，进行主动咳嗽排痰 □ 配合进行抽血化验 □ 有任何不适告知护士	□ 配合测量体温、脉搏、呼吸，询问每日排便情况 □ 配合术后静脉输液 □ 护士指导下进行雾化吸入，进行主动咳嗽排痰 □ 注意活动安全，避免坠床或跌倒 □ 有任何不适告知护士	□ 接受出院宣教 □ 办理出院手续 □ 知道复印病历方法
饮食	□ 普通饮食	□ 普通饮食	□ 普通饮食
排泄	□ 正常排尿便	□ 正常排尿便	□ 正常排尿便
活动	□ 适量活动	□ 适量活动	□ 适量活动

附：原表单（2019 年版）

纵隔良性肿瘤临床路径表单

适用对象：第一诊断为纵隔良性肿瘤（ICD-10：D15.2，Q34.1）
行纵隔良性肿瘤切除术（ICD-9-CM-3：34.3）

患者姓名：		性别：	年龄：	门诊号：	住院号：
住院日期： 年 月 日		出院日期： 年 月 日			标准住院日：7~10 天

时间	住院第 1 天	住院第 2~3 天 （术前日）	住院第 2~4 天 （手术日）
主要诊疗工作	□ 询问病史及体格检查 □ 完成病历书写 □ 开化验单 □ 上级医师查房，初步确定诊断 □ 对症支持治疗 □ 向患者家属告病重或病危通知，并签署病重或病危通知书（必要时）	□ 上级医师查房 □ 完成入院检查 □ 影像学检查 □ 继续对症支持治疗 □ 完成必要的相关科室会诊 □ 完成上级医师查房记录等病历书写 □ 向患者及家属交代病情及其注意事项	□ 术前留置尿管（可选） □ 手术 □ 术者完成手术记录 □ 住院医师完成术后病程 □ 上级医师查房 □ 观察生命体征 □ 向患者及家属交代病情及术后注意事项
重点医嘱	长期医嘱： □ 胸外科疾病护理常规 □ 一级护理 □ 饮食 □ 视病情通知病重或病危 □ 其他医嘱 临时医嘱： □ 血常规、尿常规、便常规+隐血试验 □ 肝功能、肾功能、电解质、血糖、凝血功能、血型、输血前检查 □ 胸部 CT、X 线胸片、心电图、腹部超声、肺功能 □ 术前准备治疗 □ 其他医嘱 □ 相关对症支持治疗等	长期医嘱： □ 患者既往基础用药 □ 其他医嘱 临时医嘱： □ 其他医嘱 □ 相关特殊检查 □ 对症支持治疗 □ 请相关科室会诊治疗 □ 术前相关准备	长期医嘱： □ 胸外科术后护理常规 □ 特级或一级护理 □ 清醒后 6 小时进流食 □ 吸氧 □ 体温、心电、血压、呼吸、脉搏、血氧饱和度监测 □ 胸管引流记量 □ 持续导尿（可选） □ 记 24 小时出入量 □ 雾化吸入 □ 镇痛药物 临时医嘱： □ 止血药物使用（必要时）
主要护理工作	□ 介绍病房环境、设施和设备 □ 入院护理评估 □ 辅助戒烟	□ 宣教、备皮等术前准备 □ 提醒患者术前禁食、禁水 □ 呼吸功能锻炼	□ 观察病情变化 □ 术后心理和生活护理 □ 保持呼吸道通畅（半卧体位）
病情变异记录	□ 无 □ 有，原因： 1. 2.	□ 无 □ 有，原因： 1. 2.	□ 无 □ 有，原因： 1. 2.
护士签名			
医师签名			

时间	住院第 3~5 天 （术后第 1 日）	住院第 4~9 天 （术后第 2~7 日）	住院第 8~10 天 （出院日）
主要诊疗工作	□ 上级医师查房 □ 复查相关检查 □ 保护重要脏器功能 □ 注意对症处理 □ 视胸腔引流及肺复张情况拔除胸腔引流管并切口换药 □ 完成病程记录 □ 围术期管理 □ 术后合并症预防与治疗	□ 上级医师查房 □ 住院医师完成病程书写 □ 视病情复查血常规、血生化及 X 线胸片 □ 必要时纤维支气管镜吸痰 □ 视情况停用或调整抗菌药物	□ 切口拆线 □ 上级医师查房，明确是否出院 □ 住院医师完成出院小结、病历首页等 □ 向患者及家属交代出院后注意事项 □ 根据术后病理确定术后治疗方案
重点医嘱	**长期医嘱：** □ 抗炎、化痰、止血、抑酸、改善肺功能等治疗 □ 营养对症，保护重要脏器：饮食、护肝、保护心肌、补充电解质等 □ 其他医嘱 □ 胸瓶或纵隔引流瓶护理 **临时医嘱：** □ 复查血常规 □ 复查血生化、电解质 □ 复查 X 线胸片 □ 输血（有指征时） □ 对症支持 □ 其他医嘱 □ 伤口换药拆线等 □ 复查影像学资料 □ 相关合并症治疗	**长期医嘱：** □ 胸外科二级护理 □ 停胸腔闭式引流计量 □ 停记尿量、停吸氧、停心电监护 □ 停雾化 □ 停抗菌药物 **临时医嘱：** □ 拔胸腔闭式引流管 □ 拔除尿管（可选） □ 切口换药 □ 定期复查血常规、肝功能、肾功能、电解质 □ 其他特殊医嘱	**临时医嘱：** □ 切口拆线 □ 切口换药 □ 通知出院 □ 出院带药 □ 定期复诊
主要护理工作	□ 观察患者病情 □ 心理与生活护理 □ 协助患者咳痰	□ 观察患者病情 □ 心理与生活护理 □ 协助患者咳痰	□ 观察病情变化 □ 心理和生活护理 □ 术后康复指导
病情变异记录	□ 无　□ 有，原因： 1. 2.	□ 无　□ 有，原因： 1. 2.	□ 无　□ 有，原因： 1. 2.
护士签名			
医师签名			

第十六章

纵隔恶性畸胎瘤临床路径释义

【医疗质量控制指标】

指标一、胸部增强 CT、MRI 完成率。

指标二、术前纵隔组织穿刺活检完成率。

指标三、术前超声心动图完成率。

指标四、术前全身远处转移评估率。

指标五、微创手术完成率。

指标六、术中人工血管置入率。

指标七、术前 30 分钟预防性抗菌药物使用率。

指标八、术前术后诊断一致率。

指标九、围术期输血量。

指标十、术后伤口延迟愈合率。

指标十一、平均住院时间。

一、纵隔恶性畸胎瘤编码

疾病名称及编码：纵隔恶性畸胎瘤（ICD-10：C38.1-C38.3，M9080/3）

手术操作名称及编码：纵隔肿瘤切除术（ICD-9-CM-3：34.3）

二、临床路径检索方法

（C38.1/C38.2/C38.3）+M9080/3 伴 34.3

三、国家医疗保障疾病诊断相关分组（CHS-DRG）

MDCE 呼吸系统疾病及功能障碍

ER1 呼吸系统肿瘤

EC1 纵隔手术

四、纵隔恶性畸胎瘤临床路径标准住院流程

（一）适用对象

第一诊断为纵隔恶性畸胎瘤（ICD-10：C38.1-C38.3，M9080/3）

行纵隔肿瘤切除术（ICD-9-CM-3：34.3）。

> **释义**
>
> ■ 适用对象编码参见第一部分。
> ■ 手术名称为纵隔肿瘤及其周围组织的切除术。

（二）诊断依据

根据《临床诊疗指南·胸外科分册》（中华医学会编著，人民卫生出版社，2009 年）。

1. 临床症状：胸痛、胸闷、咳嗽、发热、上腔静脉综合征等症状。
2. 辅助检查：胸部 X 线、CT/MRI、穿刺活检、DSA。
3. 鉴别诊断：生殖细胞肿瘤、淋巴瘤、胸骨后甲状腺肿、侵袭性胸腺瘤、纵隔型肺癌、淋巴结核等。

> **释义**
>
> ■ 纵隔畸胎瘤多见于 20~40 岁，多见于前纵隔，只有 3% 位于后纵隔。国内报告纵隔畸胎瘤的发生率约占纵隔肿瘤和囊肿的 25.2%~39.2%。纵隔恶性畸胎瘤在组织学上表现有恶性上皮成分或肉瘤样成分，含有恶性上皮常为鳞状上皮癌或腺癌，肉瘤成分常为横纹肌肉瘤、血管肉瘤、脂肪肉瘤等。恶性畸胎瘤为实性，呈膨胀性生长，增长迅速，有分叶状表现。恶性畸胎瘤发病率较低，约占纵隔畸胎类肿瘤的 2%~6.48%。
>
> ■ 临床表现常为胸痛、胸闷、咳嗽，瘤体较小时多无症状，当肿瘤生长侵犯上腔静脉造成上腔静脉回流梗阻时，可出现上腔静脉梗阻综合征的表现。
>
> ■ 胸部 CT 或 MRI 对确诊的帮助有限，纵隔恶性畸胎瘤诊断主要依靠病理诊断，有时术前穿刺病理因组织取材量少或取材位置等原因，可能难以明确诊断，需要待术后病理。

（三）选择治疗方案的依据

根据《临床诊疗指南·胸外科分册》（中华医学会编著，人民卫生出版社，2009 年），行纵隔肿瘤切除术。

> **释义**
>
> ■ 纵隔恶性畸胎瘤的手术切除，既是诊断性的，也是治疗性的。若一旦明确为纵隔恶性畸胎瘤，应尽早选择手术切除。手术切除是治疗纵隔恶性畸胎瘤的主要手段，放疗和化疗疗效有限。

（四）标准住院日≤18 天

> **释义**
>
> ■ 如果患者条件允许，住院时间可低于上述住院天数。

（五）进入路径标准

1. 第一诊断必须符合 ICD-10：C38.1-C38.3，M9080/3 纵隔恶性畸胎瘤疾病编码。
2. 当患者同时具有其他疾病诊断，但在门诊治疗期间不需要特殊处理也不影响第一诊断的临床路径流程实施时，可以进入路径。

> **释义**
>
> ■ 患者同时具有其他疾病影响第一诊断的临床路径实施时均不适合进入临床路径。

（六）术前准备≤5天

1. 必需的检查项目：

（1）血常规、尿常规、便常规+隐血试验。

（2）肝功能测定、肾功能测定、电解质、凝血功能、血型、感染性疾病筛查（乙型肝炎、丙型肝炎、艾滋病、梅毒等）。

（3）心电图、肺功能。

（4）影像学检查：胸部X线片、胸部CT/MRI、心脏彩超、腹部超声。

2. 根据患者病情，可选择的项目：动脉血气分析、纤维支气管镜、食管镜；脑CT或MRI；DSA；骨扫描；纵隔肿瘤穿刺活检，血清甲胎蛋白（AFP）、绒毛膜促性腺激素（HCG）、乳酸脱氢酶（LDH）；生殖系统检查。

> **释义**
>
> ■ 部分检查可以在门诊完成。
>
> ■ 因纵隔恶性畸胎瘤可出现远处转移，有条件的患者尽量术前行脑CT或MRI、骨扫描、纵隔肿瘤穿刺活检；血清甲胎蛋白（AFP）、绒毛膜促性腺激素（HCG）、乳酸脱氢酶（LDH）以及生殖系统检查，来辅助诊断是否为生殖细胞肿瘤。
>
> ■ 对疑有肿瘤侵犯大血管或出现上腔静脉梗阻综合征的患者，可考虑做血管造影（DSA）以明确术前是否需要做血管栓塞以减少瘤体的血供，或术中是否需要人工血管置换术。

（七）预防性抗菌药物选择与使用时机

1. 按照《抗菌药物临床应用指导原则（2015年版）》（国卫办医发〔2015〕43号）执行，并根据患者的病情决定抗菌药物的选择与使用时间。如可疑感染，需做相应的微生物学检查，必要时做药敏试验。

2. 建议使用第一、第二代头孢菌素。术前30分钟预防性用抗菌药物；手术超过3小时加用1次抗菌药物；术后预防用药时间一般不超过24小时，个别情况可延长至48小时。

> **释义**
>
> ■ 建议使用第一、第二代头孢菌素。术前30分钟预防性用抗菌药物；手术超过3小时加用1次抗菌药物；术后预防用药时间一般不超过24小时，个别情况可延长至48小时。如可疑感染，需要做相应的微生物学检查，必要时做药敏试验。

（八）手术日入院≤6天

1. 麻醉方式：气管插管全身麻醉。

2. 手术方式：行纵隔恶性畸胎瘤切除术（视病变侵袭范围行联合脏器扩大切除术）。

3. 手术置入物：人工血管、胸壁修复等人工修复材料，止血材料。

4. 术中用药：抗菌药物。

5. 输血：视手术出血情况决定。输血前需行血型鉴定、抗体筛选和交叉合血。

> **释义**
>
> ■ 纵隔恶性畸胎瘤的手术难度差异大，手术方式及手术置入物需视手术情况而定。
>
> ■ 对于手术时间较长的患者，术中需使用抗菌药物；必要时可选用止血药，如注射用尖吻蝮蛇血凝酶。

（九）术后住院恢复≤12 天

1. 必须复查的检查项目：血常规、肝功能、肾功能、电解质、胸部 X 线等。

2. 根据病情可选择检查项目：胸部 CT、DSA 等检查。

3. 术后用药：抗菌药物使用按照《抗菌药物临床应用指导原则（2015 年版）》（国卫办医发〔2015〕43 号）执行。术后预防用药时间一般不超过 24 小时，个别情况可延长至 48 小时。如可疑感染，需做相应的微生物学检查，必要时做药敏试验。

> **释义**
>
> ■ 此手术属于Ⅰ类切口手术，若术中无破溃等污染情况，术后不常规应用抗菌药物。
>
> ■ 根据患者术后恢复情况可酌情决定术后检查项目。

（十）出院标准

1. 患者病情稳定，体温正常，手术切口愈合良好。

2. 无需要住院处理的并发症和/或合并症。

> **释义**
>
> ■ 正中劈开胸骨入路的手术患者，出院前一定注意有无骨髓炎的发生。
>
> ■ 患者术后体温基本正常、胸片显示肺复张良好、血液检查结果基本正常、正中开胸的患者胸骨切口无红肿浮动。
>
> ■ 如果出现并发症，是否需要继续住院处理，由主管医师具体决定。

（十一）变异及原因分析

1. 有影响手术的合并症，术前需要进行相关的诊断和治疗。

2. 术后出现肺部感染、呼吸衰竭、心力衰竭、肝肾衰竭等并发症，需要延长治疗时间。

> 释义
>
> ■ 微小变异：因为医院检验项目的及时性未保证，不能按照要求完成检查；因为节假日不能按照要求完成检查；患者不愿配合完成相应检查，短期不愿按照要求出院随诊。
>
> ■ 重大变异：因术后并发症需要延长治疗；因基础疾病需要进一步诊断和治疗；因各种原因需要其他治疗措施；患者要求离院或转院；不愿按照要求出院随诊而导致入院时间明显延长。

五、纵隔恶性畸胎瘤临床路径给药方案

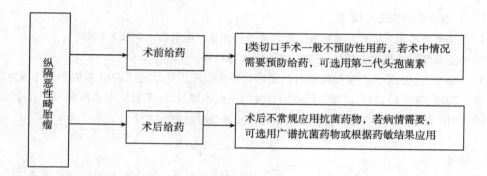

六、纵隔恶性畸胎瘤患者护理规范

1. 术前协助患者练习深呼吸、有效咳嗽、吹气球、使用呼吸训练仪或遵医嘱给予雾化吸入。
2. 休息与活动：术后取半坐卧位，床头抬高 30°～50°，以利呼吸及引流液引出。术后第 1 日，采用坐位、半坐卧位或不完全健侧卧位，避免术侧卧位。术后尽早下床活动，锻炼术侧肩关节。
3. 饮食护理：手术当天返病房 6 小时后患者可饮水。术后第 1 日进半流质饮食，第 2 日进食高蛋白、高热量、高维生素、低脂肪、易消化的饮食。
4. 呼吸道管理：术后给予鼻导管吸氧 3～5L/min，观察患者呼吸改善的情况。加强患者呼吸道的湿化护理，观察痰液的性质、颜色和量，痰液不易咳出时，给予雾化吸入。
5. 用药护理：应严格按照医嘱服用抗生素、化痰及镇咳药物。
6. 疼痛护理：及时进行疼痛评估，必要时给予药物镇痛。
7. 心理护理：应根据患者的年龄、性格和文化程度来选择告知病情，建立良好的医患关系，增加患者接受治疗的依从性。

七、纵隔恶性畸胎瘤患者营养治疗规范

1. 所有患者入院后应常规进行营养筛查和营养状况评估和综合测定。
2. 治疗过程中每周至少为患者评估 1 次，以便尽早发现患者出现营养风险并采取早期干预。
3. 营养治疗方式的选择：①为了降低感染风险，首选经口摄入；②出现重度口腔/口咽黏膜炎影响吞咽功能者或产生较强的胃肠道反应的患者，肠内营养应经管饲给予。
4. 患者的每日供给量推荐为每日 25～30kcal/kg，如患者合并严重消耗，每日供给量推荐为每日 30～35kcal/kg。
5. 患者可适当提高优质脂肪的供能比例；蛋白质供给量为每日 1.0～1.5g/kg。

6. 根据胃肠功能状况尽早经口营养补充肠内营养制剂。如口服摄入不足目标量的 60%时，推荐管饲肠内营养。肠内营养不能达到目标量 60%时可选用肠外营养药物，以全合一的方式实施（应包含氨基酸、脂肪乳、葡萄糖、维生素、微量元素、电解质注射制剂等）。根据病情变化及营养耐受性选择或调整肠外肠内营养方案。

7. 对患者及家属进行营养教育及营养通路的护理知识。

八、纵隔恶性畸胎瘤患者健康宣教

1. 保持呼吸道通畅，及时清除呼吸道分泌物，充分给氧，预防肺部感染。

2. 饮食规律，进高蛋白、富含维生素丰富易消化的食物，避免辛辣、刺激性食物。

3. 保持心情舒畅，适量活动，避免劳累及受寒。术后 6 个月内不宜从事重体力劳动或剧烈运动。

4. 对于人工血管置入的患者，需遵医嘱服用抗凝药，不得自行停药，定期门诊复查，监测凝血功能。

九、推荐表单

（一）医师表单

纵隔恶性畸胎瘤临床路径医师表单

适用对象：第一诊断为纵隔恶性畸胎瘤（ICD-10：C38.1-C38.3，M9080/3）
行纵隔肿瘤切除术（ICD-9-CM-3：34.3）

患者姓名：	性别：	年龄：	门诊号：	住院号：
住院日期： 年 月 日	出院日期： 年 月 日			标准住院日：≤18 天

时间	住院第 1 天	住院第 2~5 天	住院第 3~6 天（手术日）
主要诊疗工作	□ 询问病史及体格检查 □ 完成病历书写 □ 开化验单及检查申请单 □ 主管医师查房 □ 初步确定治疗方案	□ 上级医师查房 □ 术前评估及讨论，确定手术方案 □ 术前准备 □ 完成病程记录、上级医师查房记录、术前小结等病历书写 □ 向患者及家属交代病情及围术期注意事项 □ 签署手术知情同意书、自费用品协议书、输血同意书、授权委托同意书	□ 手术 □ 术者完成手术记录 □ 住院医师完成术后病程 □ 上级医师查房 □ 向患者家属交代病情及手术情况术后注意事项
重点医嘱	**长期医嘱：** □ 胸外科二级护理 □ 其他医嘱 **临时医嘱：** □ 血常规、尿常规、便常规+隐血试验 □ 肝功能、肾功能、电解质、凝血功能、血型、感染性疾病筛查 □ 心电图、X 线胸片、肺功能 □ 胸部 CT/MRI、心脏彩超、腹部超声 □ 根据病情可选择：动脉血气分析、脑 CT/MRI；全身骨扫描；纵隔肿瘤穿刺活检；血清甲胎蛋白（AFP）、绒毛膜促性腺激素（HCG）、乳酸脱氢酶（LDH）；生殖系统检查 □ 其他医嘱	**长期医嘱：** □ 胸外科二级护理 □ 其他医嘱 **临时医嘱：** □ 拟明日全身麻醉下行纵隔肿瘤切除术 □ 术前 6 小时禁食、禁水 □ 术前备皮 □ 备血 □ 术前镇静药物及胆碱酯酶抑制剂（视病情） □ 备术中抗菌药物 □ 其他医嘱	**长期医嘱：** □ 胸外科特级或一级护理 □ 禁饮食，清醒后 6 小时进流食 □ 体温、心电、呼吸、血压、血氧饱和度监测 □ 吸氧 □ 胸管/纵隔引流，记量 □ 持续导尿，记24 小时出入量 □ 雾化吸入 □ 应用抗菌药物 **临时医嘱：** □ 镇痛药物 □ 其他医嘱
病情变异记录	□无 □有，原因： 1. 2.	□无 □有，原因： 1. 2.	□无 □有，原因： 1. 2.
医师签名			

时间	住院第 4~7 天 （术后第 1 天）	住院第 5~17 天 （术后第 2~11 天）	住院第 12~18 天 （出院日）
主要诊疗工作	□ 上级医师查房 □ 住院医师完成病程书写 □ 注意生命体征及肺部呼吸音 □ 观察胸腔/纵隔引流及切口情况 □ 鼓励并协助患者排痰 □ 拔尿管 □ 必要时纤维支气管镜吸痰	□ 上级医师查房 □ 住院医师完成常规病历书写 □ 注意生命体征及肺部呼吸音 □ 必要时纤维支气管镜吸痰 □ 视病情复查血常规、肝功能、肾功能、电解质、血糖及 X 线胸片 □ 切口换药，视情况拔胸腔/纵隔引流管 □ 视情况停用或调整抗菌药物	□ 切口拆线（视切口愈合情况） □ 上级医师查房，明确可以出院 □ 向患者及家属交代出院后注意事项 □ 完成出院小结、出院诊断书等
重点医嘱	长期医嘱： □ 胸外科一级护理 □ 普通饮食 □ 雾化吸入 □ 应用抗菌药物 □ 胸管引流记量 □ 停记尿量 □ 停吸氧 □ 停心电监护 □ 其他医嘱 临时医嘱： □ 镇痛 □ 拔尿管 □ 切口换药 □ 复查 X 线胸片、血常规、肝功能、肾功能、电解质 □ 其他医嘱	长期医嘱： □ 胸外科二级护理 □ 停胸腔/纵隔引流计量 □ 停雾化 □ 停用或调整抗菌药物 □ 其他医嘱 临时医嘱： □ 拔胸腔/纵隔引流管 □ 切口换药 □ 复查 X 线胸片、血常规、肝功能、肾功能、电解质 □ 其他医嘱	临时医嘱： □ 切口拆线 □ 切口换药 □ 通知出院 □ 出院带药
主要护理工作	□ 观察病情变化 □ 心理与生活护理 □ 协助患者咳痰	□ 观察病情变化 □ 心理与生活护理 □ 协助患者咳痰和肢体功能锻炼	□ 指导办理出院手续 □ 术后康复指导
病情变异记录	□ 无 □ 有，原因： 1. 2.	□ 无 □ 有，原因： 1. 2.	□ 无 □ 有，原因： 1. 2.
护士签名			
医师签名			

（二）护士表单

纵隔恶性畸胎瘤临床路径护士表单

适用对象：第一诊断为纵隔恶性畸胎瘤（ICD-10：C38.1-C38.3，M9080/3）
行纵隔肿瘤切除术（ICD-9-CM-3：34.3）

患者姓名：		性别： 年龄： 门诊号：	住院号：
住院日期： 年 月 日		出院日期： 年 月 日	标准住院日：≤18 天

时间	住院第 1 天	住院第 2~5 天	住院第 3~6 天 （手术日）
健康宣教	□ 介绍主管医师、护士 □ 介绍环境、设施 □ 介绍住院注意事项	□ 主管护士与患者沟通，了解并指导心理应对 □ 宣教特殊检查操作过程 □ 术前宣教 □ 告知检查及手术前后饮食、活动及探视注意事项	□ 术后宣教 □ 讲解增强体质及减少术后并发症的方法
护理处置	□ 核对患者，佩戴腕带 □ 建立入院护理病历 □ 卫生处置：剪指甲、沐浴、更换病号服	□ 随时观察患者病情变化 □ 协助医师完成各项检查化验 □ 术前准备	□ 随时观察患者病情变化 □ 术后护理
基础护理	□ 二级护理 □ 晨晚间护理 □ 患者安全管理	□ 二级护理 □ 晨晚间护理 □ 患者安全管理	□ 特级护理 □ 晨晚间护理 □ 患者安全管理
专科护理	□ 护理查体 □ 呼吸频率、血氧饱和度监测 □ 需要时填写跌倒及压疮防范表 □ 需要时请家属陪护 □ 心理护理	□ 呼吸频率、血氧饱和度监测 □ 遵医嘱完成相关检查 □ 心理护理	□ 病情观察：评估患者生命体征及各引流情况
重点医嘱	□ 详见医嘱执行单	□ 详见医嘱执行单	□ 详见医嘱执行单
病情变异记录	□ 无 □ 有，原因： 1. 2.	□ 无 □ 有，原因： 1. 2.	□ 无 □ 有，原因： 1. 2.
护士签名			

时间	住院第 4~7 天 （术后第 1 天）	住院第 5~17 天 （术后第 2~11 天）	住院第 12~18 天 （出院日）
健康 宣教	□ 术后宣教 □ 术后注意事项 □ 饮食注意事项	□ 加强咳嗽排痰，减少肺部感染 □ 康复和锻炼	□ 康复和锻炼 □ 定期复查 □ 饮食休息等注意事项指导
护理 处置	□ 密切注意观察患者病情变化 □ 注意各引流情况	□ 随时观察患者病情变化 □ 协助医师完成各项检查化验 □ 术前准备	□ 办理出院手续
基础 护理	□ 一级护理 □ 晨晚间护理 □ 患者安全管理	□ 二级护理 □ 晨晚间护理 □ 患者安全管理	
专科 护理	□ 呼吸频率、血氧饱和度监测 □ 各引流监测 □ 需要时请家属陪护 □ 心理护理	□ 呼吸频率、血氧饱和度监测 □ 各引流监测 □ 需要时请家属陪护 □ 心理护理	
重点 医嘱	□ 详见医嘱执行单	□ 详见医嘱执行单	□ 详见医嘱执行单
病情 变异 记录	□ 无　□ 有，原因： 1. 2.	□ 无　□ 有，原因： 1. 2.	□ 无　□ 有，原因： 1. 2.
护士 签名			

（三）患者表单

纵隔恶性畸胎瘤临床路径患者表单

适用对象：第一诊断为纵隔恶性畸胎瘤（ICD-10：C38.1-C38.3，M9080/3）

行纵隔肿瘤切除术（ICD-9-CM-3：34.3）

患者姓名：	性别： 年龄： 门诊号：	住院号：
住院日期： 年 月 日	出院日期： 年 月 日	标准住院日：≤18天

时间	入院当日	住院期间（第2~5天）	住院第3~6天（手术日）
医患配合	□ 配合询问病史、收集资料，请务必详细告知既往史、用药史、过敏史 □ 配合进行体格检查 □ 有任何不适告知医师	□ 配合完善相关检查、化验，如采血、留尿、心电图、X线胸片等 □ 医师向患者及家属介绍病情，如有异常检查结果需进一步检查 □ 有任何不适告知医师	□ 接受手术治疗 □ 有任何不适告知医师 □ 配合术后监测 □ 配合术后治疗
护患配合	□ 配合测量体温、脉搏、呼吸、血压、血氧饱和度、体重 □ 配合完成入院护理评估单（简单询问病史、过敏史、用药史） □ 接受入院宣教（环境介绍、病室规定、订餐制度、贵重物品保管等） □ 有任何不适告知护士	□ 配合测量体温、脉搏、呼吸，询问每日排便情况 □ 接受相关化验检查宣教，正确留取标本，配合检查 □ 有任何不适告知护士 □ 注意活动安全，避免坠床或跌倒 □ 配合执行探视及陪护 □ 接受疾病及用药等相关知识指导	□ 接受手术治疗 □ 有任何不适告知护士 □ 配合术后监测 □ 配合术后治疗
饮食	□ 普通饮食	□ 普通饮食	□ 禁食、禁水
排泄	□ 正常排尿便	□ 正常排尿便	□ 术后导尿管
活动	□ 适量活动	□ 适量活动	□ 卧床

时间	住院第 4~7 天 （术后第 1 天）	住院第 5~17 天 （术后第 2~11 天）	住院第 12~18 天 （出院日）
医患 配合	□ 配合术后治疗 □ 配合术后监测 □ 有任何不适告知医师	□ 配合术后检查 □ 配合术后治疗 □ 配合术后监测 □ 有任何不适告知医师	□ 接受出院前指导 □ 知道复查程序 □ 获取出院诊断书
护患 配合	□ 配合术后治疗 □ 配合术后监测 □ 有任何不适告知护士	□ 配合术后检查 □ 配合术后治疗 □ 配合术后监测 □ 有任何不适告知护士	□ 接受出院宣教 □ 办理出院手续 □ 指导复查注意事项 □ 知道复印病历方法
饮食	□ 进半流质饮食	□ 普通饮食	□ 普通饮食
排泄	□ 拔除尿管后正常排尿便	□ 正常排尿便	□ 正常排尿便
活动	□ 少量适应性活动	□ 适量活动	□ 适量活动

附：原表单（2019 年版）

纵隔恶性畸胎瘤临床路径表单

适用对象：第一诊断为纵隔恶性畸胎瘤（ICD-10：C38.1-C38.3，M9080/3）
行纵隔肿瘤切除术（ICD-9-CM-3：34.3）

患者姓名：	性别：	年龄：	门诊号：	住院号：
住院日期： 年 月 日	出院日期： 年 月 日			标准住院日：≤18 天

时间	住院第 1 天	住院第 2~5 天	住院第 3~6 天（手术日）
主要诊疗工作	□ 询问病史及体格检查 □ 完成病历书写 □ 开化验单及检查申请单 □ 主管医师查房 □ 初步确定治疗方案	□ 上级医师查房 □ 术前评估及讨论，确定手术方案 □ 术前准备 □ 完成病程记录、上级医师查房记录、术前小结等病历书写 □ 向患者及家属交代病情及围术期注意事项 □ 签署手术知情同意书、自费用品协议书、输血同意书、授权委托同意书	□ 手术 □ 术者完成手术记录 □ 住院医师完成术后病程 □ 上级医师查房 □ 向患者家属交代病情及手术情况、术后注意事项
重点医嘱	长期医嘱： □ 胸外科二级护理 □ 其他医嘱 临时医嘱： □ 血常规、尿常规、便常规+隐血试验 □ 肝功能、肾功能、电解质、凝血功能、血型、感染性疾病筛查 □ 心电图、X 线胸片、肺功能 □ 胸部 CT/MRI、心脏彩超、腹部超声 □ 根据病情可选：动脉血气分析、脑 CT/MRI；全身骨扫描；纵隔肿瘤穿刺活检；血清甲胎蛋白（AFP）、绒毛膜促性腺激素（HCG）、乳酸脱氢酶（LDH）；生殖系统检查 □ 其他医嘱	长期医嘱： □ 胸外科二级护理 □ 其他医嘱 临时医嘱： □ 拟明日全身麻醉下行纵隔肿瘤切除术 □ 术前 6 小时禁食、禁水 □ 术前备皮 □ 备血 □ 术前镇静药物及胆碱酯酶抑制剂（视病情） □ 备术中抗菌药物 □ 其他医嘱	长期医嘱： □ 胸外科特级或一级护理 □ 禁饮食，清醒后 6 小时进流食 □ 体温、心电、呼吸、血压、血氧饱和度监测 □ 吸氧 □ 胸管/纵隔引流，记量 □ 持续导尿，记 24 小时出入量 □ 雾化吸入 □ 应用抗菌药物 临时医嘱： □ 镇痛药物 □ 其他医嘱

续　表

时间	住院第 1 天	住院第 2~5 天	住院第 3~6 天 （手术日）
主要 护理 工作	□ 介绍病房环境和设备 □ 入院护理评估 □ 辅助戒烟	□ 宣教、备皮等术前准备 □ 提醒患者术前禁食、禁水 □ 呼吸功能锻炼	□ 观察病情变化 □ 心理和生活护理 □ 保持呼吸道通畅
病情 变异 记录	□ 无　□ 有，原因： 1. 2.	□ 无　□ 有，原因： 1. 2.	□ 无　□ 有，原因： 1. 2.
护士 签名			
医师 签名			

时间	住院第 4~7 天 （术后第 1 天）	住院第 5~17 天 （术后第 2~11 天）	住院第 12~18 天 （出院日）
主要诊疗工作	□ 上级医师查房 □ 住院医师完成病程书写 □ 注意生命体征及肺部呼吸音 □ 观察胸腔/纵隔引流及切口情况 □ 鼓励并协助患者排痰 □ 拔尿管 □ 必要时纤维支气管镜吸痰	□ 上级医师查房 □ 住院医师完成常规病历书写 □ 注意生命体征及肺部呼吸音 □ 必要时纤维支气管镜吸痰 □ 视病情复查血常规、肝功能、肾功能、电解质、血糖及 X 线胸片 □ 切口换药，视情况拔胸腔/纵隔引流管 □ 视情况停用或调整抗菌药物	□ 切口拆线（视切口愈合情况） □ 上级医师查房，明确可以出院 □ 向患者及家属交代出院后注意事项 □ 完成出院小结、出院诊断书等
重点医嘱	**长期医嘱：** □ 胸外科一级护理 □ 普通饮食 □ 雾化吸入 □ 应用抗菌药物 □ 胸管引流记量 □ 停记尿量 □ 停吸氧 □ 停心电监护 □ 其他医嘱 **临时医嘱：** □ 镇痛 □ 拔尿管 □ 切口换药 □ 复查 X 线胸片、血常规、肝功能、肾功能、电解质 □ 其他医嘱	**长期医嘱：** □ 胸外科二级护理 □ 停胸腔/纵隔引流计量 □ 停雾化 □ 停用或调整抗菌药物 □ 其他医嘱 **临时医嘱：** □ 拔胸腔/纵隔引流管 □ 切口换药 □ 复查 X 线胸片、血常规、肝功能、肾功能、电解质 □ 其他医嘱	**临时医嘱：** □ 切口拆线 □ 切口换药 □ 通知出院 □ 出院带药
主要护理工作	□ 观察病情变化 □ 心理与生活护理 □ 协助患者咳痰	□ 观察病情变化 □ 心理与生活护理 □ 协助患者咳痰和肢体功能锻炼	□ 指导办理出院手续 □ 术后康复指导
病情变异记录	□ 无 □ 有，原因： 1. 2.	□ 无 □ 有，原因： 1. 2.	□ 无 □ 有，原因： 1. 2.
护士签名			
医师签名			

第十七章

非侵袭性胸腺瘤临床路径释义

【医疗质量控制指标】

指标一、胸部增强 CT 完成率。

指标二、术前肿瘤临床分期率。

指标三、术前术后诊断一致率。

指标四、微创手术完成率。

指标五、术前 30 分钟预防性抗菌药物使用率。

指标六、肿瘤整块切除率。

指标七、术后肺部感染发生率。

指标八、平均住院时间。

一、非侵袭性胸腺瘤编码

疾病名称及编码：非侵袭性胸腺瘤（ICD-10：D15.0，M85800/0）

手术操作名称及编码：胸腔镜胸腺瘤切除术（ICD-9-CM-3：07.83）

二、临床路径检索方法

（D15.0，M8580/0）伴 07.83

三、国家医疗保障疾病诊断相关分组（CHS-DRG）

MDCQ 血液、造血器官及免疫疾病和功能障碍

QR1 网状内皮及免疫性疾患

EC1 纵隔手术

四、非侵袭性胸腺瘤临床路径标准住院流程

（一）适用对象

第一诊断为非侵袭性胸腺瘤（ICD-10：D15.0，M85800/0）

行胸腔镜胸腺瘤切除术（ICD-9-CM-3：07.83）。

> **释义**
>
> ■ 适用对象编码参见第一部分。
>
> ■ 非侵袭性胸腺瘤（non-invasive thymoma）：是指在生物学行为上表现为膨胀性生长，CT 上表现为：肿块形态规则、边缘光滑、清晰，与周围脏器脂肪间隙清晰，密度大都均匀。在临床上均属于 I 期，组织学上多为 A 型、AB 型；肿瘤完整切除后不易复发。
>
> ■ 侵袭性胸腺瘤（invasive thymoma）：侵袭性胸腺瘤在生物学行为上表现为侵袭性生长，根据肿瘤的侵袭性程度不同，可表现为：局部侵及包膜、纵隔胸膜时表现为肿块形态欠规则，边缘欠清晰，与周围脏器脂肪间隙模糊；侵及肺组织和心包时

表现为与邻近组织分界不清；肺内及胸膜远处转移时表现为肺内及胸膜多发大小不等结节影。其侵袭性程度不同，CT 表现不同，仅侵及包膜或纵隔胸膜时部分并不能与非侵袭性胸腺瘤鉴别，如为Ⅲ期以上均可做出准确诊断。在组织学上以 B3 型发生率最高，在临床上均为Ⅱ期以上。

■ 所有的患者应不伴随重症肌无力。

（二）诊断依据

根据《临床诊疗指南·胸外科分册》（中华医学会编著，人民卫生出版社，2009 年）。
1. 病史。
2. 经胸部 CT 或者 X 线检查发现有前上纵隔占位性病变。
3. 鉴别诊断：生殖细胞肿瘤、淋巴瘤、胸骨后甲状腺肿、侵袭性胸腺瘤等。

释义

■ 非侵袭性胸腺瘤的术前诊断主要依赖于影像学，结合术中所见和术后组织病理学证实。CT 上表现为：肿块形态规则、边缘光滑、清晰，与周围脏器脂肪间隙清晰，密度大都均匀。在临床上均属于Ⅰ期，组织学上多为 A 型、AB 型。

■ 胸腺瘤是来源于胸腺上皮细胞的肿瘤，与其他肿瘤不同，无法完全根据组织学来确定胸腺瘤的良恶性质，其良恶性需依据有无包膜浸润、周围器官侵犯或远处转移来判定。所以目前认为所有的胸腺瘤均是潜在恶性的，主张将胸腺瘤分为非侵袭性和侵袭性两种。临床上常用 Masaoka 分期和 WHO TNM 分期来判断病变的程度和预后。

■ 胸腺瘤 Masaoka 分期

Ⅰ期肿瘤局限在胸腺内，肉眼及镜下均无包膜浸润

Ⅱa 期肿瘤镜下浸润包膜

Ⅱb 期肿瘤肉眼可见侵犯邻近脂肪组织，但未侵犯至纵隔胸膜

Ⅲ期肿瘤侵犯邻近组织或器官，包括心包、肺或大血管（Ⅲa 期不侵犯大血管，Ⅲb 期侵犯大血管）

Ⅳa 期肿瘤广泛侵犯胸膜和/或心包

Ⅳb 期肿瘤扩散到远处器官

■ 胸腺瘤 WHO TNM 分期

T_1 包膜完整

T_2 肿瘤浸润包膜外结缔组织

T_3 肿瘤浸润邻近组织器官，如心包、纵隔胸膜、胸壁、大血管及肺

T_4 肿瘤广泛侵犯胸膜和/或心包

N_0 无淋巴结转移

N_1 前纵隔淋巴结转移

N_2 N_1+胸内淋巴结转移

N_3 前斜角肌或锁骨上淋巴结转移

M_0 无远处转移

M_1 有远处转移

■ WHO 组织学分型：

A 型胸腺瘤：即髓质型或梭形细胞胸腺瘤。

AB 型胸腺瘤：即混合型胸腺瘤。

B 型胸腺瘤：被分为三个亚型。

B1 型胸腺瘤：即富含淋巴细胞的胸腺瘤、淋巴细胞型胸腺瘤、皮质为主型胸腺瘤或类器官胸腺瘤。

B2 型胸腺瘤：即皮质型胸腺瘤。

B3 型胸腺瘤：即上皮型、非典型、类鳞状上皮胸腺瘤或分化好的胸腺癌。

C 型胸腺癌：即胸腺癌，组织学上此型较其他类型的胸腺瘤更具有恶性特征。C 型又根据各自的组织分化类型进一步命名，如拟表皮样癌、鳞状上皮细胞癌、淋巴上皮癌、肉瘤样癌、透明细胞癌、类基底细胞癌、黏液表皮样癌、乳头状癌和未分化癌等。

A 型和 AB 型为良性肿瘤，B1 型为低度恶性，B2 型为中度恶性，B3 型与胸腺癌均为高度恶性，侵袭性强。

（三）选择治疗方案的依据

根据《临床诊疗指南·胸外科分册》（中华医学会编著，人民卫生出版社，2009 年）。

手术治疗：胸腔镜胸腺瘤切除术。适用于诊断明确的非侵袭性胸腺瘤。

释义

■ 手术切除是治疗胸腺瘤最有效的方法。根据肿瘤的大小和外侵程度可以选择胸腔镜、全部或部分经胸骨正中切口、胸前外侧切口、胸骨扩大切口、联合胸前外侧切口或做 T 形切口。

■ 非侵袭性胸腺瘤呈膨胀性生长，包膜完整无外侵，与周围脏器脂肪间隙清晰，肿瘤完整切除后不易复发。因此适合于胸腔镜胸腺瘤切除术。比较而言胸腔镜手术损伤小、恢复快，是首选方法。如果在手术中发现肿瘤有明显外侵，胸腔镜无法根治性切除时，则需要果断开胸。

（四）标准住院日 ≤12 天

释义

■ 如果患者条件允许，住院时间可以低于上述住院时间。

■ 可以通过门诊检查术前项目（见术前准备）缩短住院时间，但应结合具体情况。

（五）进入路径标准

1. 第一诊断必须符合 ICD-10：D15.0，M85800/0 非侵袭性胸腺瘤疾病编码。

2. 有适应证，无手术禁忌证。

3. 当患者同时具有其他疾病诊断，但在门诊治疗期间不需要特殊处理也不影响第一诊断的临床路径流程实施时，可以进入路径。

> **释义**
>
> ■ 如果患者影像学支持非侵袭性胸腺瘤诊断，无其他影响治疗和预后的疾病时直接进入临床路径。

（六）术前准备≤3 天（指工作日）

1. 必需的检查项目：
（1）血常规、尿常规、便常规+隐血试验。
（2）肝功能测定、肾功能测定、电解质、凝血功能、输血前检查、血型、D-二聚体、相关肿瘤标志物、感染性疾病筛查（乙型肝炎、丙型肝炎、艾滋病、梅毒等）。
（3）X 线胸片、胸部增强 CT、心电图、肺功能、下肢静脉超声。
2. 根据患者病情选择：葡萄糖测定、超声心动图、CTPA、心肌核素扫描、动态心电图（Holter）、24 小时动态血压监测、淋巴细胞亚群分析等细胞免疫功能检查、相关肿瘤标志物等。

> **释义**
>
> ■ 术前准备天数指工作日。
>
> ■ 部分检查（血常规、尿常规、便常规+潜血、肝肾功能等以及心电图、X 线片等）可以在门诊完成。
>
> ■ 如果进行了胸部增强 CT 检查可以不进行 X 线胸片检查。

（七）预防性抗菌药物选择与使用时机

1. 按照《抗菌药物临床应用指导原则（2015 年版）》（国卫办医发〔2015〕43 号）执行，并根据患者的病情决定抗菌药物的选择与使用时间。
2. 建议使用第一、第二代头孢菌素。预防性用药时间为术前 30 分钟。

> **释义**
>
> ■ 非侵袭性胸腺瘤手术为无菌手术，Ⅰ类切口，不建议术前预防性使用抗菌药物。
>
> ■ 除非术中有肺损伤或术后并发肺部感染，否则不建议常规应用抗菌药物。
>
> ■ 如需确实需要抗菌药物，预防性用药时间为术前 30 分钟。

（八）手术日为入院≤4 天

1. 麻醉方式：气管插管全身麻醉。
2. 手术方式：胸腔镜胸腺瘤和/或胸腺切除术。
3. 手术置入物：止血材料。
4. 术中用药：抗菌药物。

5. 输血：视手术出血情况决定。

> **释义**
> ■ 建议采用双腔气管插管。
> ■ 手术方式可选择经胸腔镜或开胸手术；根据肿瘤位置可从左、右胸腔或剑突下入路。
> ■ 对于手术时间较长的患者，术中需要使用抗菌药物；必要时可选用止血药，如注射用尖吻蝮蛇血凝酶。

（九）术后住院恢复≤8 天

1. 必须复查的检查项目：血常规、肝功能、肾功能、电解质、胸部 X 线片等。
2. 术后用药　抗菌药物使用按照《抗菌药物临床应用指导原则（2015 年版）》（国卫办医发〔2015〕43 号）执行，并根据患者的病情决定抗菌药物的选择与使用时间。建议使用第一、第二代头孢菌素。

> **释义**
> ■ 手术后第 1 天应该常规检查血常规、肝功能、肾功能、电解质、胸部 X 线片等。
> ■ 若患者出现水电解质紊乱，须考虑及时给予复方（糖）电解质注射液，例如葡萄糖氯化钠注射液、醋酸钠林格注射液等用于液体补充治疗。
> ■ 出院前可酌情检查血常规、胸部 X 线片。
> ■ 除非术中有肺损伤或术后并发肺部感染，否则术后不建议常规应用抗菌药物。

（十）出院标准

1. 患者生命体征平稳，体温正常，手术切口愈合良好；生命体征平稳。
2. 无需要住院处理的并发症和/或合并症。

> **释义**
> ■ 不必等伤口拆线再出院。
> ■ 拔出引流管后胸片证实肺复张良好、无发热等特殊情况可以出院。
> ■ 如有肺部感染、伤口感染、心脑血管疾病等并发症是否需要继续住院治疗或专科治疗，由主管医师决定。

（十一）变异及原因分析

1. 有影响手术的合并症，术前需要进行相关的诊断和治疗。
2. 术后出现肺部感染、呼吸衰竭、心力衰竭、肝肾衰竭等并发症，需要延长治疗时间。

> **释义**
>
> ■ 微小变异：因为医院检验项目的及时性未保证，不能按照要求完成检查；因为节假日不能按照要求完成检查；患者不愿配合完成相应检查，短期不愿按照要求出院随诊。
>
> ■ 重大变异：因基础疾病需要进一步诊断和治疗；因术中异常发现而改变手术方式或治疗策略；因术后出现并发症需要进一步治疗；因各种原因需要其他治疗措施；患者要求离院或转院；不愿按照要求出院随诊而导致入院时间明显延长。
>
> ■ 微小变异可不退出本路径。

五、非侵袭性胸腺瘤临床路径给药方案

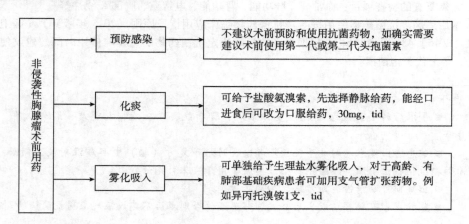

（一）用药选择

1. 非侵袭性胸腺瘤手术为无菌手术，Ⅰ类切口，可预防性术前应用抗菌药物。不建议术前预防和使用抗菌药物，如确实需要，建议使用第一代或第二代头孢菌素。一般不建议术后应用抗菌药物。

2. 围术期建议给予化痰药物，可以选择盐酸氨溴索等。

（二）药学提示

应用头孢菌素类药物前应做皮试，对于有青霉素或头孢类过敏史的患者应慎用，警惕过敏。

六、非侵袭性胸腺瘤患者护理规范

1. 术前对于吞咽困难的患者，给予高蛋白、高热量、高维生素、低脂肪、易消化和少渣的半流质及流质饮食，少食多餐或遵医嘱给以肠内营养制剂补充营养。对于不能进食的患者，给予鼻饲或胃肠外营养，同时注意补充微量元素及电解质，以改善患者的营养状况，提高手术的耐受性。

2. 术前协助患者练习深呼吸、有效咳嗽、吹气球、使用呼吸训练仪或遵医嘱给予雾化吸入。对于咳痰无力者的患者，加强呼吸功能锻炼。

3. 胸腺瘤伴重症肌无力患者术前口服胆碱酯酶抑制剂，患者不得自行停药或更改剂量。护士要观察用药后反应。必要时，术前可遵医嘱静脉输注人免疫球蛋白。

4. 术后休息与活动：术后取半坐卧位，床头抬高30°~50°，以利呼吸及引流液引出。术后第1日，采用坐位、半坐卧位或不完全健侧卧位，避免术侧卧位。术后尽早下床活动，锻炼术

侧肩关节。合并重症肌无力患者根据自身情况在护士陪伴下适当活动。

5. 饮食护理：手术当天返病房 6 小时后患者可饮水。术后第 1 日进半流食，第 2 日进食高蛋白、高热量、高维生素、低脂肪、易消化的饮食。不能进食或进食困难的患者，给予静脉补液或留置胃管、空肠营养管给予肠内营养。

6. 呼吸道管理：术后给予鼻导管吸氧 3~5L/min，观察患者呼吸改善的情况。加强患者呼吸道的湿化护理，观察痰液的性质、颜色和量，痰液不易咳出时，给予雾化吸入。

7. 并发症护理：肌无力危象：呼吸困难、烦躁不安、发绀气管内分泌物增多而无力排出致严重缺氧。立即给予氧气吸入，清理呼吸道分泌物，必要时给予气管插管接呼吸机辅助通气治疗。胆碱能危象：瞳孔缩小、心率减慢、唾液增多、腹泻和肠鸣音亢进等。为了早期鉴别危象的性质，可立即注射抗胆碱酯酶药，20 分钟后观察患者呼吸困难的程度，如继续加重可判断为胆碱能危象，应立即给予抗 M-胆碱能药物肌内注射或入液静脉滴注。

8. 用药护理：对于使用胆碱酯酶抑制剂的患者，教会患者规律服药，应遵医嘱调整药物剂量或停药，服药后如出现不适，及时就诊，避免发生危险。重症肌无力患者行胸腺切除术后，禁用乙酰胆碱类药物，以免诱发肌无力危象。

9. 疼痛护理：及时进行疼痛评估，必要时给予药物镇痛。

10. 心理护理：由于疾病原因，患者易产生失望、焦虑情绪，说明乐观是恢复疾病的前提，使之振作精神，增强信心，主动配合治疗，取得最佳治疗效果。

七、非侵袭性胸腺瘤患者营养治疗规范

1. 治疗期间，饮食宜清淡，忌食刺激性食物，如辣椒、咖喱、芥末、蒜等。减少高糖、高油、高盐的食物。

2. 坚持营养平衡饮食，每日不少于 13 种食物，包含谷薯类、蔬菜水果类、肉蛋奶及豆制品类以及适量的油脂类。保持优质蛋白质食物占总蛋白质 50% 以上。

3. 体液丢失过量时需要补充水分，每日至少＞1700ml 水，必要时根据体液电解质情况补充盐分。

4. 患者行营养支持治疗前，应通过 NRS2002 进行筛查，并记录筛查结果。

5. 营养风险或营养不良的患者应制订营养计划。

八、非侵袭性胸腺瘤患者健康宣教

1. 保持呼吸道通畅，及时清除呼吸道分泌物，充分给氧，预防肺部感染。重症肌无力患者行胸腺切除术后，应给予呼吸及辅助呼吸。

2. 饮食规律，对于进食困难的患者，教会患者要少食多餐，进高蛋白、富含维生素丰富易消化的食物，避免辛辣、刺激性食物。合并重症肌无力保留空肠营养管的患者，教会其肠内营养操作流程及营养液的配置方法，保证家庭肠内营养的顺利开展。

3. 保持心情舒畅，适量活动，避免劳累及受寒。术后 6 个月内不宜从事重体力劳动或剧烈运动。

九、推荐表单

(一) 医师表单

非侵袭性胸腺瘤临床路径医师表单

适用对象：第一诊断为胸腺瘤 (ICD-10：D15.0/D38.4)
行胸腔镜胸腺瘤和全胸腺切除术 (ICD-9-CM-3：07.8301)

患者姓名：	性别：	年龄：	门诊号：	住院号：
住院日期： 年 月 日	出院日期： 年 月 日			标准住院日：≤12 天

时间	住院第 1 天	住院第 2~3 天 （术前日）	住院第 2~4 天 （手术日）
主要诊疗工作	□ 询问病史及体格检查 □ 完成病历书写 □ 开化验单 □ 上级医师查房，初步确定诊断 □ 对症支持治疗 □ 向患者家属告病重或病危通知，并签署病重或病危通知书（必要时）	□ 上级医师查房 □ 完成入院检查 □ 影像学检查 □ 继续对症支持治疗 □ 完成必要的相关科室会诊 □ 完成上级医师查房记录等病历书写 □ 向患者及家属交代病情及注意事项	□ 术前留置尿管 □ 手术 □ 术者完成手术记录 □ 住院医师完成术后病程 □ 上级医师查房 □ 观察生命体征 □ 向患者及家属交代病情及术后注意事项
重点医嘱	长期医嘱： □ 胸外科疾病护理常规 □ 二级护理 □ 饮食 □ 视病情通知病重或病危 □ 其他医嘱 临时医嘱： □ 血常规、尿常规、便常规+潜血 □ 肝功能、肾功能、电解质、血糖、凝血功能、血型、输血前检查、心电图、肺功能 □ 乙酰胆碱受体抗体 □ 肌电图（酌情） □ 新斯的明试验（酌情） □ 胸部增强 CT □ 肝胆胰脾 B 超（酌情） □ 术前准备治疗 □ 其他医嘱 □ 相关对症支持治疗等	长期医嘱： □ 患者既往基础用药 □ 其他医嘱 临时医嘱： □ 备血 □ 其他医嘱 □ 相关特殊检查 □ 对症支持治疗 □ 请相关科室会诊治疗 □ 术前相关准备	长期医嘱： □ 胸外科术后护理常规 □ 特级或一级护理 □ 清醒后 4 小时进流质饮食 □ 吸氧 □ 体温、心电、血压、呼吸、脉搏、血氧饱和度监测 □ 胸管引流，记量 □ 持续导尿 □ 记 24 小时出入量 □ 雾化吸入 □ 镇痛药物 临时医嘱： □ 止血药物使用（必要时） □ 其他特殊医嘱
病情变异记录	□ 无 □ 有，原因： 1. 2.	□ 无 □ 有，原因： 1. 2.	□ 无 □ 有，原因： 1. 2.
护士签名			
医师签名			

时间	住院第 3~5 天（术后第 1 日）	住院第 4~11 天（术后第 2~7 日）	住院第 12 天（出院日）
主要诊疗工作	□ 上级医师查房 □ 复查相关检查 □ 保护重要脏器功能 □ 注意对症处理 □ 完成病程记录 □ 围术期管理 □ 术后合并症预防与治疗	□ 上级医师查房 □ 住院医师完成病程记录 □ 视病情复查血常规、血生化及胸片 □ 视胸腔引流及肺复张情况拔除胸腔引流管并切口换药 □ 必要时纤维支气管镜吸痰 □ 视情况停用或调整抗菌药物	□ 切口拆线 □ 上级医师查房，明确是否出院 □ 住院医师完成出院小结、病案首页等 □ 向患者及家属交代出院后注意事项 □ 根据术后病理确定术后治疗方案
重点医嘱	**长期医嘱：** □ 抗炎、化痰、止血、抑酸、改善肺功能等治疗（酌情） □ 营养对症，保护重要脏器：护肝、补充电解质等（酌情） □ 其他医嘱 □ 胸腔引流瓶或纵隔引流瓶护理 **临时医嘱：** □ 复查血常规 □ 复查血生化、电解质 □ 输血（有指征时） □ 对症支持 □ 其他医嘱 □ 伤口换药等 □ 复查影像学检查 □ 相关合并症治疗	**长期医嘱：** □ 胸外科二级护理 □ 停胸腔闭式引流记量 □ 停吸氧、停心电监护 □ 停雾化 **临时医嘱：** □ 拔胸腔闭式引流管 □ 切口换药 □ 复查 X 线胸片、血常规、肝肾功能、电解质 □ 其他特殊医嘱	**临时医嘱：** □ 切口换药 □ 通知出院 □ 出院带药 □ 定期复诊
病情变异记录	□ 无　□ 有，原因： 1. 2.	□ 无　□ 有，原因： 1. 2.	□ 无　□ 有，原因： 1. 2.
护士签名			
医师签名			

（二）护士表单

非侵袭性胸腺瘤临床路径护士表单

适用对象：第一诊断为胸腺瘤（ICD-10：D15.0/D38.4）
行胸腔镜胸腺瘤和全胸腺切除术（ICD-9-CM-3：07.8301）

患者姓名：		性别： 年龄： 门诊号：	住院号：
住院日期： 年 月 日		出院日期： 年 月 日	标准住院日：≤12 天

时间	住院第 1 日	住院第 2 日	住院第 3 日（手术日）
观察要点	□ 患者意识状态，生命体征 □ 胸闷、憋气情况 □ 眼部、呼吸肌及四肢活动情况 □ 是否吸烟，饮酒 □ 既往史、手术史 □ 心理状态	□ 患者意识状态，生命体征 □ 胸闷，憋气情况 □ 眼部、呼吸肌及四肢活动情况 □ 患者有无过敏史 □ 手术部位皮肤情况 □ 女患者是否处于月经期 □ 夜间睡眠情况 □ 心理状态	□ 患者术前生命体征 □ 患者禁食、禁水情况 □ 患者手术方式及术中情况 □ 术后生命体征及意识状态 □ 胸腔闭式引流情况及伤口敷料 □ 尿管情况 □ 镇痛效果 □ 心理状态
护理要点	□ 安置患者至床旁 □ 测量生命体征、体重 □ 书写入院评估 □ 二级护理 □ 术前常规抽血 □ 术前相关检查 □ 协助生活护理 □ 心理护理	□ 二级护理 □ 备皮 □ 药物过敏试验 □ 配血 □ 术前禁食、禁水 □ 指导患者练习有效咳嗽 □ 协助生活护理 □ 必要时遵医嘱给予镇静药物 □ 遵医嘱按时完成静脉输液治疗 □ 心理护理	□ 完成术前准备（引流瓶、病历、床单位、心电监护、氧气装置） □ 术前置尿管 □ 术后一级护理 □ 术后吸氧 □ 监测生命体征和血氧饱和度 □ 术后安置患者于适当的体位，及时给予雾化吸入 □ 术毕禁食、禁水 4 小时，清醒后半流食 □ 胸腔闭式引流护理 □ 给予生活护理 □ 安全措施到位 □ 遵医嘱按时完成静脉输液治疗
健康宣教	□ 入院宣教（环境、设施、制度、主管医师、护士） □ 氧气吸入注意事项 □ 指导患者戒烟、戒酒 □ 告知患者进食高营养、高蛋白饮食 □ 指导患者有效咳嗽	□ 告知患者术前 6 小时禁食、禁水 □ 告知患者禁食的目的及术前会留置尿管 □ 介绍手术方式 □ 告知患者术后呼吸功能锻炼及有效咳嗽的重要性 □ 告知患者手术当日禁化妆，禁戴饰品 □ 告知患者手术结束返回病房后，会带有胸腔闭式引流管、尿管，应用心电监护仪	□ 告知患者术后禁食、禁水 4 小时，清醒后半流食 □ 告知患者术后平卧位 4 小时及半卧位重要性。 □ 雾化吸入重要性及方法 □ 胸腔闭式引流的放置 □ 氧气吸入注意事项 □ 告知患者有效咳嗽及呼吸功能锻炼的重要性
病情变异记录	□ 无 □ 有，原因： 1. 2.	□ 无 □ 有，原因： 1. 2.	□ 无 □ 有，原因： 1. 2.
护士签名			

时间	住院第4日 （术后1日）	住院第5日 （术后2日）	住院第6日至出院日 （术后第3~7日）
观察要点	□ 生命体征 □ 眼部、呼吸肌及四肢活动情况 □ 胸腔闭式引流情况 □ 咳痰情况 □ 肺复张情况 □ 伤口敷料情况 □ 各种检查指标情况 □ 心理状态	□ 生命体征 □ 眼部、呼吸肌及四肢活动情况 □ 根据胸腔闭式引流情况，结合X线胸片判断是否拔除引流管 □ 咳痰情况 □ 肺复张情况 □ 伤口敷料情况 □ 心理状态	□ 生命体征 □ 根据胸腔闭式引流情况，结合X线胸片判断是否拔除引流管 □ 伤口敷料 □ 患者是否已经掌握宣教内容
护理要点	□ 一级护理 □ 给予雾化吸入 □ 协助拍背咳痰及有效咳嗽 □ 协助患者呼吸功能锻炼 □ 胸腔闭式引流护理 □ 协助下床活动 □ 患者半卧位 □ 遵医嘱按时完成静脉输液治疗 □ 帮助生活护理 □ 拔除尿管 □ 心理护理 □ 安全措施到位	□ 二级护理 □ 协助雾化吸入 □ 指导有效咳嗽 □ 指导患者呼吸功能锻炼 □ 胸腔闭式引流护理 □ 鼓励自行下床活动 □ 患者半卧位 □ 遵医嘱按时完成静脉输液治疗 □ 协助生活护理 □ 心理护理 □ 安全措施到位	□ 指导患者肢体功能锻炼 □ 指导生活护理 □ 完成出院指导 □ 伤口敷料保持干燥 □ 协助办理出院手续 □ 出院后的注意事项
健康宣教	□ 告知患者术后戒烟、戒酒 □ 告知患者进食高营养、高蛋白饮食 □ 告知患者有效咳嗽及呼吸功能锻炼 □ 患者主动咳痰的重要性及方法 □ 深呼吸对引流的作用 □ 携胸腔闭式引流活动的注意事项 □ 告知早期下床活动重要性 □ 告知患者多饮水	□ 告知患者术后加强营养 □ 指导有效咳嗽及呼吸功能锻炼 □ 携胸腔闭式引流活动的注意事项 □ 早期下床活动的重要性	□ 告知患者复诊时间 □ 出院用药指导 □ 指导术后康复 □ 指导正确饮食
病情变异记录	□ 无　□ 有，原因： 1. 2.	□ 无　□ 有，原因： 1. 2.	□ 无　□ 有，原因： 1. 2.
护士签名			

（三）患者表单

非侵袭性胸腺瘤临床路径患者表单

适用对象：第一诊断为胸腺瘤（ICD-10：D15.0/D38.4）
行胸腔镜胸腺瘤和全胸腺切除术（ICD-9-CM-3：07.8301）

患者姓名：	性别： 年龄： 门诊号：	住院号：
住院日期： 年 月 日	出院日期： 年 月 日	标准住院日：≤12 天

时间	住院第 1 日	住院第 2 日	住院第 3 日（手术日）
医患配合	□ 主管医师查房 □ 询问病史和体格检查 □ 初步确定治疗方式（保守或手术治疗）；是否需要急诊处理及确定手术方式和日期 □ 术前常规检查（X 线胸片、心电图、胸部 CT、超声心电图、肺功能）	□ 吸氧 □ 决定手术方式并签署相关知情同意书 □ 患者了解术后呼吸功能锻炼及有效咳嗽的必要性	□ 术前留置尿管 □ 吸氧 □ 心电监测生命体征 □ 静脉输液治疗 □ 镇痛药物使用 □ 保留胸腔闭式引流
护患配合	□ 护士接诊 □ 入院宣教、环境介绍 □ 入院护理评估 □ 护士介绍化验检查的目的及留取标本的方法 □ 胸外科常规护理 □ 生命体征测量 □ 吸氧（酌情） □ 术前抽血 □ 氧气吸入的注意事项：禁止非告知医师、护士人员自行调节流量，禁止明火 □ 有效咳嗽的必要性 □ 戒烟戒酒 □ 离开病房做检查需有外送人员陪同	□ 备皮 □ 配血 □ 药物过敏试验 □ 术前宣教 术前 12 小时禁食、禁水 了解禁食的目的，手术日早晨，留置尿管 手术当日禁化妆，禁戴饰品 了解手术结束返回病房后，会带有胸腔闭式引流管、尿管，应用心电监护仪	□ 术毕平卧 4 小时后，改为半卧位，并行雾化吸入 □ 术后禁食、禁水 6 小时，清醒后半流食 □ 了解雾化吸入方法：雾化时请您用双唇紧裹雾化吸嘴，吸气时用口深吸气，呼气时用鼻子呼气；有痰随时咳出 □ 了解胸腔闭式引流的正确放置：注意不要拿起引流瓶，不要碰倒引流瓶，如有意外立即扶正引流瓶并通知护士 □ 了解氧气吸入注意事项：禁止非告知医师、护士人员自行调节流量，禁止明火 □ 了解有效咳嗽及呼吸功能锻炼的重要性 □ 患者所有管路均为治疗管路，不得随意拔出
饮食	□ 普通饮食	□ 术前 12 小时禁食、禁水	□ 术后禁食、禁水 6 小时，清醒后半流质饮食
排泄	□ 正常排尿便	□ 正常排尿便	□ 正常排尿便
活动	□ 适量活动	□ 适量活动	□ 适量活动

时间	住院第 4 日 （术后第 1 日）	住院第 5 日 （术后第 2 日）	住院第 6 日至出院 （术后第 3 日至出院）
医患 配合	□ 停心电监测 □ 拔除尿管 □ 患者了解携胸腔闭式引流活动时的注意事项 □ 静脉输液治疗 □ 术后需戒烟、戒酒 □ 配合完成有效咳嗽及呼吸功能锻炼	□ 结合 X 线胸片拔除引流管 □ 伤口换药 □ 静脉输液治疗 □ 半卧位 □ 鼓励下床活动	□ 结合 X 线胸片拔除引流管 □ 伤口换药 □ 复查 X 线胸片 □ 确定出院日期 □ 了解办理出院手续 □ 术后 1 个月门诊复查 □ 出院后的注意事项
护患 配合	□ 一级护理 □ 协助雾化吸入治疗 □ 协助拍背咳痰及有效咳嗽 □ 协助患者呼吸功能锻炼 □ 协助下床活动 □ 半卧位	□ 二级护理 □ 指导有效咳嗽 □ 指导呼吸功能锻炼 □ 了解术后康复训练	□ 二级护理 □ 术后 3 个月内禁止重体力活动，避免剧烈咳嗽，逐步增加活动量，开窗通风，注意室内空气调节，冬季注意保暖，预防上呼吸道感染 □ 了解术后康复训练 □ 保持精神愉快，情绪稳定 □ 保持湿化，避免呼吸道干燥引起排痰不畅 □ 手术后伤口疼痛多由胸膜反应及肋间神经挫伤造成，适当锻炼可以好转
饮食	□ 术后进食高营养、高蛋白饮食	□ 术后加强营养	□ 加强营养，多进食高蛋白、高热量、高维生素、易消化饮食，禁烟酒
排泄	□ 正常排尿便	□ 正常排尿便	□ 正常排尿便
活动	□ 早期下床活动	□ 下床活动	□ 术后 3 个月内禁止重体力活动

附：原表单（2019 年版）

非侵袭性胸腺瘤临床路径表单

适用对象：第一诊断为非侵袭性胸腺瘤（ICD-10：D15.0，M85800/0）

行胸腔镜胸腺瘤切除术（ICD-9-CM-3：07.83）

患者姓名：	性别： 年龄： 门诊号：	住院号：
住院日期： 年 月 日	出院日期： 年 月 日	标准住院日：≤12 天

时间	住院第 1 天	住院第 2~3 天 （术前日）	住院第 2~4 天 （手术日）
主要诊疗工作	□ 询问病史及体格检查 □ 完成病历书写 □ 开实验室检查单 □ 上级医师查房，初步确定诊断 □ 对症支持治疗 □ 向患者家属告病重或病危通知，并签署病重或病危通知书（必要时）	□ 上级医师查房 □ 完成入院检查 □ 影像学检查 □ 继续对症支持治疗 □ 完成必要的相关科室会诊 □ 完成上级医师查房记录等病历书写 □ 向患者及家属交代病情及其注意事项	□ 术前留置尿管 □ 手术 □ 术者完成手术记录 □ 住院医师完成术后病程 □ 上级医师查房 □ 观察生命体征 □ 向患者及家属交代病情及术后注意事项
重点医嘱	长期医嘱： □ 胸外科疾病护理常规 □ 二级护理 □ 普通饮食 □ 视病情通知病重或病危 □ 其他医嘱 临时医嘱： □ 血常规、尿常规、便常规+隐血试验 □ 肝功能、肾功能、电解质、血糖、凝血功能、血型、输血前检查、X 线胸片、心电图、肺功能 □ 胸部增强 CT □ 双下肢静脉超声 □ 肝胆胰脾超声（酌情） □ 术前准备治疗 □ 其他医嘱 □ 相关对症支持治疗等	长期医嘱： □ 患者既往基础用药 □ 其他医嘱 临时医嘱： □ 其他医嘱： □ 相关特殊检查 □ 对症支持治疗 □ 请相关科室会诊治疗 □ 术前相关准备	长期医嘱： □ 胸外科术后护理常规 □ 特级护理/一级护理 □ 清醒后 4 小时进流质饮食 □ 吸氧 □ 体温、心电、血压、呼吸、脉搏、血氧饱和度监测 □ 胸管引流记量 □ 持续导尿 □ 记 24 小时出入量 □ 雾化吸入 □ 镇痛药物 临时医嘱： □ 止血药物使用（必要时） □ 其他特殊医嘱
主要护理工作	□ 介绍病房环境、设施和设备 □ 入院护理评估 □ 辅助戒烟	□ 宣教、备皮等术前准备 □ 提醒患者术前禁食、禁水 □ 呼吸功能锻炼	□ 观察病情变化 □ 术后心理和生活护理 □ 保持呼吸道通畅
病情变异记录	□ 无 □ 有，原因： 1. 2.	□ 无 □ 有，原因： 1. 2.	□ 无 □ 有，原因： 1. 2.
护士签名			
医师签名			

时间	住院第 3~5 天 （术后第 1 日）	住院第 4~11 天 （术后第 2~7 日）	住院第 12 天 （出院日）
主要诊疗工作	□ 上级医师查房 □ 复查相关检查 □ 保护重要脏器功能 □ 注意对症处理 □ 完成病程记录 □ 围术期管理 □ 术后合并症预防与治疗	□ 上级医师查房 □ 住院医师完成病程记录 □ 视病情复查血常规、血生化及 X 线胸片 □ 视胸腔引流及肺复胀情况拔除胸腔引流管并切口换药 □ 必要时纤维支气管镜吸痰 □ 视情况停用或调整抗菌药物	□ 切口拆线 □ 上级医师查房，明确是否出院 □ 住院医师完成出院小结、病案首页等 □ 向患者及家属交代出院后注意事项 □ 根据术后病理确定术后治疗方案
重点医嘱	**长期医嘱:** □ 抗炎、化痰、止血、抑酸、改善肺功能等治疗（酌情） □ 营养对症，保护重要脏器：护肝、保护心肌、补充电解质等（酌情） □ 其他医嘱 □ 胸瓶或纵隔引流瓶护理 **临时医嘱:** □ 复查血常规 □ 复查血生化、电解质 □ 输血（有指征时） □ 对症支持 □ 其他医嘱 □ 伤口换药等 □ 复查影像学检查 □ 相关合并症治疗	**长期医嘱:** □ 胸外科二级护理 □ 停胸腔闭式引流计量 □ 停记尿量、停吸氧、停心电监护 □ 停雾化 □ 停抗菌药物 **临时医嘱:** □ 拔胸腔闭式引流管 □ 拔除尿管 □ 切口换药 □ 复查 X 线胸片、血常规、肝功能、肾功能、电解质 □ 其他特殊医嘱	**临时医嘱:** □ 切口拆线 □ 切口换药 □ 通知出院 □ 出院带药 □ 定期复诊
主要护理工作	□ 观察患者病情 □ 心理与生活护理 □ 协助患者咳痰	□ 观察患者病情 □ 心理与生活护理 □ 协助患者咳痰	□ 观察病情变化 □ 心理和生活护理 □ 术后康复指导
病情变异记录	□ 无　□ 有，原因： 1. 2.	□ 无　□ 有，原因： 1. 2.	□ 无　□ 有，原因： 1. 2.
护士签名			
医师签名			

第十八章

胸壁良性肿瘤外科治疗临床路径释义

【医疗质量控制指标】

指标一、术前胸壁超声完成率。

指标二、术前胸部 CT（平扫/增强）+胸壁三维重建完成率。

指标三、胸壁肿物经皮穿刺活检完成率。

指标四、整块切除率。

指标五、术后肺部感染发生率。

指标六、平均住院时间。

指标七、术前术后诊断符合率。

一、胸壁良性肿瘤编码

1. 原编码：

疾病名称及编码：胸壁良性肿瘤（ICD-10：D15.751）

手术操作名称及编码：胸壁肿瘤切除术（ICD-9-CM-3：34.4）

2. 修改编码：

疾病名称及编码：胸壁良性肿瘤（ICD-10：D36.717）

手术操作名称及编码：胸壁肿瘤切除术（ICD-9-CM-3：34.4）

二、临床路径检索方法

D36.717 伴 34.4

三、国家医疗保障疾病诊断相关分组（CHS-DRG）

MDCR 骨髓增生疾病和功能障碍，低分化肿瘤

RT2 非特指良性肿瘤

ED1 胸部其他手术

四、胸壁良性肿瘤外科治疗临床路径标准住院流程

（一）适用对象

第一诊断为胸壁良性肿瘤（ICD-10：D15.751）

行胸壁肿瘤切除术（ICD-9-CM-3：34.4）。

> 释义
>
> ■ 骨病损或骨组织的局部切除术/胸壁重建术/骨的其他修补术或整形术/带蒂皮瓣或皮瓣移植术（ICD-9-CM-7：77.61/ICD-9-CM-3：34.7/ICD-9-CM-7：78.41/ICD-9-CM-8：86.7）。
>
> ■ 胸壁良性肿瘤的病理类型繁杂，常见的有神经纤维瘤、神经鞘瘤、纤维瘤、脂肪瘤、骨纤维瘤、软骨瘤、骨软骨瘤、骨纤维结构不良等。确诊有赖于手术切除或经皮穿刺活检。

■ 外科手术切除是诊断、治疗的最重要手段，根据不同的病变部位、类型可有不同的手术方式。

（二）诊断依据

根据《临床诊疗指南·胸外科分册》（中华医学会编著，人民卫生出版社，2009 年）。

1. 临床症状：可无症状，也可有不同程度局部压迫症状。
2. 体征：位于浅表的可触及肿块，局部可有压痛。
3. 辅助检查：胸部影像学检查，经皮穿刺活检等。

释义

■ 来源于胸壁软组织的良性肿瘤通常无明显疼痛、红肿等症状，多数患者是无意中自己触及软组织内肿块或结节，病程可从数周至数年不等，病灶通常缓慢增大或无明显增大。前胸壁或侧胸壁的病变多可触及而较早发现，而后胸壁的病变（尤其当病变位于肩胛骨深面时）不易早期发现。

■ 来源于软组织的胸壁良性肿瘤在触诊时通常呈椭圆形，有较为明显的界线，可推动，质地稍软或韧，局部皮肤无明显改变（红肿热痛、橘皮样改变、色素沉着等），局部触痛和压痛常不明显，来源于肌层的肿瘤可随着肌肉的运动而改变位置。

■ 来源于胸壁骨性结构的良性肿瘤可以无症状或有较轻的局部胸痛症状，也常以触及胸壁肿物或胸廓不对称为主诉，一些来源于高位后肋的肿瘤也可能在常规胸片检查时无意中发现。

■ 胸壁骨性结构的良性肿瘤最常见于肋骨，其次是胸骨，偶见于胸椎，较少见于肩胛骨或锁骨。前部及侧部肋骨、胸骨、锁骨的良性肿瘤常可触及，位于后肋、胸椎、肩胛骨者不易触及。胸廓外观可有局部肿块或胸廓欠对称，触诊可及深部硬质肿块，与病变所在骨组织相连续，位置固定，界线清晰，局部可有轻度压痛。

■ 影像学检查是定性诊断、定位诊断及鉴别诊断的重要依据之一，也是手术方案决策的必要依据。常用影像学检查包括：胸壁超声、胸部 CT（平扫/增强）+胸壁三维重建、胸部 MRI。

■ 经皮穿刺活检是术前确诊手段之一，对于治疗决策有重要的帮助，对于可切除病灶可酌情采用；尤其适用于预期手术创伤较大或难以手术切除/无法耐受手术的患者。

（三）选择治疗方案的依据

根据《临床诊疗指南·胸外科分册》（中华医学会编著，人民卫生出版社，2009 年）。
胸壁肿瘤切除术或者胸壁肿瘤切除+重建术。

> **释义**
>
> ■ 术前应当根据影像学检查结果，大致确定手术方案，包括可切除性评估、切除范围、胸壁是否需要重建、重建的方式和材料等，并尽可能对术中可能的变异情况做好预案。
>
> ■ 术中根据实际探查情况、冷冻病理结果等情况，确定或调整实际手术方案。建议送术中冷冻病理诊断，但骨来源肿瘤除外。
>
> ■ 尽可能做到整块切除（en-block）。对于术中无法明确良恶性或无法除外恶性可能的病灶，可按照恶性肿瘤处理。
>
> ■ 当病变涉及胸壁骨性结构（包括肋骨、胸骨、锁骨、肩胛骨），需行相应的骨病损切除术。
>
> ■ 当胸壁骨性结构切除范围较大，影响到胸廓结构完整性、稳定性，可能造成正常生理功能的严重损害或缺失，则需要行胸壁重建术或骨的其他修补术或整形术，可以是自体材料修补或是人工材料修补。
>
> ■ 当胸壁软组织切除范围较大，造成胸壁软组织缺失过多无法修复缝合创面，则需要行带蒂皮瓣或皮瓣移植术，修补胸壁创面。
>
> ■ 术中有壁层胸膜破损或切除者，需酌情修补或留置胸腔闭式引流管。

（四）标准住院日≤10天

> **释义**
>
> ■ 如果术后出现并发症，则住院日可相应延长。

（五）进入路径标准

1. 第一诊断符合 ICD-10：D15.751 胸壁良性肿瘤疾病编码，无手术禁忌。
2. 当患者同时具有其他疾病诊断，但在门诊治疗期间不需要特殊处理也不影响第一诊断的临床路径流程实施时，可以进入路径。

> **释义**
>
> ■ 虽未经病理证实，但临床第一诊断为胸壁良性肿瘤、拟手术治疗的病例可以进入本路径。
>
> ■ 病理证实为胸壁恶性肿瘤/胸壁非肿瘤病变的已进入本路径者，应当退出本路径，并根据具体情况确定是否需要进入其他路径。
>
> ■ 患者同时具有其他疾病影响第一诊断的临床路径流程实施均不适合进入本路径。
>
> ■ 若无其他明显应退出本路径的变异，仅在住院日数上有小的出入，并不影响纳入本路径。

（六）术前准备≤5 天

1. 常规检查项目：

（1）血常规、尿常规、便常规。

（2）凝血功能、血型、肝功能、肾功能、电解质、感染性疾病筛查（乙型肝炎、丙型肝炎、艾滋病、梅毒等）。

（3）心电图。

（4）影像学检查：胸片正侧位、胸部 CT（平扫+增强扫描）。

2. 根据患者病情，可选择以下项目：肺功能、血气分析骨扫描、穿刺活检、24 小时动态心电图、超声心动图、胸部 MRI。

> **释义**
>
> ■ 其他可能必要的检查。

（七）预防性抗菌药物选择与使用时机

按照《抗菌药物临床应用指导原则（2015 年版）》（国卫办医发〔2015〕43 号）执行。

（八）手术日为入院第≤6 天

1. 麻醉方式：全身麻醉或局部麻醉。

2. 手术耗材：根据患者病情使用。

3. 术中用药：根据患者病情使用。

4. 病理：术中冷冻切片，术后石蜡切片+免疫组化。

> **释义**
>
> ■ 输血视术中情况而定，输血前需要行血型鉴定、抗体筛选和交叉验血等。

（九）术后住院恢复≤8 天

1. 复查项目：血常规、肝功能、肾功能、电解质、胸片等。

2. 根据患者病情，可选择以下项目：血气分析、胸部 CT、纤维支气管镜等。

3. 术后用药：抗菌药物使用按照《抗菌药物临床应用指导原则（2015 年版）》（国卫办医发〔2015〕43 号）执行。

> **释义**
>
> ■ 常规监测项目包括：血常规、血生化、胸片。
> ■ 出现呼吸困难、低氧血症时应行动脉血气分析。
> ■ 出现肺不张、咳痰不利时需考虑支气管镜检查及治疗。
> ■ 必要时由临床医师决定是否需要胸部 CT 检查。

（十）出院标准

1. 患者病情稳定，体温正常。

2. 没有需要住院处理的并发症。

> **释义**
>
> ■ 如果出现并发症，是否需要继续住院处理，由主管医师酌情决定。

（十一） 变异及原因分析

1. 有影响手术的合并症，需要进行相关的诊断和治疗。
2. 术后出现肺部感染、呼吸衰竭、心力衰竭等需要延长治疗时间。

> **释义**
>
> ■ 微小变异：因为医院检验项目的及时性未保证，不能按照要求完成检查；因为节假日不能按照要求完成检查或手术；患者不愿配合完成相应检查，短期不愿按照要求出院随诊。
>
> ■ 重大变异：因基础疾病需要进一步诊断和治疗；因各种原因需要其他治疗措施；医院与患者或家属发生医疗纠纷，患者要求离院或转院；不愿按照要求出院随诊而导致住院时间明显延长。

五、胸壁良性肿瘤外科治疗临床路径给药方案

（一） 用药选择

Ⅰ类切口手术一般不预防使用抗菌药物，确需使用时，要严格掌握适应证、药物选择、用药起始与持续时间。给药方法要按照《抗菌药物临床应用指导原则》，术前 0.5~2 小时，或麻醉开始时首次给药；手术时间超过 3 小时或失血量大于 1500ml，术中可给予第 2 剂。总预防用药时间一般不超过 24 小时，个别情况可延长至 48 小时。一般选用第二代头孢菌素作为预防用药。

（二） 药学提示

1. 禁用于对任何一种头孢菌素类抗菌药物有过敏史及有青霉素过敏性休克史的患者。
2. 用药前必须详细询问患者先前有否对头孢菌素类、青霉素类或其他药物的过敏史。有青霉素类、其他 β-内酰胺类及其他药物过敏史的患者，有明确应用指征时应谨慎使用本类药物。在用药过程中一旦发生过敏反应，须立即停药。如发生过敏性休克，须立即就地抢救并予以肾上腺素等相关治疗。
3. 本类药物多数主要经肾脏排泄，中度以上肾功能不全患者应根据肾功能适当调整剂量。

（三） 注意事项

若患者出现发热、白细胞计数升高、切口红肿/渗出等感染迹象应根据药敏结果及时调整用药。

六、胸壁良性肿瘤外科治疗患者护理规范

1. 病情观察：严密监测患者心率、血压、呼吸及神志变化；注意观察患者的呼吸频率、幅度，发现异常及时通知医师。
2. 维持有效呼吸，根据病情给予吸氧；鼓励患者进行腹式呼吸，促使肺膨胀，增加通气量。

术后尽早下床活动（注意观察有无反常呼吸）。

3. 饮食护理：加强营养，鼓励患者多进食高蛋白、高热量和富含维生素的食物。

4. 皮肤护理：观察包扎胸带处皮肤情况，避免压力性损伤。

5. 用药护理：应严格按照医嘱服用抗生素、化痰及镇咳药物。

6. 疼痛护理：及时进行疼痛评估，必要时给予药物镇痛；指导患者做腹式深呼吸，减少胸廓运动，以减轻疼痛。

7. 心理护理：关心体贴患者，鼓励其树立战胜疾病的信心，使之积极配合治疗。

七、胸壁良性肿瘤外科治疗患者营养治疗规范

1. 治疗期间，饮食宜清淡，忌食刺激性食物，如辣椒、咖喱、芥末、蒜等。减少高糖、高油、高盐分的食物。

2. 坚持营养平衡饮食，每日不少于 13 种食物，包含谷薯类、蔬菜水果类、肉蛋奶及豆制品类以及适量的油脂类。保持优质蛋白质食物占总蛋白质 50% 以上。

3. 体液丢失过量时需要补充水分，每日至少 > 1700ml 水，必要时根据体液电解质情况补充盐分。

4. 患者行营养支持治疗前，应通过 NRS 2002 进行筛查，并记录筛查结果

5. 营养风险或营养不良的患者应制订营养计划。

八、胸壁良性肿瘤外科患者健康宣教

1. 指导患者进食易消化、高蛋白质、高营养、富含维生素及纤维素的食物，禁食辛辣刺激性食物。

2. 指导患者适当活动，术后 1 个月内，不宜参加剧烈运动。

3. 遵医嘱按时复查，如果突发胸闷、憋气等症状，及时就诊。

九、推荐表单

(一) 医师表单

胸壁良性肿瘤外科治疗临床路径医师表单

适用对象：第一诊断为胸壁良性肿瘤（ICD-10：D D15.751）

行胸壁肿瘤切除术（ICD-9-CM-3：34.4）

患者姓名：	性别：	年龄：	门诊号：	住院号：
住院日期： 年 月 日	出院日期： 年 月 日			标准住院日：≤10 天

时间	住院第 1 天	住院第 2~5 天 （术前日）	住院第 2~6 天 （手术日）
主要诊疗工作	□ 询问病史及体格检查 □ 完成病历书写 □ 开化验单及检查申请单 □ 主管医师查房 □ 初步确定治疗方案	□ 上级医师查房 □ 术前准备与术前评估 □ 术前讨论，确定手术方案 □ 根据病情需要，完成相关科室会诊 □ 住院医师完成病程日志及术前小结、上级医师查房记录等病历书写 □ 签署手术知情同意书、自费用品协议书、输血同意书、授权委托同意书 □ 向患者及家属交代围术期注意事项	□ 手术 □ 术者完成手术记录 □ 住院医师完成术后病程 □ 上级医师查房 □ 观察生命体征 □ 向患者及家属交代病情及术后注意事项
重点医嘱	长期医嘱： □ 胸外科二级护理 □ 普通饮食 □ 患者既往基础用药 临时医嘱： □ 血常规、尿常规、便常规 □ 凝血功能、血型、肝功能、肾功能、电解质、感染性疾病筛查、动脉血气分析、心电图 □ 影像学检查：胸片正侧位、胸部 CT □ 必要时：24 小时动态心电图、全身骨扫描、超声心动图、穿刺活检等	长期医嘱： □ 胸外科二级护理 □ 饮食 □ 患者既往基础用药 临时医嘱： □ 明日全身麻醉下拟行 ◎肿瘤切除术 □ 术前禁食、禁水 □ 术前备皮 □ 备血（酌情） □ 术前镇静药物（酌情） □ 补液（酌情） □ 其他特殊医嘱	长期医嘱： □ 胸外科特级或一级护理 □ 清醒后 6 小时进流质饮食 □ 吸氧（酌情） □ 体温、心电、血压、呼吸、脉搏、血氧饱和度监测 □ 记引流量 □ 雾化吸入 □ 镇痛药物 临时医嘱： □ 止血药物使用（必要时） □ 其他特殊医嘱
病情变异记录	□ 无 □ 有，原因： 1. 2.	□ 无 □ 有，原因： 1. 2.	□ 无 □ 有，原因： 1. 2.
医师签名			

时间	住院第 3~7 天 （术后第 1 日）	住院第 4~9 天 （术后第 2~7 日）	住院第 ≤10 天 （出院日）
主要诊疗工作	□ 上级医师查房 □ 住院医师完成病程书写 □ 观察胸腔引流情况 □ 注意生命体征、血氧饱和度及肺部呼吸音 □ 鼓励并协助患者排痰 □ 必要时纤维支气管镜吸痰	□ 上级医师查房 □ 住院医师完成病程书写 □ 视病情复查血常规、血生化及胸片 □ 视情况拔除引流管并切口换药 □ 必要时纤维支气管镜吸痰	□ 上级医师查房，明确是否出院 □ 住院医师完成出院小结、病历首页等 □ 向患者及家属交代出院后注意事项 □ 根据术后病理确定术后治疗方案
重点医嘱	长期医嘱： □ 胸外科一级护理 □ 普通饮食 □ 吸氧 □ 心电监护 □ 雾化吸入 □ 记引流量 临时医嘱： □ 根据情况酌情补液 □ 血气分析（必要时） □ 其他特殊医嘱	长期医嘱： □ 胸外科二级护理 □ 拔除引流管 □ 停吸氧、停心电监护 □ 停雾化 临时医嘱： □ 拔除引流管 □ 切口换药、拆线 □ 复查胸片、血常规、肝功能、肾功能、电解质 □ 其他特殊医嘱	临时医嘱： □ 切口换药 □ 通知出院 □ 出院带药 □ 定期复诊
病情变异记录	□ 无　□ 有，原因： 1. 2.	□ 无　□ 有，原因： 1. 2.	□ 无　□ 有，原因： 1. 2.
医师签名			

（二）护士表单

胸壁良性肿瘤外科治疗临床路径护士表单

适用对象：第一诊断为胸壁良性肿瘤（ICD-10：D D15.751）
行胸壁肿瘤切除术（ICD-9-CM-3：34.4）

患者姓名：	性别： 年龄： 门诊号：	住院号：
住院日期： 年 月 日	出院日期： 年 月 日	标准住院日：≤10 天

时间	住院第 1 天	住院第 2~4 天 （手术日）	住院第 3~10 天 （手术后第 1~8 天）
健康宣教	□ 介绍主管医师、护士 □ 介绍环境、设施 □ 介绍住院注意事项	**术前宣教：** □ 宣教疾病知识、术前准备及手术过程 □ 告知准备用物、沐浴 □ 告知术后饮食、活动及探视注意事项 □ 告知术后可能出现的情况及应对方式 □ 主管护士与患者沟通、了解并指导心理应对 **手术当日宣教：** □ 告知监护设备、管路功能及注意事项 □ 告知饮食、体位要求 □ 告知疼痛注意事项 □ 告知术后可能出现情况的应对方式，给予患者及家属心理支持 □ 再次明确探视陪护须知	**术后宣教：** □ 饮食、活动指导 □ 复查患者对术前宣教内容的掌握程度 □ 呼吸功能锻炼的作用 □ 拔尿管（如果有）后注意事项 □ 下床活动注意事项 **出院宣教：** □ 复查时间 □ 活动休息 □ 饮食指导 □ 指导办理出院手续
护理处置	□ 核对患者，佩戴腕带 □ 建立入院护理病历 □ 卫生处置：剪指（趾）甲、沐浴、更换病号服	**术前处置：** □ 协助医师完成术前检查化验 □ 术前准备包括皮试、备皮、备血（酌情）、禁食、禁水 **手术当日处置：** □ 送手术： 　取下患者各种活动物品 　核对患者资料及带药 　填写手术交接单、签字确认 □ 接手术： 　核对患者及资料、签字确认	□ 遵医嘱完成相关事项 □ 办理出院手续 □ 书写出院小结
基础护理	□ 二级护理 　晨晚间护理 　患者安全管理	**术前：** □ 二级护理 　晨晚间护理 　患者安全管理 **手术当日：** □ 胸外科特级或一级护理 　平卧或半做卧位 　排泄护理 　患者安全管理	□ 二级护理 　晨晚间护理 　协助坐起、床旁活动 　排泄护理 　协助或指导进食、进水 　患者安全管理

时间	住院第 1 天	住院第 2~4 天 （手术日）	住院第 3~10 天 （手术后第 1~8 天）
专科护理	□ 护理查体 □ 辅助戒烟 □ 心理护理	**术前：** □ 呼吸功能锻炼 □ 遵医嘱完成相关检查 □ 心理护理 **手术当日：** □ 病情观察、写护理记录 　　评估生命体征、意识、肢体活动、皮肤 　　情况、伤口敷料、引流管情况 □ 手掌皮温、出汗情况 □ 遵医嘱雾化吸入，呼吸功能锻炼 □ 心理护理	□ 病情观察、写护理记录 　　评估生命体征、意识、 　　肢体活动、皮肤情况、 　　伤口敷料、引流管情况 □ 手掌皮温、出汗情况 □ 遵医嘱雾化吸入，呼吸 　　功能锻炼 □ 心理护理
重点医嘱	□ 详见医嘱执行单	□ 详见医嘱执行单	□ 详见医嘱执行单
病情变异记录	□ 无　□ 有，原因： 1. 2.	□ 无　□ 有，原因： 1. 2.	□ 无　□ 有，原因： 1. 2.
护士签名			

（三）患者表单

胸壁良性肿瘤外科治疗临床路径患者表单

适用对象：第一诊断为胸壁良性肿瘤（ICD-10：D D15.751）
　　　　　行胸壁肿瘤切除术（ICD-9-CM-3：34.4）

患者姓名：	性别：　　　年龄：　　　门诊号：	住院号：
住院日期：　　年　月　日	出院日期：　　年　月　日	标准住院日：≤10天

时间	住院第1天	住院第2~4天 （手术日）	住院第3~10天 （手术后第1~8天）
医患配合	□ 配合询问病史、采集资料，请务必详细告知既往史、用药史、过敏史 □ 如服用抗凝剂，请明确告知 □ 配合进行体格检查 □ 有任何不适请告知医师、护士	术前： □ 配合完善术前相关检查、化验，如采血、心电图、胸片等 □ 医师与患者及家属介绍病情及手术谈话，术前签字 □ 麻醉师术前访视 手术当天： □ 配合评估手术效果 □ 配合检查意识、疼痛、引流管情况、肢体活动 □ 需要时、配合复查胸片 □ 有任何不适请告知医师、护士	术后： □ 配合检查意识、疼痛、引流管、伤口情况、肢体活动 □ 配合伤口换药 □ 配合进行呼吸功能康复锻炼 □ 配合拔除引流管 出院： □ 接受出院前指导 □ 了解复查程序 □ 获得出院诊断书
护患配合	□ 配合测量体温、脉搏、呼吸、血压、体重1次 □ 配合完成入院护理评估（简单询问病史、过敏史、用药史） □ 接受入院宣教（环境介绍、病房规定、订餐制度、贵重物品保管等） □ 有任何不适请告知护士	术前： □ 配合测量体温、脉搏、呼吸、血压 □ 接受术前宣教 □ 接受备皮、配血（酌情） □ 自行沐浴、加强腋窝清洁 □ 取下义齿、饰品等，贵重物品交家属保管 手术当天： □ 清晨测量体温、脉搏、呼吸、血压1次 □ 入手术室前协助完成核对，带齐影像资料，脱去衣物 □ 返回病房后，协助完成核对，配合过病床 □ 配合检查意识、疼痛、引流管情况、肢体活动 □ 配合术后吸氧、监护仪监测、输液，排尿用尿管（如果留置），胸部有引流管（如果留置） □ 遵医嘱采取正确体位 □ 有任何不适请告知医师、护士	□ 接受出院宣教 □ 办理出院手续 □ 知道复印病历方法
饮食	□ 正常饮食	□ 术前12小时禁食、禁水 □ 术后6小时禁食、禁水，6小时后酌情饮水，进流食	□ 根据医嘱或病情过渡到普通饮食

时间	住院第 1 天	住院第 2~4 天 （手术日）	住院第 3~10 天 （手术后第 1~8 天）
排泄	□ 正常排尿便	□ 术前正常排尿便 □ 术中若留置尿管，当天保留尿管（酌情）	□ 正常排尿便
活动	□ 正常活动	□ 术前正常活动 □ 术后当天平卧或半卧位，注意保护管路	□ 术后根据医嘱逐渐下床活动 □ 保护管路

附：原表单（2016 年版）

胸壁良性肿瘤外科治疗临床路径表单

适用对象：第一诊断为胸壁良性肿瘤（ICD-10：D D15.751）

行胸壁肿瘤切除术（ICD-9-CM-3：34.4）

患者姓名：		性别：	年龄：	门诊号：	住院号：
住院日期：	年 月 日	出院日期：	年 月 日		标准住院日：≤10 天

时间	住院第 1 天	住院第 2~5 天 （术前日）	住院第 2~6 天 （手术日）
主要诊疗工作	□ 询问病史及体格检查 □ 完成病历书写 □ 开化验单及检查申请单 □ 主管医师查房 □ 初步确定治疗方案	□ 上级医师查房 □ 术前准备与术前评估 □ 术前讨论，确定手术方案 □ 根据病情需要，完成相关科室会诊 □ 住院医师完成病程日志及术前小结、上级医师查房记录等病历书写 □ 签署手术知情同意书、自费用品协议书、输血同意书、授权委托同意书 □ 向患者及家属交代围术期注意事项	□ 手术 □ 术者完成手术记录 □ 住院医师完成术后病程 □ 上级医师查房 □ 观察生命体征 □ 向患者及家属交代病情及术后注意事项
重点医嘱	**长期医嘱：** □ 胸外科二级护理 □ 普食 □ 患者既往基础用药 **临时医嘱：** □ 血常规、尿常规、便常规 □ 凝血功能、血型、肝功能、肾功能、电解质、感染性疾病筛查、动脉血气分析、心电图 □ 影像学检查：胸片正侧位、胸部 CT □ 必要时：24 小时动态心电图、全身骨扫描、超声心动图、穿刺活检等	**长期医嘱：** □ 胸外科二级护理 □ 饮食 □ 患者既往基础用药 **临时医嘱：** □ 明日全身麻醉下拟行 ◎肿瘤切除术 □ 术前禁食、禁水 □ 术前备皮 □ 备血（酌情） □ 术前镇静药物（酌情） □ 其他特殊医嘱	**长期医嘱：** □ 胸外科特级或一级护理 □ 清醒后 6 小时进流质饮食 □ 吸氧（酌情） □ 体温、心电、血压、呼吸、脉搏、血氧饱和度监测 □ 记引流量 □ 雾化吸入 □ 镇痛药物 **临时医嘱：** □ 止血药物使用（必要时） □ 其他特殊医嘱
主要护理工作	□ 介绍病房环境、设施和设备 □ 入院护理评估 □ 宣教及辅助戒烟	□ 宣教、备皮等术前准备 □ 提醒患者术前禁食、禁水 □ 呼吸功能锻炼	□ 观察病情变化 □ 术后心理和生活护理 □ 保持呼吸道通畅
病情变异记录	□ 无 □ 有，原因： 1. 2.	□ 无 □ 有，原因： 1. 2.	□ 无 □ 有，原因： 1. 2.
护士签名			
医师签名			

时间	住院第 3~7 天 （术后第 1 日）	住院第 4~9 天 （术后第 2~7 日）	住院第 ≤10 天 （出院日）
主要诊疗工作	□ 上级医师查房 □ 住院医师完成病程书写 □ 观察胸腔引流情况 □ 注意生命体征、血氧饱和度及肺部呼吸音 □ 鼓励并协助患者排痰 □ 必要时纤维支气管镜吸痰	□ 上级医师查房 □ 住院医师完成病程书写 □ 视病情复查血常规、血生化及胸片 □ 视情况拔除引流管并切口换药 □ 必要时纤维支气管镜吸痰	□ 上级医师查房，明确是否出院 □ 住院医师完成出院小结、病历首页等 □ 向患者及家属交代出院后注意事项 □ 根据术后病理确定术后治疗方案
重点医嘱	**长期医嘱：** □ 胸外科一级护理 □ 普通饮食 □ 吸氧 □ 心电监护 □ 雾化吸入 □ 记引流量 **临时医嘱：** □ 根据情况酌情补液 □ 血气分析（必要时） □ 其他特殊医嘱	**长期医嘱：** □ 胸外科二级护理 □ 拔除引流管 □ 停吸氧、停心电监护 □ 停雾化 **临时医嘱：** □ 拔除引流管 □ 切口换药、拆线 □ 复查胸片、血常规、肝功能、肾功能、电解质 □ 其他特殊医嘱	**临时医嘱：** □ 切口换药 □ 通知出院 □ 出院带药 □ 定期复诊
主要护理工作	□ 观察患者病情 □ 心理与生活护理 □ 协助患者咳痰	□ 观察患者病情 □ 心理与生活护理 □ 协助患者咳痰	□ 观察病情变化 □ 心理和生活护理 □ 术后康复指导
病情变异记录	□ 无　□ 有，原因： 1. 2.	□ 无　□ 有，原因： 1. 2.	□ 无　□ 有，原因： 1. 2.
护士签名			
医师签名			

第十九章

漏斗胸临床路径释义

【医疗质量控制指标】

指标一、术前胸部 CT+三维重建、CT 指数完成率。

指标二、超声心动图完成率。

指标三、术前 30 分钟预防性抗菌药物使用率。

指标四、切口不愈合、延迟愈合率。

指标五、术后肺部感染、呼吸衰竭发生率。

指标六、围术期输血量。

指标七、平均住院时间。

一、漏斗胸编码

疾病名称及编码：漏斗胸（ICD-10：Q67.6）

手术操作名称及编码：微创漏斗胸矫形术（ICD-9-CM-3：34.74）

二、临床路径检索方法

Q67.6 伴 34.74

三、国家医疗保障疾病诊断相关分组（CHS-DRG）

MDCI 肌肉、骨骼疾病及功能障碍

IV1 除脊柱外先天性骨骼肌肉系统疾患

EB1 胸部大手术

四、漏斗胸临床路径标准住院流程

（一）适用对象

第一诊断为漏斗胸（ICD-10：Q67.6）

行微创漏斗胸矫形术（以下简称 NUSS 手术）（ICD-9-CM-3：34.74）。

> **释义**
>
> ■ 适用对象编码参见第一部分。
>
> ■ 漏斗胸（pectus excavatum，PE）是胸骨、肋软骨及一部分肋骨向脊柱呈漏斗状凹陷的一种畸形，多累及第 3 肋软骨至第 7 肋软骨，向内凹陷变形，一般在胸骨剑突的上方凹陷最深，常伴有肋缘外翻、胸骨旋转、脊柱侧弯等。
>
> ■ Nuss 手术是自 1998 年，美国 Donald Nuss 医师报道的一种不截骨的胸腔镜监视下进行的微创手术，该手术通过放置钢板抬高胸骨，改善胸廓容积，从而解除对心脏、肺脏压迫。

（二）诊断依据

根据《临床诊疗指南·小儿外科学分册》（中华医学会编著，人民卫生出版社，2005 年）和《临床技术操作规范·小儿外科学分册》（中华医学会编著，人民军医出版社，2005 年）。

1. 病史：发现前胸壁凹陷。
2. 临床表现：胸闷，胸痛，心律不齐，运动耐力下降，易发生呼吸道感染，食欲低下。
3. 体征：胸骨体向背侧下陷，下部肋软骨向背侧弯曲，双侧肋外翻，特殊体形：头颅前伸、两肩前倾、前胸下陷、后背弓状、腹部膨隆。
4. 辅助检查：胸部 X 线片、胸部 CT 重建、心电图、超声心动图、肺功能等。胸部 CT：胸骨体向后凹陷，胸骨后与脊柱前间隙距离明显缩短，心脏受压移位。
5. 病情分级：胸部 CT 测量 Haller 指数（HI）。

轻度：HI < 3.2。
中度：3.2 ≤ HI ≤ 3.5。
重度：HI > 3.5。

释义

■ 本路径的制订主要参考国内权威参考书籍和诊疗指南。

■ 病史和体征是诊断漏斗胸的主要依据，患者有前胸壁凹陷病史，表现为胸骨体向背侧下陷，下部肋软骨向背侧弯曲，双侧肋外翻，可伴有胸闷、胸痛、心律不齐、运动耐力下降、易发生呼吸道感染、食欲低下等症状。本病可通过胸部 CT 重建检查测量 Haller 指数（胸廓凹陷最低点处最大内横径与同一层面前胸壁凹陷最深点后缘至脊柱前缘距离的比值）为患者病情分度。胸部 X 线片、心电图、超声心动图等可判断患者有无合并症及手术禁忌证。

■ CT 检查测量 CT 指数从而评价漏斗胸严重程度，CT 指数是指胸骨凹陷最低点的胸廓横径/凹陷最低点到椎体前的距离。在正常人平均指数为 2.52，< 3.2 轻度，3.2~3.5 中度，重度 > 3.5，如测量值 > 6，表示为极重度。

■ 其他的辅助检查还有心电图、心脏彩超、肺功能。

（三）选择治疗方案的依据

根据《临床诊疗指南·小儿外科学分册》（中华医学会编著，人民卫生出版社，2005 年）和《临床技术操作规范·小儿外科学分册》（中华医学会编著，人民军医出版社，2005 年）。

释义

■ 本病确诊后，通过胸部 CT 检查判断 Haller 指数为中度及以上，或胸壁畸形进行性加重，或心电图、肺功能等提示心肺功能损害，或患者不能忍受畸形的外观改变时，即应通过手术治疗。

■ NUSS 手术指征包括以下两个或两个以上标准：①CT 指数大于 3.25；②肺功能提示限制性或阻塞性气道病变；③心电图、超声心动检查发现不完全右束支传导阻滞、二尖瓣脱垂等异常；④畸形进展且合并明显症状；⑤外观的畸形使病儿不能忍受。

（四）标准住院日≤10 天

> **释义**
>
> ■ 如果患者术后恢复条件允许，住院时间可以低于上述住院天数。

（五）进入路径标准

1. 第一诊断必须符合 ICD-10：Q67.6 漏斗胸疾病编码。
2. 胸部有明显畸形。
3. 年龄大于 3 岁。
4. 当患者同时具有其他疾病诊断，但在门诊治疗期间不需要特殊处理也不影响第一诊断的临床路径流程实施时，可以进入路径。

> **释义**
>
> ■ 患者同时具有其他疾病影响第一诊断或不影响第一诊断但需同期进行其他手术，临床路径流程实施时均不适合进入本路径。

（六）术前准备≤2 天

1. 必需的检查项目：
(1) 血常规、尿常规、血型。
(2) 凝血功能、肝功能测定、肾功能测定、电解质、感染性疾病筛查（乙型肝炎、丙型肝炎、梅毒、艾滋病）。
(3) X 线胸片、心电图、肺功能。
(4) 胸部 CT。
(5) 超声心动图。
2. 根据患者病情可选择的检查项目：24 小时动态心电图、心肌酶、脊柱 X 线片、血气分析、维生素和微量元素等相关检查等。

> **释义**
>
> ■ 血常规、尿常规、肝功能、肾功能、电解质、血型、凝血功能、感染性疾病筛查、心电图、胸部 X 线片、超声心动图、肺功能、胸部 CT 是先天性漏斗胸手术前最基本的常规检查，进入路径的患者均需完成。如患者心电图检查发现严重心律失常，或超声心动图检查发现心脏相关疾病，需要行 24 小时动态心电图、心肌酶检查；伴有脊柱侧弯等脊柱相关并发疾病的患者，需要行脊柱 X 线片检查。
>
> ■ 部分检查可以在门诊完成。

（七）预防性抗菌药物选择与使用时机

抗菌药物使用：按照《抗菌药物临床应用指导原则（2015 年版）》（国卫办医发〔2015〕43 号）执行，并根据患者的病情决定抗菌药物的选择与使用时间。可使用第二代头孢菌素。

释义

■ 漏斗胸 NUSS 术后，常规预防应用抗菌药物，术后根据患者体温情况及感染相关检查结果，酌情更换或停用抗菌药物。一般情况下，若患者无头孢菌素类药物过敏史，常规预防应用第二代头孢菌素类药物。

（八）手术日为入院≤3天

1. 麻醉方式：气管插管全身麻醉。
2. 手术方式：NUSS 术。
3. 手术置入物：NUSS 钢板及固定装置。
4. 输血：视术中具体情况而定。
5. 胸腔闭式引流：先天性心脏病术后、合并肺部疾病或复杂漏斗胸患者，视术中具体情况而定。
6. 术中保温：术中监测体温，可采用预加温、提高手术室室温、使用液体加温装置、加温毯、暖风机等措施维持患者术中中心体温 > 36℃ 。

释义

■ 完善手术前相关检查，并确定患者有手术适应证、无手术禁忌证后，可行手术治疗先天性漏斗胸。手术方式为 NUSS 术，手术于气管插管全身麻醉下进行，手术需应用到内植入物 NUSS 板。术中一些特殊情况可能需要放置胸腔闭式引流管用于术后监测有无气胸及积液情况，具体视术中情况而定。术中应注意保温，监测体温，适当采用加温措施维持患者术中体温。

（九）术后住院恢复≤7天

1. 必须复查的检查项目：
（1）血常规。
（2）X 线胸片。
2. 基本治疗方案：嘱患者术后矫正站姿、坐姿。
3. 抗菌药物使用：按照《抗菌药物临床应用指导原则（2015 年版）》（国卫办医发〔2015〕43 号）执行，并根据患者的病情决定抗菌药物的选择与使用时间。可使用第二代头孢菌素。如出现术后感染或排斥，可适当延长抗菌药应用时间，并结合药敏结果选择抗菌药物。
4. 术后镇痛：依据患者年龄及身高体重等一般状况，选择适当镇痛药物，充分镇痛。预防性镇痛和多模式镇痛方法：①神经阻滞；②椎管内镇痛；③静脉镇痛；④口服给药。

释义

■ 漏斗胸 NUSS 术后应尽早对患者进行健康教育及康复指导，嘱其早下地活动，规范其站姿、坐姿。术后按时停用预防用抗菌药物，如术后出现发热等情况，可行血常规检查，酌情延长或更换抗菌药物。如果患者术后出现感染或排斥，需结合血常规或细菌学等检查选择相应抗菌药物，同时注意伤口换药等处理。定期胸部 X 线片检查，了解有无术后气胸、胸腔积液等并发症，以及内植入支架位置情况。术后建议根据患者一般状况，采取镇痛以减轻疼痛，更早下地活动。

（十）出院标准

1. 切口愈合良好，或门诊可处理的愈合不良切口。
2. 体温正常。
3. 血常规基本正常，X 线胸片呈正常术后改变，无明显异常。
4. 无需要住院处理的其他并发症或合并症。

> **释义**
>
> ■ 如果出现并发症，是否需要继续住院处理，由主管医师具体决定。

（十一）变异及原因分析

1. 存在影响手术的合并症，术前需要进行相关的诊断和治疗。
2. 术后出现肺部感染、置入物移位、切口愈合不良等并发症，需要延长治疗时间。

> **释义**
>
> ■ 微小变异：因为医院检验项目的及时性未保证，不能按照要求完成检查；因为节假日不能按照要求完成检查；患者不愿配合完成相应检查，短期不愿按照要求出院随诊。
>
> ■ 重大变异：因基础疾病需要进一步诊断和治疗；因各种原因需要其他治疗措施；患者要求离院或转院；不愿按照要求出院随诊而导致入院时间明显延长。

五、漏斗胸临床路径给药方案

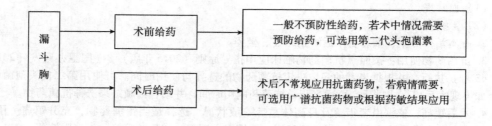

（一）用药选择

术前一般选用二代头孢菌素作为预防用药，术前 0.5~2 小时，或麻醉开始时首次给药；手术时间超过 3 小时或失血量大于 1500ml，术中可给予第 2 剂。总预防用药时间一般不超过 24 小时，个别情况可延长至 48 小时。一般选用第二代头孢菌素作为预防用药。Ⅰ 类切口手术一般不预防使用抗菌药物，确需使用时，要严格掌握适应证、药物选择、用药起始与持续时间。给药方法要按照《抗菌药物临床应用指导原则》。

（二）药学提示

1. 禁用于对任何一种头孢菌素类抗菌药物有过敏史及有青霉素过敏史的患者。

2. 用药前必须详细询问患者先前有否对头孢菌素类、青霉素类或其他药物的过敏史。有青霉素类、其他 β-内酰胺类及其他药物过敏史的患者，有明确应用指征时应谨慎使用本类药物。在用药过程中一旦发生过敏反应，必须立即停药。如发生过敏性休克，必须立即就地抢救并予以肾上腺素等相关治疗。

3. 本类药物多数主要经肾脏排泄，中度以上肾功能不全患者应根据肾功能适当调整剂量。

4. 应注意药物与其他药物相互作用，如大环内酯类药物与甲泼尼龙、茶碱、卡马西平、华法林等药物有相互作用。

5. 应注意药物的使用剂量、时间及用药途径。

（三）注意事项

1. 若患者出现发热、白细胞计数升高等感染迹象应根据药敏及时调整用药。

2. 应用头孢菌素类药物前应做皮试，对于有青霉素或头孢类过敏史的患者应慎用，警惕过敏。

六、漏斗胸患者护理规范

1. 密切观察病情，监测心率、血压、氧饱和度、呼吸频率和节律等变化，及早发现和处理气胸、胸腔积液等并发症的发生。

2. 活动与休息：术后保持平卧位，睡硬板床，不宜侧卧及左右翻身，扶患者坐起时注意不可牵拉患儿的上肢，双手扶住患者的双肩和背部，保持背部挺直，防止胸骨后钢板发生移位。术后第 1 日鼓励患儿尽早下床活动，第 2 日可站立、行走，但要注意保持上身平直，以防发生脊柱侧弯。

3. 饮食护理：进食高蛋白高热量高纤维素易消化的饮食。

4. 疼痛护理：及时进行疼痛评估，必要时给予药物镇痛。

5. 用药护理：应严格按照医嘱服用抗生素、化痰及镇咳药物。

6. 心理护理：患者一般年龄偏小，与患者及家属建立良好的关系，多鼓励及非言语性的安慰，增加患儿接受治疗的依从性。

七、漏斗胸患者营养治疗规范

1. 治疗期间，饮食宜清淡，忌食刺激性食物，如辣椒、咖喱、芥末、蒜等。减少高糖、高油、高盐分的食物。

2. 坚持营养平衡普食，每日不少于 13 种食物，包含谷薯类、蔬菜水果类、肉蛋奶及豆制品类以及适量的油脂类。保持优质蛋白质食物占总蛋白质 50% 以上。

3. 戒烟。

4. 体液丢失过量是需要补充水分，每日至少 > 1700ml 水，必要时根据体液电解质情况补充盐分。

八、漏斗胸患者健康宣教

1. 术后恢复时间较长，出院后 1 个月内保持良好的直立姿势，挺胸并限制活动，不做弯腰、扭腰或翻滚等动作，嘱家长加强看护患儿，防止发生外伤；术后 2 个月内不要搬重物；1 年内不进行剧烈的体育活动，如篮球、足球运动。

2. 定期复查：术后 1、3、9 个月来院复查胸片，了解矫形板的位置，如有移位及时处理。

3. 术后 2~4 年行矫形板取出术。

九、推荐表单

（一）医师表单

漏斗胸临床路径医师表单

适用对象：第一诊断为漏斗胸（ICD-10：Q67.6）
行 NUSS 手术（ICD-9-CM-3：34.74）

患者姓名：		性别： 年龄： 门诊号：	住院号：
住院日期： 年 月 日		出院日期： 年 月 日	标准住院日：≤10 天

时间	住院第 1 天	住院第 2 天	住院第 2~3 天（手术日）
主要诊疗工作	□ 询问病史及体格检查 □ 完成病历书写 □ 开化验单及检查申请单 □ 准确测量两侧腋中线距离，选择合适长度的 NUSS 钢板 □ 上级医师查房，初步确定诊断 □ 向患者及家属交代病情及其注意事项	□ 上级医师查房 □ 完成入院检查 □ 完成上级医师查房记录等病历书写 □ 患者家属签署手术同意书、输血知情同意书	□ 全麻下行 NUSS 手术 □ 术者完成手术记录 □ 主管医师完成术后病程记录
重点医嘱	长期医嘱： □ 胸外科护理常规 □ 二级护理 □ 普通饮食 □ 其他医嘱 临时医嘱： □ 血常规、尿常规、血型 □ 肝功能、肾功能、电解质、凝血功能、感染性疾病筛查 □ 胸部 CT、心电图、超声心动图 □ 其他医嘱	长期医嘱： □ 胸外科护理常规 □ 二级护理 □ 普通饮食 □ 其他医嘱 临时医嘱： □ 术前禁食、禁水 □ 术前针注射 □ 其他医嘱	长期医嘱： □ 胸外科特级或一级护理 □ 禁食、禁水 □ 吸氧 □ 心电监护 □ 静脉应用抗菌药物 □ 其他医嘱 临时医嘱： □ 抗菌药物 □ 止血、镇痛等治疗（酌情） □ 其他对症支持治疗
病情变异记录	□ 无 □ 有，原因： 1. 2.	□ 无 □ 有，原因： 1. 2.	□ 无 □ 有，原因： 1. 2.
医师签名			

时间	住院第 3~9 天 （术后第 1~7 天）	住院第 6~10 天 （出院日）
主要 诊疗 工作	□ 上级医师查房 □ 指导合理饮食及适当活动 □ 完成病程记录	□ 上级医师查房，进行评估，确定有无并发症情 　况，明确是否出院 □ 完成出院记录、病案首页、出院证明书等 □ 向患者交代出院后的注意事项 □ 术后 2 个月恢复正常活动，术后 2~3 年去除置 　入物
重 点 医 嘱	**长期医嘱：** □ 胸外科一级护理 □ 停吸氧 □ 停心电监护 □ 其他医嘱 **临时医嘱：** □ 对症支持治疗	**出院医嘱：** □ 注意营养及适当锻炼 □ 门诊随访
病情 变异 记录	□ 无　□ 有，原因： 1. 2.	□ 无　□ 有，原因： 1. 2.
医师 签名		

（二）护士表单

漏斗胸临床路径护士表单

适用对象：第一诊断为漏斗胸（ICD-10：Q67.6）

行 NUSS 手术（ICD-9-CM-3：34.74）

患者姓名：	性别：	年龄：	门诊号：	住院号：
住院日期： 年 月 日	出院日期： 年 月 日			标准住院日：≤10 天

时间	住院第1天	住院第2天	住院第2~3天（手术日）
健康宣教	□ 介绍主管医师、护士 □ 介绍环境、设施 □ 介绍住院注意事项 □ 向患者宣教戒烟、戒酒的重要性，及减少二手烟的吸入	□ 主管护士与患者沟通，了解并指导心理应对 □ 宣教疾病知识、用药知识及特殊检查操作过程 □ 告知检查及操作前后饮食、活动及探视注意事项及应对方式	□ 主管护士与患者沟通，了解并指导心理应对 □ 宣教疾病知识、用药知识及特殊检查操作过程 □ 告知检查及操作前后饮食、活动及探视注意事项及应对方式
护理处置	□ 核对患者，佩戴腕带 □ 建立入院护理病历 □ 卫生处置：剪指甲、沐浴、更换病号服	□ 随时观察患者病情变化 □ 遵医嘱正确使用抗菌药物 □ 协助医师完成各项检查化验 □ 术前准备	□ 随时观察患者病情变化
健康宣教	□ 二级护理 □ 晨晚间护理 □ 患者安全管理	□ 二级护理 □ 晨晚间护理 □ 患者安全管理	□ 术后一般护理常规及麻醉后护理常规 □ 晨晚间护理 □ 患者安全管理
专科护理	□ 护理查体 □ 呼吸频率、血氧饱和度监测 □ 需要时填写跌倒及压疮防范表 □ 需要时请家属陪护 □ 心理护理	□ 呼吸频率、血氧饱和度监测 □ 遵医嘱完成相关检查 □ 心理护理 □ 遵医嘱正确给药 □ 提供并发症征象的依据	□ 观察生命体征，做好监护记录 □ 引流管护理
重点医嘱	□ 详见医嘱执行单	□ 详见医嘱执行单	□ 详见医嘱执行单
病情变异记录	□ 无 □ 有，原因： 1. 2.	□ 无 □ 有，原因： 1. 2.	□ 无 □ 有，原因： 1. 2.
护士签名			

时间	住院第 3~9 天 （术后第 1~7 天）	住院第 6~10 天 （出院日）
健康宣教	□ 介绍主管医师、护士 □ 介绍环境、设施 □ 介绍住院注意事项	□ 康复和锻炼 □ 定时复查 □ 出院带药服用方法 □ 饮食休息等注意事项指导 □ 讲解增强体质的方法，减少感染的机会
护理处置	□ 随时观察患者病情变化 □ 遵医嘱正确使用抗菌药物 □ 协助医师完成各项检查化验	□ 办理出院手续 □ 书写出院小结
健康宣教	□ 二级护理 □ 晨晚间护理 □ 患者安全管理	□ 二级护理 □ 晨晚间护理 □ 患者安全管理
专科护理	□ 护理查体 □ 呼吸频率、血氧饱和度监测 □ 需要时填写跌倒及压疮防范表 □ 需要时请家属陪护 □ 心理护理	□ 病情观察 □ 心理护理
重点医嘱	□ 详见医嘱执行单	□ 详见医嘱执行单
病情变异记录	□ 无　□ 有，原因： 1. 2.	□ 无　□ 有，原因： 1. 2.
护士签名		

（三）患者表单

漏斗胸临床路径患者表单

适用对象：第一诊断为漏斗胸（ICD-10：Q67.6）

行 NUSS 手术（ICD-9-CM-3：34.74）

患者姓名：	性别：	年龄：	门诊号：	住院号：
住院日期：　年　月　日	出院日期：　年　月　日			标准住院日：≤10 天

时间	住院第 1 天	住院期间第 3~7 天	住院第 7~10 天（手术日）
医患配合	□ 配合询问病史、收集资料，请务必详细告知既往史、手术史、过敏史 □ 配合进行体格检查 □ 配合完善相关检查、化验，如采血、留尿、心电图、X 线胸片等 □ 医师向患者及家属介绍手术，如有异常检查结果需进一步检查 □ 有任何不适告知医师	□ 配合用药及治疗 □ 配合医师调整用药 □ 有任何不适告知医师	□ 接受出院前指导 □ 指导复查程序 □ 获取出院诊断书
护患配合	□ 配合测量体温、脉搏、呼吸、血压、血氧饱和度、体重 □ 配合完成入院护理评估单（简单询问病史、过敏史、用药史） □ 接受入院宣教（环境介绍、病室规定、订餐制度、贵重物品保管等） □ 有任何不适告知护士	□ 配合测量体温、脉搏、呼吸，询问每日排便情况 □ 接受相关化验检查宣教，正确留取标本，配合检查 □ 有任何不适告知护士 □ 接受输液、服药治疗 □ 注意活动安全，避免坠床或跌倒 □ 配合执行探视及陪护 □ 接受疾病及用药等相关知识指导	□ 接受出院宣教 □ 办理出院手续 □ 获取出院带药 □ 指导服药方法、作用、注意事项 □ 知道复印病历方法
饮食	□ 普通饮食	□ 普通饮食	□ 普通饮食
排泄	□ 正常排尿便	□ 正常排尿便	□ 正常排尿便
活动	□ 适量活动	□ 适量活动	□ 适量活动

附：原表单（2019 年版）

漏斗胸临床路径表单

适用对象：第一诊断为漏斗胸（ICD-10：Q67.6）
　　　　　行 NUSS 手术（ICD-9-CM-3：34.74）

患者姓名：		性别：	年龄：	门诊号：	住院号：
住院日期：　年　月　日		出院日期：　年　月　日			标准住院日：≤10 天

时间	住院第 1 天	住院第 2 天	住院第 2~3 天（手术日）
主要诊疗工作	□ 询问病史及体格检查 □ 完成病历书写 □ 开化验单及医技申请单 □ 准确测量两侧腋中线距离，选择合适长度的 NUSS 钢板 □ 上级医师查房，初步确定诊断 □ 向患者及家属交代病情及注意事项	□ 上级医师查房 □ 完成入院检查 □ 完成上级医师查房记录等病历书写 □ 患者家属签署手术同意书、输血知情同意书	□ 全身麻醉下行 NUSS 手术 □ 完成术后病程记录 □ 向患者家属交代手术情况及术后注意事项
重点医嘱	**长期医嘱：** □ 胸外科护理常规 □ 二级护理 □ 普通饮食 □ 其他医嘱 **临时医嘱：** □ 血常规、尿常规、血型 □ 肝功能、肾功能、电解质、凝血功能、感染性疾病筛查 □ 胸部 CT、心电图、超声心动图 □ 其他医嘱	**长期医嘱：** □ 胸外科护理常规 □ 二级护理 □ 普通饮食 □ 其他医嘱 **临时医嘱：** □ 术区备皮 □ 术前禁食、禁水（术前 4 小时禁食，2 小时禁水） □ 术前针注射 □ 留置导尿管（可选） □ 其他医嘱	**长期医嘱：** □ 胸外科特级或一级护理 □ 禁食、禁水 □ 吸氧 □ 心电监护 □ 胸管引流，计量（酌情） □ 持续导尿（可选） □ 静脉应用抗菌药物 □ 术后镇痛 □ 其他医嘱 **临时医嘱：** □ 抗菌药物 □ 止血、镇痛等治疗（酌情） □ 其他对症支持治疗
主要护理工作	□ 介绍病房环境、设施和设备 □ 入院护理评估 □ 宣教	□ 观察患者病情变化 □ 心理护理	□ 术后一般护理常规及麻醉后护理常规 □ 观察生命体征，做好监护记录 □ 引流管护理（酌情）
病情变异记录	□ 无　□ 有，原因： 1. 2.	□ 无　□ 有，原因： 1. 2.	□ 无　□ 有，原因： 1. 2.
护士签名			
医师签名			

时间	住院第 3~9 天 （术后第 1~7 天）	住院第 6~10 天 （出院日）
主要诊疗工作	□ 上级医师查房 □ 指导合理饮食及适当活动 □ 完成病程记录	□ 上级医师查房，进行评估，确定有无并发症情况，明确是否出院 □ 完成出院记录、病案首页、出院证明书等 □ 向患者交代出院后的注意事项 □ 术后 2 个月恢复正常活动，术后 2~3 年去除置入物
重点医嘱	长期医嘱： □ 胸外科一级护理 □ 停记尿量 □ 停吸氧 □ 停心电监护 □ 普通饮食 □ 静脉应用抗菌药物 □ 其他医嘱 临时医嘱： □ 其他医嘱对症支持治疗 □ 拔除胸管（酌情） □ 尿管（可选）	出院医嘱： □ 血常规 □ X 线胸片 □ 换药 □ 注意营养及适当锻炼 □ 门诊随访
护理工作	□ 观察患者病情变化 □ 术后康复指导	□ 指导患者办理出院手续 □ 康复宣教
病情变异记录	□ 无　□ 有，原因： 1. 2.	□ 无　□ 有，原因： 1. 2.
护士签名		
医师签名		

第二十章

创伤性膈疝（无穿孔或绞窄）临床路径释义

【医疗质量控制指标】

指标一、术前消化道造影检查率。

指标二、微创手术完成率。

指标三、术前 30 分钟预防性抗菌药物使用率。

指标四、术后抑酸药物使用率。

指标五、胃肠道绞窄坏死率。

指标六、术后肺部感染发生率。

指标七、平均住院日。

一、创伤性膈疝编码

1. 原编码：

疾病名称及编码：创伤性膈疝（无穿孔或绞窄）（ICD-10：K44.901+S27.801）

手术操作名称及编码：膈疝修补术（ICD-9-CM-3：34.82+53.7-53.82）

2. 修改编码：

疾病名称及编码：创伤性膈疝（无穿孔或绞窄）（ICD-10：S27.805）

手术操作名称及编码：膈疝修补术（ICD-9-CM-3：53.7/53.8）

二、临床路径检索方法

S27.805 伴（53.7/53.8）

三、国家医疗保障疾病诊断相关分组（CHS-DRG）

MDCE 呼吸系统疾病及功能障碍

EU1 重大胸部创伤

GE2 疝其他手术

四、创伤性膈疝（无穿孔或绞窄）临床路径标准住院流程

（一）适用对象

第一诊断为创伤性膈疝（无穿孔或绞窄）（ICD-10：K44.901+S27.801）

行膈疝修补术（包括经胸入路和经腹入路，手术方式包括开放和腔镜）（ICD-9-CM-3：34.82 +53.7 -53.82）。

释义

■ 适用对象编码参见第一部分。本路径适用对象为无穿孔或绞窄的创伤性膈疝，不包含食管裂孔疝。合并穿孔或绞窄、合并腹腔脏器损伤、严重胸外伤的患者术中需行更为复杂的处置，治疗费用或恢复时间会增加，不进入本路径。

（二）诊断依据

根据《临床诊疗指南·胸外科分册》（中华医学会编著，人民卫生出版社，2009年）。

1. 临床表现：
（1）外伤病史。
（2）胸腹部疼痛不适，胸闷、气促。
（3）下胸部闻及肠鸣。
（4）消化道梗阻症状。

2. 辅助检查：
（1）上消化道造影：膈上方见胃肠影，推荐使用碘油造影。
（2）胸腹部 CT：可见异常的胸内胃肠异位表现。
（3）胃镜。

> **释义**
>
> ■ 急性期患者主要表现为剧烈疼痛、呼吸困难、发绀和创伤性休克。如果外伤后膈肌破裂不重，或为网膜、肝脏封闭，或疝入胸腔的脏器不多，诊断可能被遗漏，患者进入潜伏期。在此期间，患者可以毫无症状。85%的潜伏期患者在外伤后3年内进入梗阻、绞窄期。患者症状明显，除肠梗阻外，可出现肠绞窄、穿孔。患者严重呼吸困难、胸腔大量积液和积气，甚至发生中毒性休克，如诊断、治疗不及时，可很快死亡。少数患者，特别是子弹或刀刺伤患者，潜伏期可长达数年至数十年。
>
> ■ 急性期患者 X 线片上看到受伤侧膈肌升高，模糊和不规则。肋膈角钝，纵隔移位。若看到胸腔内有含气、液体的胃肠影像或实体脏器影像，则诊断可以确定。另外，下胃管时若遇到困难或下胃管后摄 X 线片发现胃管全部在胸腔内时，可进一步证实诊断。
>
> ■ 上消化道影，不推荐使用钡餐造影。
>
> ■ 如辅助检查发现存在消化道穿孔需退出临床路径。怀疑穿孔时禁行胃镜检查。
>
> ■ 不必等待所有辅助检查全部完善，一旦确立诊断即可安排手术。

（三）选择治疗方案的依据

根据《临床诊疗指南·胸外科分册》（中华医学会编著，人民卫生出版社，2009年）。

手术治疗：膈疝修补术。

> **释义**
>
> ■ 膈肌破裂，不论是穿透性或非穿透性，一旦诊断确立，应及时行手术治疗。
>
> ■ 急性期患者往往合并腹腔脏器损伤，因此应经腹同时行膈肌修补和损伤脏器的处理。在怀疑胸腔内脏器也有损伤时，应另做胸部切口，经胸处理。
>
> ■ 潜伏期的患者，应经胸行膈肌修补术。
>
> ■ 手术可经胸或经腹，可开放或腔镜。如因其他伤情需同时进行手术，如肠切除吻合、肋骨骨折手术等，或术中应用人工材料明显增加治疗费用可退出路径。

（四）标准住院日≤12天

> **释义**
>
> ■ 术前准备≤4天，在第≤5天实施手术，术后恢复≤7天。总住院时间不超过12天均符合路径要求。

（五）进入路径标准

1. 第一诊断必须符合 ICD-10：K44.901，S27.801 膈疝（无穿孔或绞窄）疾病编码。
2. 当患者同时具有其他疾病诊断，但在门诊治疗期间不需要特殊处理也不影响第一诊断的临床路径流程实施时，可以进入路径。

> **释义**
>
> ■ 本路径适用对象为无穿孔或绞窄的创伤性膈疝。
>
> ■ 患者同时具有其他疾病或损伤，影响第一诊断的临床路径流程实施时均不适合进入临床路径。
>
> ■ 合并穿孔或绞窄或合并腹腔脏器损伤的患者术中需行更为复杂的处置，治疗费用或恢复时间会增加，不进入本路径。
>
> ■ 合并连枷胸、大量血胸、怀疑大气道损伤、食管损伤、需手术治疗的肋骨骨折及胸骨骨折、严重肺挫/裂伤、呼吸衰竭、休克、心脏损伤、主动脉损伤，合并其他部位损伤需针对性专科治疗者，临床医师判断治疗时间及费用将显著增加的，可不进入临床路径。

（六）术前准备≤4天

1. 必需的检查项目：
(1) 血常规、尿常规、便常规。
(2) 凝血功能、肝功能测定、肾功能测定、电解质、血型、感染性疾病筛查（乙型肝炎，丙型肝炎，梅毒，艾滋病等）。
(3) X线胸片、心电图。
(4) 胸腹部 CT。
(5) 上消化道造影。
(6) 腹部超声检查。
2. 根据患者病情，可选择的检查项目：动脉血气分析、超声心动图、冠脉 CTA、肺功能等。

> **释义**
>
> ■ 急性期患者往往合并活动性出血、呼吸衰竭等需急诊手术，因此不必等待全部辅助检查完成，诊断明确后排除手术禁忌即可安排手术。
>
> ■ 生命体征平稳、病情稳定患者可住院后常规安排详尽的术前检查。

■ 根据伤情行特殊相关检查：怀疑大血管损伤者可行数字减影血管造影、CT 血管造影（CTA，CT angiography）；怀疑大气道损伤者可行支气管镜检查；怀疑食管损伤者可行消化道造影检查或口服美蓝溶液观察胸腔引流液颜色变化；怀疑心脏损伤者可行心电图、心肌酶谱、超声检查进一步明确；怀疑腹部脏器损伤者可行腹部 B 超、腹部 CT 检查。怀疑合并其他系统相关疾病者及时请相关科室会诊指导进一步诊疗。

■ 对于年龄大于 65 岁，或患者自述既往有明确的心绞痛，或入院检查心电图发现异常的，应行超声心动图或冠脉 CTA 检查。

（七）预防性抗菌药物选择与使用时机

按照《抗菌药物临床应用指导原则（2015 年版）》（国卫办医发〔2015〕43 号）执行。

> **释义**
>
> ■ 膈肌修补术属于Ⅰ类切口手术，可不用抗菌药物或按预防性应用抗菌药物原则使用药物，通常选用第二代头孢菌素。但膈肌损伤患者损伤暴力巨大，往往合并肺挫伤、肺不张、血气胸等，此时抗菌药物为治疗用药。

（八）手术日为入院第≤5 天

1. 手术时间：对于有穿孔、绞窄潜在风险的情况，可适时减少术前等待时间，必要时急诊手术。
2. 麻醉方式：全身麻醉。
3. 手术方式：膈疝修补术。
4. 输血：视术中具体情况而定。

> **释义**
>
> ■ 手术时机根据患者病情综合判定。
>
> ■ 对创伤性膈肌破裂的手术路径仍有不同意见。经胸入路的优点：①膈肌显露最佳；②便于处理合并的上腹部伤如脾破裂；③右侧膈肌破裂经胸修补显露良好操作方便。经腹入路的优点：①合并腹内脏器伤发生率高，经腹处理方便；②急性期脏器间无粘连，经腹还纳修补膈肌无困难；③多数伤员胸内脏器伤无须开胸处理。

（九）术后住院恢复≤7 天

1. 必须复查的项目：
（1）血常规、肝功能、肾功能、电解质。
（2）X 线胸片。

2. 术后用药：
（1）抗菌药物：按照《抗菌药物临床应用指导原则（2015 年版）》（国卫办医发〔2015〕43 号）执行。
（2）静脉或肠内营养。

> **释义**
>
> ■ 膈肌损伤患者往往合并肺挫伤、肺不张、血气胸等，需针对相应损伤应用抗菌药物治疗，同时应加用镇痛药物、化痰药物、雾化吸入药物。
> ■ 根据患者胃肠道功能恢复情况决定营养支持方式。

（十）出院标准

1. 恢复饮食。
2. 切口愈合良好，或门诊可处理的愈合不良切口。
3. 体温正常。
4. 胸片示术后改变。
5. 没有需要住院处理的其他并发症。

> **释义**
>
> ■ 进食后患者无发热、胸痛、腹痛等不适，正常排气、排便。
> ■ 如果出现并发症和/或合并症，是否需要继续住院治疗，由主管医师具体决定。

（十一）变异及原因分析

1. 存在影响手术的合并症，术前需要进行相关的诊断和治疗。
2. 术后出现肺部感染、呼吸衰竭、心力衰竭、消化道穿孔、胃肠功能障碍等并发症，需要延长治疗时间。

> **释义**
>
> ■ 微小变异：因为医院检验项目的及时性，不能按照要求完成检查；因为节假日不能按照要求完成检查；出现包裹性积液或迟发性血气胸行胸腔闭式引流术，未延长住院时间。
> ■ 重大变异：出现感染性血胸按脓胸处理；肺挫伤进展出现呼吸衰竭，需插管机械通气；包裹性积液或迟发性血气胸再次行胸腔闭式引流术，明显延长住院时间；术中出现麻醉或手术意外，术后需入住 ICU 进一步治疗；术后出现肺部感染、呼吸衰竭、心力衰竭、消化道穿孔、胃肠功能障碍等并发症，需要延长治疗时间、增加治疗费用；发现其他系统损伤或疾病，需要其他治疗措施，影响路径实施。患者不愿配合完成相应检查；医院与患者或家属发生医疗纠纷，患者要求离院或转院；不愿按照要求出院随诊而导致入院时间明显延长。
> ■ 微小变异可不退出路径，重大变异退出路径。

五、创伤性膈疝（无穿孔或绞窄）临床路径给药方案（可选用）

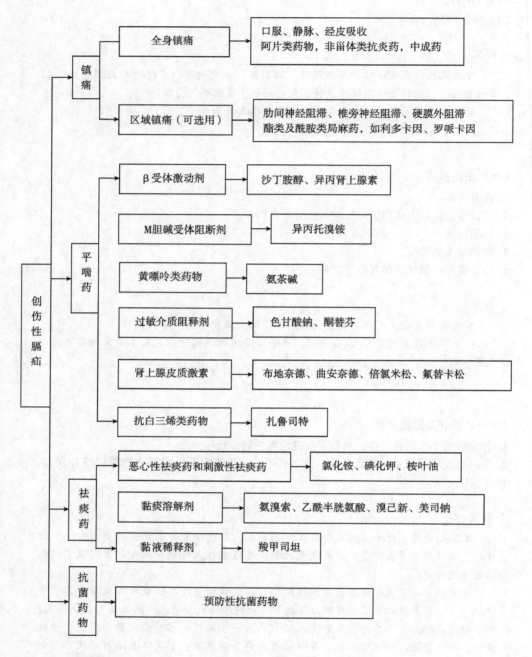

（一）用药选择

1. 镇痛：患者应给予一种或多种镇痛方法，根据镇痛效果调整用药剂量。

2. 平喘药：建议使用吸入型制剂，以增强呼吸道局部疗效，减少全身用药的不良反应。可以选用一种或多种药物。

3. 祛痰药：呼吸道分泌物多、痰液黏稠、长期吸烟者可使用祛痰药。可以选用一种或多种药物。

4. 应鼓励胸外伤患者咳嗽咳痰，轻度咳嗽有利于排痰，一般不需用镇咳药。

5. 预防性抗菌药物：第一、第二代头孢菌素，还可用头孢曲松。

（二）药学提示

1. 全身镇痛可能出现中枢神经抑制、呼吸抑制、恶心呕吐、消化道溃疡等不良反应；硬膜外阻滞可能出现全脊髓麻醉、脊髓损伤、尿潴留、麻醉药中毒、低血压等不良反应，有条件可选择椎旁阻滞镇痛方法，减少上述不良反应发生。

2. 平喘药：吸入用肾上腺皮质激素可能引起口咽部念珠菌感染。β受体激动剂：甲亢、冠心病患者禁用。异丙托溴铵：幽门梗阻患者禁用，对异丙托溴铵、阿托品过敏者禁用，吸入时如溅入眼部可引起闭角型青光眼眼压升高。沙丁胺醇：偶见肌肉震颤，外周血管舒张及代偿性心率加速、头痛、不安，过敏反应等。

3. 祛痰药：乙酰半胱氨酸。支气管哮喘患者禁用，偶可引起咯血，部分患者引起恶心、呕吐、流涕、胃炎等。

4. 头孢曲松勿与含钙液体如林格液或哈特曼液合用，以免产生沉淀物。

5. 预防性应用抗菌药物的用药时间为术前 30 分钟。

（三）注意事项

平喘药物、祛痰药物需在凉暗处保存。

六、膈疝（无穿孔或绞窄）患者护理规范

1. 密切病情观察，做好各项抢救准备工作，观察患者的血压、脉搏、呼吸及血氧饱和度的变化，观察胸部和腹部体征，观察腹部有无压痛、反跳痛，有无腹肌紧张；对存在气道梗阻与呼吸功能不全者，及时清除呼吸道分泌物，保持呼吸道通畅，给予氧气吸入。

2. 胃肠减压：术后早期予禁食及胃肠减压，定时冲洗胃管，保持胃管通畅；观察胃液颜色、量和性质，并做好记录。妥善固定胃管，避免脱出。

3. 呼吸道管理：协助患者练习深呼吸、有效咳嗽、吹气球、使用呼吸训练仪或遵医嘱给予雾化吸入。

4. 活动与休息：术后取半坐卧位，术后第 1 日尽早下床活动。

5. 饮食护理：禁食期间，给予静脉高营养；拔除胃管后，先进少量流质饮食，半流质饮食，逐步过渡到正常饮食，禁食牛奶、豆浆等产气食物。

6. 疼痛护理：及时进行疼痛评估，必要时给予药物镇痛。

7. 用药护理：应严格按照医嘱服用抗生素、化痰及镇咳药物。

8. 心理护理：创伤后的患者心理波动较大，应根据患者的年龄、性格和文化程度来选择告知病情，建立良好的医患关系，增加患者接受治疗的依从性。

七、膈疝（无穿孔或绞窄）患者营养治疗规范

1. 入院后 24~48 小时采用 NRS 2002 进行营养风险筛查，有营养风险的患者需要制订营养治疗计划。

2. 营养治疗可遵循五阶梯模式：第一阶梯，饮食+营养教育；第二阶梯，饮食+口服营养补充（ONS）；第三阶梯，全肠内营养（TEN）；第四阶梯，肠内营养的基础上补充性增加肠外营养（PEN+PPN）；第五阶梯，全肠外营养（TPN）；当不能满足 60% 目标能量需求 3~5 天时，应该选择上一阶梯。

3. 对于消化道有功能的患者应首先选择肠内营养。根据创伤类型决定是否进行肠内营养管饲治疗以及是否采用空肠后喂养方式。

4. 当无法给予肠内营养时，应考虑全合一肠外营养以满足营养支持需求。

八、膈疝（无穿孔或绞窄）患者健康宣教

1. 合理饮食：胃肠功能恢复后嘱患者进食高蛋白饮食，少食多餐；术后 1 个月应避免暴食，保持大便通畅，必要时可用轻泻剂；避免过度弯腰及抬举重物，勿穿紧腹宽腰带以免增加腹压；饭后 2 小时内避免躺下，睡觉时应垫高头部。

2. 康复指导：戒烟、保暖，预防上呼吸道感染，避免术后咳嗽等增加腹压的动作，从而影响膈肌修补口的愈合。

九、推荐表单

(一) 医师表单

膈疝 (无穿孔或绞窄) 临床路径医师表单

适用对象：第一诊断为膈疝 (无穿孔或绞窄) (ICD-10：K44.901, S27.801)
行膈疝修补术 (ICD-9-CM-3：34.82+53.7-53.82)

患者姓名：	性别： 年龄： 门诊号：	住院号：
住院日期： 年 月 日	出院日期： 年 月 日	标准住院日：≤12 天

时间	住院第 1 天	住院第 2 天	住院第 1~4 天 (术前日)
主要诊疗工作	□ 询问病史及体格检查 □ 完成病历书写 □ 开化验单及检查申请单 □ 主管医师查房 □ 初步确定治疗方案 □ 如怀疑疝内容物绞窄，需行急诊手术	□ 上级医师查房 □ 根据病情需要，完成相关科室会诊 □ 住院医师完成病程日志、上级医师查房记录等病历书写 □ 术前心肺功能准备，血糖血压调整等	□ 上级医师查房 □ 完成术前准备 □ 术前病例讨论，确定手术方案 □ 完成术前小结、签署手术知情同意书、输血同意书、授权同意书
重点医嘱	**长期医嘱：** □ 胸外科二级护理 □ 饮食：软食或禁食、禁水 □ 其他医嘱 **临时医嘱：** □ 血常规、尿常规、便常规 □ 凝血功能、血电解质、肝功能、肾功能、血型、感染性疾病筛查 □ 胸片、心电图、胸腹部 CT、上消化道造影 □ 超声心动图、冠脉 CT (可选)	**长期医嘱：** □ 胸外科二级护理 □ 饮食：软食或禁食、禁水 □ 其他医嘱 **临时医嘱：**	**长期医嘱：** □ 胸外科二级护理 □ 饮食：软食或禁食、禁水 □ 其他医嘱 **临时医嘱：** □ 明日在全身麻醉下行膈疝修补术 □ 禁饮食，备血 □ 术前置胃管 (可选) **其他医嘱：**
病情变异记录	□ 无 □ 有，原因： 1. 2.	□ 无 □ 有，原因： 1. 2.	□ 无 □ 有，原因： 1. 2.
医师签名			

时间	住院第2~5天 （手术日）	住院第3~11天 （术后第1~6天）	住院第5~12天 （出院日）
主要诊疗工作	□ 留置胃管或加留置十二指肠营养管 □ 留置尿管 □ 手术 □ 术者完成手术记录 □ 住院医师完成术后病程 □ 主管医师查房 □ 观察生命体征 □ 向患者及家属交代病情、手术情况及术后注意事项 □ 呼吸道管理	□ 上级医师查房 □ 住院医师完成病程书写 □ 观察胸腔引流及胃肠减压情况 □ 观测生命体征 □ 注意生命体征及肺部呼吸音 □ 鼓励并协助患者排痰 □ 必要时纤维支气管镜吸痰 □ 静脉和/或肠内营养 □ 呼吸道管理	□ 上级医师查房 □ 住院医师完成病程书写 □ 视病情复查血常规、血生化及胸片 □ 应用静脉和/或肠内营养 □ 视胸腔引流情况拔除胸腔引流管并切口换药 □ 必要时纤维支气管镜吸痰 □ 视情况停用或调整抗菌药物 □ 视情况拔除胃管及十二指肠营养管 □ 呼吸道管理
重点医嘱	长期医嘱： □ 特级或一级护理 □ 禁食、禁水 □ 吸氧 □ 清醒后半卧位 □ 持续胃肠减压，心电监护 □ 体温、血压、呼吸、脉搏、血氧饱和度监测 □ 胸管引流，记量 □ 持续导尿，记24小时出入量 □ 气道管理相应用药 □ 预防性应用抗菌药物 □ 镇痛药物 □ 抑酸药物 临时医嘱： □ 其他特殊医嘱	长期医嘱： □ 胸外科一级护理 □ 静脉或肠内营养支持 □ 抗凝药物（依据血栓风险可选） 临时医嘱： □ 复查血常规、肝功能、肾功能、电解质 □ 胸片 □ 其他特殊医嘱	长期医嘱： □ 胸外科二级护理 □ 停胸腔闭式引流计量 □ 停胃肠减压 □ 进流质饮食 □ 停记尿量、停吸氧、停心电监护 临时医嘱： □ 拔胸腔闭式引流管 □ 拔除尿管 □ 拔除胃管 □ 切口换药 □ 胸片、血常规、肝功能、肾功能、电解质 □ 必要时上消化道造影
病情变异记录	□ 无　□ 有，原因： 1. 2.	□ 无　□ 有，原因： 1. 2.	□ 无　□ 有，原因： 1. 2.
医师签名			

（二）护士表单

膈疝（无穿孔或绞窄）临床路径护士表单

适用对象：第一诊断为膈疝（无穿孔或绞窄）（ICD-10：K44.901，S27.801）

行膈疝修补术（ICD-9-CM-3：34.82+53.7-53.82）

| 患者姓名： | 性别： | 年龄： | 门诊号： | 住院号： |
| 住院日期： 年 月 日 | 出院日期： 年 月 日 | 标准住院日：≤12天 |

时间	住院第1~4天（术前日）	住院第2~5天（手术日）
健康宣教	□ 介绍主管医师、责任护士 □ 介绍环境、设施、住院注意事项 □ 宣教主要检查的目的和方法 □ 宣教戒烟、戒酒的重要性 □ 对有皮肤压力性损伤、跌倒/坠床风险患者及家属进行宣教 □ 饮食指导	□ 宣教疾病知识及主要药品作用 □ 宣教各类留置管路的目的和注意事项 □ 宣教有效咳痰、排痰的目的和方法 □ 宣教呼吸功能锻炼的目的、方法 □ 宣教缓解疼痛的方法 □ 宣教早期下床活动的目的及注意事项 □ 饮食指导
基础护理	□ 建立入院护理病历 □ 二级护理 □ 核对患者，佩戴腕带 □ 进行皮肤压力性损伤、跌倒/坠床评估，对有风险患者有相关措施 □ 生活护理	□ 一级护理 □ 生活护理 □ 对有皮肤压力性损伤、跌倒/坠床风险患者有相关措施
专科护理	□ 护理查体 □ 心理护理 □ 监测生命体征 □ 遵医嘱完善相关检查 □ 遵医嘱进行药物治疗 □ 吸氧及雾化吸入的护理 □ 指导患者有效咳痰、排痰 □ 胸腔闭式引流管的护理（必要时） □ 患者疼痛评估及管理	□ 心理护理 □ 监测生命体征 □ 遵医嘱进行药物治疗 □ 吸氧及雾化吸入的护理 □ 指导患者有效咳痰、排痰 □ 指导患者进行呼吸功能锻炼 □ 胸腔闭式引流管的护理（必要时） □ 患者疼痛评估及管理 □ 术后4小时如病情允许予半坐位
重点医嘱	□ 详见医嘱执行单	□ 详见医嘱执行单
病情变异记录	□ 无 □ 有，原因： 1. 2.	□ 无 □ 有，原因： 1. 2.
护士签名		

时间	住院第 3~11 天 （术后第 1~6 天）	住院第 5~12 天 （出院日）
健康宣教	□ 宣教各类留置管路的目的和注意事项 □ 宣教有效咳痰、排痰的目的和方法 □ 宣教呼吸功能锻炼的目的、方法 □ 宣教缓解疼痛的方法 □ 饮食指导	□ 宣教出院带药服用方法 □ 宣教饮食、活动的注意事项 □ 宣教按时复查的目的、时间
基础护理	□ 二级护理 □ 对有皮肤压力性损伤、跌倒/坠床风险患者有相 　关措施 □ 生活护理	□ 二级护理 □ 指导患者办理出院手续
专科护理	□ 心理护理 □ 监测生命体征 □ 遵医嘱进行药物治疗 □ 吸氧及雾化吸入的护理 □ 督促患者有效咳痰、排痰 □ 督促患者进行呼吸功能锻炼 □ 患者疼痛管理	
重点医嘱	□ 详见医嘱执行单	□ 详见医嘱执行单
病情变异记录	□ 无　□ 有，原因： 1. 2.	□ 无　□ 有，原因： 1. 2.
护士签名		

（三）患者表单

膈疝（无穿孔或绞窄）临床路径患者表单

适用对象：第一诊断为膈疝（无穿孔或绞窄）（ICD-10：K44.901, S27.801）

行膈疝修补术（ICD-9-CM-3：34.82+53.7-53.82）

患者姓名：		性别：	年龄：	门诊号：	住院号：
住院日期：	年 月 日	出院日期：	年 月 日		标准住院日：≤12 天

时间	住院第1~4天 （术前日）	住院第2~5天 （手术日）
医患配合	□ 请配合询问病史、收集资料，请务必详细告知既往史、用药史、过敏史 □ 请配合进行体格检查 □ 请配合完善相关检查、化验，如采血、留尿、心电图、X线胸片等 □ 请配合用药及治疗 □ 请有任何不适告知医师	□ 医师向患者及家属介绍病情，如有异常结果需进一步检查 □ 请配合完善相关检查 □ 请配合用药及治疗 □ 请配合医师调整用药 □ 有任何不适请告知医师
护患配合	□ 请配合测量体温、脉搏、呼吸、血压、血氧饱和度 □ 请配合完成入院护理评估单（简单询问病史、过敏史、用药史） □ 请了解入院宣教的相关内容（环境介绍、病室规定、订餐制度、贵重物品保管等） □ 请配合进行药物治疗 □ 请配合进行吸氧及雾化吸入治疗 □ 请配合预防坠床/跌倒，皮肤压力性损伤的相关护理 □ 配合执行探视制度 □ 有任何不适请告知护士	□ 请配合测量体温、脉搏、呼吸，询问每日排便情况 □ 请了解相关化验检查的宣教内容，配合正确留取标本，配合检查 □ 请配合进行药物治疗 □ 请了解疾病及用药等相关知识的宣教内容 □ 请配合进行吸氧及雾化吸入治疗 □ 请配合胸腔闭式引流管的护理 □ 请配合进行有效咳痰、排痰 □ 请配合进行呼吸功能锻炼 □ 请配合预防坠床/跌倒，皮肤压力性损伤的相关护理 □ 请配合执行探视及陪护 □ 有任何不适请告知护士
饮食	□ 流质饮食	□ 术前禁食、禁水 □ 术后鼻饲/清流质饮食
排泄	□ 正常排尿便	□ 正常排尿便
活动	□ 适量活动	□ 术后床上活动

时间	住院第 3~11 天 （术后第 1~6 天）	住院第 5~12 天 （出院日）
医患配合	□ 请配合用药及治疗 □ 请配合医师调整用药 □ 有任何不适请告知医师	□ 请了解出院前指导相关内容 □ 请了解出院后复查的程序 □ 请取出院诊断书
护患配合	□ 请配合测量体温、脉搏、呼吸，询问每日排便情况 □ 请配合进行药物治疗 □ 请配合进行吸氧及雾化吸入治疗 □ 请配合进行有效咳痰、排痰 □ 请配合进行呼吸功能锻炼 □ 请配合预防坠床/跌倒，皮肤压力性损伤的相关护理 □ 请配合执行探视及陪护 □ 有任何不适请告知护士	□ 请了解出院宣教的相关内容 □ 请取出院带药 □ 办理出院手续 □ 请了解复印病历的程序
饮食	□ 鼻饲或流质饮食（必要时） □ 遵医嘱进食相应类别饮食	□ 普通饮食
排泄	□ 正常排尿便	□ 正常排尿便
活动	□ 适量活动	□ 适量活动

附：原表单（2016年版）

膈疝（无穿孔或绞窄）临床路径表单

适用对象：第一诊断为膈疝（无穿孔或绞窄）（ICD-10：K44.901，S27.801）

行膈疝修补术膈疝修补术（ICD-9-CM-3：34.82+53.7~53.82）

患者姓名：		性别：	年龄：	门诊号：	住院号：
住院日期： 年 月 日		出院日期： 年 月 日			标准住院日：≤12天

时间	住院第1天	住院第2天	住院第1~4天（术前日）
主要诊疗工作	□ 询问病史及体格检查 □ 完成病历书写 □ 开化验单及检查申请单 □ 主管医师查房 □ 初步确定治疗方案 □ 如怀疑疝内容物绞窄，需行急诊手术	□ 上级医师查房 □ 根据病情需要，完成相关科室会诊 □ 住院医师完成病程日志、上级医师查房记录等病历书写 □ 术前心肺功能准备，血糖血压调整等	□ 上级医师查房 □ 完成术前准备 □ 术前病例讨论，确定手术方案 □ 完成术前小结、签署手术知情同意书、输血同意书、授权同意书
重点医嘱	长期医嘱： □ 胸外科二级护理 □ 饮食：软食或禁食、禁水 □ 其他医嘱 临时医嘱： □ 血常规、尿常规、便常规 □ 凝血功能、血电解质、肝功能、肾功能、血型、感染性疾病筛查 □ 胸片、心电图、胸腹部CT、上消化道造影 □ 超声心动图、冠脉CT（可选）	长期医嘱： □ 胸外科二级护理 □ 饮食：软食或禁食、禁水 □ 其他医嘱 临时医嘱：	长期医嘱： □ 胸外科二级护理 □ 饮食：软食或禁食、禁水 □ 其他医嘱 临时医嘱： □ 明日在全麻下行膈疝修补术 □ 禁饮食，备血 □ 术前置胃管（可选） □ 其他医嘱
主要护理工作	□ 介绍病房环境、设施和设备 □ 入院护理评估 □ 宣教	□ 观察患者病情变化 □ 呼吸功能锻炼	□ 宣教等术前准备 □ 提醒患者禁食、禁水
病情变异记录	□ 无 □ 有，原因： 1. 2.	□ 无 □ 有，原因： 1. 2.	□ 无 □ 有，原因： 1. 2.
护士签名			
医师签名			

时间	住院第 2~5 天 （手术日）	住院第 3~11 天 （术后第 1~6 天）	住院第 5~12 天 （出院日）
主要诊疗工作	□ 留置胃管或加留置十二指肠营养管 □ 留置尿管 □ 手术 □ 术者完成手术记录 □ 住院医师完成术后病程 □ 主管医师查房 □ 观察生命体征 □ 向患者及家属交代病情、手术情况及术后注意事项 □ 呼吸道管理	□ 上级医师查房 □ 住院医师完成病程书写 □ 观察胸腔引流及胃肠减压情况 □ 观测生命体征 □ 注意生命体征及肺部呼吸音 □ 鼓励并协助患者排痰 □ 必要时纤维支气管镜吸痰 □ 静脉和/或肠内营养 □ 呼吸道管理	□ 上级医师查房 □ 住院医师完成病程书写 □ 视病情复查血常规、血生化及胸片 □ 应用静脉和/或肠内营养 □ 视胸腔引流情况拔除胸腔引流管并切口换药 □ 必要时纤维支气管镜吸痰 □ 视情况停用或调整抗菌药物 □ 视情况拔除胃管及十二指肠营养管 □ 呼吸道管理
重点医嘱	长期医嘱： □ 特级或一级护理 □ 禁食、禁水 □ 吸氧 □ 清醒后半卧位 □ 持续胃肠减压，心电监护 □ 体温、血压、呼吸、脉搏、血氧饱和度监测 □ 胸管引流记量 □ 持续导尿，记 24 小时出入量 □ 气道管理相应用药 □ 预防性应用抗菌药物 □ 镇痛药物 □ 抑酸药物 临时医嘱： □ 其他特殊医嘱	长期医嘱： □ 胸外科一级护理 □ 静脉或肠内营养支持 □ 抗凝药物（依据血栓风险可选） 临时医嘱： □ 复查血常规、肝功能、肾功能、电解质 □ 胸片 □ 其他特殊医嘱	长期医嘱： □ 胸外科二级护理 □ 停胸腔闭式引流计量 □ 停胃肠减压 □ 进流质饮食 □ 停记尿量、停吸氧、停心电监护 临时医嘱： □ 拔胸腔闭式引流管 □ 拔除尿管 □ 拔除胃管 □ 切口换药 □ 胸片、血常规、肝功能、肾功能、电解质 □ 必要时上消化道造影
主要护理工作	□ 术晨留置胃管、尿管 □ 密切观察患者病情变化 □ 心理和生活护理 □ 保持呼吸道通畅	□ 密切观察患者病情变化 □ 指导术后呼吸训练 □ 术后心理与生活护理 □ 鼓励患者咳嗽、下床活动	□ 指导患者办理出院手续 □ 交代出院后的注意事项 □ 出院后饮食指导
病情变异记录	□ 无　□ 有，原因： 1. 2.	□ 无　□ 有，原因： 1. 2.	□ 无　□ 有，原因： 1. 2.
护士签名			
医师签名			

第二十一章

胸骨骨折临床路径释义

【医疗质量控制指标】

指标一、胸部 CT+胸廓三维重建完成率。

指标二、胸部正侧位、斜位 X 线完成率。

指标三、内固定材料植入率。

指标四、输血率。

指标五、术前 30 分钟预防性抗菌药物使用率。

指标六、术后手术伤口感染发生率。

指标七、平均住院时间。

一、胸骨骨折编码

疾病名称及编码：胸骨骨折（ICD-10：S22.201）

手术操作名称及编码：胸骨骨折复位内固定术（ICD-9-CM-3：78.213）

二、临床路径检索方法

（S22.201）伴（78.213）

三、国家医疗保障疾病诊断相关分组（CHS-DRG）

MDCE 呼吸系统疾病及功能障碍

EU1 重大胸部创伤

IJ1 骨骼肌肉系统的其他手术

四、胸骨骨折临床路径标准住院流程

（一）适用对象

第一诊断为胸骨骨折（ICD-10：S22.201）

行胸骨骨折复位内固定术（ICD-9-CM-3：78.213）。

> **释义**
>
> ■胸骨位于前胸壁的正中，分为胸骨柄、胸骨体和剑突三个部分。胸骨的血供主要由胸廓内动脉供应。胸骨与肋骨、脊柱构成骨性笼状支架胸廓，起着支持和保护胸腹腔脏器避免外力损伤的作用。但其主要作用，在于参与呼吸运动。胸廓环对胸椎有特殊的稳定作用。
>
> ■胸骨骨折多因直接暴力撞击挤压，如高处坠落、重物砸伤特别是汽车紧急减速时，驾驶员前胸撞击方向盘造成所谓"方向盘骨折"或安全带所致"安全带综合征"，也有间接暴力引起者。脊柱过度屈曲亦可造成胸骨骨折。

（二）诊断依据

根据《临床诊疗指南·胸外科分册》（中华医学会编著，人民卫生出版社，2009 年）。

1. 病史及临床症状：暴力作用于胸骨区或暴力挤压；胸前区疼痛，咳嗽及深呼吸时加重；骨折部位压痛，伴有移位时有局部畸形及异常活动、骨折端摩擦感；合并多根肋骨或肋软骨骨折时有反常呼吸。

2. 辅助检查：正、侧、斜位胸片、胸部 CT。

> **释义**
>
> ■ 上述诊断依据为判断胸骨骨折的标准，合并精神疾病、意识障碍、醉酒状态患者可能缺少病史，还需结合其他症状及检查判断有无合并伤及病情危重程度。
>
> ■ 应注意有无合并损伤。胸骨骨折者需考虑心肌挫伤的相关检查。具有 Beck 三联征（心音遥远、心搏微弱；静脉压升高、颈静脉怒张；脉压小、动脉压降低）者需考虑心包压塞。上位肋骨骨折（1~3 肋骨折）需注意锁骨下动静脉、臂丛神经、纵隔器官损伤。下位肋骨骨折（8~12 肋骨折）应注意腹腔脏器特别是肝、脾损伤可能。血气胸是常见的合并损伤。肺挫伤也是常见合并损伤，常伴有血痰，易出现低氧血症。咯血、大量气胸、严重纵隔气肿、皮下气肿者需考虑气管、支气管损伤，合并纵隔感染征象时需考虑食管损伤。膈肌损伤一旦诊断确立，应及时手术治疗。主动脉损伤（如夹层动脉瘤）是潜在危及生命的损伤，若有怀疑则及时请相关科室会诊。无外伤史的胸骨骨折需考虑病理性骨折，需进一步查找病因。
>
> ■ CT 较 X 线更易显示骨折线及隐蔽部位的骨折。多平面重建影像处理技术（如矢状位、冠状位重建）可从任意方位、任意层面观察胸骨骨折的情况，对于胸骨骨折的检出更加准确，尤其对横行及未发生分离移位的骨折较常规 CT 更为敏感，弥补了轴位 CT 检查的不足。
>
> ■ 需要入住 ICU 的患者不进入本路径。

（三）治疗方案的选择

根据《临床诊疗指南·胸外科分册》（中华医学会编著，人民卫生出版社，2009 年）进行治疗，拟行胸骨骨折复位内固定术。

> **释义**
>
> ■ 单纯无移位的胸骨骨折以止痛、外固定、预防肺部并发症等非手术治疗为主，有移位的骨折可考虑手术内固定治疗。

（四）标准住院日≤15 天

> **释义**
>
> ■ 术前检查 1~5 天，术后住院时间 3~15 天。
>
> ■ 如果患者条件允许，住院时间可以低于上述住院天数。

（五）进入路径标准

1. 第一诊断必须符合 ICD-10：S22.201 胸骨骨折编码。
2. 当患者存在其他合并损伤，但在住院治疗期间不需要特殊处理、不影响第一诊断临床路径实施时，可以进入本路径。

> **释义**
>
> ■ 胸骨骨折生命体征平稳者进入路径。
>
> ■ 连枷胸、大量血胸、怀疑大气道损伤、食管损伤、膈肌损伤、开放性血气胸、开放性肋骨骨折、严重肺挫/裂伤、呼吸衰竭、休克、心脏损伤、主动脉损伤，合并其他部位损伤需针对性专科治疗者，不适合进入本路径。
>
> ■ 患者同时具有其他疾病影响第一诊断的临床路径流程实施时均不适合进入本路径。

（六）住院期间的检查项目

1. 必需的检查项目：
（1）血常规、尿常规、粪便常规+隐血试验。
（2）凝血功能、血型、肝功能测定、肾功能测定、电解质、感染性疾病筛查（乙型肝炎、丙型肝炎、艾滋病、梅毒等）、心肌酶（肌酸激酶及同工酶、肌钙蛋白）。
（3）动脉血气分析、心电图。
（4）影像学检查：胸部正、侧、斜位片、胸部 CT+胸廓三维重建。
2. 根据患者病情进行的检查项目：
（1）胸部 CT 增强扫描+血管三维重建、超声心电图。
（2）头部 CT、腹部 CT 或腹部彩超。
（3）四肢长骨及关节 X 线片。

> **释义**
>
> ■ 部分检查可在门急诊完成。
>
> ■ 根据病情行特殊相关检查：怀疑大血管损伤者可行数字减影血管造影、CT 血管造影（CT angiography，CTA）；怀疑大气道损伤者可行支气管镜检查；怀疑食管损伤者可行消化道造影检查或口服亚甲蓝溶液观察胸腔引流液颜色变化；怀疑心脏损伤者可行心电图、心肌酶谱、超声检查进一步明确；怀疑腹部脏器损伤者可行腹部 B 超、腹部 CT 检查；怀疑病理性骨折的病例可行骨质疏松相关的骨代谢检查、骨髓瘤相关检查、骨密度、骨扫描、肿瘤标志物、肿瘤原发灶筛查等检查。怀疑合并其他系统相关疾病者及时请相关科室会诊指导进一步诊疗。
>
> ■ 若怀疑肺部感染建议留取痰液行病原学检查，指导抗生素使用。
>
> ■ X 线检查不能明确的胸骨骨折应行胸部 CT 平扫+三维重建检查，CT 不能确定的骨折需等待 2~3 周后复查骨痂生长情况来判断骨折。

（七）预防性抗菌药物选择与使用时机

1. 预防性抗菌药物选择主要依据《抗菌药物临床应用指导原则（2015 年版）》（国卫办医

发〔2015〕43号）制订。预防性用药时机为术前0.5~1小时（万古霉素或氟喹诺酮类等由于需输注较长时间，应在术前1~2小时开始给药）；手术超过3小时或术中失血量超过1500ml时加用1次。根据患者的病情决定抗菌药物的选择与使用时间。如可疑感染，需做相应的微生物学检查，必要时做药敏试验。

2. 建议使用第一、第二代头孢菌素，头孢曲松。预防性用抗菌药物，时间为术前30分钟。

> **释义**
>
> ■ 合并肺部感染者抗生素使用属治疗用药，不适用预防用药指导原则，因用药时间将明显延长，应退出本路径。
> ■ 合并肺挫伤、血气胸者可按预防用药原则使用抗菌药物。

（八）手术日

入院后≤6天。

1. 麻醉方式：全身麻醉，行气管插管。
2. 术中用药：抗菌药物。
3. 手术置入物：人工修复材料、止血材料。
4. 输血：视手术出血情况决定。输血前需行血型鉴定、抗体筛选和交叉合血。

> **释义**
>
> ■ 固定胸廓：可选用胸廓外固定或选取合适的内固定材料行胸骨内固定术。
> ■ 根据病情决定是否需要行其他手术操作，如：视血气胸情况行胸腔闭式引流术。

（九）术后恢复

术后住院≤15天。

1. 必须复查的检查项目：
（1）血常规、肝功能测定、肾功能测定、电解质。
（2）胸部正、侧、斜位片。
2. 根据病情可选择胸部CT扫描。
3. 术后用药：抗菌药物使用按照《抗菌药物临床应用指导原则（2015年版）》（国卫办医发〔2015〕43号）执行，并根据患者的病情决定抗菌药物的选择与使用时间。建议使用第一、第二代头孢菌素，头孢曲松。如可疑感染，需做相应的微生物学检查，必要时做药敏试验。根据患者疼痛情况，适当给予镇痛治疗。

> **释义**
>
> ■ 需及时判断病情变化以及是否需要开胸探查，是否存在其他损伤。连枷胸、进行性血胸、凝固性血胸、大量持续漏气、怀疑气管/支气管损伤、食管损伤、膈肌损伤、心包大血管损伤可行开胸探查术或胸腔镜手术（VATS）。出现心脏压塞及时行心包穿刺或开胸探查术。

（十）出院标准

1. 患者病情稳定，体温正常，手术切口愈合良好，生命体征平稳。疼痛评估结果明显改善。
2. 没有需要住院处理的并发症和/或合并症。

> **释义**
>
> ■ 如果出现并发症和/或合并症，是否需要继续住院治疗，由主管医师具体决定。

（十一）变异及原因分析

1. 有影响手术的合并伤，术前需要进行相关的诊断和治疗。
2. 术后出现切口感染、内置物外露、肺部感染、呼吸衰竭、心力衰竭、肝肾衰竭等并发症，需要延长治疗时间。

> **释义**
>
> ■ 微小变异：因为医院检验项目的及时性，不能按照要求完成检查；因为节假日不能按照要求完成检查；出现包裹性积液或迟发性血气胸再次行胸腔闭式引流术，未延长住院时间。
>
> ■ 重大变异：连枷胸、进行性血胸、凝固性血胸、大量持续漏气、气管/支气管损伤、食管损伤、膈肌损伤、心脏大血管损伤需行开胸探查或胸腔镜（VATS）手术；出现心包压塞及时行心包穿刺或心包开窗术；出现感染性血胸按脓胸处理；病理性骨折积极治疗原发病；肺挫伤进展出现呼吸衰竭，需插管机械通气；出现肺部感染；包裹性积液或迟发性血气胸再次行胸腔闭式引流术，明显延长住院时间；发现其他系统损伤或疾病，需要其他治疗措施，影响路径实施。患者不愿配合完成相应检查；医院与患者或家属发生医疗纠纷，患者要求离院或转院；不愿按照要求出院随诊而导致入院时间明显延长。
>
> ■ 微小变异可不退出本路径，重大变异退出本路径。

五、胸骨骨折临床路径给药方案

（一）术前用药

1. 用药选择：

（1）镇痛：患者应给予一种或多种镇痛方法，根据镇痛效果调整用药剂量。

（2）平喘药：建议使用吸入型制剂，以增强呼吸道局部疗效，减少全身用药的不良反应。可以选用一种或多种药物。

（3）祛痰药：呼吸道分泌物多、痰液黏稠、长期吸烟者可使用祛痰药。可以选用一种或多种药物。

（4）应鼓励胸外伤患者咳嗽咳痰，轻度咳嗽有利于排痰，一般不需用镇咳药。

（5）预防性抗菌药物：第一、第二代头孢菌素，MRSA 感染高发医疗机构的高危患者可用（去甲）万古霉素。注：应在皮肤切开前 0.5~1 小时内或麻醉开始时给药，在输注完毕后开始手术，保证手术部位暴露时局部组织中抗菌药物已达到足以杀灭手术过程中沾染细菌的药物浓度，万古霉素或氟喹诺酮类等由于需输注较长时间，应在手术前 1~2 小时开始给药。

2. 药学提示：

（1）全身镇痛可能出现中枢神经抑制、呼吸抑制、恶心呕吐、消化道溃疡等不良反应；硬膜外阻滞可能出现全脊髓麻醉、脊髓损伤、尿潴留、麻醉药中毒、低血压等不良反应，有条件可选择椎旁阻滞镇痛方法，减少上述不良反应发生。

（2）平喘药：吸入用肾上腺皮质激素可能引起口咽部念珠菌感染。β受体激动剂：甲状腺功能亢进、冠心病患者禁用。异丙托溴铵：幽门梗阻患者禁用，对异丙托溴铵、阿托品过敏者禁用，吸入时如溅入眼部可引起闭角型青光眼眼压升高。沙丁胺醇：偶见肌肉震颤，外周血管舒张及代偿性心率加速、头痛、不安，过敏反应等。

（3）祛痰药：乙酰半胱氨酸：支气管哮喘患者禁用，偶可引起咯血，部分患者引起恶心、呕吐、流涕、胃炎等。

（4）手术患者预防性应用抗生素的用药时间为术前 0.5~2 小时。

（5）平喘祛痰药物需在阴凉处保存。

（二）术中用药

1. 用药选择：

（1）祛痰，清理呼吸道分泌物，气道保护，缓解气管支气管痉挛。胸骨骨折常合并血气胸或肺挫伤，呼吸道分泌物增多，全麻插管时存在气道高反应性。麻醉诱导前给予盐酸戊乙奎醚注射液，给予甲强龙，减少呼吸道分泌物。可以经静脉或雾化给予化痰药。

（2）解痉：术中如果出现气道压升高，考虑支气管痉挛，可给予茶碱解除气道痉挛。

（3）预防性抗菌药物：手术时间较短（＜2 小时）的清洁手术术前给药一次即可。如手术时间超过 3 小时或超过所用药物半衰期的 2 倍以上，或成人出血量超过 1500ml，术中应追加 1 次。

2. 药学提示：

（1）盐酸戊乙奎醚注射液：青光眼患者禁用。因抑制呼吸道腺体分泌，故对于严重的呼吸道感染伴痰少、黏稠者，慎用。本品消除半衰期较长，每次用药间隔时间不宜过短，剂量不宜过大。本品对前列腺肥大的老年患者可加重排尿困难，用药时应严密观察。

（2）氨茶碱：肾功能或肝功能不全的患者，年龄超过 55 岁，特别是男性和伴发慢性肺部疾病的患者，任何原因引起的心功能不全患者，持续发热患者，使用某些药物的患者及茶碱清除率减低者，血清茶碱浓度的维持时间往往显著延长。应酌情调整用药剂量或延长用药间隔时间。茶碱制剂可致心律失常和/或使原有的心律失常加重；患者心率和/或节律的任何改变均应进行监测。高血压或者非活动性消化道溃疡病史的患者慎用本品。

（三）术后用药

1. 用药选择：

（1）镇痛：术后伤口疼痛，可以给予口服或静脉或泵入（芬太尼等）给药等多种镇痛方法。

（2）平喘：建议使用吸入型制剂，必要时加口服或静脉药物。可以选用一种或多种药物。

（3）祛痰：拍背或用震动排痰仪物理方法祛痰。可以选用一种或多种祛痰药物。

（4）预防性抗菌药物：用药时间不超过 24 小时，有感染风险手术必要时延长至 48 小时。

2. 药学提示：

（1）静脉泵入给药注意给药速度，避免给药速度过快出现呼吸抑制等副作用。

（2）芬太尼：一般不良反应为眩晕、视物模糊、恶心、呕吐、低血压、胆道括约肌痉挛、喉痉挛及出汗等。偶有肌肉抽搐。严重副反应为呼吸抑制、窒息、肌肉僵直及心动过缓，如不及时治疗，可发生呼吸停止、循环抑制及心脏停搏等。本品有成瘾性，但较哌替啶轻。

六、胸骨骨折患者护理规范

1. 密切病情观察，做好各项抢救准备工作，观察患者的血压、脉搏、呼吸及血氧饱和度的变化；观察患者胸廓运动情况，胸部塌陷，患者呼吸急促，疑似有内脏受压或血管、气管损伤者，应尽早做好术前准备；观察有无皮下气肿及其范围并详细记录，如气肿蔓延迅速，及时通知主管医生。

2. 呼吸道管理：协助患者练习深呼吸、有效咳嗽、吹气球、使用呼吸训练仪或遵医嘱给予雾化吸入；咳嗽无力、不能有效排痰者，应在充分镇痛下施行纤维支气管镜吸痰；出现呼吸功能不全的患者，需要气管插管或切开，行呼吸机辅助呼吸，通过正压通气对软化胸壁起到"内固定"作用。

3. 休息与活动：术后取半坐卧位，床头抬高 30°～50°，以利呼吸及引流液引出。术后第 1 日，采用坐位、半坐卧位。术后尽早下床活动，锻炼术侧肩关节。

4. 饮食护理：术后第 1 日晨，患者意识清醒且无恶心、呕吐，即可进食清淡流质饮食或半流质饮食，逐渐过渡到普通饮食，禁食牛奶、豆浆等产气食物。应鼓励进食蔬菜、水果，防止便秘；补充足够水分，防止气道干燥，利于痰液稀释，便于咳出。

5. 疼痛护理：及时进行疼痛评估，必要时给予药物镇痛。

6. 用药护理：应严格按照医嘱服用抗生素、化痰及镇咳药物。

7. 心理护理：创伤后的患者心理波动较大，应根据患者的年龄、性格和文化程度来选择告知病情，建立良好的医患关系，增加患者接受治疗的依从性。

七、胸骨骨折患者营养治疗规范

1. 治疗期间，饮食宜清淡，忌食刺激性食物，如辣椒、咖喱、芥末、蒜等。减少高糖、高油、高盐分的食物。

2. 坚持营养平衡饮食，每日不少于 13 种食物，包含谷薯类、蔬菜水果类、肉蛋奶及豆制品类以及适量的油脂类。保持优质蛋白质食物占总蛋白质 50% 以上。

3. 戒烟。

4. 体液丢失过量是需要补充水分，每日至少 > 1700ml 水，必要时根据体液电解质情况补充盐分。

八、胸骨骨折患者健康宣教

1. 合理饮食：初期以清淡、易消化食物为主，恢复期进食高蛋白、高热量、富含维生素的高营养食物。

2. 康复指导：指导患者做腹式深呼吸及有效咳嗽，保持呼吸道通畅，防止肺部并发症；避免剧烈呛咳、呕吐，以免影响伤口愈合；尽早开展循序渐进的胸廓和肩关节运动，防止关节僵直。

3. 复诊指导：定期复查，不适随诊。告知患者 3 个月复查胸部 X 片，了解骨折愈合情况。若突发咳嗽、咯血、呼吸困难，应就近就诊。

九、推荐表单

（一）医师表单

胸骨骨折临床路径医师表单

适用对象：第一诊断为胸骨骨折（ICD-10：S22.201）

行胸骨骨折切开复位内固定术（ICD-9-CM-3：78.213）

患者姓名：	性别：	年龄：	门诊号：	住院号：
住院日期： 年 月 日	出院日期： 年 月 日			标准住院日：≤15 天

时间	住院第 1 天	住院第 2~5 天	住院第 2~6 天（手术日）
主要诊疗工作	□ 询问病史及体格检查 □ 完成病历书写 □ 开化验单及检查申请单 □ 上级医师查访与术前评估 □ 初步确定手术方式和日期	□ 上级医师查房 □ 术前准备与术前评估 □ 行术前讨论，确定手术方案（切口选择） □ 完成相关科室会诊 □ 住院医师完成术前小结、上级医师查房记录等病历书写 □ 签署手术知情同意书、自费用品协议书、输血同意书、授权同意书 □ 向患者及家属交代围术期注意事项	□ 手术 □ 术者完成手术记录 □ 住院医师完成术后病程 □ 上级医师查房 □ 向患者及家属交代病情及术后注意事项
重点医嘱	**长期医嘱：** □ 胸外科一级护理 □ 普食 □ 吸氧：血氧饱和度监测 □ 病重通知 □ 其他医嘱 **临时医嘱：** □ 血常规、尿常规、粪便常规+隐血试验 □ 凝血功能、血型、肝功能、肾功能、电解质、感染性疾病筛查、心肌酶（肌酸激酶及同工酶、肌钙蛋白） □ 动脉血气分析、心电图 □ 影像学检查：胸部正、侧、斜位片、胸部CT+肋骨三维重建 □ 其他医嘱	**长期医嘱：** □ 应用抗菌药物 □ 其他医嘱 **临时医嘱：** □ 拟明（或今日）日全身麻醉下行胸骨骨折复位内固定术 □ 术前禁食、禁水 □ 留置尿管 □ 备血 □ 术前麻醉用药 □ 备术中抗菌药物 □ 其他医嘱	**长期医嘱：** □ 胸外科术后常规护理 □ 特级护理 □ 禁饮食 □ 吸氧 □ 心电、血压、手指氧饱和度监护 □ 持续导尿，记24小时出入量 □ 雾化 □ 静脉应用抗菌药物 □ 解痉、祛痰药物（酌情） □ 其他医嘱 **临时医嘱：** □ 其他医嘱
病情变异记录	□ 无 □ 有，原因： 1. 2.	□ 无 □ 有，原因： 1. 2.	□ 无 □ 有，原因： 1. 2.
医师签名			

时间	住院第2~7天 （术后第1天）	住院第3~14天 （术后第2~7天）	住院第15天 （出院日）
主要诊疗工作	□ 上级医师查房，注意病情变化 □ 住院医师完成常规病历书写 □ 注意生命体征及肺部呼吸音 □ 协助患者咳痰 □ 视情况拔尿管	□ 上级医师查房 □ 住院医师完成常规病历书写 □ 注意生命体征及肺部呼吸音 □ 术后视病情复查血常规、肝功能、肾功能、电解质、血糖及胸片	□ 根据切口愈合情况拆线 □ 上级医师查房，根据症状、体温、肺部呼吸音、血常规、血生化、胸片等了解骨折复位情况 □ 住院医师完成出院小结、病历首页等 □ 向患者及家属交代出院后的注意事项
重点医嘱	长期医嘱： □ 胸外科一级护理 □ 普食 □ 视病情停记尿量、停吸氧、停心电监护 □ 静脉应用抗菌药物 □ 其他医嘱 临时医嘱： □ 拔尿管 □ 其他医嘱	长期医嘱： □ 停雾化 □ 其他医嘱 □ 视病情停用抗菌药物 临时医嘱： □ 切口换药 □ 胸片（正、侧、斜位）、血常规、肝功能、肾功能、电解质、血糖 □ 其他医嘱	长期医嘱： □ 其他医嘱 临时医嘱： □ 血常规 □ 血生化 □ 胸片（正、侧、斜位） □ 切口换药 □ 其他医嘱
病情变异记录	□ 无　□ 有，原因： 1. 2.	□ 无　□ 有，原因： 1. 2.	□ 无　□ 有，原因： 1. 2.
医师签名			

（二）护士表单

胸骨骨折临床路径护士表单

适用对象：第一诊断为胸骨骨折（ICD-10：S22.201）

行胸骨骨折切开复位内固定术（ICD-9-CM-3：78.213）

患者姓名：	性别：	年龄：	门诊号：	住院号：
住院日期：　年　月　日	出院日期：　年　月　日			标准住院日：≤15 天

时间	住院第 1~5 天	住院第 1~6 天（手术日）
健康宣教	□ 介绍主管医生、责任护士 □ 介绍环境、设施、住院注意事项 □ 讲解疾病相关知识 □ 讲解各类护理评估相关的护理措施 □ 宣教主要检查的目的和方法 □ 宣教戒烟、戒酒的重要性	□ 宣教疾病知识及主要药品作用 □ 宣教有效咳痰、排痰的目的和方法 □ 宣教呼吸功能锻炼的目的、方法 □ 宣教缓解疼痛的方法 □ 宣教早期下床活动的目的及注意事项 □ 饮食指导
护理处置	□ 核对患者，佩戴腕带 □ 建立入院护理病历，进行各类护理相关风险评估 □ 卫生处置：剪指（趾）甲、沐浴，更换病号服 □ 协助医师完成术前检查化验 □ 术前准备：配血、抗菌药物皮试、备皮、禁食、禁水	□ 遵医嘱完成相关检查 □ 送手术：摘除患者佩戴物品、义齿等，核对患者（腕带及转交接单），核对抗生素皮试结果、核对药品、填写手术交接单，签字确认 □ 接手术：核对患者（腕带及转交接单），确认签字
基础护理	□ 一级护理 □ 晨晚间护理 □ 患者安全管理	□ 一级护理 □ 晨晚间护理 □ 患者安全管理
专科护理	□ 护理查体 □ 填写跌倒及压疮防范表（必要时） □ 心理护理 □ 监测生命体征 □ 遵医嘱完善相关检查 □ 遵医嘱进行药物治疗 □ 吸氧及雾化吸入的护理 □ 胸带或胸部护板的护理 □ 指导患者有效咳痰、排痰 □ 患者疼痛评估及管理	□ 心理护理 □ 监测生命体征 □ 遵医嘱完善相关检查 □ 遵医嘱进行药物治疗 □ 吸氧及雾化吸入的护理 □ 伤口引流管的护理 □ 胸带或胸部护板的护理 □ 指导患者有效咳痰、排痰 □ 指导患者进行呼吸功能锻炼 □ 患者疼痛评估及管理 □ 鼓励患者早期下床活动，术后 4 小时可给予半坐位或坐位
重点医嘱	□ 详见医嘱执行单	□ 详见医嘱执行单
病情变异记录	□ 无　□ 有，原因： 1. 2.	□ 无　□ 有，原因： 1. 2.
护士签名		

时间	住院第 2~14 天	住院第 7~15 天 （出院日）
健康宣教	□ 宣教有效咳痰、排痰的目的和方法 □ 宣教呼吸功能锻炼的目的、方法 □ 宣教缓解疼痛的方法、镇痛药物使用注意事项	□ 宣教出院带药的服用方法，主要作用，用药注意事项 □ 宣教饮食、活动的注意事项 □ 宣教按时复查的目的、时间 □ 指导患者办理出院手续
护理处置	□ 遵医嘱完成检查及治疗 □ 辅助患者排痰及呼吸功能训练 □ 夹闭尿管，训练膀胱功能，遵医嘱拔除尿管	□ 书写出院小结 □ 办理出院手续
基础护理	□ 二级护理 □ 晨晚间护理 □ 患者安全管理	□ 二级护理 □ 晨晚间护理
专科护理	□ 心理护理 □ 监测生命体征 □ 遵医嘱进行药物治疗 □ 吸氧及雾化吸入的护理 □ 伤口引流管的护理及拔管的护理 □ 胸带或胸部护板的护理 □ 督促患者有效咳痰、排痰 □ 督促患者进行呼吸功能锻炼 □ 患者疼痛管理	□ 告知患者胸带或胸部护板应固定至 2 周 □ 告知患者近期可适当活动，避免剧烈运动 □ 告知出院带药的作用及服用方法 □ 告知患者出院 2 周后门诊复查，不适随诊
重点医嘱	□ 详见医嘱执行单	□ 详见医嘱执行单
病情变异记录	□ 无　□ 有，原因： 1. 2.	□ 无　□ 有，原因： 1. 2.
护士签名		

（三）患者表单

胸骨骨折临床路径患者表单

适用对象：第一诊断为胸骨骨折（ICD-10：S22.201）
行胸骨骨折切开复位内固定术（ICD-9-CM-3：78.213）

患者姓名：	性别：	年龄：	门诊号：	住院号：
住院日期：　　年　月　日	出院日期：　　年　月　日		标准住院日：≤15 天	

时间	住院第 1~5 天	住院第 1~6 天 （手术日）
医患配合	□ 请配合询问病史、收集资料，请务必详细告知既往史、用药史、过敏史 □ 请配合进行体格检查 □ 请配合完善相关检查、化验，如采血、留尿、心电图、X 线胸片等 □ 请配合进行胸带及护板固定等治疗 □ 请配合用药及治疗 □ 请有任何不适告知医生	□ 医生向患者及家属介绍病情，如有异常结果需进一步检查 □ 请配合完善相关检查 □ 请配合用药及治疗 □ 请配合医师调整用药 □ 有任何不适请告知医生
护患配合	□ 请配合测量体温、脉搏、呼吸、血压、血氧饱和度 □ 请配合完成入院护理评估单，各类护理相关风险评估单 □ 请了解入院宣教的相关内容（环境介绍、病室规定、订餐制度、贵重物品保管等） □ 请配合进行用药治疗 □ 请配合进行吸氧及雾化吸入治疗 □ 请注意活动安全，避免坠床或跌倒 □ 配合执行探视制度 □ 有任何不适请告知护士	□ 请配合测量体温、脉搏、呼吸，询问每日排便情况 □ 请了解相关化验检查的宣教内容，配合正确留取标本，配合各项检查前的注意事项 □ 请配合进行用药治疗 □ 请了解疾病及用药等相关知识的宣教内容 □ 请配合进行吸氧及雾化吸入治疗 □ 请配合伤口引流管的护理，并避免拉拽引流管路 □ 请配合进行有效咳痰、排痰 □ 请配合进行呼吸功能锻炼 □ 请注意活动安全，避免坠床或跌倒 □ 请配合执行探视及陪伴 □ 有任何不适请告知护士
饮食	□ 普通饮食 □ 增加饮水	□ 普通饮食 □ 增加饮水
排泄	□ 正常排尿便	□ 正常排尿便
活动	□ 适量活动	□ 适量活动

时间	住院第 2~14 天	住院第 7~15 天 （出院日）
医患配合	□ 请配合用药及治疗 □ 请配合医师调整用药 □ 有任何不适请告知医生	□ 请了解出院前指导相关内容 □ 请了解出院后复查的程序 □ 请取出院诊断书
护患配合	□ 请配合测量体温、脉搏、呼吸，询问每日排便情况 □ 请配合进行药物治疗 □ 请配合进行吸氧及雾化吸入治疗 □ 请配合伤口引流管的护理 □ 请配合进行有效咳痰、排痰 □ 请配合进行呼吸功能锻炼 □ 请注意活动安全，避免坠床或跌倒 □ 请配合执行探视及陪伴 □ 有任何不适请告知护士	□ 请了解出院宣教的相关内容 □ 请取出院带药 □ 办理出院手续 □ 请了解复印病历的流程 □ 请了解院外复查的相关流程
饮食	□ 普通饮食 □ 增加饮水	□ 普通饮食 □ 增加饮水
排泄	□ 正常排尿便	□ 正常排尿便
活动	□ 适量活动	□ 适量活动

附：原表单（2017 年版）

胸骨骨折临床路径表单

适用对象：第一诊断胸骨骨折（ICD-10：S22.201）
行胸骨骨折复位内固定术（ICD-9-CM-3：78.213）

患者姓名：	性别：	年龄：	门诊号：	住院号：
住院日期： 年 月 日	出院日期： 年 月 日			标准住院日：≤15 天

时间	住院第 1 天	住院第 1（2）~5 天	住院第 1~6 天（手术日）
主要诊疗工作	□ 询问病史及体格检查 □ 完成病历书写 □ 开化验单及检查申请单 □ 上级医师查访与术前评估 □ 初步确定手术方式和日期	□ 上级医师查房 □ 术前准备与术前评估 □ 行术前讨论，确定手术方案（切口选择） □ 完成相关科室会诊 □ 住院医师完成术前小结、上级医师查房记录等病历书写 □ 签署手术知情同意书、自费用品协议书、输血同意书、授权同意书 □ 向患者及家属交代围术期注意事项	□ 手术 □ 术者完成手术记录 □ 住院医师完成术后病程 □ 上级医师查房 □ 向患者及家属交代病情及术后注意事项
重点医嘱	长期医嘱： □ 胸外科一级护理 □ 普通饮食 □ 吸氧：血氧饱和度监测 □ 告病重 □ 其他医嘱 临时医嘱： □ 血常规、尿常规、粪便常规+隐血试验 □ 凝血功能、血型、肝功能、肾功能、电解质、感染性疾病筛查、心肌酶（肌酸激酶及同工酶、肌钙蛋白） □ 动脉血气分析、心电图 □ 影像学检查：胸部正、侧、斜位片、胸部 CT+胸廓三维重建 □ 其他医嘱	长期医嘱： □ 应用抗菌药物 □ 其他医嘱 临时医嘱： □ 拟明（或今日）日全身麻醉下行胸骨骨折复位内固定术 □ 术前禁食、禁水 □ 留置尿管 □ 备血 □ 术前麻醉用药 □ 备术中抗菌药物 □ 其他医嘱	长期医嘱： □ 胸外科术后常规护理 □ 特级护理 □ 禁饮食 □ 吸氧 □ 心电、血压、手指氧饱和度监护 □ 持续导尿，记 24 小时出入量 □ 雾化 □ 静脉应用抗菌药物 □ 解痉、祛痰药物（酌情） □ 其他医嘱 临时医嘱： □ 其他医嘱
主要护理工作	□ 介绍病房环境、设施和设备 □ 入院护理评估 □ 辅助戒烟	□ 宣教、备皮等术前准备 □ 提醒患者术前禁食、禁水 □ 咳嗽训练	□ 观察病情变化 □ 术后心理和生活护理 □ 保持呼吸道通畅
病情变异记录	□ 无 □ 有，原因： 1. 2.	□ 无 □ 有，原因： 1. 2.	□ 无 □ 有，原因： 1. 2.
护士签名			
医师签名			

时间	住院第 1（2）~7 天 （术后第 1 天）	住院第 2（3）~14 天 （术后第 2~7 天）	住院第 13~15 天 （出院日）
主要诊疗工作	□ 上级医师查房，注意病情变化 □ 住院医师完成常规病历书写 □ 注意生命体征及肺部呼吸音 □ 协助患者咳痰 □ 视情况拔尿管	□ 上级医师查房 □ 住院医师完成常规病历书写 □ 注意生命体征及肺部呼吸音 □ 术后视病情复查血常规、肝功能、肾功能、电解质、血糖及胸片	□ 根据切口愈合情况拆线 □ 上级医师查房，根据症状、体温、肺部呼吸音、血常规、血生化、胸片等了解骨折复位情况 □ 住院医师完成出院小结、病历首页等 □ 向患者及家属交代出院后的注意事项
重点医嘱	长期医嘱： □ 胸外科一级护理 □ 普通饮食 □ 视病情停记尿量、停吸氧、停心电监护 □ 静脉应用抗菌药物 □ 其他医嘱 临时医嘱： □ 拔尿管 □ 其他医嘱	长期医嘱： □ 停雾化 □ 其他医嘱 □ 视病情停用抗菌药物 临时医嘱： □ 切口换药 □ 胸片（正、侧、斜位）、血常规、肝功能、肾功能、电解质、血糖 □ 其他医嘱	长期医嘱： □ 其他医嘱 临时医嘱： □ 血常规 □ 血生化 □ 胸片（正、侧、斜位） □ 切口换药 □ 其他医嘱
主要护理工作	□ 观察患者病情 □ 术后心理与生活护理 □ 雾化 □ 协助患者咳痰和肢体功能锻炼	□ 密切观察患者病情 □ 术后心理与生活护理 □ 协助患者咳痰和肢体功能锻炼	□ 指导患者办理出院手续
病情变异记录	□ 无　□ 有，原因： 1. 2.	□ 无　□ 有，原因： 1. 2.	□ 无　□ 有，原因： 1. 2.
护士签名			
医师签名			

第二十二章

肋骨骨折合并血气胸临床路径释义

【医疗质量控制指标】

指标一、术前胸部 CT+三维重建完成率。

指标二、术前 30 分钟预防性抗菌药物使用率。

指标三、胸腔闭式引流完成率。

指标四、肋骨骨折切开复位内固定完成率。

指标五、术后肺部感染、呼吸衰竭发生率。

指标六、围术期输血量。

指标七、平均住院时间。

一、肋骨骨折合并血气胸编码

1. 原编码：

疾病名称及编码：肋骨骨折（ICD-10：S22.3）

多发性肋骨骨折（ICD-10：S22.4）

创伤性气胸（ICD-10：S27.0）

创伤性血胸（ICD-10：S27.1）

创伤性血气胸（ICD-10：S27.2）

手术操作名称及编码：胸腔闭式引流术（ICD-9-CM-3：34.04）

2. 修改编码：

疾病名称及编码：肋骨骨折（ICD-10：S22.30）

多发性肋骨骨折（ICD-10：S22.40）

创伤性气胸（ICD-10：S27.00）

创伤性血胸（ICD-10：S27.10）

创伤性血气胸（ICD-10：S27.20）

手术操作名称及编码：胸腔闭式引流术（ICD-9-CM-3：34.04）

二、临床路径检索方法

（S22.30/S22.40）+（S27.00/S27.10/S27.20）伴 34.04

三、国家医疗保障疾病诊断相关分组（CHS-DRG）

MDCE 呼吸系统疾病及功能障碍

EU1 重大胸部创伤

EW1 胸膜病变及胸腔积液

四、肋骨骨折合并血气胸临床路径标准住院流程

（一）适用对象

第一诊断为肋骨骨折（ICD-10：S22.30）、多发性肋骨骨折（ICD-10：S22.40）伴创伤性气胸（ICD-10：S27.00）、创伤性血胸（ICD-10：S27.10）、创伤性血气胸（ICD-10：S27.20）。

行胸腔闭式引流术（ICD-9-CM-3：34.04）。

释义

　　■适用对象编码参见第一部分。

　　■肋骨骨折合并单纯血胸或单纯气胸可进入本路径。但单纯血胸和单纯气胸与血气胸 ICD 编码不一致，建议增加 ICD 编码：创伤性气胸 S27.0 和创伤性血胸 S27.1。

　　■闭合性肋骨骨折：骨折时，覆盖骨折端的皮肤及软组织保持完整，骨折处不与体表外界相通。闭合性肋骨骨折包括单侧或双侧、单根或多根、单处或多处肋骨骨折。连枷胸、病理性肋骨骨折、开放性肋骨骨折不进入本路径。

　　■血气胸可为单侧或双侧，包括血胸、气胸或血气胸。进行性血胸、大量血胸、凝固性血胸、感染性血胸、开放性血气胸不进入本路径。

　　■胸腔闭式引流术包括胸腔穿刺置管术、胸腔闭式引流术，调整引流管或重新放置引流管，不包括胸腔镜检查引流术。

　　■连枷胸：多根多处肋骨骨折，或多根肋骨骨折合并肋骨与肋软骨交界分裂或合并胸骨骨折，形成浮动胸壁。

　　■病理性骨折：包括骨质疏松症、肋骨原发或转移恶性肿瘤、肋骨良性肿瘤或骨囊肿、感染等。

　　■小量血胸：指胸腔积血在 500ml 以下，立位 X 线胸片可见肋膈角变钝，液面不超过膈顶。中量血胸：指胸腔积血在 500~1500ml，X 线胸片见积液达肩胛角平面。大量血胸：指胸腔积血在 1500ml 以上，X 线胸片可见胸腔积液超过肺门平面甚至充满整个胸腔。

　　■具备以下征象提示存在进行性血胸：①持续脉搏加快、血压降低，或虽经补充血容量血压仍不稳定；②胸腔引流量每小时超过 200ml，持续 3 小时；③血红蛋白量、红细胞计数和红细胞比容进行性降低，引流胸腔积血的血红蛋白量和红细胞计数与周围血相接近。

　　■具备以下征象提示存在感染性血胸：①有畏寒、高热等感染的全身表现；②抽出胸腔积液 1ml，加入 5ml 蒸馏水，无感染呈淡红色透明状，出现浑浊或絮状物提示感染；③胸腔积血无感染时红细胞白细胞计数比例应与周围血相似，即 500：1，感染时白细胞计数明显增加，比例达 100：1；④积血涂片和细菌培养发现致病菌。

　　■凝固性血胸：胸腔内迅速积聚大量血液，超过肺、心包和膈肌运动所起的去纤维蛋白作用时，胸腔内积血发生凝固，形成凝固性血胸。

　　■开放性气胸：胸壁伤口使胸膜腔与外界持续相同，空气随呼吸自由出入胸膜腔。

　　■张力性气胸：也称高压性气胸或活瓣性气胸，气体多来源于肺裂伤、气管支气管损伤或食管裂伤，裂口与胸膜腔相通，且形成单向活瓣，吸气时开放呼气时关闭，胸膜腔内气体增加、压力增高，纵隔移位压迫健侧肺引起严重呼吸循环功能障碍。

　　■胸腔闭式引流术适应证：血胸量 > 500ml，闭合性气胸肺压缩 > 30%。

（二）诊断依据

根据《临床诊疗指南·胸外科分册》（中华医学会编著，人民卫生出版社，2009 年）。

1. 病史：多有外伤史。

2. 临床表现：

（1）主诉：胸痛、咳嗽、血痰、气促、呼吸困难。

（2）体征：伤侧呼吸运动减弱，呼吸音低或消失，局部触痛和胸廓挤压征（+），典型的临床特征是骨擦音和骨擦感。多发性肋骨骨折有时可有反常呼吸。

3. X 线胸片检查以及 CT。

> **释义**
>
> ■ 上述诊断依据为判断肋骨骨折及血气胸的标准，合并精神疾病、意识障碍、醉酒状态患者可能缺少病史，还需要结合其他症状及检查判断有无合并伤及病情危重程度。
>
> ■ 应注意有无合并损伤。上位肋骨骨折（第 1~3 肋骨骨折）需要注意锁骨下动静脉、臂丛神经、纵隔器官损伤。下位肋骨骨折（第 8~12 肋骨骨折）应注意腹腔脏器特别是肝、脾损伤可能。肺挫伤是常见合并损伤，常伴有血痰，易出现低氧血症。合并胸骨骨折者需要考虑心肌挫伤的相关检查。具有 Beck 三联征（心音遥远；静脉压升高、颈静脉怒张；动脉压降低）者需要考虑心包压塞。咯血、大量气胸、严重纵隔气肿、皮下气肿者需要考虑气管、支气管损伤，合并纵隔感染征象时需要考虑食管损伤。膈肌损伤一旦诊断确立，应及时手术治疗。主动脉损伤（如夹层动脉瘤）是潜在危及生命的损伤，若有怀疑则及时请相关科室会诊。无外伤史的肋骨骨折需要考虑病理性骨折，应该进一步查找病因。
>
> ■ CT 三维重建较 X 线更易显示骨折线及隐蔽部位的骨折。当影像学检查结果出现不一致时可根据情况复查。血气分析对判断低氧血症程度具有重要意义。需要入住 ICU 的患者不进入临床路径。

（三）选择治疗方案的依据

根据《临床诊疗指南·胸外科分册》（中华医学会编著，人民卫生出版社，2009 年）。行胸腔闭式引流术，充分镇痛，胸带固定。

> **释义**
>
> ■ 镇痛：包括口服镇痛、静脉注射镇痛、经皮吸收镇痛、局部浸润、肋间神经阻滞、硬膜外阻滞、椎旁阻滞等方法。患者应给予一种或多种镇痛方法，根据镇痛效果调整用药剂量。
>
> ■ 固定胸廓：包括胸带、胸部护板。鼓励患者深呼吸及咳嗽、排痰，可给予祛痰药物或平喘药物治疗，以减少呼吸系统的并发症。
>
> ■ 抗菌药物选用主要针对肺部并发症，可选用第一、第二代头孢菌素、头孢曲松。
>
> ■ 有低氧血症者，如 $PaO_2 < 60mmHg$，$PaCO_2 > 50mmHg$，应行机械通气。
>
> ■ 合并肺挫伤者应控制入液量。
>
> ■ 胸腔闭式引流术适应证：胸腔积液量 > 500ml，闭合性气胸肺压缩 > 30%。

（四）标准住院日≤10天

> **释义**
>
> ■如果患者条件允许，住院时间可以低于上述住院天数。
> ■肺挫伤后肺泡出血和间质水肿常于48~72小时达到高峰，经治疗后肺部斑片状阴影逐渐吸收，在此期间需要密切关注血氧变化，警惕呼吸衰竭发生。
> ■肋骨骨折在伤后6~8小时骨折端血肿形成，约2周完成纤维连接。在标准住院日内骨折断端趋于稳定，胸腔渗出减少，疼痛明显缓解，迟发性血气胸发生率逐渐降低。
> ■积极应用镇痛、雾化吸入、化痰治疗、保持引流管通畅、预防肺部并发症发生，避免住院日延长。

（五）进入路径标准

1. 第一诊断必须符合 ICD-10：S22.30/S22.40 伴 S27.10/20 肋骨骨折/多发性肋骨骨折合并创伤性血胸/创伤性血气胸疾病编码。
2. 当患者合并其他疾病，但住院期间不需要特殊处理也不影响第一诊断的临床路径流程实施时，可以进入路径。

> **释义**
>
> ■闭合性肋骨骨折合并血气胸，生命体征平稳者进入路径。
> ■患者同时具有其他疾病影响第一诊断的临床路径流程实施时均不适合进入临床路径。
> ■连枷胸、大量血胸、怀疑大气道损伤、食管损伤、膈肌损伤、开放性血气胸、开放性肋骨骨折、胸骨骨折、严重肺挫/裂伤、呼吸衰竭、休克、心脏损伤、主动脉损伤，合并其他部位损伤需要针对性专科治疗者，不适合进入临床路径。

（六）明确诊断及入院常规检查应≤12小时

1. 必需的检查项目：
（1）血常规、肝功能测定、肾功能测定、电解质。
（2）X线胸片、心电图。
（3）凝血功能、输血前检查、血型、感染性疾病筛查（乙型肝炎、丙型肝炎、梅毒、艾滋病）。
2. 根据患者病情，可选择的检查项目：骨质疏松相关的骨代谢检查、骨髓瘤相关检查、胸部CT、血气分析、腹部超声等。

> **释义**
>
> ■部分检查可在门急诊完成。
> ■根据病情行特殊相关检查：怀疑大血管损伤者可行数字减影血管造影、CT血管造影（CTA，CT angiography）；怀疑大气道损伤者可行支气管镜检查；怀疑食管损

伤者可行消化道造影检查（泛影葡胺）或口服亚甲蓝溶液观察胸腔引流液颜色变化；怀疑心脏损伤者可行心电图、心肌酶谱、超声检查进一步明确；怀疑腹部脏器损伤者可行腹部B超、腹部CT检查；怀疑病理性骨折的病例可行骨质疏松相关的骨代谢检查、骨髓瘤相关检查、骨密度、骨扫描、肿瘤标志物、肿瘤原发灶筛查等检查。怀疑合并其他系统相关疾病者及时请相关科室会诊指导进一步诊疗；外伤导致的肋骨、胸骨骨折需要复查头部CT、腹部CT。

■ 若怀疑肺部感染建议留取痰液行病原学检查，指导抗菌药物使用。

■ X线检查不能明确的肋骨骨折应行胸部CT平扫+肋骨重建检查。

■ 如发现不适合进入路径标准的相关合并疾病，退出路径［参见"（一）适用标准"］。

（七）预防性抗菌药物选择与使用时机

1. 按照《抗菌药物临床应用指导原则（2015年版）》（国卫办医发〔2015〕43号）执行，并根据患者的病情决定抗菌药物的选择与使用时间。

2. 建议使用第一、第二代头孢菌素。预防性用药时间为术前30分钟。

释义

■ 合并肺部感染者抗菌药物使用属治疗用药，不适用预防用药指导原则，因用药时间将明显延长，应退出本路径。

■ 合并肺挫伤、血气胸者可按预防用药原则使用抗菌药物。

（八）手术日为入院当天

1. 麻醉方式：局部麻醉。

2. 手术方式：胸腔闭式引流术。

3. 术中用药：抗菌药物。

4. 输血：视出血情况决定。

释义

■ 胸腔闭式引流术根据病情决定置管部位，气胸可选择锁骨中线第2肋间或腋中线第4肋间，血胸或血气胸可选择腋中线第6、7肋间。尽可能应用直径较大的胸腔闭式引流管。

■ 固定胸廓：可选用胸带、胸部护板行胸廓外固定。

■ 输血适应证：①血红蛋白<70g/L，或急性失血具有以下2项或以上者：急性失血>15%血容量，舒张压<60mmHg，与基础血压比较收缩压下降>30mmHg，心率>100次/分，少尿或无尿，精神状态改变。②失血或预计有较多失血的冠心病或肺功能不全患者，Hb<100g/L。

（九）术后住院恢复≤9天

1. 必须复查的检查项目：血常规、肝功能、肾功能、电解质、胸部X线片等。
2. 术后用药：抗菌药物使用按照《抗菌药物临床应用指导原则（2015年版）》（国卫办医发〔2015〕43号）执行，并根据患者的病情决定抗菌药物的选择与使用时间。建议使用第一、第二代头孢菌素。

> **释义**
>
> ■ 需要及时判断病情变化及是否需要开胸探查，是否存在其他损伤。连枷胸、进行性血胸、凝固性血胸、大量持续漏气，怀疑气管/支气管损伤、食管损伤、膈肌损伤、心脏大血管损伤可行开胸探查术或胸腔镜手术（VATS）。出现心包压塞及时行心包穿刺或心包开窗术。

（十）出院标准

1. 患者病情稳定，体温正常，手术切口愈合良好，生命体征平稳。
2. 无需要住院处理的并发症和/或合并症。

> **释义**
>
> ■ 胸腔闭式引流量<150ml/24h，大于24小时无漏气、肺完全复张，即可拔除胸引管。
> ■ 如果出现并发症和/或合并症，是否需要继续住院治疗，由主管医师具体决定。

（十一）变异及原因分析

1. 需要开胸手术，接受全身麻醉手术的张力性气胸和进行性血胸。
2. 术后出现肺部感染、呼吸衰竭、心力衰竭、肝肾衰竭等并发症，需要延长治疗时间。

> **释义**
>
> ■ 微小变异：因为医院检验项目的及时性未保证，不能按照要求完成检查；因为节假日不能按照要求完成检查；出现包裹性积液或迟发性血气胸再次行胸腔闭式引流术，未延长住院时间。
> ■ 重大变异：连枷胸、进行性血胸、凝固性血胸、大量持续漏气、气管/支气管损伤、食管损伤、膈肌损伤、心脏大血管损伤需行开胸探查或胸腔镜（VATS）手术；出现心包压塞及时行心包穿刺或心包开窗术；出现感染性血胸按脓胸处理；病理性骨折积极治疗原发病；骨折断端移位剧烈疼痛需要行内固定手术；肺挫伤进展出现呼吸衰竭，需要插管机械通气；出现肺部感染；包裹性积液或迟发性血气胸再次行胸腔闭式引流术，明显延长住院时间；发现其他系统损伤或疾病，需要其他治疗措施，影响路径实施。患者不愿配合完成相应检查；医院与患者或家属发生医疗纠纷，患者要求离院或转院；不愿按照要求出院随诊而导致入院时间明显延长。
> ■ 微小变异可不退出路径，重大变异退出路径。

五、肋骨骨折合并血气胸临床路径给药方案

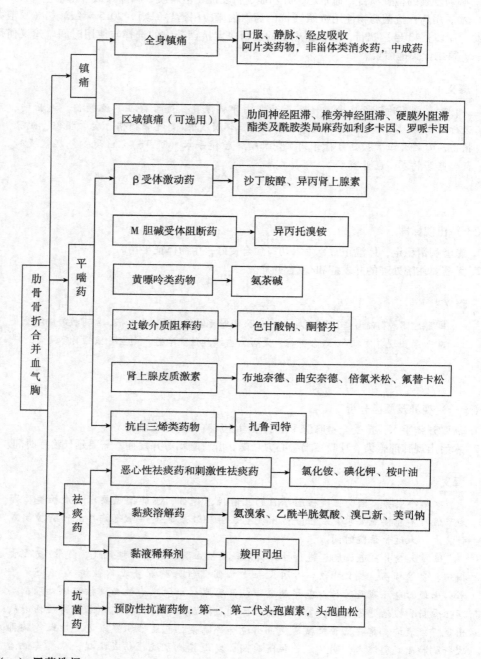

（一）用药选择

1. 镇痛：患者应给予一种或多种镇痛方法，根据镇痛效果调整用药剂量。

2. 平喘药：建议使用吸入型制剂，以增强呼吸道局部疗效，减少全身用药的不良反应。可以选用一种或多种药物。

3. 祛痰药：呼吸道分泌物多、痰液黏稠、长期吸烟者可使用祛痰药。可以选用一种或多种药物。

4. 应鼓励胸外伤患者咳嗽咳痰，轻度咳嗽有利于排痰，一般不需用镇咳药。

5. 预防性抗菌药物：第一、第二代头孢菌素。

（二）药学提示

1. 全身镇痛可能出现中枢神经抑制、呼吸抑制、恶心呕吐、消化道溃疡等不良反应；硬膜外阻滞可能出现全脊髓麻醉、脊髓损伤、尿潴留、麻醉药中毒、低血压等不良反应。有条件可选择椎旁阻滞镇痛方法，减少上述不良反应发生。

2. 平喘药：吸入用肾上腺皮质激素可能引起口咽部念珠菌感染。β 受体激动药：甲状腺功能亢进症、冠心病患者禁用。异丙托溴铵：幽门梗阻患者禁用，对异丙托溴铵、阿托品过敏者禁用，吸入时如溅入眼部可引起闭角型青光眼眼压升高。沙丁胺醇：偶见肌肉震颤、外周血管舒张及代偿性心率加速、头痛、不安、过敏反应等。

3. 祛痰药：乙酰半胱氨酸：支气管哮喘患者禁用，偶可引起咯血，部分患者引起恶心、呕吐、流涕、胃炎等。

4. 头孢曲松勿与含钙液体如林格液或哈特曼液合用，以免产生沉淀物。

5. 预防性应用抗菌药物的用药时间为术前 30 分钟。

（三）注意事项

平喘药物、祛痰药物需在凉暗处保存。

六、肋骨骨折合并血气胸患者护理规范

1. 密切观察病情，做好各项抢救准备工作，观察患者的血压、脉搏、呼吸及血氧饱和度的变化；观察患者胸廓运动情况，及时发现有无呼吸困难和反常呼吸，如出现呼吸困难、咳嗽、咯血时，应考虑肺或支气管损伤，应告知医师处理；观察有无皮下气肿及其范围，如气肿蔓延迅速，应告知医师处理。

2. 呼吸道管理：协助患者练习深呼吸、有效咳嗽、吹气球、使用呼吸训练仪或遵医嘱给予雾化吸入；对多根多处肋骨骨折、咳嗽无力、不能有效排痰者，应在充分镇痛下施行纤维支气管镜吸痰；出现呼吸功能不全的患者，需要气管插管或切开，行呼吸机辅助呼吸，通过正压通气对软化胸壁起到"内固定"作用。

3. 休息与活动：术后取半坐卧位，床头抬高 30°～50°，以利呼吸及引流液引出。术后第 1日，采用坐位、半坐卧位或不完全健侧卧位，避免术侧卧位。术后尽早下床活动，锻炼术侧肩关节。

4. 饮食护理：术后第 1 日晨，患者意识清醒且无恶心、呕吐，即可进食清淡流质饮食或半流质饮食，逐渐过渡到普通饮食，禁食牛奶、豆浆等产气食物。应鼓励进食蔬菜、水果，防止便秘；补充足够水分，防止气道干燥，利于痰液稀释，便于咳出。

5. 疼痛护理：及时进行疼痛评估，必要时给予药物镇痛。

6. 胸管护理：注意观察引流液的性质、颜色和量，并做好记录。妥善固定胸管，防止管路脱出，保证胸腔闭式引流瓶直立位，并低于胸部 60～100cm，置于床下固定位置，防止碰倒、踢翻或打碎。长玻璃管置于液面下 2～3cm。可适时挤压胸管，保持引流管通畅。注意观察患者是否有胸闷、呼吸困难、发绀、切口漏气、渗液、出血和皮下气肿等，如发现异常及时通知医师处理。

7. 用药护理：应严格按照医嘱服用抗生素、化痰及镇咳药物。

8. 心理护理：创伤后的患者心理波动较大，应根据患者的年龄、性格和文化程度来选择告知病情，建立良好的医患关系，增加患者接受治疗的依从性。

七、肋骨骨折合并血气胸患者营养治疗规范

1. 患者入院后进行 NRS 2002 营养风险筛查，有营养风险的患者需要营养治疗。

2. 营养治疗可遵循五阶梯模式：第一阶梯：饮食+营养教育；第二阶梯：饮食+口服营养补充（ONS）；第三阶梯：全肠内营养（TEN）；第四阶梯：肠内营养的基础上补充性增加肠外营养（PEN+PPN）；第五阶梯：全肠外营养（TPN）；当不能满足60%目标能量需求3~5天时，应该选择上一阶梯。

3. 对于消化道有功能的患者应首先选择肠内营养：根据病情尽可能采用经口营养补充或管饲输注，满足营养需求。当病情危重无法给予肠内营养时，应考虑肠外营养以满足营养支持需求。

4. 监测血流动力学、电解质及血糖，根据病情调整为相适应的营养制剂。

八、肋骨骨折合并血气胸患者健康宣教

1. 合理饮食：初期以清淡、易消化食物为主，恢复期进食高蛋白、高热量、富含维生素的高营养食物。

2. 康复指导：指导患者做腹式深呼吸及有效咳嗽，保持呼吸道通畅，防止肺部并发症；避免剧烈呛咳、呕吐，以免影响伤口愈合；尽早开展循序渐进的胸廓和肩关节运动，防止关节僵直。

3. 复诊指导：定期复查，不适随诊。告知患者3个月复查胸部X片，了解骨折愈合情况。若突发咳嗽、咯血、呼吸困难，应就近就诊。

九、推荐表单

（一）医师表单

肋骨骨折合并血气胸临床路径医师表单

适用对象：第一诊断为肋骨骨折合并血气胸（ICD-10：S22.30/S22.40 伴 S27.10/20）

行胸腔闭式引流术（ICD-9-CM-3：34.04）

患者姓名：	性别：	年龄：	门诊号：	住院号：
住院日期：　年　月　日	出院日期：　年　月　日		标准住院日：≤10 天	

时间	住院第 1 天（手术日）	住院第 2 天
主要诊疗工作	□ 询问病史及体格检查 □ 完成病历书写 □ 开化验单及检查单 □ 上级医师查房，确定诊断 □ 向患者家属告病重或病危通知（酌情），并签署手术知情同意书 □ 局部麻醉下行胸腔闭式引流术	□ 上级医师查房 □ 完成入院检查 □ 继续对症支持治疗 □ 完成必要的相关科室会诊 □ 完成上级医师查房记录等病历书写 □ 向患者及家属交代病情及其注意事项
重点医嘱	**长期医嘱：** □ 胸外科护理常规 □ 一级护理 □ 饮食 □ 心电监护 □ 吸氧 □ 胸带固定 □ 使用镇痛药物 □ 视病情通知病重或病危 □ 其他医嘱 **临时医嘱：** □ 血常规、肝功能、肾功能、电解质 □ X 线胸片、心电图、腹部超声（必要时） □ 凝血功能、输血前检查、血型 □ 血气分析（必要时） □ 呼吸机无创辅助呼吸（必要时） □ 局部麻醉下行胸腔闭式引流术	**长期医嘱：** □ 患者既往基础用药 □ 祛痰药物的使用 □ 其他医嘱 **临时医嘱：** □ X 线胸部 □ 其他医嘱
病情变异记录	□ 无　□ 有，原因： 1. 2.	□ 无　□ 有，原因： 1. 2.
医师签名		

时间	住院第 3~9 天	住院第 10 天 （出院日）
主要诊疗工作	□ 上级医师查房 □ 根据体检、X 线胸片、CT 结果和既往资料 　　确定诊断及是否需要开胸手术治疗 □ 根据其他检查结果判断是否合并其他疾病 □ 并发症的防治 □ 对症支持治疗 □ 完成病程记录	□ 上级医师查房，进行评估，确定有无并发症情 　　况，明确是否出院 □ 完成出院记录、病案首页、出院证明书等 □ 向患者交代出院后的注意事项，如：返院复诊的 　　时间、地点，胸带继续固定 2 周，近期避免运动， 　　呼吸功能锻炼
重点医嘱	长期医嘱（视情况可第 2 天起开始治疗）： □ 抗菌药物的使用（必要时） □ 其他医嘱 临时医嘱： □ 复查血常规、肝功能、肾功能、电解质 　　（出院前或必要时） □ 复查 X 线胸片（出院前或必要时）	出院医嘱： □ 注意休息、营养，避免运动 □ 胸带继续固定 2 周 □ 出院带药（必要时） □ 半个月后复诊，不适随诊
病情变异记录	□ 无　□ 有，原因： 1. 2.	□ 无　□ 有，原因： 1. 2.
医师签名		

（二）护士表单

肋骨骨折合并血气胸临床路径护士表单

适用对象：第一诊断为肋骨骨折合并血气胸（ICD-10：S22.30/S22.40 伴 S27.10/20）
行胸腔闭式引流术（ICD-9-CM-3：34.04）

患者姓名：		性别：	年龄：	门诊号：	住院号：
住院日期：	年 月 日	出院日期：	年 月 日	标准住院日：≤10 天	

时间	住院第 1 天 （手术日）	住院第 2 天
健康宣教	□ 介绍主管医师、护士 □ 介绍环境、设施、住院注意事项 □ 宣教主要检查的目的和方法 □ 宣教戒烟、戒酒的重要性	□ 宣教疾病知识及主要药品作用 □ 宣教有效咳痰、排痰的目的和方法 □ 宣教呼吸功能锻炼的目的、方法 □ 宣教缓解疼痛的方法 □ 宣教早期下床活动的目的及注意事项 □ 饮食指导
基础护理	□ 建立入院护理病历 □ 一级护理 □ 晨晚间护理 □ 患者安全管理：核对患者、佩戴腕带；预防跌倒或坠床	□ 一级护理 □ 晨晚间护理 □ 患者安全管理
专科护理	□ 护理查体 □ 填写跌倒及压疮防范表（必要时） □ 心理护理 □ 监测生命体征 □ 遵医嘱完善相关检查 □ 遵医嘱进行药物治疗 □ 吸氧及雾化吸入的护理 □ 胸腔闭式引流管的护理 □ 胸带或胸部护板的护理 □ 指导患者有效咳痰、排痰 □ 患者疼痛评估及管理	□ 心理护理 □ 监测生命体征 □ 遵医嘱完善相关检查 □ 遵医嘱进行药物治疗 □ 吸氧及雾化吸入的护理 □ 胸腔闭式引流管的护理 □ 胸带或胸部护板的护理 □ 指导患者有效咳痰、排痰 □ 指导患者进行呼吸功能锻炼 □ 患者疼痛评估及管理 □ 鼓励患者早期下床活动
重点医嘱	□ 详见医嘱执行单	□ 详见医嘱执行单
病情变异记录	□ 无 □ 有，原因： 1. 2.	□ 无 □ 有，原因： 1. 2.
护士签名		

时间	住院第 3~9 天	住院第 10 天 （出院日）
健康宣教	□ 宣教有效咳痰、排痰的目的和方法 □ 宣教呼吸功能锻炼的目的、方法 □ 宣教缓解疼痛的方法	□ 宣教出院带药服用方法 □ 宣教饮食、活动的注意事项 □ 宣教按时复查的目的、时间
健康宣教	□ 二级护理 □ 晨晚间护理 □ 患者安全管理	□ 二级护理 □ 晨晚间护理 □ 指导患者办理出院手续
专科护理	□ 心理护理 □ 监测生命体征 □ 遵医嘱进行药物治疗 □ 吸氧及雾化吸入的护理 □ 胸腔闭式引流管的护理及拔管的护理 □ 胸带或胸部护板的护理 □ 督促患者有效咳痰、排痰 □ 督促患者进行呼吸功能锻炼 □ 患者疼痛管理	□ 告知患者胸带或胸部护板应固定至少 2 周 □ 告知患者近期可适当活动，避免剧烈运动 □ 告知出院带药的作用及服用方法 □ 告知患者出院 2 周后门诊复查，不适随诊
重点医嘱	□ 详见医嘱执行单	□ 详见医嘱执行单
病情变异记录	□ 无　□ 有，原因： 1. 2.	□ 无　□ 有，原因： 1. 2.
护士签名		

（三）患者表单

肋骨骨折合并血气胸临床路径患者表单

适用对象：第一诊断为肋骨骨折合并血气胸（ICD-10：S22.30/S22.40 伴 S27.10/20）

行胸腔闭式引流术（ICD-9-CM-3：34.04）

患者姓名：	性别：	年龄：	门诊号：	住院号：
住院日期：　　年　月　日	出院日期：　　年　　月　　日		标准住院日：≤10 天	

时间	住院第 1 天 （手术日）	住院第 2 天
医患配合	□ 请配合询问病史、收集资料，请务必详细告知既往史、用药史、过敏史 □ 请配合进行体格检查 □ 请配合完善相关检查、化验，如采血、留尿、心电图、X 线胸片等 □ 请配合进行胸腔穿刺及闭式引流等治疗 □ 请配合用药及治疗 □ 请有任何不适告知医师	□ 医师向患者及家属介绍病情，如有异常结果需进一步检查 □ 请配合完善相关检查 □ 请配合用药及治疗 □ 请配合医师调整用药 □ 有任何不适请告知医师
护患配合	□ 请配合测量体温、脉搏、呼吸、血压、血氧饱和度 □ 请配合完成入院护理评估单（简单询问病史、过敏史、用药史） □ 请了解入院宣教的相关内容（环境介绍、病室规定、订餐制度、贵重物品保管等） □ 请配合进行药物治疗 □ 请配合进行吸氧及雾化吸入治疗 □ 请配合胸腔闭式引流管的护理 □ 请注意活动安全，避免坠床或跌倒 □ 配合执行探视制度 □ 有任何不适请告知护士	□ 请配合测量体温、脉搏、呼吸，询问每日排便情况 □ 请了解相关化验检查的宣教内容，配合正确留取标本，配合检查 □ 请配合进行药物治疗 □ 请了解疾病及用药等相关知识的宣教内容 □ 请配合进行吸氧及雾化吸入治疗 □ 请配合胸腔闭式引流管的护理 □ 请配合进行有效咳痰、排痰 □ 请配合进行呼吸功能锻炼 □ 请注意活动安全，避免坠床或跌倒 □ 请配合执行探视及陪护 □ 有任何不适请告知护士
饮食	□ 普通饮食 □ 增加饮水	□ 普通饮食 □ 增加饮水
排泄	□ 正常排尿便	□ 正常排尿便
活动	□ 适量活动	□ 适量活动

时间	住院第 3~9 天	住院第 10 天（出院日）
医患配合	□ 请配合用药及治疗 □ 请配合医师调整用药 □ 有任何不适请告知医师	□ 请了解出院前指导的相关内容 □ 请了解出院后复查的程序 □ 请取出院诊断书
护患配合	□ 请配合测量体温、脉搏、呼吸，询问每日排便情况 □ 请配合进行药物治疗 □ 请配合进行吸氧及雾化吸入治疗 □ 请配合胸腔闭式引流管的护理 □ 请配合进行有效咳痰、排痰 □ 请配合进行呼吸功能锻炼 □ 请注意活动安全，避免坠床或跌倒 □ 请配合执行探视及陪护 □ 有任何不适请告知护士	□ 请了解出院宣教的相关内容 □ 请取出院带药 □ 办理出院手续 □ 请了解复印病历的程序
饮食	□ 普通饮食 □ 增加饮水	□ 普通饮食 □ 增加饮水
排泄	□ 正常排尿便	□ 正常排尿便
活动	□ 适量活动	□ 适量活动

附：原表单（2019 年版）

肋骨骨折合并血气胸临床路径表单

适用对象：第一诊断为肋骨骨折合并血气胸（ICD-10：S22.30/S22.40 伴 S27.10/20）

行胸腔闭式引流术（ICD-9-CM-3：34.04）

患者姓名：		性别：	年龄：	门诊号：	住院号：
住院日期：	年　月　日	出院日期：	年　月　日	标准住院日：≤10 天	

时间	住院第 1 天 （手术日）	住院第 2 天
主要诊疗工作	□ 询问病史及体格检查 □ 完成病历书写 □ 开化验单及检查单 □ 上级医师查房，确定诊断 □ 向患者家属告病重或病危通知（酌情），并签署手术知情同意书 □ 局部麻醉下行胸腔闭式引流术	□ 上级医师查房 □ 完成入院检查 □ 继续对症支持治疗 □ 完成必要的相关科室会诊 □ 完成上级医师查房记录等病历书写 □ 向患者及家属交代病情及其注意事项
重点医嘱	**长期医嘱：** □ 胸外科护理常规 □ 一级护理 □ 饮食 □ 心电监护 □ 吸氧 □ 胸带固定 □ 使用镇痛药物 □ 视病情通知病重或病危 □ 其他医嘱 **临时医嘱：** □ 血常规、肝功能、肾功能、电解质 □ X 线胸片、心电图、腹部超声（必要时） □ 凝血功能、输血前检查、血型 □ 血气分析（必要时） □ 呼吸机无创辅助呼吸（必要时） □ 局部麻醉下行胸腔闭式引流术	**长期医嘱：** □ 患者既往基础用药 □ 祛痰药物的使用 □ 其他医嘱 **临时医嘱：** □ X 线胸部 □ 其他医嘱
主要护理工作	□ 介绍病房环境、设施和设备 □ 入院护理评估 □ 宣教	□ 观察患者病情变化
病情变异记录	□ 无　□ 有，原因： 1. 2.	□ 无　□ 有，原因： 1. 2.
护士签名		
医师签名		

时间	住院第 3~9 天	住院第 10 天 （出院日）
主要诊疗工作	□ 上级医师查房 □ 根据体检、X 线胸片、CT 结果和既往资料确定诊断及是否需要开胸手术治疗 □ 根据其他检查结果判断是否合并其他疾病 □ 并发症的防治 □ 对症支持治疗 □ 完成病程记录	□ 上级医师查房，进行评估，确定有无并发症情况，明确是否出院 □ 完成出院记录、病案首页、出院证明书等 □ 向患者交代出院后的注意事项，如：返院复诊的时间、地点，胸带继续固定两周，近期避免运动，呼吸功能锻炼
重点医嘱	长期医嘱（视情况可第 2 天起开始治疗）： □ 抗菌药物的使用（必要时） □ 其他医嘱 临时医嘱： □ 复查血常规、肝功能、肾功能、电解质（出院前或必要时） □ 复查 X 线胸片（出院前或必要时）	出院医嘱： □ 注意休息、营养，避免运动 □ 胸带继续固定 2 周 □ 出院带药（必要时） □ 半月后复诊，不适随诊
主要护理工作	□ 观察患者病情变化，指导患者咳嗽、排痰及呼吸功能锻炼	□ 指导患者办理出院手续
病情变异记录	□ 无　□ 有，原因： 1. 2.	□ 无　□ 有，原因： 1. 2.
护士签名		
医师签名		

第二十三章

脓胸临床路径释义

【医疗质量控制指标】

指标一、痰病原学检出率。

指标二、胸腔积液常规+生化检验率。

指标三、胸部 CT 完成率。

指标四、输血率。

指标五、纤维板剥脱术完成率。

指标六、术后肺部感染发生率。

指标七、平均住院时间。

一、脓胸编码

疾病名称及编码：脓胸（ICD-10：J86）

手术操作名称及编码：胸腔闭式引流术（ICD-9-CM-3：34.042）

胸膜纤维板剥脱术（ICD-9-CM-3：34.592）

胸廓成形术（ICD-9-CM-3：33.341）

二、临床路径检索方法

CA44 伴（34.042/34.592/33.341）

三、国家医疗保障疾病诊断相关分组（CHS-DRG）

MDCE 呼吸系统疾病及功能障碍

ES2 呼吸系统感染/炎症

四、脓胸临床路径标准住院流程

（一）适用对象

第一诊断为脓胸（ICD-10：J86）。

> **释义**
>
> ■脓胸是指脓性渗出液积聚于胸膜腔内的化脓性感染。脓胸按病理发展过程可分为急性和慢性；按致病菌种类可分为化脓性、结核性和特异病原性脓胸；按波及范围可分为全脓胸和局限性脓胸。脓胸也可因支气管胸膜瘘等手术并发症所引起。

（二）诊断依据

根据《临床诊疗指南·胸外科分册》（中华医学会编著，人民卫生出版社，2009 年）。

1. 患者常有高热、胸痛、咳嗽、咳痰、气短、食欲缺乏和全身不适等。

2. 合并有支气管胸膜瘘者，可因改变体位而咳嗽，咳出大量脓痰。患者多呈急性病容，可因呼吸困难而不能平卧，甚至发绀。

3. 脓胸慢性化以后，由于长期感染和消耗，患者有低热、食欲缺乏、消瘦、营养不良、乏力、贫血、低蛋白血症等。

4. 体征：患侧肋间饱满，呼吸动度减小，纵隔向健侧移位，语颤减弱，叩诊呈浊音。听诊呼吸音减弱或消失。脓气胸并存，胸廓上部叩诊呈鼓音，下部叩诊呈实音；慢性脓胸患者可见胸廓下陷，肋间隙变窄，呼吸动度降低或消失，纵隔向患侧移位，脊柱侧弯，杵状指（趾）。

5. 影像学检查：X线检查可见胸腔积液引起的致密影。少量积液时（100~300ml）肋膈角模糊、变钝；中等量以上积液（400~1000ml）时，显示弧形阴影。脓气胸并存时，可见气液平面。全脓胸可见到肺萎陷及纵隔移向健侧；局限性脓胸常表现为包裹性阴影；慢性脓胸患者胸部X线检查可见胸膜增厚，肋间隙变窄。多呈密度增强的磨玻璃状模糊阴影，纵隔向患侧移位，膈肌升高。CT扫描对多房性局限性脓胸的诊断和定位有特殊重要意义，可进一步确定脓腔的位置、大小及患侧肺内有无病变。在X线定位和B超指引下做胸腔穿刺，抽取脓汁做涂片和细菌培养及药敏试验，可确定诊断并指导选用敏感抗生素治疗。

> **释义**
>
> ■ 所有存在肺炎或不明原因脓毒症症状和体征的患者都应检查是否存在胸腔积液；社区获得性肺炎或医院获得性肺炎进行抗生素治疗临床无改善时，应及时检查以确定是否存在胸腔积液。
>
> ■ 未经胸腔穿刺者而出现气液平面者，应高度怀疑有支气管胸膜瘘或食管瘘的可能。
>
> ■ 急性脓胸发作6周后即进入脓胸的慢性期。慢性脓胸多由于急性脓胸未能及时发现，或者虽然发现却未能适当治疗，引流不彻底所致。
>
> ■ 在评价胸腔感染时，常规胸片通常是最有效的影像检查方式，可用于胸膜腔感染的诊断。小量积液后前位胸片上显示肋膈角变钝，侧位胸片上可能会发现较小的积液。除常规的胸部X线（CXR）检查外，胸膜超声（US）应常规进行，无论是出于诊断目的，还是为胸膜介入治疗提供影像指导。当怀疑胸腔感染时，应进行胸部CT扫描检查。
>
> ■ 胸部CT应列为脓胸的常规检查，胸部CT对于脓胸的诊断和治疗更具有价值。
>
> ■ 胸腔积液的检验与分析是预测脓胸转归最重要的指标，而一般的实验室检查结果则与社区获得性肺炎住院患者发展为胸膜腔感染有关，比如低蛋白血症（<30g/dl），低钠血症（<130mmol/L）以及C反应蛋白升高（>100mg/L）。

（三）治疗方案的选择

根据《临床诊疗指南·胸外科分册》（中华医学会编著，人民卫生出版社，2009年）。

1. 全身支持治疗鼓励患者进食，尤其要多进高热量、高蛋白和高维生素饮食，注意补充电解质。病情危重体质虚弱者，要静脉输入高营养、血浆、白蛋白等，并少量多次输入新鲜血，以纠正贫血，增加抵抗力。

2. 控制感染尽早胸腔穿刺抽取脓液做细菌培养及药物敏感试验，选取敏感有效的抗生素，尽快控制病情。

3. 脓液引流：急性脓胸早期脓液多较稀薄，经胸腔穿刺很容易抽出脓液。遇有病情发展快，积脓多且黏稠，病情危重伴有中毒症状，特别是胸腔穿刺后脓液迅速生成时，要及时行胸腔闭式引流，合并支气管胸膜瘘或食管胸膜瘘的脓胸也应行胸腔闭式引流。

4. 慢性脓胸多需手术治疗，目的是清除异物，消灭脓腔，尽可能多地保存和恢复肺功能。术前应加强营养支持，纠正低蛋白和贫血，输血要少量多次进行，选择有效抗生素控制感染。术式选择要根据患者的情况，特别是肺内有无结核空洞、支气管扩张、严重的纤维化改变及支气管胸膜瘘等病变来决定。一般常用的术式包括胸膜纤维板剥脱术、胸廓成形（胸膜内胸廓成形）术和带蒂大网膜填充术。由于胸膜外胸廓成形术、胸膜全肺切除术损伤大、成功率低，现已很少采用。

5. 纤溶治疗。

> **释义**
>
> ■ 由于长期感染和消耗，患者有低热、食欲缺乏、消瘦、营养不良、乏力、贫血、低蛋白血症等，应针对患者一般情况进行针对性治疗，促进疾病恢复。
>
> ■ 在选择抗生素时，应尽可能根据培养结果选择抗生素；当临床上获得病原学证据困难时，应根据病史、当地抗生素耐药谱、抗生素管理政策以及抗生素药理学特性选择抗生素。
>
> ■ 急性脓胸的抗菌药物治疗受患者机体状态、病灶源头控制情况、治疗的临床反应等因素的影响。针对社区获得性的脓胸：第二代或第三代头孢菌素（如头孢曲松）＋甲硝唑或肠外氨苄西林＋β-内酰胺酶抑制剂（如氨苄西林/舒巴坦）；针对医院获得性或术后脓胸：使用对耐甲氧西林金黄色葡萄球菌和铜绿假单胞菌有效的抗生素，如万古霉素、头孢吡肟、甲硝唑或万古霉素和哌拉西林/他唑巴坦。
>
> ■ 当厌氧培养结果为阴性时，可根据经验抗厌氧菌治疗，避免使用氨基糖苷类药物。
>
> ■ 使感染物质从胸膜腔中引流排出是脓胸的基本治疗方式。在早期及分隔较少的脓胸诊治过程中，影像学引导下放置胸腔引流（胸腔引流放置）是非常有用的治疗，放置胸腔引流后应定期冲管防止堵管，定期复查胸部 CT 确保引流的有效性，如果出现引流不通的情况应考虑重新放置引流或者手术处理。
>
> ■ 胸膜腔积脓或胸腔积液中革兰阳性菌的染色和培养的结果可对脓胸进行确诊，提示应进行胸腔穿刺术。若无以上结果，pH＜7.2 是在胸腔引流不充分情况下最有效的指标，应适当的采用胸腔穿刺术的外科治疗方式进行干预。同样，胸腔积液 LDH＞1000IU/L，葡萄糖＜40mg/dl 或局限性胸腔积液单独使用抗生素效果不佳的，建议使用胸腔穿刺术进行治疗。
>
> ■ VATS（胸腔镜手术）是所有Ⅱ期急性脓胸的首选手术方法。
>
> ■ 一旦决定进行手术干预，须考虑选择开放手术还是胸腔镜的手术方式，主要以两个主要目标来进行选择：①完全清除潜在的感染液体和/或组织；②促进肺复张。无论采用哪种方法，主要考虑的因素都包括安全进入胸腔，胸腔引流以及允许肺完全扩张的操作，从而使胸腔无效腔消失。由于Ⅱ期脓胸没有纤维组织，因此无须剥脱。但是，在临床实践中，患者很少出现"纯"Ⅱ期脓胸，而是出现"混合性"状态，即胸膜表面有纤维组织覆盖。
>
> ■ 胸膜剥脱术包括剥除肉芽组织和/或覆盖内脏和顶叶胸膜的纤维板，以清除感染组织并对其进行清创。

（四）标准住院日 10~14 天

> 释义
>
> ■ 术前检查及治疗 3~7 日，术后恢复 3~7 日。

（五）进入路径标准

1. 第一诊断符合为脓胸（ICD-10：J86）疾病编码。

2. 当患者同时具有其他疾病诊断，但住院期间不需特殊处理也不影响第一诊断的临床路径流程实施时，可以进入此路径。

（六）住院期间的检查项目

1. 必需的检查项目：

（1）血常规、尿常规、大便常规。

（2）肝功能、肾功能、电解质、血沉、血糖、C 反应蛋白（CRP）、凝血功能、D - 二聚体、结核抗体（ATA）、腺苷脱氨酶（ADA）、血气分析、血肿瘤标志物、感染性疾病筛查（乙型肝炎、丙型肝炎、梅毒、艾滋病等）。

（3）痰病原学检查：痰涂片查细菌×3、痰培养菌。

（4）PPD 皮试。

（5）胸部正侧位片、心电图、胸部超声。

（6）胸液检查：必做（常规、生化、腺苷脱氨酶（ADA）、肿瘤标志物、涂片找细菌、细菌培养+药敏、结核抗体（ATA），选作（乳糜试验、细胞学检查）。农牧区患者的寄生虫（肺包虫病等）相关检查。

（7）胸水抽完后可行胸部 CT 检查。

> 释义
>
> ■ 胸部正侧位片是脓胸初步诊断中最有价值的影像学检查，但一部分肺炎旁积液的影像学表现较为复杂，常因包裹性积液及下叶机化等原因导致脓胸被漏诊，因此应视临床情况结合进一步的影像学检查。
>
> ■ 对于急诊和重症病房患者可行床旁胸部超声，此外，回声强度有助于鉴别胸水性质。胸部 CT 有助于发现肺实质的病变，明确引起脓胸的原发病。在完成影像学检查的基础上，为判断是否合并更为复杂的临床情况，B 超引导下诊断性胸腔穿刺通常是必要的。

2. 根据患者病情进行的检查项目：痰找癌细胞、免疫相关指标、风湿性疾病检查、肺功能、脏器超声波。农牧区患者的寄生虫（肺包虫病等）相关检查。

> 释义
>
> ■ 详细询问病史并开具相应检查，有助于判断脓胸的原发疾病以及患者的全身状况。

（七）预防性抗菌药物选择与使用时机

1. 对于急性脓胸，若无依据可根据患者临床特点经验性选择抗生素，同时积极送脓液培养及药敏实验并根据结果选择有效抗生素进行治疗。慢性脓胸术前多无须抗生素治疗。可在术前送脓液细菌培养加药敏实验，以指导术后抗生素的使用。

2. 预防性抗菌药物选择主要依据《抗菌药物临床应用指导原则（2015 年版）》（国卫办医发〔2015〕43 号）制订。预防性用药时机为术前 0.5~1 小时（万古霉素或氟喹诺酮类等由于需输注较长时间，应在术前 1~2 小时开始给药）；手术超过 3 小时或术中失血量超过 1500ml 时加用 1 次。

> **释义**
>
> ■ 预防性用药的目的主要是预防手术部位感染，包括浅表切口感染、深部切口感染和手术所涉及的器官/腔隙感染，但不包括与手术无直接关系的、术后可能发生的其他部位感染。
>
> ■ 预防性抗菌药物的选择应根据手术切口类别、可能的污染菌种类及其对抗菌药物敏感性、药物能否在手术部位达到有效浓度等综合考虑；选用对可能的污染菌针对性强、有充分的预防有效的循证医学证据、安全、使用方便及价格适当的品种；应尽量选择单一抗菌药物预防用药，避免不必要的联合使用；预防用药应针对手术路径中可能存在的污染菌；不应随意选用广谱抗菌药物作为围手术期预防用药。

（八）手术日

住院后第 3~7 天。

1. 脓胸的手术方式包括胸腔引流术，胸膜纤维板剥脱术，胸廓成形术，胸膜肺切除术。
2. 麻醉方式为局部麻醉或双腔气管插管，全身麻醉。
3. 手术耗材。
4. 术中用药：麻醉常规用药。
5. 输血：视术中情况而定。

> **释义**
>
> ■ 脓胸患者入院后，术前准备 1~3 天，第 3~7 天实施手术。
>
> ■ 手术治疗原则为：①改善全身情况，消除中毒症状和营养不良；②消灭致病原因和脓腔；③尽力使受压的肺复张，恢复肺功能。
>
> ■ 手术方式包括：①胸腔引流术：胸腔引流包括胸腔穿刺术及胸腔闭式引流术，是脓胸诊断及治疗的重要手段。针对引流不畅的原因予以改进，部分患者改进引流后可痊愈；或减轻中毒症状，使脓腔缩小，为以后进行必要的根治手术创造有利条件，可认为此为大手术前的准备措施。②胸膜纤维板剥脱术：剥除脓腔壁层胸膜和脏层胸膜上的纤维板，使肺得以复张，消灭脓腔，改善肺功能和胸廓呼吸运动，是较为理想的手术。③胸廓成形术：目的是去除胸廓局部坚硬组织，使胸壁内陷，以消灭两层胸膜间的无效腔。需切除覆盖在脓腔上的肋骨和增厚的壁胸膜纤维板，同时保留肋间神经血管、肋间肌和肋骨骨膜。术毕骨膜外放置引流，并且加压包扎。此

术式创伤较大，已很少使用。④当慢性脓胸合并肺内严重病变，可将纤维板剥除术加病肺切除术一次完成。

■ 持续或间断胸腔冲洗，目前急慢性脓胸开胸手术很少，多数为胸腔镜下手术，包括清创引流、纤维板剥脱、病肺切除等。

■ 早期脓胸不应常规使用胸腔内纤溶剂。

（九）术后恢复

1. 术后住院恢复3~7天。
2. 必须复查的检查项目：血常规，正、侧位胸片。

> **释义**
>
> ■ 脓胸患者术后恢复3~7天出院，患者在脓胸手术后，需要进行血常规的检查，有助于医师了解感染的控制情况，X线胸片检查除外手术后并发症。

（十）出院标准

1. 无发热，切口愈合良好，无感染确切迹象。
2. 复查血常规无白细胞升高。
3. 胸部正侧位片显示患侧肺复张良好，无明显积气、积液。

> **释义**
>
> ■ 患者出院前完成必需的复查项目，且血常规、肝功能、肾功能、电解质无明显异常。
>
> ■ 体温正常，检查切口无红肿、渗出。
>
> ■ 必须复查胸片，观察肺复张良好。

（十一）变异及原因分析

1. 伴有影响本病治疗效果的合并症，需要进行相关诊断和治疗，导致住院时间延长。
2. 脓胸术后出现持续漏气、支气管胸膜瘘、肺膨胀不全、胸腔感染及切口感染等情况，可能导致住院时间延长。

> **释义**
>
> ■ 变异是指入选临床路径的患者未能按路径流程完成医疗行为或未达到预期的医疗质量控制目标。这包括两方面的情况：①按路径流程完成治疗，但超出了路径规定的时限或限定的费用，如实际住院日超出标准住院日要求，或未能在规定的手术日时间限定内实施手术等。②不能按路径流程完成治疗，患者需要中途退出路径，如治疗过程中出现并发症，导致必须终止路径或需要转入其他路径进行治疗等。

■ 患者所患基础疾病，如高血压、糖尿病、心功能不全、肝肾功能不全、凝血功能障碍等均可能影响手术实施、提高手术和麻醉风险。若患者合并上述疾病，则应优先考虑请相关科室会诊治疗该种疾病，可能会导致术前准备时间的延长及住院费用的增加。

■ 因患者方面的主观原因导致执行路径出现变异，可能导致住院时间延长，甚至退出路径。

■ 针对所致脓胸病原体、分期及部位不同，脓胸术式的选择不同（即电视辅助胸腔镜引流、胸膜剥脱术或其他形式的开胸引流等。胸膜纤维板剥脱术、胸廓成形术和带蒂大网膜填充术、胸膜全肺切除术等。）造成术后康复速度及并发症差异，可能导致术后恢复时间不同及住院时间延长。

五、脓胸临床路径给药方案

（一）用药选择

1. 脓胸手术属于Ⅲ类切口手术，需要预防性应用抗菌药物，术前30分钟预防性使用抗菌药物；手术超时3小时加用1次抗菌药物。如在手术前即已开始治疗性应用抗菌药物，术中、术后继续，则不属预防应用范畴。

2. 术前应行脓液细菌培养及药敏试验，根据结果选择敏感抗菌药物，或者根据经验选择广谱抗菌药物。若患者术后出现体温、血象升高等感染迹象，需要根据经验选用第三代头孢菌素+抗厌氧菌药物，并留取血培养、痰培养、引流物培养，待药敏试验回报后根据其结果调整用药。

3. 对于脓胸患者，术前及术后还需应用化痰药物促进呼吸道分泌物排出，可防治感染、使气道通畅。

（二）药学提示

1. 用药前应仔细询问有无对该药过敏史。

2. 用药前应注意药物对肝肾功能影响，及时调整剂量。如氨基糖苷类需注意其肾毒性及耳毒性。应用喹诺酮类药物时，对肾功能不全者应根据肌酐清除率减量或延长给药时间。

3. 应注意药物之间的相互作用，如大环内酯类药物与甲泼尼龙、茶碱、卡马西平、华法林等药物有相互作用。

4. 应注意药物的使用剂量、时间及用药途径。

5. 应注意药物分别针对儿童、孕妇、老人的不同应用。

六、脓胸患者护理规范

1. **病情观察**：严密监测患者心率、血压、呼吸及神志变化；注意观察患者的呼吸频率、幅度，有无呼吸困难、发绀等征象，发现异常及时通知医师。

2. **维持有效呼吸**，根据病情给予吸氧；鼓励患者通过有效咳嗽、咳痰、使用呼吸功能训练器等方式，促使肺膨胀，增加通气量。

3. **胸管护理**：观察脓液的性状、颜色、量及气味，并做好记录；妥善固定胸管，防止管路脱出，保证胸腔闭式引流瓶直立位，并低于胸部60~100cm，置于床下固定位置，防止碰倒、踢翻或打碎。长玻璃管置于液面下2~3cm；保持胸管通畅，必要时定期冲洗，避免堵塞。

4. **饮食护理**：加强营养，鼓励患者多进食高蛋白、高热量和富含维生素的食物；对不能主动补充足够能量的患者，应遵医嘱给予静脉输液，必要时输入血浆或白蛋白。

5. 高热护理：体温≥39℃者给予冰敷、酒精擦浴等物理降温措施，鼓励患者多饮水，必要时给予药物降温。

6. 口腔护理：发热时易出现口腔感染，在晨起、餐后、睡前协助患者漱口。

7. 皮肤护理：退热期患者大量出汗，应及时更换汗湿的衣被，保持床单平整洁净。

8. 休息与活动：术后取半坐卧位，床头抬高30°~50°；有支气管胸膜瘘者取患侧卧位，以免脓液流向健侧引起窒息。

9. 疼痛护理：脓胸清创术后患者会有一定程度的疼痛，应尊重患者的主观感受，及时进行疼痛评估，必要时给予药物镇痛；指导患者做腹式深呼吸，减少胸廓运动，以减轻疼痛。

10. 心理护理：关心体贴患者，鼓励其树立战胜疾病的信心，使之积极配合治疗。

七、脓胸患者营养治疗规范

1. 所有患者入院后应常规进行营养筛查和营养状况评估和综合测定。

2. 治疗过程中每周至少为患者评估1次，以便尽早发现患者出现营养风险并采取早期干预。

3. 营养治疗方式的选择：①为了降低感染风险，首选经口摄入；②出现重度口腔/口咽黏膜炎影响吞咽功能者或产生较强的胃肠道反应的患者，肠内营养应经管饲给予。

4. 患者的每日供给量推荐为每日25~30kcal/kg，如患者合并严重消耗，每日供给量推荐为每日30~35kcal/kg。

5. 患者可适当提高优质脂肪的供能比例；蛋白质供给量为每日1.0~1.5g/kg。

6. 根据胃肠功能状况尽早经口营养补充肠内营养制剂。如口服摄入不足目标量的60%时，推荐管饲肠内营养。肠内营养不能达到目标量60%时可选用肠外营养药物，以全合一的方式实施（应包含氨基酸、脂肪乳、葡萄糖、维生素、微量元素、电解质注射制剂等）。根据病情变化及营养耐受性选择或调整肠外肠内营养方案。

八、脓胸患者健康宣教

1. 有感染病灶存在时应及时就医，防止感染进一步发展，并尽早查明并适当处理隐匿的病灶。

2. 加强营养，避免辛辣刺激食物，增强机体抵抗力。

3. 保证充足的睡眠，术后活动量从小到大，继续进行呼吸功能锻炼。

4. 遵医嘱按时、按量服用药物，定期复查肺功能。

5. 定期复查，不适随诊。一般术后1~3个月门诊随访1次，以评估和了解康复过程及切口愈合情况。

九、推荐表单

(一) 医师表单

脓胸临床路径医师表单

适用对象：第一诊断为脓胸（ICD-10：J86.903）

行＿＿＿＿＿＿术

患者姓名：	性别：	年龄：	门诊号：	住院号：
住院日期：　年　月　日	出院日期：　年　月　日		标准住院日：10~14 天	

时间	住院第1天	住院第2~6天	住院第3~7天（手术日）
主要诊疗工作	□ 主管医师查房询问病史及体格检查 □ 完成病历书写 □ 开化验单及检查申请单 □ 初步诊断及治疗方案 □ 向患者及家属交代病情及住院期间注意事项 □ 授权委托同意书 □ 签署有创操作知情同意书并行胸腔穿刺或胸腔闭式引流（必要时） □ 术者完成胸腔穿刺或胸腔闭式引流记录（必要时） □ 向患者家属交代病情及胸腔穿刺或胸腔引流后注意事项（必要时）	□ 上级医师查房 □ 完成病程记录、上级医师查房记录等病历书写 □ 决定治疗方式（保守或手术治疗） □ 住院医师完成术前小结、上级医师查房记录等病历书写 □ 签署手术知情同意书、自费用品协议书、输血同意书 □ 向患者及家属交代围术期注意事项	□ 手术 □ 术者完成手术记录 □ 完成术后病程记录 □ 主管医师观察术后病情 □ 向患者及家属交代病情及术后注意事项
重点医嘱	**长期医嘱：** □ 胸外科二级护理 □ 吸氧、雾化（必要时） □ 祛痰剂（必要时） □ 胸引管护理，记录24h引流量（必要时） □ 抗菌药物（必要时） □ 其他医嘱 **临时医嘱：** □ 血常规、尿常规、粪便常规+隐血试验 □ 肝功能、肾功能、电解质、凝血功能、血型、结核抗体（ATA）、腺苷脱氨酶（ADA）、感染性疾病筛查（乙型肝炎、丙型肝炎、梅毒、艾滋病等） □ 动脉血气分析、心电图 □ 影像学检查：胸片X线正侧位、胸部超声、胸膜超声检查、胸部CT □ 纤维支气管镜（必要时） □ 胸水常规、生化检查 □ 胸水肿瘤标志物检查 □ 胸水脱落细胞检测 □ 胸水细菌培养 □ 胸水抗酸染色 □ 其他医嘱	**长期医嘱：** □ 胸外科二级护理 □ 胸引管护理，记录24h引流量 □ 吸氧、雾化（必要时） □ 祛痰剂（必要时） □ 抗菌药物（必要时） □ 其他医嘱 **临时医嘱：** □ 镇痛药物	**长期医嘱：** □ 胸外科一级或特级护理 □ 心电监护 □ 体温、血压、脉搏、呼吸、血氧饱和度监测 □ 吸氧 □ 麻醉清醒后6小时半流质饮食 □ 胸腔闭式引流记引流量 □ 尿管接袋记量 □ 预防性抗菌药物使用 □ 镇痛药物使用 **临时医嘱：** □ 止血药物使用（必要时） □ 其他特殊医嘱

续　表

时间	住院第 1 天	住院第 2~6 天	住院第 3~7 天 （手术日）
病情 变异 记录	□无　□有，原因： 1. 2.	□无　□有，原因： 1. 2.	□无　□有，原因： 1. 2.
医师 签名			

时间	住院第 4~8 日 （术后第 1 日）	住院第 5~9 日 （术后第 2 日）	住院第 6~14 日至出院日 （术后第 3~7 日）
主要诊疗工作	□ 上级医师查房 □ 住院医师完成常规病历书写 □ 观察胸腔引流情况，保持胸腔引流管通畅 □ 注意观察生命体征（体温、心率、呼吸、血压等） □ 鼓励并协助患者咳嗽、行呼吸功能锻炼	□ 上级医师查房 □ 住院医师完成常规病历书写 □ 观察胸腔引流情况，保持胸腔引流管通畅 □ 鼓励并协助患者咳嗽、行呼吸功能锻炼 □ 视胸腔引流情况及胸片拔除胸腔引流管、切口换药 □ 视情况停用或调整抗菌药物	□ 上级医师查房 □ 视胸腔引流情况及胸片拔除胸腔引流管 □ 切口换药 □ 拔除胸腔引流管后 24~48 小时复查胸片 □ 根据患者情况决定出院时间 □ 完成出院记录、病案首页、出院证明书等 □ 拆线：术后 7~9 天拆线。引流口缝线于拔管后两周拆除
重点医嘱	长期医嘱： □ 半流质饮食改普通饮食 □ 一级护理 □ 停心电监护（视病情而定） □ 拔除尿管 □ 观察胸腔引流量记录 临时医嘱： □ 复查血常规及胸片 □ 根据情况酌情补液 □ 血气分析（必要时）	长期医嘱： □ 普通饮食 □ 二级护理 □ 根据血常规、体温决定是否停用抗菌药物 临时医嘱： □ 切口换药 □ 拔胸腔闭式引流管 □ 其他特殊医嘱	长期医嘱： □ 普通饮食 □ 二级护理 □ 根据血常规、体温决定是否停用抗菌药物 临时医嘱： □ 交代返院复诊时间、地点，发生紧急情况时的处理等 □ 复查：术后 1 个月门诊复查 □ 门诊或当地医院拆线
病情变异记录	□ 无 □ 有，原因： 1. 2.	□ 无 □ 有，原因： 1. 2.	□ 无 □ 有，原因： 1. 2.
医师签名			

（二）护士表单

脓胸临床路径护士表单

适用对象：第一诊断为脓胸（ICD-10：J86.903）

行_____术

患者姓名：		性别： 年龄： 门诊号：		住院号：
住院日期： 年 月 日		出院日期： 年 月 日		标准住院日：10~14 天

时间	住院第1天	住院第2~6天	住院第3~7天（手术日）
健康宣教	□入院宣教 介绍主管医师、护士 介绍环境、设施 介绍住院注意事项	□术前宣教 宣教疾病知识、术前准备及手术过程 告知准备用物、沐浴告知术后饮食、活动及探视注意事项 告知术后可能出现的情况及应对方式 □主管护士与患者沟通，了解并指导心理应对 □告知家属等候区位置	□术后当日宣教 告知监护设备、管路功能及注意事项 告知饮食、体位要求 告知疼痛注意事项 告知术后可能出现情况的应对方式 □给予患者及家属心理支持 □再次明确探视陪护须知
护理处置	□核对患者，佩戴腕带 □建立入院护理病历 □卫生处置：剪指（趾）甲、沐浴，更换病号服	□皮试、配血等术前准备 □提醒患者术前按时禁饮食 □协助医师完成术前检查化验	□送手术 摘除患者各种活动物品 核对患者资料及带药 填写手术交接单，签字确认 □接手术 核对患者及资料，签字确认
基础护理	□二级护理 晨晚间护理 患者安全管理	□二级护理 晨晚间护理 患者安全管理	□特级或一级护理 卧位护理：半坐卧位 排泄护理 患者安全管理 □术后心理和生活护理 □观察病情变化
专科护理	□观察胸腔引流情况 □辅助戒烟 　□呼吸训练及理疗	□呼吸功能锻炼 □遵医嘱完成相关检查 □心理护理	□观察胸腔引流情况 □病情观察，写护理记录 □遵医嘱予抗感染、雾化吸入、镇痛、呼吸功能锻炼 □心理护理
重点医嘱	□详见医嘱执行单	□详见医嘱执行单	□详见医嘱执行单
病情变异记录	□无 □有，原因： 1. 2.	□无 □有，原因： 1. 2.	□无 □有，原因： 1. 2.
护士签名			

时间	住院第 4~8 日 (术后第 1 日)	住院第 5~9 日 (术后第 2 日)	住院第 6~14 日至出院日 (术后第 3~7 日)
健康宣教	□ 术后宣教 药物作用及频率 饮食、活动指导 复查患者对术前宣教内容的 掌握程度 呼吸功能锻炼的作用 疾病恢复期注意事项	□ 术后宣教 药物作用及频率 饮食、活动指导 复查患者对术前宣教内容的 掌握程度 呼吸功能锻炼的操作过程 拔尿管后注意事项 下床活动注意事项	□ 出院宣教 复查时间 服药方法 活动休息 指导饮食 指导办理出院手续
护理处置	□ 观察患者情况 □ 遵医嘱完成相关检查	□ 观察患者病情变化 □ 遵医嘱完成相关检查	□ 指导患者术后康复 □ 办理出院手续 □ 书写出院小结
基础护理	□ 一级护理 (据患者病情和生活自理能 力确定护理级别) 晨晚间护理 协助进食、进水 协助坐起、床上或床旁活 动，预防压疮 排泄护理 床上温水擦浴 协助更衣 患者安全管理	□ 一级护理 (据患者病情和生活自理能 力确定护理级别) 晨晚间护理 协助进食、进水 协助坐起、床上或床旁活动， 预防压疮 排泄护理 床上温水擦浴 协助更衣 患者安全管理 □ 术后心理与生活护理	□ 二级护理 晨晚间护理 协助或指导进食、进水 协助或指导床旁活动 患者安全管理
专科护理	□ 遵医嘱予抗感染、镇痛、雾 化吸入、呼吸功能锻炼治疗 □ 需要时，联系主管医师给予 相关治疗及用药 □ 引流管护理 □ 术后心理与生活护理	□ 术后指导（术后患者呼吸功 能锻炼等） □ 遵医嘱予抗感染、镇痛、雾 化吸入、呼吸功能锻炼治疗 □ 需要时，联系主管医师给予 相关治疗及用药 □ 引流管护理	□ 病情观察 评估生命体征、意识、肢 体活动、皮肤情况、伤口 敷料 □ 引流管护理
重点医嘱	□ 详见医嘱执行单	□ 详见医嘱执行单	□ 详见医嘱执行单
病情变异记录	□ 无 □ 有，原因： 1. 2.	□ 无 □ 有，原因： 1. 2.	□ 无 □ 有，原因： 1. 2.
护士签名			

（三）患者表单

脓胸临床路径患者表单

适用对象：第一诊断为脓胸（ICD-10：J86.903）

行_____术

患者姓名：	性别：	年龄：	门诊号：	住院号：

住院日期： 年 月 日	出院日期： 年 月 日	标准住院日：10~14 天

时间	入院	手术前	手术当天
医患配合	□ 配合询问病史、采集资料，请务必详细告知既往史、用药史、过敏史 □ 如服用抗凝药，请明确告知 □ 配合进行体格检查 □ 有任何不适请告知医师及护士	□ 配合完善术前相关检查、化验，如采血、心电图、胸片、胸部 CT □ 医师给患者及家属介绍病情及手术谈话、术前签字 □ 麻醉师对患者进行术前访视	□ 配合评估手术效果 □ 配合检查意识、疼痛、胸管情况、肢体活动 □ 需要时，配合复查胸片 □ 有任何不适请告知医师
护患配合	□ 配合测量体温、脉搏、呼吸、血压、体重 1 次 □ 配合完成入院护理评估（简单询问病史、过敏史、用药史） □ 接受入院宣教（环境介绍、病室规定、订餐制度、贵重物品保管等） □ 有任何不适请告知护士 □ 重点诊疗 □ 二级护理 □ 既往基础用药 □ 戒烟	□ 配合测量体温、脉搏、呼吸、询问大便 1 次 □ 接受术前宣教 □ 接受配血，以备术中需要时用 □ 自行沐浴 □ 准备好必要用物，吸水管、纸巾等 □ 取下义齿、饰品等，贵重物品交家属保管 □ 术前签字 □ 戒烟	□ 清晨测量体温、脉搏、呼吸、血压 1 次 □ 送手术室前，协助完成核对，带齐影像资料，脱去衣物，上手术车 □ 返回病房后，协助完成核对，上病床 □ 配合检查意识、生命体征、胸管情况、肢体活动，询问出入量 □ 配合术后吸氧、监护仪监测、输液、排尿用尿管、胸部留置有引流管 □ 遵医嘱采取正确体位 □ 配合缓解疼痛 □ 有任何不适请告知护士
饮食	□ 正常饮食	□ 术前 12 小时禁食、禁水	□ 术后 6 小时禁食、禁水 □ 术后 6 小时后，根据医嘱试饮水，无恶心呕吐进少量流质饮食或半流质饮食
排泄	□ 正常排尿便	□ 正常排尿便	□ 卧床休息，保护管路 □ 双下肢活动 □ 保留尿管，正常排尿便
活动	□ 正常活动	□ 正常活动	□ 根据医嘱半坐卧位 □ 卧床休息，保护管路 □ 双下肢活动

时间	手术后	出院
医患配合	□ 配合检查意识、生命体征、胸管情况、伤口、肢体活动 □ 需要时配合伤口换药 □ 配合拔除引流管、尿管 □ 配合伤口拆线	□ 接受出院前指导 □ 牢记复查程序 □ 获得出院诊断书
护患配合	□ 配合定时测量生命体征、每日询问排便 □ 配合检查意识、生命体征、疼痛、胸管情况、伤口、肢体活动，询问出入量 □ 接受输液、服药等治疗 □ 接受进食、进水、排便等生活护理 □ 配合活动，预防皮肤压力伤 □ 注意活动安全，避免坠床或跌倒 □ 配合执行探视及陪护 □ 接受呼吸功能锻炼 □ 特级护理、一级护理	□ 接受出院宣教 □ 办理出院手续 □ 获取出院带药 □ 牢记服药方法、作用、注意事项 □ 知道护理伤口方法 □ 知道复印病历方法 □ 二级或三级护理
饮食	□ 根据医嘱，由流质饮食逐渐过渡到普通饮食	□ 根据医嘱，普通饮食
排泄	□ 保留尿管，正常排尿便 □ 避免便秘	□ 正常排尿便 □ 避免便秘
活动	□ 根据医嘱，半坐位或缓慢下床活动 □ 保护管路，勿牵拉、脱出、打折等	□ 正常适度活动，避免疲劳

附：原表单（2017 年版）

脓胸临床路径执行表单

适用对象：第一诊断为脓胸（ICD-10：J86.903）

行＿＿＿＿＿＿术

患者姓名：		性别：	年龄：	门诊号：	住院号：
住院日期：	年 月 日	出院日期：	年 月 日		标准住院日：10~14 天

时间	住院第 1 天	住院第 2~6 天	住院第 3~7 天 （手术日）
主要诊疗工作	□ 主管医师查房询问病史及体格检查 □ 完成病历书写 □ 开化验单及检查申请单 □ 初步诊断及治疗方案 □ 向患者及家属交代病情及住院期间注意事项 □ 授权委托同意书 □ 签署有创操作知情同意书并行胸腔穿刺或胸腔闭式引流（必要时） □ 术者完成胸腔穿刺或胸腔闭式引流记录（必要时） □ 向患者家属交代病情及胸腔穿刺或胸腔引流后注意事项（必要时）	□ 上级医师查房 □ 完成病程记录、上级医师查房记录等病历书写 □ 决定治疗方式（保守或手术治疗） □ 住院医师完成术前小结、上级医师查房记录等病历书写 □ 签署手术知情同意书、自费用品协议书、输血同意书 □ 向患者及家属交代围术期注意事项	□ 手术 □ 术者完成手术记录 □ 完成术后病程记录 □ 主管医师观察术后病情 □ 向患者及家属交代病情及术后注意事项
重点医嘱	**长期医嘱：** □ 胸外科二级护理 □ 吸氧、雾化（必要时） □ 祛痰剂（必要时） □ 胸引管护理，记录 24h 引流量（必要时） □ 抗菌药物（必要时） □ 其他医嘱 **临时医嘱：** □ 血常规、尿常规、粪便常规+隐血试验 □ 肝功能、肾功能、电解质、凝血功能、血型 □ 肺功能、动脉血气分析、心电图 □ 影像学检查：胸片 X 线正侧位、胸部超声、胸部 CT □ 纤维支气管镜（必要时） □ 胸水常规、生化检查 □ 胸水肿瘤标志物检查 □ 胸水脱落细胞检测 □ 胸水细菌培养 □ 胸水抗酸染色 □ 其他医嘱	**长期医嘱：** □ 胸外科二级护理 □ 胸引管护理，记录 24h 引流量 □ 吸氧、雾化（必要时） □ 祛痰剂（必要时） □ 抗菌药物（必要时） □ 其他医嘱 **临时医嘱：** □ 镇痛药物	**长期医嘱：** □ 胸外科一级或特级护理 □ 心电监护 □ 体温、血压、脉搏、呼吸、血氧饱和度监测 □ 吸氧 □ 麻醉清醒后 6 小时半流质饮食 □ 胸腔闭式引流记引流量 □ 尿管接袋记量 □ 预防性抗菌药物使用 □ 镇痛药物使用 **临时医嘱：** □ 止血药物使用（必要时） □ 其他特殊医嘱

续　表

时间	住院第1天	住院第2~6天	住院第3~7天（手术日）
主要护理工作	□ 介绍病房环境、设施和设备 □ 入院护理评估，护理计划 □ 辅助戒烟 □ 呼吸训练及理疗 □ 观察胸腔引流情况	□ 宣教、皮试等术前准备 □ 提醒患者术前按时禁饮食 □ 呼吸功能锻炼	□ 观察病情变化 □ 术后心理和生活护理 □ 观察胸腔引流情况 □ 术后心理与生活护理
病情变异记录	□ 无　□ 有，原因： 1. 2.	□ 无　□ 有，原因： 1. 2.	□ 无　□ 有，原因： 1. 2.
护士签名			
医师签名			

时间	住院第 4~8 日 （术后第 1 日）	住院第 5~9 日 （术后第 2 日）	住院第 6~14 日至出院日 （术后第 3~7 日）
主要诊疗工作	□ 上级医师查房 □ 住院医师完成常规病历书写 □ 观察胸腔引流情况，保持胸腔引流管通畅 □ 注意观察生命体征（体温、心率、呼吸、血压等） □ 鼓励并协助患者咳嗽、行呼吸功能锻炼	□ 上级医师查房 □ 住院医师完成常规病历书写 □ 观察胸腔引流情况，保持胸腔引流管通畅 □ 鼓励并协助患者咳嗽、行呼吸功能锻炼 □ 视胸腔引流情况及胸片拔除胸腔引流管、切口换药 □ 视情况停用或调整抗菌药物	□ 上级医师查房 □ 视胸腔引流情况及胸片拔除胸腔引流管 □ 切口换药 □ 拔除胸腔引流管后 24~48 小时复查胸片 □ 根据患者情况决定出院时间 □ 完成出院记录、病案首页、出院证明书等 □ 拆线：术后 7~9 天拆线。引流口缝线于拔管后两周拆除
重点医嘱	长期医嘱： □ 半流质饮食改普通饮食 □ 一级护理 □ 停心电监护（视病情而定） □ 拔除尿管 临时医嘱： □ 复查血常规及胸片 □ 根据情况酌情补液 □ 血气分析（必要时）	长期医嘱： □ 普通饮食 □ 二级护理 □ 根据血常规、体温决定是否停用抗菌药物 临时医嘱： □ 切口换药 □ 拔胸腔闭式引流管 □ 其他特殊医嘱	长期医嘱： □ 普通饮食 □ 二级护理 □ 根据血常规、体温决定是否停用抗菌药物 临时医嘱： □ 交代返院复诊时间、地点，发生紧急情况时的处理等 □ 复查：术后 1 个月门诊复查 □ 门诊或当地医院拆线
主要护理工作	□ 观察患者情况 □ 术后心理与生活护理 □ 术后指导患者功能锻炼	□ 观察患者情况 □ 术后心理与生活护理 □ 术后指导（术后患者功能锻炼等）	□ 指导患者术后康复 □ 出院宣教 □ 协助办理出院手续
病情变异记录	□ 无　□ 有，原因： 1. 2.	□ 无　□ 有，原因： 1. 2.	□ 无　□ 有，原因： 1. 2.
护士签名			
医师签名			

第二十四章

乳糜胸临床路径释义

【医疗质量控制指标】

指标一、胸腹部 CT 完成率。

指标二、胸腔积液常规+生化检验率。

指标三、淋巴管造影完成率。

指标四、微创手术完成率。

指标五、输血率。

指标六、乳糜胸再发率。

指标七、术后肺部感染发生率。

指标八、平均住院时间。

一、乳糜胸编码

1. 原编码：

疾病名称及编码：乳糜胸（ICD-10：I89.808）

手术操作名称及编码：胸导管结扎术（ICD-9-CM-3：40.641）

2. 修改编码：

疾病名称及编码：乳糜胸（ICD-10：I89.807）

手术操作名称及编码：胸导管结扎术（ICD-9-CM-3：40.6400）

二、临床路径检索方法

I89.807 伴 40.6400

三、国家医疗保障疾病诊断相关分组（CHS-DRG）

MDCE 呼吸系统疾病及功能障碍

EZ1 其他呼吸系统疾患

EC1 纵隔手术

四、乳糜胸临床路径标准住院流程

（一）适用对象

第一诊断为乳糜胸（ICD-10：I89.808），保守治疗失败

行胸导管结扎术（手术方式包括开放或腔镜）（ICD-9-CM-3：40.641）。

> **释义**
>
> ■ 乳糜胸是因胸导管和/或其分支阻塞或损伤，导致乳糜渗入胸膜腔。乳糜胸的病因复杂，临床上可根据发生原因分为创伤性和非创伤性乳糜胸。据调查约50%的乳糜胸为创伤性乳糜胸，最常见的原因为手术损伤，如解剖胸导管附件组织结构等操作导致胸导管破裂所致。常见于食管癌和贲门癌手术，肺癌手术和心脏手术等。非创伤性乳糜胸的主要病因常见于恶性肿瘤（常为淋巴瘤）压迫或侵犯阻塞胸导管所致。

■临床实践中首先需严谨评估严重程度，根据引流量多少行保守治疗或外科手术治疗。保守治疗无效后乳糜胸的标准外科治疗为胸导管结扎术，可考虑在症状出现后的 2 周内进行手术，目前绝大多数经胸腔镜下完成。

（二）诊断依据

根据《临床诊疗指南·胸外科分册》（中华医学会编著，人民卫生出版社，2009 年）。

1. 临床表现：

（1）大量的乳糜液蓄积在胸腔可以造成呼吸困难、心排出量减少和循环血量不足，临床上出现气短或呼吸困难。

（2）胸腔穿刺可抽出大量乳白色液体，如合并出血，乳糜液也可呈血性。

（3）禁食后乳糜液减少，进食奶油制品后乳糜液明显增多。

2. 辅助检查：

（1）X 线胸片或 CT 见单侧或双侧胸腔积液。

（2）苏丹Ⅲ染色呈阳性反应，胆固醇/三酰甘油比值<1。

释义

■临床表现：乳糜液主要由肠道在消化食物后吸收产生，经细淋巴管网汇聚到腹腔动脉干旁的乳糜池，然后经胸导管从腹腔经胸腔运送到达颈根部注入到左侧锁骨下静脉与颈内静脉交角处进入血流循环。沿途接受胸腔内淋巴管网注入。其受食物中脂质成分影响较大。乳糜以乳糜微粒形式存在，其成分包括三酰甘油、免疫细胞、电解质、蛋白质、免疫球蛋白和脂溶性维生素等成分，因此乳糜液外观呈现乳白色液体。胸导管损伤后或压迫受阻后导致乳糜液流入胸腔，患者多因胸腔内乳糜液的积存压迫肺组织而出现呼吸困难。另外，由于乳糜液内含有大量蛋白质和水电解质成分，乳糜胸严重的患者会出现循环容量不足，导致心率快和脱水现象。可基于上述症状及体征进行初步诊断。

■辅助检查：X 线胸片是常规检查，可以初步判断是否胸腔内有积液。但其在诊断和鉴别胸腔积液的价值有限，相比而言，胸部 CT 在鉴别诊断方面更有价值。CT 可以检测到少量的胸水，并确定是否伴有其他合并症，同时有助于判断引起积液的胸膜、肺实质、淋巴管等解剖结构是否有异常，有助于肺不张和胸腔积液及肺脓肿的鉴别诊断。

■对疑似乳糜胸的患者需行胸水检验，分析积液的三酰甘油和胆固醇水平是做出诊断的重要依据。苏丹Ⅲ染色可见脂肪小球，可将乳糜微粒染为橙色。测量胸腔积液中三酰甘油和胆固醇水平则有助于与胆固醇性积液的鉴别。

（三）进入路径标准

1. 第一诊断必须符合 ICD-10：I89.808 乳糜胸疾病编码，且通过保守治疗失败。

2. 当患者同时具有其他疾病诊断，但在门诊、急诊治疗期间不需要特殊处理也不影响第一诊断的临床路径流程实施时，可以进入路径。

> **释义**
>
> ■ 非创伤性乳糜胸需先针对病因进行治疗，经保守治疗失败并且可接受手术治疗时，可入此路径。
>
> ■ 绝大多数创伤性乳糜胸，在经短期保守治疗失败后常需在 5~7 天内进行手术治疗，此类患者可入路径。对于保守治疗可能见效、或合并胸腔出血的患者或最初营养状况较差的患者，以及因其他合并症而无法耐受手术的患者，不适宜入路径。

（四）标准住院日 ≤ 10 天

> **释义**
>
> ■ 术前检查 1~3 天，术后住院时间 3~7 天。

（五）住院期间的检查项目

术前准备 ≤ 3 天

1. 必需的检查项目：

（1）血常规、尿常规、粪便常规+隐血试验。

（2）凝血功能、肝功能测定、肾功能测定、电解质、血型、感染性疾病筛查（乙型肝炎、丙型肝炎、梅毒、艾滋病）。

（3）X 线胸片、心电图、肺功能。

（4）胸腹部 CT。

（5）苏丹Ⅲ染色试验

2. 根据患者病情进行的检查项目：肿瘤标志物、头颅 MRI、淋巴管造影、动脉血气分析、超声心动图等。

> **释义**
>
> ■ 全面细致的检查需要覆盖潜在病因、积液性质、患者一般状况等，胸腹部 CT 和苏丹Ⅲ染色试验是定性诊断的关键性检查。因乳糜胸常与其他疾病并发，需根据患者原发疾病酌情行相关检查。肿瘤标志物和头颅 MRI 有助于恶性肿瘤的检出。
>
> ■ 对于难以通过上述检查判断胸导管破裂、胸导管结扎后乳糜胸复发、怀疑胸导管解剖异常、渗漏部位不明者可行淋巴管造影。

（六）治疗方案的选择

根据《临床诊疗指南·胸外科分册》（中华医学会编著，人民卫生出版社，2009 年）。

手术治疗：胸导管结扎术。

> **释义**
>
> ■ 乳糜胸的治疗需根据病因、积液速度、患者一般状况等因素制订，治疗方案的制订需要遵循三大原则：①阶梯性治疗，先从创伤性小的治疗手段开始；②大量乳糜胸/胸引流量多者，尽早行手术干预；③避免长期使用胸腔引流管进行引流，以免对患者营养状况和免疫状态造成影响。
>
> ■ 非创伤性乳糜胸的治疗应从治疗原发疾病开始，治疗基础疾病时可使用治疗性胸膜腔穿刺术或留置胸膜腔导管缓解呼吸困难等症状。若初始治疗效果不佳，应及时进行胸导管结扎术。
>
> ■ 创伤性乳糜胸首先应明确损伤原因和损伤部位，随后从低脂质饮食，药物治疗，维持水电解质平衡等对症支持治疗开始；若出现呼吸困难、血流动力学障碍则需尽快进行胸导管结扎术。
>
> ■ 总体上，胸腔积液引流量少于500ml/d的患者一般行保守治疗且成功率较高。对于500~1000ml/d的患者也可先行保守支持治疗，若在5~7日内保守治疗无效则需尽快行胸导管结扎术。对于每日总引流量 > 10ml/kg，任意24h内胸管引流量 ≥ 1.1L，连续5天引流量 ≥ 1L或经过最佳保守治疗方式干预后2天内引流量仍 ≥ 2L者则需及时行手术治疗。

（七）预防性抗菌药物选择与使用时机

1. 预防性抗菌药物选择主要依据《抗菌药物临床应用指导原则（2015年版）》（国卫办医发〔2015〕43号）制订。根据患者的病情决定抗菌药物的选择与使用时间。如可疑感染，需做相应的病原学检查，必要时做药敏试验。

2. 不建议常规预防使用抗生素，如患者因营养丢失，免疫功能严重低下建议使用第一、第二代头孢菌素，头孢曲松。预防性用药时机为术前0.5~1小时（万古霉素或氟喹诺酮类等由于需输注较长时间，应在术前1~2小时开始给药）；手术超过3小时或术中失血量超过1500ml时加用1次。术后预防用药时间一般不超过24小时，个别情况可延长至48小时。

> **释义**
>
> ■ 由于胸膜腔内的乳糜不会引起炎症反应，且乳糜中的免疫球蛋白具有抑菌作用而很少被感染，因此不常规推荐预防性使用抗生素。但乳糜胸患者大多为创伤性且常存在其他合并症，且部分食管癌患者营养情况较差，对于有其他合并症或营养状况较差的患者，可酌情予以术前预防性使用抗生素。
>
> ■ 部分患者术前确定胸导管渗漏口较为困难，行同期淋巴管造影和胸导管结扎术的患者手术时间可能较长。需要酌情予以抗生素追加治疗。

（八）手术日为入院第≤4天

1. 手术时间：对于保守治疗失败，营养状况恶化较快的患者，可适时减少术前等待时间，必要时急诊手术。
2. 麻醉方式：气管插管全身麻醉。
3. 手术方式：胸导管结扎术（胸腔镜或开胸）。
4. 输血：视术中具体情况而定。

释义

■乳糜胸患者治疗的手术适应证和手术时机把握至关重要。准确把握手术时机能显著降低围术期并发症。多数研究推荐在保守治疗1周无效后即可行手术治疗。对于创伤性乳糜胸若干预性手术不及时，可能导致患者一般状况下降和组织形成致密粘连，不但增加手术难度，也增加手术风险。

■胸导管结扎术需要全身麻醉下双腔气管插管，营养状况较差者应尽量缩短手术时间。术前应最大可能通过影像学辨识胸导管，术中应注意避免过度游离，以减少对胸导管及其分支、临近组织的损伤，尽量做到低位结扎。为了帮助术中确定胸导管和乳糜漏的部位，可在麻醉诱导前20分钟/2小时经鼻胃管或鼻空肠管注入与亲脂性绿色染料混合的全脂牛奶/橄榄油等其他脂肪液体。具体步骤可简单分为局部渗漏口处理、低位主干结扎。术中应仔细检查渗漏口，部分患者不止存在一处渗漏。可根据患者具体情况选择胸导管单根结扎或连带周围组织进行集束结扎。

■不同患者手术难度不一，需根据病情轻重酌情行手术备血。多数患者在术前明确渗漏口或术中迅速识别并分离出胸导管结扎后不需术后输血。极少数术中发生大出血或术后持续胸腔渗血者酌情输血。

（九）术后恢复≤6天

1. 必须复查的检查项目：
(1) 血常规、肝功能、肾功能、电解质。
(2) X线胸片。
2. 术后用药：
(1) 抗菌药物：按照《抗菌药物临床应用指导原则（2015年版）》（国卫办医发〔2015〕43号）执行。术后预防用药时间一般不超过24小时，个别情况可延长至48小时。如可疑感染，需做相应的病原学检查，必要时做药敏试验。
(2) 低脂饮食，如一般状态较差可酌情加用静脉或肠内营养。

释义

■术后常规复查血常规、肝肾功能、电解质、胸片；需要密切关注术后胸片变化。酌情复查引流液形状、量。

■乳糜中的免疫球蛋白具有抑菌作用而很少被感染，因此术后预防应用抗菌药物时间一般不超过24小时。

■因乳糜胸可能存在多个瘘口，对于胸腔镜下难以辨认的细小瘘口可通过术后低脂饮食，降低胸导管脂质负荷，促进细小瘘口的愈合。对于行食管癌根治术且营养状况较差的患者需酌情予以营养支持治疗。

（十）出院标准

1. 恢复饮食后胸腔引流量减少，引流液乳糜试验阴性。
2. 切口愈合良好，或门诊可处理的愈合不良切口。
3. 体温正常。

4. 胸片呈正常术后改变，无明显异常。

5. 没有需要住院处理的其他并发症或合并症。

> **释义**
>
> ■患者出院前正常饮食状况下需明确胸引量，并行引流液乳糜试验再次确定胸导管瘘口完全愈合。乳糜胸患者带管时间较长，需注意引流管口护理。
>
> ■确定体温正常，胸片术后正常无渗出改变。积极处理合并症，与患者详细沟通后续治疗方案。

（十一）变异及原因分析

1. 存在影响手术的合并症，术前需要进行相关的诊断和治疗。

2. 手术失败，术后仍存在大量乳糜胸需再次手术或长时间保守治疗

3. 术后出现肺部感染、呼吸衰竭、心力衰竭、消化道穿孔、胃肠功能障碍等并发症，需要延长治疗时间。

> **释义**
>
> ■变异是指入选临床路径的患者未能按路径流程完成医疗行为或未达到预期的医疗质量控制目标。这包括两方面的情况：①按路径流程完成治疗，但超出了路径规定的时限或限定的费用，如实际住院日超出标准住院日要求，或未能在规定的手术日时间限定内实施手术等。②不能按路径流程完成治疗，患者需要中途退出路径，如治疗过程中出现并发症，如脓胸、肺部感染等，导致必须终止路径或需要转入其他路径进行治疗等。对这些患者，主管医师均应进行变异原因的分析，并在临床路径的表单中予以说明。
>
> ■乳糜胸患者常合并有其他各种疾病，创伤性乳糜胸可能合并有食管癌、贲门癌或肺部肿瘤等，非创伤性乳糜胸常合并有淋巴瘤、肝硬化等疾病。合并症的严重程度常常影响乳糜胸的诊治，诊疗中需要权衡得失与家属充分沟通后进行决策。对于合并症严重（出凝血功能障碍、肺栓塞、急性心肌梗死等）影响胸导管结扎手术的患者，暂不宜进入路径。若合并症经过多学科会诊并治疗后可行手术的患者，则可进入路径。合并症的诊治可能增加医疗费用，延长住院时间。
>
> ■由于胸导管的结构和解剖变异，因此，胸导管结扎术并不能完全保证封堵所有瘘口，手术并不鼓励大范围游离周围组织，因其可能导致更大范围的损伤。手术后仍存在乳糜胸的患者暂不宜进入路径。需详细说明可能的原因，术后仍存在乳糜胸不单纯涉及到医疗费用和住院时间，还可能引发严重的医疗事件。
>
> ■虽然胸导管结扎术通常能成功缓解乳糜胸，但用于术后乳糜胸患者时，其并发症发生率和死亡率分别为38%和2.1%。胸导管结扎术后并发症的发生会延长住院时间，增加医疗费用，需要医生在表单中予以说明。此类患者不宜进入路径。

五、乳糜胸临床路径给药方案

（一）术前用药

1. 用药选择：

（1）由于胸膜腔内的乳糜不会引起炎症反应，且乳糜中的免疫球蛋白具有抑菌作用而很少被感染，因此不常规推荐预防性使用抗生素。创伤性乳糜胸常合并感染或营养状况不佳，此类患者可使用抗生素治疗，通常选用第一、第二代头孢菌素即可。术前由感染患者应先进行经验性抗生素使用后根据药敏结果选择敏感抗生素。若头孢类抗生素过敏，则可更换其他广谱类抗菌药物。非创伤性乳糜胸常需要控制其他可能影响手术的基础疾病，需要密切注意不同药物之间的相互作用。

（2）根据患者的疾病情况（如食管的梗阻程度）、营养状况治疗方案综合选择不同的术前营养方式。对于接受持续引流且可经口进食的患者，应优选肠内营养，注重优质蛋白低脂饮食，补充热量和维生素；不可经口进食的患者可行肠内营养或全静脉营养。

2. 药学提示：

（1）用药前应仔细询问有无对该药过敏史。

（2）用药前应注意药物对肝肾功能影响，及时调整剂量。如氨基糖苷类需注意其肾毒性及耳毒性。应用喹诺酮类药物时，对肾功能不全者应根据肌酐清除率减量或延长给药时间。

（3）应注意药物之间的相互作用，特别是非创伤性乳糜胸基础疾病复杂的患者，需要注意与临床药师沟通制订用药策略。

（4）应注意药物的使用剂量、时间及用药途径。

（5）应注意药物分别针对儿童、孕妇、老人的不同应用。

（6）肠内营养需注意各个营养素配比均衡，亦可肠内使用直接绕过胸导管即可吸收的中链三酰甘油。

（二）术中用药

1. 用药选择：

（1）手术超过 3 小时或术中失血量超过 1500ml 时加用 1 次抗生素。

（2）胸导管变异较大，创伤性乳糜胸行胸导管结扎术时常难以准确找到所有瘘口。除术前服用脂类食物增加显影外，部分研究表明皮下注射吲哚菁绿，术中使用荧光胸腔镜有助于胸导管显像。

2. 药学提示：

（1）抗生素应用及注意事项同术前用药。

（2）胸导管吲哚菁绿显像的用药最佳剂量、使用途径、显像时间等尚不明确。在使用吲哚菁绿后至少 1 周内避免进行放射性碘摄取研究，避免与含有亚硫酸氢钠的制剂联用。

（三）术后用药

1. 用药选择：

（1）生长抑素/奥曲肽等治疗通常被用作胸导管结扎术后的补充措施。其作用于生长抑素受体，可降低胸导管淋巴液的流速，并能通过抑制胃、胰腺和胆道的分泌而减少胸导管内的液体量，以及能抑制肠道吸收，减少乳糜的量和产生速度。关于生长抑素和奥曲肽治疗乳糜胸的一项针对成年患者的病例系列研究中，生长抑素通过最佳治疗量和途径尚不明确。一般可静脉输注给药，6mg/d 持续 2 周，或通过皮下注射，每 8 小时 50μg；奥曲肽每 8 小时 50～100μg 皮下注射，持续 2~14 日。

（2）抗菌药物使用原则同前，术后应注重患者营养支持，促进手术后回复。酌情予肠内营养或肠外营养。中度营养不良计划实施大手术患者或重度营养不良患者建议在手术前接受营养支持 1~2 周，即使手术延迟也是值得的。预期术后 7 天以上仍然无法通过正常饮食满足营养需求的患者，以及经口进食不能满足 60%需要量 1 周以上的患者，应给予术后营养支持。

2. 药学提示：

（1）副作用一般包括皮肤潮红、恶心、腹泻、窦性心动过缓、注射部位疼痛、一过性甲状腺功能减退和肝功能指标升高。

（2）禁忌证包括对此类药物过敏。母乳喂养、妊娠期、儿童等慎用。

（3）由于本品抑制胰岛素及胰高血糖素的分泌，在治疗初期会引起短暂的血糖水平下降。更应注意的是，胰岛素依赖型糖尿病患者使用本品后，每隔 3~4 小时应测试 1 次血糖浓度。

六、乳糜胸患者护理规范

1. 病情观察：胸部肿瘤手术后，密切观察胸腔引流液的量、颜色、性质，询问患者的自觉症状。如患者出现胸闷、气促、呼吸困难、心悸、脉搏细弱，胸腔引流液增多，呈淡红色或淡黄色，与活动性胸腔出血不符，护士应及时向医生汇报。

2. 休息与活动：术后取半坐卧位，床头抬高 30°~50°，以利呼吸及引流液引出。术后第 1 日，采用坐位、半坐卧位或不完全健侧卧位，避免术侧卧位。术后尽早下床活动，锻炼术侧肩关节。

3. 营养支持：予无油饮食，严重者予禁食不禁水。由于乳糜液丢失、手术等使患者处于高代谢状态，应用静脉高营养支持。

4. 胸管护理：观察引流液的性质、颜色和量，并准确记录。妥善固定胸管，防止管路脱出，保证胸腔闭式引流瓶直立位，并低于胸部 60~100cm，置于床下固定位置，防止碰倒、踢翻或打碎。长玻璃管置于液面下 2~3cm。可适时挤压胸管，保持引流管通畅。

5. 疼痛护理：及时进行疼痛评估，必要时给予药物镇痛。

6. 用药护理：应严格按照医嘱服用抗生素、化痰及镇咳药物。

7. 心理护理：应根据患者的年龄、性格和文化程度来选择告知病情，建立良好的医患关系，增加患者接受治疗的依从性。

七、乳糜胸患者营养治疗规范

1. 所有患者入院后应常规进行营养筛查和营养状况评估和综合测定。

2. 治疗过程中每周至少为患者评估 1 次，以便尽早发现患者出现营养风险并采取早期干预。

3. 营养治疗方式的选择：①为了降低感染风险，首选经口摄入；②出现重度口腔/口咽黏膜炎影响吞咽功能者或产生较强的胃肠道反应的患者，肠内营养应经管饲给予。

4. 患者的每日供给量推荐为每日 25~30kcal/kg，如患者合并严重消耗，每日供给量推荐为每日 30~35kcal/kg。

5. 蛋白质供给量为每日 1.0~1.5g/kg。

6. 根据胃肠功能状况尽早经口营养补充肠内营养制剂。如口服摄入不足目标量的 60%时，推荐管饲肠内营养。肠内营养不能达到目标量 60%时可选用肠外营养药物，以全合一的方式实施（应包含氨基酸、脂肪乳、葡萄糖、维生素、微量元素、电解质注射制剂等）。根据病情变化及营养耐受性选择或调整肠外肠内营养方案。

7. 能够经口进食者采用，中链三酰甘油饮食（MCT）膳食，减少饮食长链脂肪酸的摄取，降低乳糜的产生，减少渗出量及引流量。

①用中链三酰甘油（MCT）取代长链三酰甘油（LCT）作为能量的来源。所供能量至少占总能量的 20%，或占脂肪产能量的 65%。MCT 油取代日常烹调油，可用来烹调肉、鱼、禽等食品，但限制全日用量使之不超过 40g。②如患有脂肪痢的患者其饮食应为低脂肪、低纤维的 MCT 软饭或半流食，而不能以普通食的要求供给。③选择极低油食物，保证足够的优质蛋白质摄取，按照 1~1.2g/kg 体重给予蛋白质，并且以蛋清、脱脂奶、豆腐及制品、低脂肉

类为主。④补充必需脂肪酸及脂溶性维生素。治疗过程较长需保持随诊，即时调整饮食方案。

8. 推荐食谱举例：

早餐：薏米红枣粥，咸蛋清，花卷（50g），腌青菜（不放油）。

午餐：清蒸鳜鱼（50g），水焯西兰花，西红柿豆腐汤，米饭（100~150g）。

晚餐：香菇蒸鸡肉（50g），西芹百合，素菜米粉汤，米饭（100~150g）。

加餐：苹果1个。

睡前：脱脂奶250ml。

全日用油（MCT）：25g。

八、乳糜胸患者健康宣教

1. 保持环境安静、舒适，室内温湿度适宜，空气新鲜，避免感冒。及时清除呼吸道分泌物，充分给氧，预防肺部感染。

2. 饮食指导：给予低脂、高蛋白、高糖饮食，减少乳糜液形成，从而降低胸导管内压力。

3. 日常生活：出院后每日坚持进行低强度的有氧锻炼，如散步、打太极等，多做深呼吸运动，锻炼心肺功能。保持乐观开朗的心态。

九、推荐表单

（一）医师表单

乳糜胸临床路径医师表单

适用对象：第一诊断为乳糜胸（ICD-10：I89.808）
行胸导管结扎术（ICD-9-CM-3：40.641）

患者姓名：		性别： 年龄： 门诊号：	住院号：
住院日期： 年 月 日		出院日期： 年 月 日	标准住院日：≤10天

时间	住院第1天	住院第2天	住院第3天
主要诊疗工作	□ 询问病史及体格检查 □ 完成病历书写 □ 开化验单及检查申请单 □ 主管医师查房 □ 初步确定治疗方案治疗方式（保守或手术治疗）；是否需要急诊处理	□ 上级医师查房 □ 汇总辅助检查结果，明确诊断 □ 初步确定瘘口位置和手术方案	□ 上级医师查房 □ 术前评估及讨论，确定手术方案 □ 术前准备 □ 完成病程记录、上级医师查房记录、术前小结等病历书写 □ 向患者及家属交代病情及围术期注意事项 □ 签署手术知情同意书、自费用品协议书、输血同意书、授权委托同意书
重点医嘱	长期医嘱： □ 胸外科二级护理 □ 低脂饮食 □ 其他医嘱 临时医嘱： □ 血常规、尿常规、粪便常规+隐血试验 □ 凝血功能、血电解质、肝功能、肾功能、血型、感染性疾病筛查 □ 胸片、心电图、肺功能、胸部CT □ 静脉营养（酌情） □ 淋巴管造影（酌情） □ 超声心动图（酌情）	长期医嘱： □ 胸外科二级护理 □ 低脂饮食 □ 其他医嘱 临时医嘱： □ 静脉营养（酌情）	长期医嘱： □ 胸外科二级护理 □ 禁食、禁饮 □ 其他医嘱 临时医嘱： □ 明日在全身麻醉下行胸导管结扎术 □ 禁饮食，备血 □ 术前8小时口服高脂肪食物如奶油、橄榄油等 □ 术前镇静药物及胆碱酯酶抑制剂（酌情） □ 术前下胃管 □ 抗生素皮试、抗菌药物带入手术室（酌情） □ 其他医嘱
病情变异记录	□ 无 □ 有，原因： 1. 2.	□ 无 □ 有，原因： 1. 2.	□ 无 □ 有，原因： 1. 2.
医师签名			

时间	住院第2~4天 （手术日）	住院第3~9天 （手术后第1~5天）	住院第5~10天 （出院日）
主要诊疗工作	□ 核对患者 □ 留置尿管 □ 手术 □ 术者完成手术记录 □ 住院医师完成术后病程 □ 主管医师观察术后病情 □ 向家属交代病情及术后注意事项	□ 上级医师查房，观察病情变化 □ 住院医师完成病程书写 □ 注意生命体征及肺部呼吸音 □ 观察胸腔引流量和颜色及切口情况 □ 鼓励并协助患者排痰 □ 拔尿管 □ 必要时纤维支气管镜吸痰	□ 上级医师查房，明确是否出院 □ 住院医师完成常规病历书写 □ 住院医师完成出院小结、病情证明单、病历首页等 □ 向患者及家属交代出院后的注意事项，如饮食、复诊时间、后续治疗等
重点医嘱	长期医嘱： □ 胸外科特级或一级护理 □ 体温、心电、呼吸、血压、血氧饱和度监测 □ 吸氧 □ 禁食水 □ 胸管引流记量 □ 尿管引流记量 □ 抗菌药物（酌情） □ 静脉营养（酌情） □ 其他医嘱 临时医嘱： □ 镇痛药物 □ 其他医嘱	长期医嘱： □ 胸外科一级护理 □ 低脂饮食 □ 抗菌药物（必要时） □ 静脉营养（必要时） □ 其他医嘱 临时医嘱： □ 止吐、镇痛等对症处理 □ 拔除尿管 □ 其他医嘱 □ 复查胸片	长期医嘱： □ 胸外科一级护理 □ 普通饮食 □ 其他医嘱 临时医嘱： □ 切口换药 □ 切口拆线 □ 通知出院 □ 出院带药 □ 其他医嘱
病情变异记录	□ 无 □ 有，原因： 1. 2.	□ 无 □ 有，原因： 1. 2.	□ 无 □ 有，原因： 1. 2.
医师签名			

（二）护士表单

乳糜胸临床路径护士表单

适用对象：第一诊断为乳糜胸（ICD-10：I89.808）
行胸导管结扎术（ICD-9-CM-3：40.641）

患者姓名：		性别：	年龄：	门诊号：	住院号：
住院日期： 年 月 日		出院日期： 年 月 日			标准住院日：≤10 天

时间	住院第 1 天	住院第 2 天	住院第 3 天
健康宣教	□ 介绍病房环境和设备 □ 辅助戒烟	□ 提供胸导管围术期重点相关知识	□ 呼吸功能锻炼 □ 术后加速康复知识指导
护理处置	□ 入院护理评估	□ 观察患者病情变化	□ 提醒患者术前禁食、禁水 □ 核对术前医嘱、核血、皮试等术前准备
基础护理	□ 提供围术期需避免服用的常见脂类食物 □ 评估患者一般状况、营养状态	□ 指导患者避免服用高脂类食物 □ 根据营养状况指导患者服用优质蛋白高热量食物	□ 提醒患者术前禁食、禁水 □ 适当镇静，促进睡眠
专科护理	□ 与患者交流不同营养支持的手段及其优劣 □ 记录胸引量、性质（酌情）	□ 记录胸引量、性质（酌情）	□ 术前留置胃管 □ 指导患者于术前 8h 予脂质食物 □ 记录胸引量、性质（酌情）
重点医嘱	□ 详见医嘱执行单	□ 详见医嘱执行单	□ 详见医嘱执行单
病情变异记录	□ 无 □ 有，原因： 1. 2.	□ 无 □ 有，原因： 1. 2.	□ 无 □ 有，原因： 1. 2.
护士签名			

时间	住院第 2~4 天 （手术日）	住院第 3~9 天 （手术后第 1~5 天）	住院第 5~10 天 （出院日）
健康宣教	□ 心理和生活护理 □ 指导携带胸引管注意事项	□ 心理与生活护理	□ 术后心理与生活护理 □ 指导恢复饮食 □ 帮助患者办理出院手续 □ 康复宣教
护理处置	□ 观察、记录引流量及形状 □ 观察病情变化 □ 保持呼吸道通畅	□ 协助患者咳痰 □ 观察病情变化	□ 密切观察患者病情变化 □ 指导术后呼吸训练
基础护理	□ 生命体征监测 □ 补液 □ 呼吸道管理 □ 疼痛护理 □ 心肺功能锻炼	□ 切口护理 □ 疼痛护理 □ 心肺功能锻炼 □ 指导拔除尿管后注意事项	□ 指导切口拆线后注意事项 □ 指导出院后复查及注意事项
专科护理	□ 胸引管护理 □ 密切记录胸引量、性质 □ 及时送检胸引流液 □ 营养支持治疗（酌情） □ 抗感染治疗（酌情）	□ 胸引管护理 □ 记录胸引量、性质 □ 营养支持治疗（酌情） □ 抗感染治疗（酌情）	□ 拔出胸引管后指导功能恢复锻炼（酌情） □ 营养支持治疗（酌情） □ 抗感染治疗（酌情）
重点医嘱	□ 详见医嘱执行单	□ 详见医嘱执行单	□ 详见医嘱执行单
病情变异记录	□ 无　□ 有，原因： 1. 2.	□ 无　□ 有，原因： 1. 2.	□ 无　□ 有，原因： 1. 2.
护士签名			

（三）患者表单

乳糜胸临床路径患者表单

适用对象：第一诊断为乳糜胸（ICD-10：I89.808）

行胸导管结扎术（ICD-9-CM-3：40.641）

患者姓名：	性别： 年龄： 门诊号：	住院号：
住院日期： 年 月 日	出院日期： 年 月 日	标准住院日：≤10 天

时间	住院第 1 天	住院第 2 天	住院第 3 天
医患配合	□ 配合完成病历采集、体格检查 □ 遵医嘱服用药物（若有）	□ 遵医嘱完善相关检查 □ 配合医生确定瘘口位置	□ 家属及患者与医生沟通患者后续治疗方案 □ 签署手术相关文书
护患配合	□ 了解常见富含脂质的食物 □ 配合护士完成一般状况和营养状况评估	□ 遵医护嘱托，低脂优质蛋白饮食 □ 配合进行肠内/外营养治疗（酌情）	□ 提高睡眠质量 □ 配合完成术前准备
饮食	□ 低脂优质蛋白饮食	□ 低脂优质蛋白饮食	□ 低脂优质蛋白饮食
排泄	□ 术前需保持排便通畅，无腹泻、便秘等	□ 术前需保持排便通畅，无腹泻、便秘等	□ 术前需保持排便通畅，无腹泻、便秘等
活动	□ 术前适当活动	□ 术前适当活动	□ 术前适当活动

时间	住院第 2~4 天 （手术日）	住院第 3~9 天 （手术后第 1~5 天）	住院第 5~10 天 （出院日）
医患配合	□ 明确手术风险及潜在的并发症	□ 遵医嘱服用药物	□ 明确出院后注意事项及合并症后续治疗方案
护患配合	□ 进行心肺功能锻炼 □ 协助医护进行术后疼痛评分	□ 手术后早期下地 □ 尿管拔出后遵医嘱注意排尿情况	□ 拔出胸引管后注意术后功能锻炼 □ 注意切口护理
饮食	□ 低脂优质蛋白饮食	□ 从低脂优质蛋白饮食逐步恢复到普通饮食	□ 普通饮食
排泄	□ 注意有无便秘、排便困难	□ 注意有无便秘、排便困难	□ 注意有无便秘、排便困难
活动	□ 麻醉清醒后，进行踝泵运动、抬臀运动	□ 根据患者病情，拔除尿管后可逐步下床活动	□ 坚持呼吸功能锻炼和上肢功能锻炼

附：原表单（2017 年版）

乳糜胸临床路径表单

适用对象：第一诊断为乳糜胸（ICD-10：I89.808）

行胸导管结扎术（ICD-9-CM-3：40.641）

患者姓名：	性别：	年龄：	门诊号：	住院号：

住院日期： 年 月 日	出院日期： 年 月 日	标准住院日：≤10 天

时间	住院第 1 天	住院第 2 天	住院第 3 天
主要诊疗工作	□ 询问病史及体格检查 □ 完成病历书写 □ 开化验单及检查申请单 □ 主管医师查房 □ 初步确定治疗方案	□ 上级医师查房 □ 汇总辅助检查结果，明确诊断 □ 初步确定手术方式和时间	□ 上级医师查房 □ 术前评估及讨论，确定手术方案 □ 术前准备 □ 完成病程记录、上级医师查房记录、术前小结等病历书写 □ 向患者及家属交代病情及围术期注意事项 □ 签署手术知情同意书、自费用品协议书、输血同意书、授权委托同意书
重点医嘱	**长期医嘱：** □ 胸外科二级护理 □ 低脂饮食 □ 其他医嘱 **临时医嘱：** □ 血常规、尿常规、粪便常规+隐血试验 □ 凝血功能、血电解质、肝功能、肾功能、血型、感染性疾病筛查 □ 胸片、心电图、肺功能、胸部 CT □ 静脉营养（酌情） □ 淋巴管造影（酌情） □ 超声心动图（酌情）	**长期医嘱：** □ 胸外科二级护理 □ 低脂饮食 □ 其他医嘱 **临时医嘱：** □ 静脉营养（酌情）	**长期医嘱：** □ 胸外科二级护理 □ 禁食、禁饮 □ 其他医嘱 **临时医嘱：** □ 明日在全身麻醉下行胸导管结扎术 □ 禁饮食，备血 □ 术前 8 小时口服高脂肪食物如奶油、橄榄油等 □ 术前镇静药物及胆碱酯酶抑制剂（酌情） □ 术前下胃管 □ 抗生素皮试；抗菌药带入手术室（酌情） □ 其他医嘱
主要护理工作	□ 介绍病房环境和设备 □ 入院护理评估 □ 辅助戒烟	□ 观察患者病情变化	□ 宣教、合血、皮试等术前准备 □ 提醒患者术前禁食、禁水 □ 呼吸功能锻炼
病情变异记录	□ 无 □ 有，原因： 1. 2.	□ 无 □ 有，原因： 1. 2.	□ 无 □ 有，原因： 1. 2.
护士签名			
医师签名			

时间	住院第 2~4 天 （手术日）	住院第 3~9 天 （手术后第 1~5 天）	住院第 5~10 天 （出院日）
主要诊疗工作	□ 核对患者 □ 留置尿管 □ 手术 □ 术者完成手术记录 □ 住院医师完成术后病程 □ 主管医师观察术后病情 □ 向家属交代病情及术后注意事项	□ 上级医师查房，观察病情变化 □ 住院医师完成病程书写 □ 注意生命体征及肺部呼吸音 □ 观察胸腔引流及切口情况 □ 鼓励并协助患者排痰 □ 拔尿管 □ 必要时纤维支气管镜吸痰	□ 上级医师查房，明确是否出院 □ 住院医师完成常规病历书写 □ 住院医师完成出院小结、病情证明单、病历首页等 □ 向患者及家属交代出院后的注意事项，如饮食、复诊时间、后续治疗等
重点医嘱	长期医嘱： □ 胸外科特级或一级护理 □ 体温、心电、呼吸、血压、血氧饱和度监测 □ 吸氧 □ 禁食、禁水 □ 胸管引流记量 □ 尿管引流记量 □ 抗菌药物（酌情） □ 静脉营养（酌情） □ 其他医嘱 临时医嘱： □ 镇痛药物 □ 其他医嘱	长期医嘱： □ 胸外科一级护理 □ 低脂饮食 □ 抗菌药物（必要时） □ 静脉营养（必要时） □ 其他医嘱 临时医嘱： □ 止吐、镇痛等对症处理 □ 拔除尿管 □ 其他医嘱 □ 复查胸片	长期医嘱： □ 胸外科一级护理 □ 普通饮食 □ 其他医嘱 临时医嘱： □ 切口换药 □ 切口拆线 □ 通知出院 □ 出院带药 □ 其他医嘱
主要护理工作	□ 观察、记录引流量及形状 □ 观察病情变化 □ 心理和生活护理 □ 保持呼吸道通畅	□ 观察病情变化 □ 心理与生活护理 □ 协助患者咳痰	□ 密切观察患者病情变化 □ 指导术后呼吸训练 □ 术后心理与生活护理 □ 指导恢复饮食 □ 帮助患者办理出院手续 □ 康复宣教
病情变异记录	□ 无 □ 有，原因： 1. 2.	□ 无 □ 有，原因： 1. 2.	□ 无 □ 有，原因： 1. 2.
护士签名			
医师签名			

第二十五章

手汗症外科治疗临床路径释义

【医疗质量控制指标】

指标一、术前胸部 CT 完成率。

指标二、术前多导联心电图完成率。

指标三、胸腔镜微创手术完成率。

指标四、术后症状缓解率。

指标五、术后肺部感染发生率。

指标六、平均住院时间。

一、手汗症编码

1. 原编码：

疾病名称及编码：手汗症（ICD-10：R61.9）

手术操作名称及编码：胸腔镜双侧胸交感神经链切断术

2. 修改编码：

疾病名称及编码：手汗症（ICD-10：R61.001）

手术操作名称及编码：胸腔镜双侧胸交感神经链切断术（ICD-9-CM-3：05.0x01）

二、临床路径检索方法

R61.001 伴 05.0x01

三、国家医疗保障疾病诊断相关分组（CHS-DRG）

MDCX 影响健康因素及其他就医情况

BJ1 神经系统其他手术

四、手汗症外科治疗标准住院流程

（一）适用对象

第一诊断为手汗症（ICD-10：R61.9）

拟行胸腔镜双侧胸交感神经链切断术。

> 释义
>
> ■ 适用对象编码参见第一部分。
>
> ■ 本路径适用对象为临床诊断为手汗症的患者，一般认为手掌多汗是由于胸交感神经兴奋所致，而胸腔镜双侧胸交感神经链切断术是通过切断胸交感神经链阻断其冲动到达手掌皮肤的汗腺。

（二）诊断依据

1. 临床症状：手部、腋部、脚部和头面部多汗。

2. 临床体征：局部大量汗液分泌、出汗部位对称。

> **释义**
>
> ■手汗症主要症状为不明原因双侧手掌多汗，伴有头面部、腋窝及足底多汗，精神紧张和气候炎热可加重。
>
> ■手汗症可分为三级，轻度：手掌出汗呈潮湿状；中度：手掌出汗时湿透一只手帕；重度：手掌多汗时呈滴珠状。中、重度患者可考虑手术治疗。

（三）进入路径标准

1. 第一诊断符合 ICD-10：R61.9 手汗症疾病编码。
2. 无胸膜炎病史，无其他影响手术的合并症，排除其他如甲亢之类引起的继发性出汗。
3. 无胸腔手术史。

> **释义**
>
> ■进入本路径的患者第一诊断为手汗症。
>
> ■神经质者，严重心动过缓、既往有胸腔手术史、胸膜炎、胸腔粘连者，手掌伴躯干、腹股沟或大腿多汗者，单纯腋汗或足汗者均不能进入路径。
>
> ■排除甲亢、结核等因素引起的继发性出汗。

（四）标准住院日 ≤7 天

> **释义**
>
> ■术前不需过多复杂检查，所以术前住院时间 1~2 天，一般不超过 3 天。由于手术时间短，创伤小，术后住院时间不超过 3 天。

（五）住院期间的检查项目

1. 常规检查项目：胸部 CT、心电图检查、血常规+血型、尿常规、便常规、肝功能、肾功能、凝血检查、感染筛查（乙型肝炎、丙型肝炎、梅毒、艾滋病等）。
2. 根据患者病情进行的检查项目：超声心动图、动脉血气分析等。

> **释义**
>
> ■所有手术患者均需进行血常规、生化、凝血功能检查，感染筛查、血型检测，由于涉及交感神经，心电图的检查尤为重要。胸部 CT 用于了解胸腔内结构有无异常。
>
> ■超声心动图、动脉血气分析等，用于了解患者心肺功能。

（六）治疗方案的选择

手术适应证：中、重度手汗症。

> 释义

■ 神经质者，严重心动过缓、既往有胸腔手术史，胸膜炎、胸腔粘连者，手掌伴躯干、腹股沟或大腿多汗者，单纯腋汗或足汗者不适合手术。

（七）预防性抗菌药物选择与使用时机

按照《抗菌药物临床应用指导原则（2015 年版）》（国卫办医发〔2015〕43 号）执行。

> 释义

■ 原则上本手术不预防性应用抗菌药物。

（八）手术日为住院第≤4 天

1. 麻醉方式：全身麻醉。
2. 术中用药：麻醉常规用药。
3. 输血：视术中情况而定。

> 释义

■ 采用全身麻醉，可应用双腔或单腔气管插管，已经有不插管的报道。
■ 由于手术时间很短，注意麻醉药的剂量。
■ 本手术需要输血的可能极低，出血多来自肋间血管，在左侧手术时，注意主动脉的迂曲可能会影响操作。

（九）术后恢复≤5 天

> 释义

■ 注意观察皮温的改变，出汗情况的改善可能会有差别，有一过性多汗的可能。
■ 如果留置引流管，需观察引流量和性状。

（十）出院标准

1. 体温正常，无呼吸困难。
2. 酌情胸片检查无明显异常。

> 释义

■ 体温正常，无呼吸困难，用于除外感染和可能存在的肺不张。
■ 胸片检查可以确认双肺膨胀好，无需要处理的积液积气。

（十一）变异及原因分析

1. 患者伴有可能影响手术的合并疾病，需要进行相关的诊断和治疗。
2. 术后发生并发症需要进行相应的临床诊治，延长住院时间。

> **释义**
>
> ■ 术前检查发现了其他基础疾病，如心肺功能异常，严重的心律失常等，需终止本路径。
>
> ■ 术后若出现感染，肺不张等情况，可能会延长住院时间。一过性的多汗或转移性多汗也会造成患者心理负担，延长住院时间。

五、手汗症外科治疗患者护理规范

1. 病情观察：监测患者心率、血压、呼吸变化及手部出汗情况。
2. 休息与活动：术后尽早下床活动。
3. 饮食护理：加强营养，鼓励患者多进食高蛋白、高热量和富含维生素的食物。
4. 疼痛护理：及时进行疼痛评估，必要时给予药物镇痛。

六、手汗症外科治疗患者营养治疗规范

1. 治疗期间，饮食宜清淡，忌食刺激性食物，如辣椒、咖喱、芥末、蒜等。减少高糖、高油、高盐分的食物。
2. 坚持营养平衡饮食，每日不少于 13 种食物，包含谷薯类、蔬菜水果类、肉蛋奶及豆制品类以及适量的油脂类。保持优质蛋白质食物占总蛋白质 50% 以上。
3. 体液丢失过量是需要补充水分，每日至少 > 1700ml 水，必要时根据体液电解质情况补充盐分。
4. 患者行营养支持治疗前，应通过 NRS 2002 进行筛查，并记录筛查结果。
5. 有营养风险或营养不良的患者应制订营养计划。

七、手汗症外科治疗患者健康宣教

1. 监测体温变化及有无呼吸困难。
2. 指导患者适当活动。

八、推荐表单

(一) 医师表单

手汗症外科治疗临床路径医师表单

适用对象：第一诊断为手汗症 (ICD-10：R61.9)
行胸腔镜双侧胸交感神经链切断术

患者姓名：		性别：	年龄：	门诊号：	住院号：
住院日期： 年 月 日		出院日期： 年 月 日			标准住院日：≤7 天

时间	住院第 1 天	住院第 2~4 天 （手术日）	住院第 3~7 天 （手术后第 1~5 天）
主要诊疗工作	□ 询问病史及体格检查 □ 完成病历书写 □ 开化验单 □ 主管医师查房与术前评估 □ 住院医师完成术前小结、上级医师查房记录等病历书写 □ 签署手术知情同意书、自费用品协议书、输血同意书 □ 向患者及家属交代围术期注意事项	□ 手术 □ 术者完成手术记录 □ 完成术后病程记录 □ 主管医师观察术后病情 □ 向患者及家属交代病情及术后注意事项	□ 上级医师查房 □ 切口换药 □ 根据患者情况决定出院时间 □ 完成出院记录、病案首页、出院证明书等
重点医嘱	长期医嘱： □ 胸外科三级护理常规 □ 饮食 临时医嘱： □ 术前常规检查 □ 术前备血（酌情）	长期医嘱： □ 胸外科一级护理 □ 禁食 6 小时后改普通饮食 □ 胸腔闭式引流（酌情） □ 吸氧（酌情） □ 心电监护 □ 血氧饱和度监测 临时医嘱： □ 补液（酌情） □ 镇痛（酌情）	长期医嘱： □ 普通饮食 □ 二级护理 临时医嘱： □ 出院医嘱（换药、拆线、复查）
病情变异记录	□ 无 □ 有，原因： 1. 2.	□ 无 □ 有，原因： 1. 2.	□ 无 □ 有，原因： 1. 2.
医师签名			

（二）护士表单

手汗症外科治疗临床路径护士表单

适用对象：第一诊断为手汗症（ICD-10：R61.9）
行胸腔镜双侧胸交感神经链切断术

患者姓名：		性别： 年龄： 门诊号：	住院号：
住院日期： 年 月 日		出院日期： 年 月 日	标准住院日：≤7天

时间	住院第1天	住院第2~4天 （手术日）	住院第3~7天 （手术后第1~5天）
健康宣教	□ 介绍主管医师、护士 □ 介绍环境、设施 □ 介绍住院注意事项	**术前宣教：** □ 宣教疾病知识、术前准备及手术过程 □ 告知准备用物、沐浴 □ 告知术后饮食、活动及探视注意事项 □ 告知术后可能出现的情况及应对方式 □ 主管护士与患者沟通、了解并指导心理应对 **手术当日宣教：** □ 告知监护设备、管路功能及注意事项 □ 告知饮食、体位要求 □ 告知疼痛注意事项 □ 告知术后可能出现情况的应对方式，给予患者及家属心理支持 □ 再次明确探视陪护须知	**术后宣教：** □ 饮食、活动指导 □ 复查患者对术前宣教内容的掌握程度 □ 呼吸功能锻炼的作用 □ 拔尿管（如果有）后注意事项 □ 下床活动注意事项 **出院宣教：** □ 复查时间 □ 活动休息 □ 饮食指导 □ 指导办理出院手续
护理处置	□ 核对患者，佩戴腕带 □ 建立入院护理病历 □ 卫生处置：剪指（趾）甲、沐浴、更换病号服	**术前处置：** □ 协助医师完成术前检查化验 □ 术前准备包括皮试、备皮、备血（酌情）、禁食、禁水 **手术当日处置：** □ 送手术 取下患者各种活动物品 核对患者资料及带药 填写手术交接单、签字确认 □ 接手术 核对患者及资料、签字确认	□ 遵医嘱完成相关事项 □ 办理出院手续 □ 书写出院小结
基础护理	□ 三级护理 晨晚间护理 患者安全管理	**术前：** □ 三级护理 晨晚间护理 患者安全管理 **手术当日：** □ 一级护理 平卧或半坐卧位 排泄护理 患者安全管理	□ 二级或三级护理 晨晚间护理 协助坐起、床旁活动 排泄护理 协助或指导进食、进水 患者安全管理

续　表

时间	住院第1天	住院第2~4天 （手术日）	住院第3~7天 （手术后第1~5天）
专科护理	□ 护理查体 □ 辅助戒烟 □ 心理护理	**术前：** □ 呼吸功能锻炼 □ 遵医嘱完成相关检查 □ 心理护理 **手术当日：** □ 病情观察、写护理记录 　评估生命体征、意识、肢体活动、皮肤情况、伤口敷料、引流管情况 □ 手掌皮温、出汗情况 □ 遵医嘱雾化吸入，呼吸功能锻炼 □ 心理护理	□ 病情观察、写护理记录 　评估生命体征、意识、肢体活动、皮肤情况、伤口敷料、引流管情况 □ 手掌皮温、出汗情况 □ 遵医嘱雾化吸入，呼吸功能锻炼 □ 心理护理
重点医嘱	□ 详见医嘱执行单	□ 详见医嘱执行单	□ 详见医嘱执行单
病情变异记录	□ 无　□ 有，原因： 1. 2.	□ 无　□ 有，原因： 1. 2.	□ 无　□ 有，原因： 1. 2.
护士签名			

（三）患者表单

手汗症外科治疗临床路径患者表单

适用对象：第一诊断为手汗症（ICD-10：R61.9）
　　　　行胸腔镜双侧胸交感神经链切断术

患者姓名：	性别：　　年龄：　　门诊号：	住院号：
住院日期：　　年　月　日	出院日期：　　年　月　日	标准住院日：≤7天

时间	住院第 1 天	住院第 2~4 天 （手术日）	住院第 3~7 天 （手术后第 1~5 天）
医患配合	□ 配合询问病史、采集资料，请务必详细告知既往史、用药史、过敏史 □ 如服用抗凝剂，请明确告知 □ 配合进行体格检查 □ 有任何不适请告知医师、护士	**术前：** □ 配合完善术前相关检查、化验，如采血、心电图、胸片等 □ 医师与患者及家属介绍病情及手术谈话，术前签字 □ 麻醉师术前访视 **手术当天：** □ 配合评估手术效果 □ 配合检查意识、疼痛、引流管情况、肢体活动 □ 需要时，配合复查胸片 □ 有任何不适请告知医师、护士	**术后：** □ 配合检查意识、疼痛、引流管、伤口情况、肢体活动 □ 配合伤口换药 □ 配合拔除引流管 **出院：** □ 接受出院前指导 □ 了解复查程序 □ 获得出院诊断书
护患配合	□ 配合测量体温、脉搏、呼吸、血压、体重 1 次 □ 配合完成入院护理评估（简单询问病史、过敏史、用药史） □ 接受入院宣教（环境介绍、病房规定、订餐制度、贵重物品保管等） □ 有任何不适请告知护士	**术前：** □ 配合测量体温、脉搏、呼吸、血压 □ 接受术前宣教 □ 接受备皮、配血（酌情） □ 自行沐浴、加强腋窝清洁 □ 取下义齿、饰品等，贵重物品交家属保管 **手术当天：** □ 清晨测量体温、脉搏、呼吸、血压 1 次 □ 入手术室前协助完成核对，带齐影像资料，脱去衣物 □ 返回病房后，协助完成核对，配合过病床 □ 配合检查意识、疼痛、引流管情况、肢体活动 □ 配合术后吸氧、监护仪监测、输液，排尿用尿管（如果留置），胸部有引流管（如果留置） □ 遵医嘱采取正确体位 □ 有任何不适请告知医师、护士	□ 接受出院宣教 □ 办理出院手续 □ 知道复印病历方法 □ 普通饮食

续　表

时间	住院第 1 天	住院第 2~4 天 （手术日）	住院第 3~7 天 （手术后第 1~5 天）
饮食	□ 饮普通食	□ 术前 12 小时禁食、禁水 □ 术后 6 小时禁食、禁水，6 小时后酌情饮水，进流质饮食	□ 根据医嘱或病情过渡到普通饮食
排泄	□ 正常排尿便	□ 术前正常排尿便 □ 术中若留置尿管，当天保留尿管（酌情）	□ 正常排尿便
活动	□ 正常活动	□ 术前正常活动 □ 术后当天平卧或半卧位，注意保护管路	□ 术后根据医嘱逐渐下床活动 □ 保护管路

附：原表单（2016 年版）

手汗症外科治疗临床路径表单

适用对象：第一诊断为手汗症（ICD-10：R61.9）
行胸腔镜双侧胸交感神经链切断术

患者姓名：		性别： 年龄： 门诊号：	住院号：
住院日期： 年 月 日		出院日期： 年 月 日	标准住院日：≤7 天

时间	住院第 1 天	住院第 2~4 天 （手术日）	住院第 3~7 天 （手术后第 1~5 天）
主要诊疗工作	□ 询问病史及体格检查 □ 完成病历书写 □ 开化验单 □ 主管医师查房与术前评估 □ 住院医师完成术前小结、上级医师查房记录等病历书写 □ 签署手术知情同意书、自费用品协议书、输血同意书 □ 向患者及家属交代围术期注意事项	□ 手术 □ 术者完成手术记录 □ 完成术后病程记录 □ 主管医师观察术后病情 □ 向患者及家属交代病情及术后注意事项	□ 上级医师查房 □ 切口换药 □ 根据患者情况决定出院时间 □ 完成出院记录、病案首页、出院证明书等
重点医嘱	长期医嘱： □ 胸外科三级护理常规 □ 饮食 临时医嘱： □ 术前常规检查 □ 术前备血（酌情）	长期医嘱： □ 胸外科一级护理 □ 禁食 6 小时后改普通饮食 □ 胸腔闭式引流（酌情） □ 吸氧（酌情） □ 心电监护 □ 血氧饱和度监测 临时医嘱： □ 补液（酌情） □ 镇痛（酌情）	长期医嘱： □ 普通饮食 □ 二级护理 临时医嘱： □ 出院医嘱（换药、拆线、复查）
主要护理工作	□ 术前准备（备皮等） □ 术前宣教（提醒患者夜间禁食、禁水）	□ 观察患者病情变化 □ 术后心理与生活护理 □ 胸片	□ 指导患者术后康复 □ 出院宣教 □ 协助办理出院手续
病情变异记录	□ 无 □ 有，原因： 1. 2.	□ 无 □ 有，原因： 1. 2.	□ 无 □ 有，原因： 1. 2.
护士签名			
医师签名			

参考文献

[1] 陈克能，许绍发．普通胸外科围术期治疗手册．北京：人民卫生出版社，2007.

[2] 陈新谦．新编药物学．第17版．北京：人民卫生出版社，2011.

[3] 罗杰．实用临床药物手册．武汉：华中科技大学出版社，2017.

[4] 涂远荣，杨劼，刘彦国．中国手汗症微创治疗专家共识［J］．中华胸心血管外杂志，2011，27（8）：449-451.

[5] 涂远荣．手汗症现代微创治疗．福州：福建省科学技术出版社，2007.

[6] 赵玉沛，陈孝平．外科学．第3版．北京：人民卫生出版社，2015.

[7] 中国原发性肺癌诊疗规范（2015年版）［A］．中国癌症基金会、中国抗癌协会肿瘤临床化疗专业委员会、中国医师协会肿瘤医师分会．第九届中国肿瘤内科大会、第四届中国肿瘤医师大会、中国抗癌协会肿瘤临床化疗专业委员会2015年学术年会论文集［C］．中国癌症基金会、中国抗癌协会肿瘤临床化疗专业委员会、中国医师协会肿瘤医师分会：中国抗癌协会，2015：15.

[8] 陈孝平，汪建平，赵继宗．外科学（第九版），北京：人民卫生出版社．2018.

[9] 张志庸．协和胸外科学（第2版）．北京：科学出版社有限责任公司．2020.

[10] 张力建，朱彦君．胸外科诊疗技术精要．北京：北京科学技术出版社．2016.

[11] 韩渭丽，汤萨，姬玲粉，等．1058例食管良性肿瘤临床病理特征［J］．中国肿瘤临床，2016，43（10）：424-428.

[12] 吴孟超，吴在德．黄家驷外科学（第7版）．北京：人民卫生出版社．2008.

[13] Scarci M, Abah U, Solli P, et al. EACTS expert consensus statement for surgical management of pleural empyema. Eur J Cardiothorac Surg. 2015；48（5）：642-653.

[14] Godfrey MS, Bramley KT, Detterbeck F. Medical and Surgical Management of Empyema. Semin Respir Crit Care Med. 2019；40（3）：361-374.

[15] Martucci N, Tracey M, Rocco G. Postoperative Chylothorax. Thorac Surg Clin 2015；25：523.

[16] Maldonado F, Cartin - Ceba R, Hawkins FJ, et al. Medical and surgical management of chylothorax and associated outcomes. Am J Med Sci 2010；339：314.

[17] Paul S, Altorki NK, Port JL, et al. Surgical management of chylothorax. Thorac Cardiovasc Surg 2009；57：226.

[18] Griffo S, De Luca G, Stassano P. Chylothorax after abdominal surgery. Gen Thorac Cardiovasc Surg 2010；58：159.

[19] McGrath EE, Blades Z, Anderson PB. Chylothorax：aetiology, diagnosis and therapeutic options. Respir Med 2010；104：1.

[20] Liu M, Wu B, Cui Y, et al. Surgical treatment of chylothorax caused by lymphangioleiomyomatosis. J Thorac Dis 2014；6：E11.

[21] Miao L, Zhang Y, Hu H, et al. Incidence and management of chylothorax after esophagectomy. Thorac Cancer 2015；6：354.

[22] Fahimi H, Casselman FP, Mariani MA, et al. Current management of postoperative chylothorax. Ann Thorac Surg 2001；71：448.

[23] Shimizu K, Yoshida J, Nishimura M, et al. Treatment strategy for chylothorax after pulmonary resection and lymph node dissection for lung cancer. J Thorac Cardiovasc Surg 2002; 124: 499.

[24] Zabeck H, Muley T, Dienemann H, et al. Management of chylothorax in adults: when is surgery indicated? Thorac Cardiovasc Surg 2011; 59: 243.

[25] Le Pimpec-Barthes F, D'Attellis N, Dujon A, et al. Chylothorax complicating pulmonary resection. Ann Thorac Surg 2002; 73: 1714.

[26] Huggins JT. Chylothorax and cholesterol pleural effusion. Semin Respir Crit Care Med 2010; 31: 743.

[27] Nair SK, Petko M, Hayward MP. Aetiology and management of chylothorax in adults. Eur J Cardiothorac Surg 2007; 32: 362.

[28] Wurnig PN, Hollaus PH, Ohtsuka T, et al. Thoracoscopic direct clipping of the thoracic duct for chylopericardium and chylothorax. Ann Thorac Surg 2000; 70: 1662.

[29] Hayden JD, Sue-Ling HM, Sarela AI, et al. Minimally invasive management of chylous fistula after esophagectomy. Dis Esophagus 2007; 20: 251.

[30] Cerfolio RJ, Allen MS, Deschamps C, et al. Postoperative chylothorax. J Thorac Cardiovasc Surg 1996; 112: 1361.

[31] Lin Y, Li Z, Li G, et al. Selective En Masse Ligation of the Thoracic Duct to Prevent Chyle Leak After Esophagectomy. Ann Thorac Surg. 2017; 103 (6): 1802-1807.

[32] Varshney VK, Suman S, Garg PK, et al. Management options for post-esophagectomy chylothorax [published online ahead of print, 2020 Sep 17]. Surg Today.

附录1

肺大疱外科治疗临床路径病案质量监控表单

1. 进入临床路径标准：

疾病诊断：第一诊断为肺大疱（ICD-10：J43.901）

手术操作：行肺大疱切除和/或胸膜固定术（ICD-9-CM-3：32.2和/或34.6X01，34.9201）

2. 质量监控表：

监控项目 / 住院时间	监控重点	评估要点	监控内容	分数	减分理由	备注
首页		主要诊断名称及编码	肺大疱（ICD-10：J43.901）	5□ 4□ 3□ 1□ 0□		
		主要手术名称及编码	肺大疱切除和/或胸膜固定术（ICD-9-CM-3：32.2和/或34.6X01，34.9201）			
		其他诊断名称及编码	无遗漏，编码准确			
		其他项目	内容完整、准确、无遗漏	5□ 4□ 3□ 1□ 0□		
住院第1天	入院记录	现病史 主要症状	是否记录本病最主要的症状，如胸痛、喘憋、呼吸困难，并重点描述： 1. 起病方式 2. 发作及加重的诱因 3. 发作时间、性质、程度 4. 缓解方式 5. 对体力、饮食、睡眠、活动的影响	5□ 4□ 3□ 1□ 0□		入院24小时内完成
		病情演变过程	是否描述主要症状的演变过程，如：胸痛、喘憋的变化	5□ 4□ 3□ 1□ 0□		

续　表

监控项目\住院时间\监控重点		评估要点		监控内容	分数	减分理由	备注
住院第 1 天	入院记录	现病史	其他伴随症状	是否记录伴随症状，如：咳嗽、咳痰、心悸、头晕、胸闷、寒战、发热、咯血、发绀等变化	5□ 4□ 3□ 1□ 0□		入院 24 小时内完成
			院外诊疗过程	是否记录诊断、治疗情况，如： 1. 做过何种检查，结果是否正常 2. 诊断过何种疾病 3. 用过何种药物，用药时间、剂量、总量及效果如何	5□ 4□ 3□ 1□ 0□		
		既往史个人史家族史		是否按照病历书写规范记录，并重点记录： 1. 饮食习惯、环境因素、精神因素 2. 慢性疾病史和用药史 3. 家族中有无类似患者	5□ 4□ 3□ 1□ 0□		
		体格检查		是否按照病历书写规范记录，并记录重要体征，无遗漏，如：患侧胸部饱满，呼吸运动减弱，叩诊呈鼓音，语颤和呼吸音均减低或消失，气管向健侧移位	5□ 4□ 3□ 1□ 0□		
		辅助检查		是否记录辅助检查结果，如：X 线胸片、胸部 CT 检查	5□ 4□ 3□ 1□ 0□		
	首次病程记录	病例特点		是否简明扼要，重点突出，无遗漏： 1. 年龄、特殊的生活习惯及嗜好等 2. 病情特点 3. 主要症状和伴随症状及体征 4. 辅助检查结果 5. 其他疾病史	5□ 4□ 3□ 1□ 0□		

监控项目　监控重点　住院时间		评估要点	监控内容	分数	减分理由	备注
住院第1天	首次病程记录	初步诊断	第一诊断为：肺大疱（ICD-10：J43.901）或大疱性肺气肿（ICD-10：J43.901）	5□ 4□ 3□ 1□ 0□		入院8小时内完成
		诊断依据	是否充分、分析合理： 根据《临床诊疗指南·胸外科分册》（中华医学会编著，人民卫生出版社） 1. 临床症状：不同程度的胸痛、喘憋、呼吸困难咳嗽 2. 临床体征：少量气胸时，体征不明显；气胸在30%以上者，可出现患侧胸部饱满，呼吸运动减弱，叩诊呈鼓音，语颤和呼吸音均减低或消失，气管向健侧移位 3. 辅助检查：胸片或胸部CT	5□ 4□ 3□ 1□ 0□		
		鉴别诊断	是否根据病例特点与下列疾病鉴别： 1. 急性心肌梗死 2. 自发性气胸 3. 膈疝 4. 支气管囊肿	5□ 4□ 3□ 1□ 0□		
		诊疗计划	是否全面并具有个性化： 1. 完成必需的检查项目 （1）血常规、尿常规、血型 （2）凝血功能、肝功能、肾功能、电解质、感染性疾病筛查（乙型肝炎、丙型肝炎、艾滋病、梅毒等） （3）胸部CT、心电图 2. 根据患者病情选择 （1）超声心动图（60岁以上或伴有心血管疾病者） （2）肺功能、血气分析 3. 评估是否可以手术 4. 术前准备 5. 手术方案：肺大疱切除和/或胸膜固定术 6. 对症治疗	5□ 4□ 3□ 1□ 0□		

续 表

住院时间 / 监控项目 / 监控重点		评估要点	监控内容	分数	减分理由	备注
住院第1天	病程记录	上级医师查房记录	是否有重点内容并结合本病例： 1. 补充病史和查体 2. 诊断、鉴别诊断分析 3. 完善术前检查 4. 提示需要观察和注意的内容	5□ 4□ 3□ 1□ 0□		入院48小时内完成
		住院医师查房记录	是否记录、分析全面： 1. 主要症状体征的变化，病情变化 2. 具体治疗措施和术前准备 3. 记录上级医师查房意见的执行情况 4. 知情告知情况，患者及家属意见	5□ 4□ 3□ 1□ 0□		
住院第2~4天（术前日）	病程记录	住院医师查房记录	是否记录： 1. 目前症状和体征变化，胸腔闭式引流的情况 2. 术前准备工作完成情况，包括检查、药物、配血、备皮、麻醉科会诊意见等。以及检查结果等对手术的影响分析 3. 请相应科室会诊情况 4. 对症治疗具体内容 5. 向患者或家属交代术前术中和术后注意事项，签署手术知情同意书情况 6. 记录手术者术前查看患者的情况	5□ 4□ 3□ 1□ 0□		
		上级医师查房记录	是否记录： 1. 综合分析术前检查结果 2. 手术前评估及手术指征 3. 确定手术方案 4. 结合本病例提出手术风险及预防措施	5□ 4□ 3□ 1□ 0□		
		麻醉知情同意书	是否记录： 1. 一般项目 2. 术前诊断 3. 拟行手术方式 4. 拟行麻醉方式 5. 患者基础疾病及可能对麻醉产生影响的特殊情况 6. 麻醉中拟行的有创操作和监测 7. 麻醉风险，麻醉中及麻醉后可能发生的并发症及应对措施 8. 患者签署意见并签名，如为家属或代理人要有授权委托书 9. 麻醉医师签字，并写明日期时间	5□ 4□ 3□ 1□ 0□		麻醉医师

续　表

监控项目　监控重点　住院时间	评估要点	监控内容	分数	减分理由	备注
住院第 2~4 天（术前日）	麻醉术前访视记录	是否记录： 1. 患者自然信息 2. 患者一般情况 3. 简要病史 4. 与麻醉相关的辅助检查结果 5. 拟行手术方式 6. 拟行麻醉方式 7. 麻醉适应证 8. 麻醉风险及预防措施和麻醉中需注意的问题 9. 术前麻醉医嘱 10. 麻醉医师签字，并写明日期时间	5□ 4□ 3□ 1□ 0□		麻醉医师术前完成
	输血知情同意书	是否记录： 1. 一般项目 2. 输血指征 3. 拟输血成分 4. 输血前有关检查结果 5. 输血风险及可能产生的不良后果及应对措施 6. 患者签署意见并签名，如为家属或代理人要有授权书 7. 医师签名并填写日期	5□ 4□ 3□ 1□ 0□		
	手术知情同意书	是否记录： 1. 术前诊断 2. 手术名称 3. 术式选择及有可能改变的术式或替代治疗方案 4. 术中、术后可能出现的并发症应对措施 5. 手术风险 6. 患者签署意见并签名，如为家属或代理人要有授权委托书 7. 经治医师和术者签名并填写日期	5□ 4□ 3□ 1□ 0□		

续　表

监控项目 / 监控重点 / 住院时间		评估要点	监控内容	分数	减分理由	备注
住院第 2~4 天 （术前日）	术前小结		是否记录： 1. 简要病情 2. 术前诊断及诊断依据 3. 手术指征 4. 拟行手术名称和方式 5. 拟行麻醉方式 6. 术前准备 7. 术中注意事项 8. 术后处置意见 9. 术者术前查看患者的情况 10. 经治医师书写和术者签名确认	5□ 4□ 3□ 1□ 0□		住院医师
	术前讨论		是否记录： 1. 讨论地点时间 2. 参加者及主持者的姓名、职称 3. 简要病情 4. 术前诊断及术前准备情况 5. 手术指征及手术方案麻醉方式 6. 注意事项：可能出现的意外和防范措施 7. 具体讨论意见和主持人小结 8. 记录者签名	5□ 4□ 3□ 1□ 0□		住院医师
住院第 2~5 天 （手术日）	麻醉记录单		是否记录： 1. 一般项目 2. 患者一般情况和术前特殊情况 3. 麻醉前用药及效果 4. 术前及术中疾病诊断 5. 手术方式及日期 6. 麻醉方式 7. 麻醉诱导及各项操作开始及结束时间 8. 麻醉期间用药名称、方式及剂量 7. 麻醉期间特殊或突发情况及处理 8. 术中出血量、输血量、输液量等 9. 手术起止时间 10. 麻醉医师签名	5□ 4□ 3□ 1□ 0□		麻醉医师

监控项目＼监控重点＼住院时间	评估要点	监控内容	分数	减分理由	备注
住院第2~5天（手术日）	麻醉术后访视记录	是否记录： 1. 一般项目 2. 患者一般情况 3. 目前麻醉恢复情况，清醒时间 4. 术后医嘱、是否拔除气管插管等 5. 如有特殊情况应详细记录 6. 麻醉医师签字并填写日期	5□ 4□ 3□ 1□ 0□		麻醉医师麻醉后24小时内完成
	手术记录	是否记录： 1. 一般项目 2. 手术日期 3. 术前及术中诊断 4. 手术名称 5. 手术医师术者及助手姓名 6. 护士姓名（分别记录刷手及巡回护士） 7. 输血量、特殊成分输血、输液量 8. 麻醉方法 9. 手术经过：按照规定记录手术经过，详细描述术中所见病灶的解剖位置、切除病灶的范围、胸膜固定等 10. 术后患者去向：回病房、监护室或麻醉恢复室 11. 术者签名并记录日期	5□ 4□ 3□ 1□ 0□		术者术后24小时内完成
	手术安全核查记录	是否记录： 1. 手术安全核查记录单并且填写完整 2. 麻醉前、手术开始前、患者离开手术室前手术医师、麻醉医师和手术护士三方核对，并签字齐全	5□ 4□ 3□ 1□ 0□		
	手术清点记录	是否记录： 1. 一般项目 2. 术中所用各种器械和敷料数量的清点核对 3. 手术医师、巡回护士和手术器械护士签名	5□ 4□ 3□ 1□ 0□		

续　表

监控项目　监控重点　住院时间		评估要点	监控内容	分数	减分理由	备注
住院第 2~5 天（手术日）	术后首次病程记录		是否记录： 1. 手术时间 2. 术中诊断 3. 麻醉方式 4. 手术简要经过 5. 术后处理措施 6. 术后患者一般情况 7. 术后医嘱及应当特别注意观察的事项	5□ 4□ 3□ 1□ 0□		由参加手术者术后 8 小时内完成
住院第 3~6 天（术后 1 日）	病程记录	住院医师查房记录	是否记录、分析如下内容： 1. 生命体征，病情变化，引流量及性状、饮食恢复情况和药物不良反应 2. 切口情况、换药情况、拆线情况、拔除引流管情况 3. 核查辅助检查结果是否有异常 4. 病情评估 5. 调整治疗分析 6. 上级医师意见执行情况 7. 术后注意事项宣教	5□ 4□ 3□ 1□ 0□		
		上级医师查房记录	是否记录： 1. 术后病情评估 2. 确定是否有术后并发症 3. 术后需要注意的事项 4. 术后治疗方案 5. 补充、更改诊断分析和确定诊断分析	5□ 4□ 3□ 1□ 0□		
住院第 4~7 天（术后 2 日）	病程记录	住院医师查房记录	是否记录、分析： 1. 目前的症状体征，切口愈合情况 2. 病情评估及疗效评估 3. 目前的治疗情况 4. 分析是否符合出院标准 5. 出院后的治疗方案 6. 出院后注意事项	5□ 4□ 3□ 1□ 0□		
		上级医师查房记录	是否记录、分析： 1. 手术疗效评估，预期目标完成情况 2. 确定符合出院标准 3. 出院后治疗方案	5□ 4□ 3□ 1□ 0□		

监控项目　监控重点　住院时间		评估要点	监控内容	分数	减分理由	备注
住院第5~12天（术后第3~10日）	病程记录	住院医师查房记录	是否记录： 1. 目前症状、体征及切口愈合情况 2. 目前治疗情况 3. 化验检查指标正常与否 4. 向患者交代出院后注意事项	5□ 4□ 3□ 1□ 0□		住院医师
	出院记录		记录是否齐全，重要内容无遗漏，如： 1. 入院情况 2. 诊疗经过：麻醉、手术方式；术中特殊情况及处理；术后并发症等 3. 出院情况：症状体征、功能恢复、切口愈合情况及病理结果等 4. 出院医嘱：出院带药需写明药物名称、用量、服用方法，需要调整的药物要注明调整的方法；需要复查的辅助检查；出院后患者需要注意的事项；门诊复查时间及项目等	5□ 4□ 3□ 1□ 0□		
	特殊检查、特殊治疗同意书的医学文书		内容包括自然项目（另页书写时）、特殊检查、特殊治疗项目名称、目的、可能出现的并发症及风险，或替代治疗方案、患者或家属签署是否同意检查或治疗、患者签名、医师签名并填写日期等	5□ 4□ 3□ 1□ 0□		
	病危（重）通知书		自然项目（另页书写时）、目前诊断、病情危重情况，患方签名、医师签名并填写日期	5□ 4□ 3□ 1□ 0□		
医嘱	长期医嘱	住院第1天	1. 胸外科二级护理常规 2. 饮食	5□ 4□ 3□ 1□ 0□		
		术前准备日	1. 胸外科二级护理常规 2. 饮食 3. 患者既往基础用药			

续表

监控项目 / 监控重点 / 住院时间		评估要点	监控内容	分数	减分理由	备注
医嘱	长期医嘱	手术日	1. 胸外科一级或特级护理 2. 心电监护 3. 体温、血压、脉搏、呼吸、血氧饱和度监测 4. 吸氧 5. 麻醉清醒后6小时半流质饮食 6. 胸腔闭式引流记引流量 7. 尿管接袋记量 8. 预防性抗菌药物使用 9. 镇痛药物使用	5□ 4□ 3□ 1□ 0□		
		术后日	1. 半流质饮食改普通饮食 2. 一级护理 3. 停心电监护（视病情而定） 4. 拔除尿管			
		出院前	1. 普通饮食 2. 二级护理 3. 根据血常规、体温决定是否停用抗菌药物			
		出院日	1. 普通饮食 2. 二级护理 3. 根据血常规、体温决定是否停用抗菌药物			
	临时医嘱	住院第1天	1. 血常规、尿常规 2. 凝血功能、血型 3. 肝功能、肾功能、电解质 4. 感染性疾病筛查 5. 胸部CT检查、心电图 6. 血气分析和肺功能 7. 超声心动图（酌情）			
		术前准备日	1. 拟明日在全身麻醉下行肺大疱切除和/或胸膜固定术 2. 术前禁食、禁水 3. 预防性抗菌药物使用 4. 术前置尿管 5. 备皮 6. 备血 7. 术前镇静及抗胆碱能药物（酌情）			

续　表

监控项目 / 监控重点 / 住院时间		评估要点	监控内容	分数	减分理由	备注
医嘱	临时医嘱	手术日	1. 止血药物使用（必要时） 2. 其他特殊医嘱	5□ 4□ 3□ 1□ 0□		
		术后日	1. 复查血常规及胸片 2. 根据情况酌情补液 3. 血气分析（必要时）			
		出院前	切口换药			
		出院日	1. 交代返院复诊时间、地点，发生紧急情况时的处理等 2. 复查：术后 1 个月门诊复查 3. 术后 3 个月内禁止重体力活动，避免剧烈咳嗽，保持大便通畅 4. 门诊或当地医院拆线			
一般书写规范		各项内容	完整、准确、清晰、签字	5□ 4□ 3□ 1□ 0□		
变异情况		变异条件及原因	1. 患者伴有可能影响手术的合并疾病，需要进行相关的诊断和治疗 2. 术后发生并发症需要进行相应的临床诊治，延长住院时间	5□ 4□ 3□ 1□ 0□		

附录 2

制定/修订《临床路径释义》的基本方法与程序

曾宪涛　蔡广研　陈香美　陈新石　葛立宏　高润霖　顾　晋　韩德民
贺大林　胡盛寿　黄晓军　霍　勇　李单青　林丽开　母义明　钱家鸣
任学群　申昆玲　石远凯　孙　琳　田　伟　王　杉　王行环　王宁利
王拥军　邢小平　徐英春　鱼　锋　张力伟　郑　捷　郎景和

中华人民共和国国家卫生和计划生育委员会采纳的临床路径（Clinical pathway）定义为针对某一疾病建立的一套标准化治疗模式与诊疗程序，以循证医学证据和指南为指导来促进治疗和疾病管理的方法，最终起到规范医疗行为，减少变异，降低成本，提高质量的作用。世界卫生组织（WHO）指出临床路径也应当是在循证医学方法指导下研发制定，其基本思路是结合诊疗实践的需求，提出关键问题，寻找每个关键问题的证据并给予评价，结合卫生经济学因素等，进行证据的整合，诊疗方案中的关键证据，通过专家委员会集体讨论，形成共识。可以看出，遵循循证医学是制定/修订临床路径的关键途径。

临床路径在我国已推行多年，但收效不甚理想。当前，在我国推广临床路径仍有一定难度，主要是因为缺少系统的方法论指导和医护人员循证医学理念薄弱[1]。此外，我国实施临床路径的医院数量少，地域分布不平衡，进入临床路径的病种数量相对较少，病种较单一；临床路径实施的持续时间较短[2]，各学科的临床路径实施情况也参差不齐。英国国家与卫生保健研究所（NICE）制定临床路径的循证方法学中明确指出要定期检索证据以确定是否有必要进行更新，要根据惯用流程和方法对临床路径进行更新。我国三级综合医院评审标准实施细则（2013 年版）中亦指出"根据卫生部《临床技术操作规范》《临床诊疗指南》《临床路径管理指导原则（试行）》和卫生部各病种临床路径，遵循循证医学原则，结合本院实际筛选病种，制定本院临床路径实施方案"。我国医疗资源、医疗领域人才分布不均衡[3]，并且临床路径存在修订不及时和篇幅限制的问题，因此依照国家卫生和计划生育委员会颁发的临床路径为蓝本，采用循证医学的思路与方法，进行临床路径的释义能够为有效推广普及临床路径、适时优化临床路径起到至关重要的作用。

基于上述实际情况，为规范《临床路径释义》制定/修订的基本方法与程序，本团队使用循证医学[4]的思路与方法，参考循证临床实践的制定/修订的方法[5]制定本共识。

一、总则

1. 使用对象：本《制定/修订<临床路径释义>的基本方法与程序》适用于临床路径释义制定/修订的领导者、临床路径的管理参加者、评审者、所有关注临床路径制定/修订者，以及实际制定临床路径实施方案的人员。

2. 临床路径释义的定义：临床路径释义应是以国家卫生和计划生育委员会颁发的临床路径为蓝本，克服其篇幅有限和不能及时更新的不足，结合最新的循证医学证据和更新的临床实践指南，对临床路径进行解读；同时在此基础上，制定出独立的医师表单、护士表单、患者表单、临床药师表单，从而达到推广和不断优化临床路径的目的。

3. 制定/修订必须采用的方法：制定/修订临床路径释义必须使用循证医学的原理及方法，更要结合我国的国情，注重应用我国本土的医学资料，整个过程避免偏倚，符合便于临床使用的需求。所有进入临床路径释义的内容均应基于对现有证据通过循证评价形成的证据以及对各种可选的干预方式进行利弊评价之后提出的最优指导意见。

4. 最终形成释义的要求：通过提供明晰的制定/修订程序，保证制定/修订临床路径释义的流程化、标准化，保证所有发布释义的规范性、时效性、可信性、可用性和可及性。

5. 临床路径释义的管理：所有临床路径的释义工作均由卫生和计划生育委员会相关部门统一管理，并委托相关学会、出版社进行制定/修订，涉及申报、备案、撰写、表决、发布、试用反馈、实施后评价等环节。

二、制定/修订的程序及方法

1. 启动与规划：临床路径释义制定/修订前应得到国家相关管理部门的授权。被授权单位应对已有资源进行评估，并明确制定/修订的目的、资金来源、使用者、受益者及时间安排等问题。应组建统一的指导委员会，并按照学科领域组建制定/修订指导专家委员会，确定首席专家及所属学科领域各病种的组长、编写秘书等。

2. 组建编写工作组：指导委员会应由国家相关管理部门的领导、临床路径所涉及的各个学科领域的专家、医学相关行业学会的领导、卫生经济学领域专家、循证医学领域专家、期刊编辑与传播领域专家、出版社领导、病案管理专家、信息部门专家、医院管理者等构成。按照学科组建编写工作小组，编写小组由首席专家、组长、编写秘书等人员组成，首席专家应由该学科领域具有权威性与号召力的专家担任，负责总体的设计和指导，并具体领导工作的开展。应为首席专家配备 1~2 名编写秘书，负责整个制定/修订过程的联络工作。按照领域疾病具体病种来遴选组长，再由组长遴选参与制定/修订的专家及秘书。例如，以消化系统疾病的临床路径释义为例，选定首席专家及编写秘书后，再分别确定肝硬化腹水临床

床路径释义、胆总管结石临床路径释义、胃十二指肠临床路径释义等的组长及组员。建议组员尽量是由具有丰富临床经验的年富力强的且具有较高编写水平及写作经验的一线临床专家组成。

3. 召开专题培训：制定/修订工作小组成立后，在开展释义制定/修订工作前，就流程及管理原则、意见征询反馈的流程、发布的注意事项、推广和实施后结局（效果）评价等方面，对工作小组全体成员进行专题培训。

4. 确定需要进行释义的位点：针对国家正式发布的临床路径，由各个专家组根据各级医疗机构的理解情况、需要进一步解释的知识点、当前相关临床研究及临床实践指南的进展进行讨论，确定需要进行释义的位点。

5. 证据的检索与重组：对于固定的知识点，如补充解释诊断的内容可以直接按照教科书、指南进行释义。诊断依据、治疗方案等内容，则需要检索行业指南、循证医学证据进行释义。与循证临床实践指南[5]类似，其证据检索是一个"从高到低"的逐级检索的过程。即从方法学质量高的证据向方法学质量低的证据的逐级检索。首先检索临床实践指南、系统评价/Meta 分析、卫生技术评估、卫生经济学研究。如果有指南、系统评价/Meta 分析则直接作为释义的证据。如果没有，则进一步检索是否有相关的随机对照试验（RCT），再通过 RCT 系统评价/Meta 分析的方法形成证据体作为证据。除临床大数据研究或因客观原因不能设计为 RCT 和诊断准确性试验外，不建议选择非随机对照试验作为释义的证据。

6. 证据的评价：若有质量较高、权威性较好的临床实践指南，则直接使用指南的内容；指南未涵盖的使用系统评价/Meta 分析、卫生技术评估及药物经济学研究证据作为补充。若无指南或指南未更新，则主要使用系统评价/Meta 分析、卫生技术评估及药物经济学研究作为证据。此处需注意系统评价/Meta 分析、卫生技术评估是否需要更新或重新制作，以及有无临床大数据研究的结果。需要采用 AGREE Ⅱ工具[5]对临床实践指南的方法学质量进行评估，使用 AMSTAR 工具或 ROBIS 工具评价系统评价/Meta 分析的方法学质量[6-7]，使用 Cochrane 风险偏倚评估工具评价 RCT 的

方法学质量[7]，采用 QUADAS-2 工具评价诊断准确性试验的方法学质量[8]，采用 NICE 清单、SIGN 清单或 CASP 清单评价药物经济学研究的方法学质量[9]。

证据质量等级及推荐级别建议采用 GRADE 方法学体系或牛津大学循证医学中心（Oxford Centre for Evidence - Based Medicine, OCEBM）制定推出的证据评价和推荐强度体系[5]进行评价，亦可由临床路径释义编写工作组依据 OCEBM 标准结合实际情况进行修订并采用修订的标准。为确保整体工作的一致性和完整性，对于质量较高、权威性较好的临床实践指南，若其采用的证据质量等级及推荐级别与释义工作组相同，则直接使用；若不同，则重新进行评价。应优先选用基于我国人群的研究作为证据；若非基于我国人群的研究，在进行证据评价和推荐分级时，应由编写专家组制定适用性评价的标准，并依此进行证据的适用性评价。

7. 利益冲突说明：WHO 对利益冲突的定义为："任何可能或被认为会影响到专家提供给 WHO 建议的客观性和独立性的利益，会潜在地破坏或对 WHO 工作起负面作用的情况。"因此，其就是可能被认为会影响专家履行职责的任何利益。

因此，参考国际经验并结合国内情况，所有参与制定/修订的专家都必须声明与《临床路径释义》有关的利益关系。对利益冲突的声明，需要做到编写工作组全体成员被要求公开主要经济利益冲突（如收受资金以与相关产业协商）和主要学术利益冲突（如与推荐意见密切相关的原始资料的发表）。主要经济利益冲突的操作定义包括咨询服务、顾问委员会成员以及类似产业。主要学术利益冲突的操作定义包括与推荐意见直接相关的原始研究和同行评议基金的来源（政府、非营利组织）。工作小组的负责人应无重大的利益冲突。《临床路径释义》制定/修订过程中认为应对一些重大的冲突进行管理，相关措施包括对相关人员要求更为频繁的对公开信息进行更新，并且取消与冲突有关的各项活动。有重大利益冲突的相关人员，将不参与就推荐意见方向或强度进行制定的终审会议，亦不对存在利益冲突的推荐意见进行投票，但可参与讨论并就证据的解释提供他们的意见。

8. 研发相关表单：因临床路径表单主要针对医师，而整个临床路径的活动是由医师、护师、患者、药师和检验医师共同完成的。因此，需要由医师、护师和方法学家共同制定/修订医师表单、护士表单和患者表单，由医师、药师和方法学家共同制定/修订临床药师表单。

9. 形成初稿：在上述基础上，按照具体疾病的情况形成初稿，再汇总全部初稿形成总稿。初稿汇总后，进行相互审阅，并按照审阅意见进行修改。

10. 发布/出版：修改完成，形成最终的文稿，通过网站进行分享，或集结成专著出版发行。

11. 更新：修订《临床路径释义》可借鉴医院管理的 PDSA 循环原理［计划（plan），实施（do），学习（study）和处置（action）］对证据进行不断的评估和修订。因此，发布/出版后，各个编写小组应关注研究进展、读者反馈信息，适时的进行《临床路径释义》的更新。更新/修订包括对知识点的增删、框架的调改等。

三、编制说明

在制/修订临床路径释义的同时，应起草《编制说明》，其内容应包括工作简况和制定/修订原则两大部分。

1. 工作简况：包括任务来源、经费来源、协作单位、主要工作过程、主要起草人及其所做工作等。

2. 制定/修订原则：包括以下内容：（1）文献检索策略、信息资源、检索内容及检索结果；（2）文献纳入、排除标准，论文质量评价表；（3）专家共识会议法的实施过程；（4）初稿征求意见的处理过程和依据：通过信函形式、发布平台、专家会议进行意见征询；（5）制/修订小组应认真研究反馈意见，完成意见汇总，并对征询意见稿进行修改、完善，形成终稿；（6）上一版临床路径释义发布后试行的结果：对改变临床实践及临床路径执行的情况，患者层次、实施者层次和组织者层次的评价，以及药物经济学评价等。

参考文献

[1] 于秋红，白水平，栾玉杰，等．我国临床路径相关研究的文献回顾［J］．护理学杂志，2010，25（12）：85-87.

[2] 陶红兵，刘鹏珍，梁婧，等．实施临床路径的医院概况及其成因分析［J］．中国医院管理，2010，30（2）：28-30.

[3] 彭明强．临床路径的国内外研究进展［J］．中国循证医学杂志，2012，12（6）：626-630.

[4] 曾宪涛．再谈循证医学［J］．武警医学，2016，27（7）：649-654.

[5] 王行环．循证临床实践指南的研发与评价［M］．北京：中国协和医科大学出版社，2016：1-188.

[6] Whiting P, Savović J, Higgins JP, et al. ROBIS：A new tool to assess risk of bias in systematic reviews was developed［J］. J Clin Epidemiol, 2016, 69：225-234.

[7] 曾宪涛，任学群．应用 STATA 做 Meta 分析［M］．北京：中国协和医科大学出版社，2017：17-24.

[8] 邬兰，张永，曾宪涛．QUADAS-2 在诊断准确性研究的质量评价工具中的应用［J］．湖北医药学院学报，2013，32（3）：201-208.

[9] 桂裕亮，韩晟，曾宪涛，等．卫生经济学评价研究方法学治疗评价工具简介［J］．河南大学学报（医学版），2017，36（2）：129-132.

DOI：10.3760/cma.j.issn.0376-2491.2017.40.004

基金项目：国家重点研发计划专项基金（2016YFC0106300）

作者单位：430071 武汉大学中南医院泌尿外科循证与转化医学中心（曾宪涛、王行环）；解放军总医院肾内科（蔡广研、陈香美），内分泌科（母义明）；《中华医学杂志》编辑部（陈新石）；北京大学口腔医学院（葛立宏）；中国医学科学院阜外医院（高润霖、胡盛寿）；北京大学首钢医院（顾晋）；首都医科大学附属北京同仁医院耳鼻咽喉头颈外科（韩德民），眼科中心（王宁利）；西安交通大学第一附属医院泌尿外科（贺大林）；北京大学人民医院血液科（黄晓军），胃肠外科（王杉）；北京大学第一医院心血管内科（霍勇）；中国医学科学院北京协和医院胸外科（李单青），消化内科（钱家鸣），内分泌科（邢小平），检验科（徐英春），妇产科（郎景和）；中国协和医科大学出版社临床规范诊疗编辑部（林丽开）；河南大学淮河医院普通外科（任学群）；首都医科大学附属北京儿童医院（申昆玲、孙琳）；中国医学科学院肿瘤医院（石远凯）；北京积水潭医院脊柱外科（田伟、鱼锋）；首都医科大学附属北京天坛医院（王拥军、张力伟）；上海交通大学医学院附属瑞金医院皮肤科（郑捷）

通信作者：郎景和，Email：langjh@hotmil.com